動脈硬化診療のすべて

監修・編集

磯部光章／竹本　稔／前嶋康浩
弓倉　整／横手幸太郎／渡邉善則

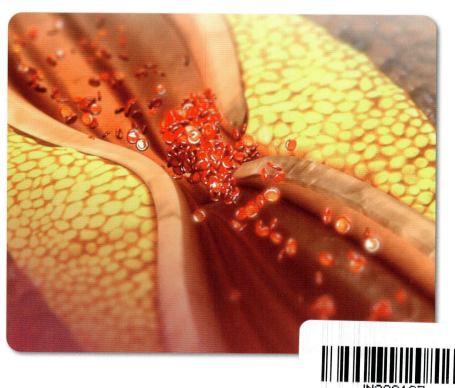

 日本医師会 発行／南江堂 発売

カラー口絵

1. 分子機序

●吉田雅幸

　様々な危険因子への曝露は血管内皮機能障害を惹起し，酸化変性した低比重リポタンパク（LDL）の内皮下への沈着，細胞接着分子の発現，白血球遊走を誘導する因子の放出が連鎖する．種々の白血球が接着，遊走するが，特に単球は接着内皮下へ遊走後にマクロファージへと変化し，変性脂質を貪食し，泡沫細胞へとさらに変化し，最終的には動脈硬化巣の中心を形成する脂質コアとなる．これらの過程では好中球，リンパ球，樹状細胞など様々な細胞の液性因子やその受容体との相互作用が連動し，病変が形成されていく．内皮下部分には平滑筋細胞も遊走し，内皮下部分が物理的に増大し，これらの平滑筋細胞は動脈硬化巣を被覆する線維性被膜の形成につながる．しかし，前述の炎症反応が持続的に慢性化する場合には被膜が菲薄化し，動脈硬化巣（プラーク）の破裂の危険が生じる．このプラーク破裂がいわゆる心血管イベントとなることが多く，いかにここまでのプロセスを理解し，その予防を可能とするかが動脈硬化症治療のポイントとなる．

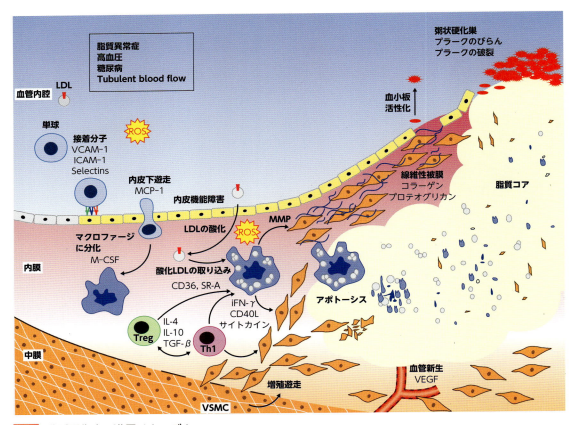

図1 動脈硬化症の進展メカニズム
(Wilck N, et al：Antioxid Redox Signal 2014；21: 2344-2363)

［COI開示］筆者に開示すべきCOI状態はない

◉文献

1) Wilck N, Ludwig A: Targeting the ubiquitin-proteasome system in atherosclerosis: status quo, challenges, and perspectives. Antioxid Redox Signal 2014; 21: 2344-2363.

2. 脂質代謝と動脈硬化

● 山下静也

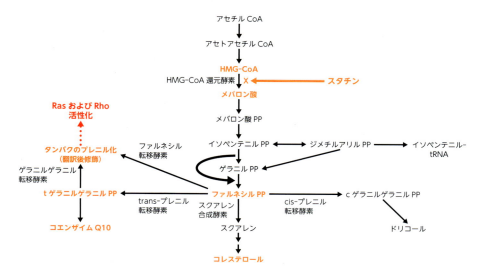

図1 コレステロールの合成経路とその律速酵素であるHMG-CoA還元酵素の阻害薬スタチン

コレステロールはアセチルCoAから，HMG-CoA，メバロン酸を経て，合成される．この合成系の律速酵素がHMG-CoA還元酵素であり，その阻害薬がスタチンである．
HMG-CoA: hydroxymethylglutaryl-CoA，PP: pyrophosphate

図2 小腸でのコレステロール吸収の分子機構

小腸の管腔内でリパーゼの働きで分解されてできた遊離コレステロールは胆汁酸の働きでミセル化され，小腸粘膜の刷子縁に存在するコレステロールトランスポーターであるNPC1L1により，小腸上皮細胞内に取り込まれる．その後，コレステロールはACAT2の働きで脂肪酸と結合して，コレステロールエステルとなり，細胞内で合成されたトリグリセリド（TG）・コレステロール，アポB48と共に，ミクロソームトリグリセリド転送タンパク（MTP）によってERで会合され，カイロミクロンとして合成，小腸のリンパ管へ分泌される．

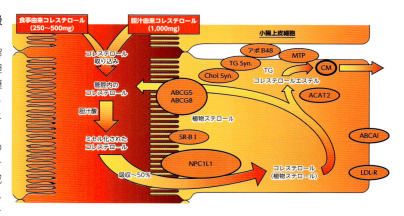

NPC1L1：ニーマンピックC1-like 1，ACAT2：アシルCoAコレステロールアシル転移酵素2，ABCG5：ATPバインデイングカセットトランスポーターG5，ABCG8：ATPバインデイングカセットトランスポーターG8，SR-BⅠ：スカベンジャー受容体クラスBタイプⅠ

カラー口絵

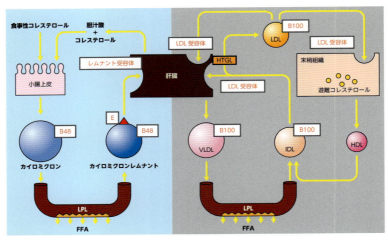

図3 リポタンパク代謝の外因性経路と内因性経路
LPL：リポタンパクリパーゼ，HTGL：肝性トリグリセリドリパーゼ，VLDL：超低比重リポタンパク，IDL：中間比重リポタンパク，LDL：低比重リポタンパク，HDL：高比重リポタンパク，FFA：遊離脂肪酸

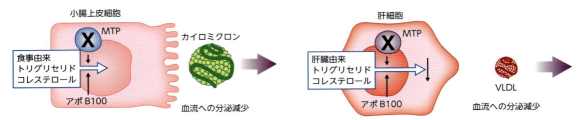

図4 小腸におけるカイロミクロン合成・分泌（左）と肝臓におけるVLDL合成・分泌（右）の機序とMTP阻害薬による制御

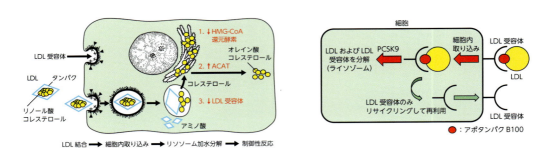

図5 LDL受容体経路による細胞内コレステロール制御（左）とLDL受容体のリサイクリングの調節機構とPCSK9によるLDL受容体分解（右）
ACAT：アシルCoAコレステロールアシル転移酵素

表1 高脂血症（脂質異常症）の表現型のWHO分類

表現型	I	IIa	IIb	III	IV	V
血液外観	上部はクリーム層 下層は透明	透明	軽度白濁	白濁	白濁	上部はクリーム層 下層は白濁
増加するリポタンパク	カイロミクロン	LDL	LDL, VLDL	β-VLDL, IDL, カイロミクロンレムナント	VLDL	カイロミクロン, VLDL
血清総コレステロール	−	↑↑	↑↑	↑	−	↑
トリグリセリド	↑↑	−	↑	↑	↑	↑↑
食事指導	脂肪制限 アルコール制限	動物性脂肪, 乳食品, 卵類の制限		脂肪制限	炭水化物制限	脂肪制限
		カロリー, アルコール制限				
		食物繊維, 海藻類を推奨				

図6 高トリグリセリド血症の背景に存在するリポタンパク代謝異常と動脈硬化の関係

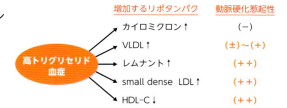

図7 粥状動脈硬化の防御機構としてのコレステロール逆転送系

ABCA1：ATPバインデイングカセットトランスポーターA1, ABCG1：ATPバインデイングカセットトランスポーターG1, LCAT：レシチン-コレステロールアシルトランスフェラーゼ, CETP：コレステロールエステル転送タンパク, CE：コレステロールエステル, TG：トリグリセリド, SR-BI：スカベンジャー受容体クラスBタイプI

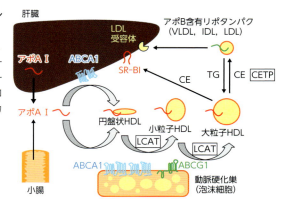

[COI開示] 興和（株），興和創薬（株），MSD（株），バイエル薬品（株），アステラスアムジェン（株），サノフィ（株），日本ベーリンガーインゲルハイム（株），武田薬品（株），小野薬品（株），アステラス製薬（株），田辺三菱製薬（株），協和メディックス（株），ロート製薬（株），寄附講座：泉佐野市，貝塚市

カラー口絵

3. 動脈硬化の病理

●村井達哉

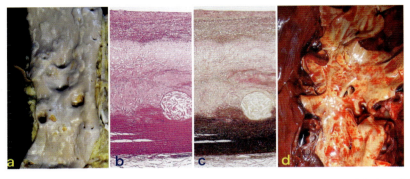

図1 粥状硬化症

粥状硬化症は，大動脈や冠動脈など中等大以上のサイズの動脈に起こり，動脈硬化の代表といえるものである．コレステロールなど脂質の内膜への沈着に対する炎症反応により粥腫が形成され，aは大動脈で，肉眼的に内膜の隆起部として認められる．組織学的には内膜の線維細胞性肥厚が見られ，針状のコレステロールの結晶［パラフィン切片では標本作製過程により『抜け殻』の空隙となる：b，c］や脂質を貪食した泡沫細胞などが認められることがある（b：HE染色，c：EVG染色）．粥状硬化症は主として大循環系の動脈に生じるが，肺高血圧のある症例などでは肺動脈に生じることもまれでない（d）．

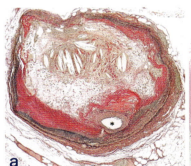
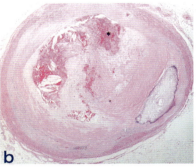

図2 冠動脈の粥状硬化症

冠動脈の粥状硬化症はしばしば内腔の狭窄を生じ，心筋虚血の原因となる．aは労作性狭心症患者の冠動脈で，コレステリン結晶や泡沫細胞を含む高度の内膜肥厚により，内腔（*）は高度に狭窄している．bは粥腫の崩壊部に血栓が生じて内腔（*）が閉塞したもので，急性心筋梗塞症例の冠動脈である（プラーク破裂）．

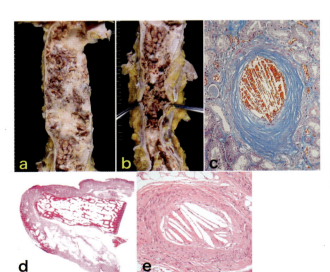

図3 粥腫塞栓（コレステロール塞栓）

a，bは粥状硬化に高度の潰瘍形成を伴う症例で，粥腫が内腔に露出している．このような症例では，剥がれた粥腫が血流に乗って運ばれ，粥腫塞栓症を引き起こすことがある．cは腎動脈に塞栓が生じたもので，急激に腎不全が進行した．d，eは下肢の動脈に粥腫塞栓症が生じ，足趾に壊死が生じた症例である．潰瘍形成が進行した「脆い」大動脈硬化症例では，バルーンパンピングなどカテーテル操作によって粥腫塞栓を惹起してしまう危険性があることに留意しなければならない．

S6

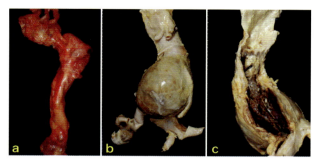

図4 動脈硬化と大動脈瘤

aは胸部大動脈瘤（TAA），b，cは腹部大動脈瘤（AAA）を示す．現在では，TAA，AAA共に動脈硬化性のものが多いとされているが，近年わが国では梅毒の増加が顕著であり，TAA症例を診る場合には梅毒性大動脈炎による可能性も念頭に置かねばならない．cはステントグラフトによるカテーテル治療が行われたことを示す．

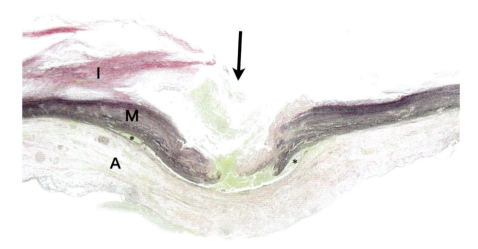

図5 penetrating atherosclerotic ulcer（PAU）と大動脈解離

大動脈硬化と解離との関係は複雑であるが，本症例のように粥状硬化部に生じた潰瘍から中膜の解離（＊）が生じたとみられる例がときに存在する（I：内膜，M：中膜，A：外膜）．

図6 大動脈弁の石灰化

近年，高齢者の大動脈弁石灰化による大動脈弁狭窄が問題となっている．a，bはそのような症例に対して弁置換術を施行した摘出大動脈弁である．弁の石灰化は左室側（a）よりも大動脈側（b）に主として生じ，弁基部に強く見られる．組織学的には動脈における粥状硬化と類似した病変（c～e）が認められる（c：EVG染色，d,e：MT染色）．

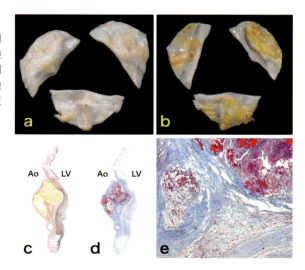

S7

カラー口絵

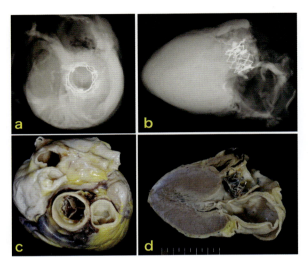

図7 大動脈弁石灰化に対する経カテーテル大動脈弁留置術（TAVI）

大動脈弁石灰化による重症大動脈弁狭窄症に対しては，従来は開心術による大動脈弁置換（AVR）による治療が行われていたが，近年ではカテーテルによる大動脈弁留置術（TAVI）が行われるようになってきた．a, bは心臓のX線撮影，c, dは固定後の心臓肉眼写真を示す．高度に石灰化した大動脈弁が，留置した人工弁により外方に圧排されている（b, d）．なお，本例では，左冠動脈（#5〜6）の狭窄に対してステントが留置されている．

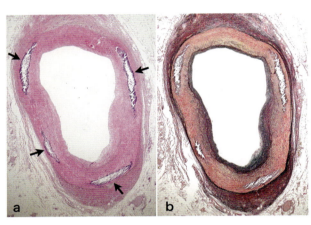

図8 メンケベルク（Mönkeberug）型動脈硬化症

メンケベルク型動脈硬化症は，おもに四肢動脈，骨盤内動脈，腸間膜動脈などの枝に見られるもので，粥状硬化症のない動脈中膜に石灰化が生じるものである．写真は腸間膜動脈の枝に見られたものであるが，一般に内腔の狭窄を伴わないのが粥状硬化症と異なる点である．

［COI開示］筆者に開示すべきCOI状態はない

4. メタボリックシンドローム

●宮下和季, 伊藤 裕

"メタボリックドミノ"は, メタボリックシンドロームとその合併症の進展における, 疾患発症の"流れ"と"連鎖"を把握するための概念で, 慶應義塾大学伊藤裕により2003年に提唱された（図1）. 食生活の偏りや運動不足といった生活習慣の乱れがドミノ倒しの最初の駒となることで肥満が発症し, 内臓肥満に伴うアディポカイン異常とインスリン抵抗性が進行して, 高血圧, 耐糖能異常, 脂質異常がほぼ同時期に生じる. これがメタボリックシンドロームの段階である. 動脈硬化はこの段階から徐々に進行するが, 血管の器質的変化に早期介入すると, 生命予後に直結する虚血性心疾患や脳血管障害を効果的に抑制できる. その後, 高血圧, 脂質異常に伴う動脈硬化の重症化（マクロアンギオパチー）や糖尿病の顕在化が起こり, ある一定期間高血糖が持続することではじめて, 糖尿病の3大合併症である糖尿病性腎症, 網膜症, 神経症が生じてくる. さらに病態が進展すると, 心不全, 認知症, 下肢切断, 腎透析, 失明が重積し, ドミノの総崩れ状態に至る. メタボリックドミノ概念では, 生活習慣病とその合併症の流れの中で, 疾患が単に重積するのみならず, 共通する要因から連鎖的に進行すると理解することが重要である.

肥満に伴う全身のインスリン抵抗性は, 血管内皮細胞にも及ぶ. 血管内皮細胞でのインスリンシグナル低下は, タンパクリン酸化酵素であるAKTと内皮一酸化窒素合成酵素（eNOS）の活性低下, 血管内皮の細胞接着分子であるVCAM-1の発現亢進につながる. VCAM-1を介して内皮細胞に接着した単球は血管中膜へと遊走して, 血管壁の慢性炎症を惹起し, 泡沫細胞形成, 血管平滑筋細胞増殖を介して, 動脈硬化病変を形成する（図2）.

心血管病のリスク因子が重積するマルチプルリスク病態は, 1980年代から"Syndrome X"や"死の四重奏"と呼ばれ, インスリン抵抗性がその共通要因になりうると指摘されていた. 1998年に世界保健機構（WHO）は, この心血管病ハイリスク群を, メタボリックシンドローム（metabolic syndrome：MetS）と呼ぶことを提唱した. WHOの診断基準では, 血糖上昇が診断の必須項目であるものの, 肥満

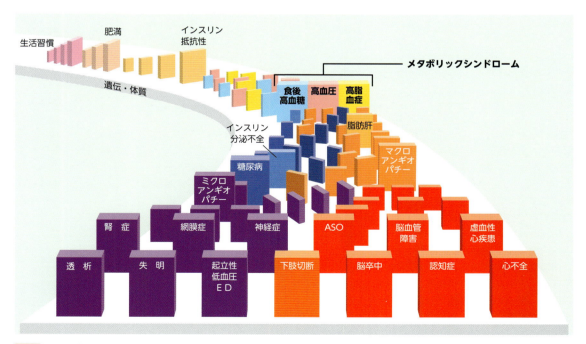

図1 メタボリックドミノ

（慶應義塾大学医学部ホームページ KOMPAS. http://kompas.hosp.keio.ac.jp/sp/contents/000062.html より作成）

表1 メタボリックシンドロームの診断基準

	1998年 WHO 修正基準（世界保健機構）	2001年 NCEP-ATP Ⅲ（米国コレステロール教育プログラム）（米国国立衛生局(NIH)主導）	2005年 IDF（国際糖尿病学会）	2005年日本の診断基準（日本内科学会および関連8学会からなる委員会）
	耐糖能障害を有し（必須），肥満，脂質異常，血圧上昇，尿中アルブミンの2項目以上を満たすもの	下記5項目の3つ以上を満たすもの	肥満基準を満たし（必須），脂質異常，血圧上昇，高血糖の2項目以上を満たすもの	肥満基準を満たし（必須），脂質異常，血圧上昇，高血糖の2項目以上を満たすもの
肥満	BMI ≧ 30 または W/H比≧ 0.90（男性），≧ 0.85（女性）	腹囲＞120 cm以上（男性），＞88 cm以上（女性）	腹囲≧ 94 cm（男性），≧ 80 cm（女性）―欧州基準	腹囲≧ 85 cm（男性），≧ 90 cm（女性）
TG（mg/dL）	≧ 150	≧ 150	≧ 150	≧ 150
HDL-C（mg/dL）	＜35（男性），＜39（女性）	＜40（男性），＜50（女性）	＜40（男性），＜50（女性）	＜40
血圧（mmHg）	≧ 140/90	≧ 135/80	≧ 135/80	≧ 135/80
空腹時血糖（mg/dL）	（耐糖能障害が必須）	≧ 110	≧ 110	≧ 110
尿中アルブミン	≧ 20 μg/分，または≧ 30 mg/gCr	―	―	―

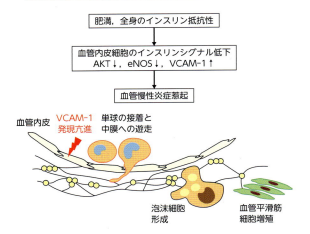

図2 肥満に伴うインスリン抵抗性と血管慢性炎症
（Bornfeldt KE, et al: Cell Metab 2011; 14: 575-585 より作成）

図3 肥満に伴う脂肪組織の慢性炎症と動脈硬化の進展
（Suganami T, et al: J Leukoc Biol 2010; 88: 33-39 より作成）

（BMI ≧ 30 kg/m²）は必須項目とはされなかった．したがってWHOの診断基準では，メタボリックシンドロームは耐糖能障害の一亜系の位置付けと言える（表1）．その後2005年に発表された，わが国におけるメタボリックシンドロームの診断基準では，腹囲で判定する内臓肥満（腹囲男性≧ 85 cm，女性≧ 90 cm）を必須項目とし，メタボリックシンドロームは内臓肥満を基盤とした病態であると定義した．

肥満に伴い脂肪細胞から炎症細胞の走化因子が分泌され，その結果，脂肪組織に炎症細胞が浸潤することで，肥満の脂肪組織では微弱な慢性炎症が生じる．脂肪組織に浸潤した炎症細胞から分泌される液性因子（サイトカイン），あるいは浸潤した炎症細胞からの刺激で脂肪細胞から分泌される液性因子（アディポカイン）は，全身にインスリン抵抗性と動脈硬化をもたらす（図3）．基礎研究での数々の実証をふまえ，肥満に伴う脂肪組織の慢性炎症がアディポカインの変容を介して直接的に，またマルチプルリスクを介して間接的に，動脈硬化の進展に関与するとの考え方が確立した．

［COI開示］著者らに開示すべきCOI状態はない

● 文献
1) 伊藤 裕：メタボリックドミノとは．日臨 2003; 61: 1837.
2) Alberti KG et al, IDF Epidemiology Task Force Consensus Group: The metabolic syndrome – a new worldwide definition. Lancet 2005; 366: 1059-1062.
3) Bornfeldt KE, Tabas I: Insulin resistance, hyperglycemia, and atherosclerosis. Cell Metab 2011; 14: 575-585.

5. 家族性高コレステロール血症

● 小倉正恒，斯波真理子

　未治療時のLDL-C値が180 mg/dL以上の脂質異常症患者を診察する際には家族性高コレステロール血症（FH）を念頭に置き，アキレス腱肥厚をはじめとする黄色腫の診察と早発性冠動脈疾患発症の有無に関する家族歴を問診する．FH診断における家族歴の問診は，本人に対する正確な診断だけではなく，その家族の冠動脈疾患発症の予防につながるため非常に重要である．FHは冠動脈疾患の罹患頻度が極端に高く，冠動脈疾患の発症年齢が通常より15〜20歳若いことから，早期診断と適切な治療による動脈硬化症の発症および進展の予防が重要である．FHヘテロ接合体は1/200〜500人の高頻度で認められ，急性冠症候群患者の約10％がFHであるという報告も散見されることから，公衆衛生上，わが国の循環器疾患において最も重要な基礎疾患の1つと言える．

表1　成人（15歳以上）FHヘテロ接合体診断基準

- 高LDL-C血症（未治療時のLDL-C値180 mg/dL以上）
- 腱黄色腫（手背，肘，膝等またはアキレス腱肥厚）あるいは皮膚結節性黄色腫
- FHあるいは早発性冠動脈疾患の家族歴（2親等以内）

- 続発性高脂血症を除外した上で診断する．
- 2項目以上でFHと診断する．FHヘテロ接合体疑いは遺伝子検査による診断が望ましい．
- 皮膚結節性黄色腫に眼瞼黄色腫は含まない．
- アキレス腱肥厚はX線撮影により9 mm以上にて診断する．
- LDL-Cが250 mg/dL以上の場合，FHを強く疑う．
- すでに薬物治療中の場合，治療のきっかけとなった脂質値を参考にする．
- 早発性冠動脈疾患は男性55歳未満，女性65歳未満と定義する．
- FHと診断した場合，家族についても調べることが望ましい．
- この診断基準はホモ接合体にも当てはまる．

（日本動脈硬化学会編：動脈硬化性疾患予防ガイドライン2017年版．日本動脈硬化学会，東京，2017：121）

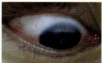

図1　家族性高コレステロール血症患者に認められる角膜輪

（日本動脈硬化学会FH診療ガイドライン作成委員会：家族性高コレステロール血症診療ガイドライン2017．日本動脈硬化学会，東京，2017：5）

日本のFH診断基準に角膜輪は含まれていない．高齢者でよく認められる老化に伴う生理的な角膜輪（老人環）と鑑別が困難であることがその理由であるが，50歳未満で存在すればFHが疑わしい．角膜全周にわたって認めることもあるが（左），上縁にのみに三日月様・半月様に認めることもあるので，上眼瞼を挙上しながら下方視させることで角膜上縁を観察する（右）．

図2　FHホモ接合体に認められる黄色腫

（日本動脈硬化学会FH診療ガイドライン作成委員会：家族性高コレステロール血症診療ガイドライン2017．日本動脈硬化学会，東京，2017：4）

FHホモ接合体では乳幼児期の手首や足首など皮膚屈曲部に好発する皮膚黄色腫の出現がしばしば受診のきっかけとなる．結節性黄色腫，指間部黄色腫，殿部の黄色腫もFHホモ接合体を示唆する所見である．これらは早期からのLDL-C低下療法により改善する．腱黄色腫は通常乳幼児期には目立たないが，FHヘテロ接合体よりも早期から出現し高度に肥厚する．

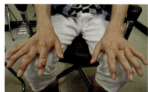
手指結節性黄色腫
膝扁平黄色腫

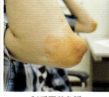
肘扁平黄色腫
殿部黄色腫

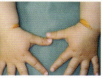

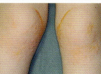
3歳男児，皮膚黄色腫

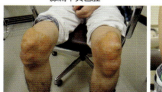
22歳男性，皮膚および結節性黄色腫

カラー口絵

図3 FH患者におけるアキレス腱X線撮影

（日本動脈硬化学会FH診療ガイドライン作成委員会：家族性高コレステロール血症診療ガイドライン2017. 日本動脈硬化学会，東京，2017：6）

アキレス腱黄色腫はFHに特異的な身体所見であり，診断的価値が高い．しかし，アキレス腱肥厚を視診や触診のみで診断できる症例は多くないため，X線撮影に頼ることが多い．X線撮影法におけるアキレス腱肥厚の定義は最大径9 mm以上である．

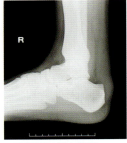
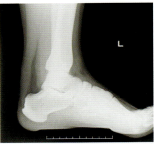

40歳男性．最大径22 mm　　29歳男性．最大径19 mm

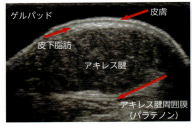
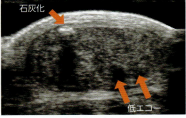
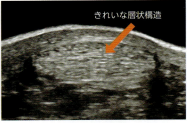

FH患者のアキレス腱　　健常人のアキレス腱

図4 超音波法によるアキレス腱像

2018年に，日本超音波医学会・日本動脈硬化学会合同用語診断基準委員会・アキレス腱計測標準化小委員会から『成人家族性高コレステロール血症スクリーニングに用いる「超音波法によるアキレス腱厚測定」の標準的評価法』が発表された．超音波法におけるアキレス腱肥厚の定義は男性6.0 mm以上，女性5.5 mm以上である．非FH患者のアキレス腱が層状構造を保っているのに対して，FH患者では層状構造が破綻し，石灰化に伴う音響陰影や脂質沈着を示唆する低エコー域を認めることもある．

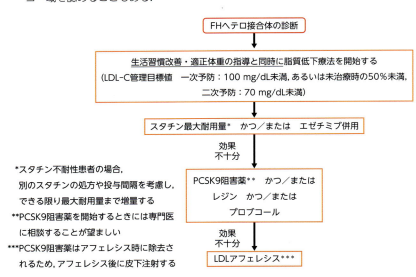

図5 成人（15歳以上）FHヘテロ接合体治療のフローチャート

（日本動脈硬化学会編：動脈硬化性疾患予防ガイドライン2017年版．日本動脈硬化学会，東京，2017：122）

FHホモ接合体の治療については専門性が高いため，本項では詳細を省略する．FHヘテロ接合体を診断した場合には，適正体重の維持と生活習慣の改善の指導と同時に第一選択薬であるスタチンを投与開始することが肝要である．LDL-Cの管理目標値は一次予防患者については100 mg/dL未満もしくは未治療時の50％未満であるが，二次予防患者においては冠動脈疾患再発リスクがきわめて高いことから70 mg/dL未満と厳しい基準になっている．そのためエゼチミブやPCSK9阻害薬の追加投与が必要な場合が多い．スタチン最大用量およびエゼチミブを併用してもLDLコレステロール値がコントロールできない患者を診察する際にはFHを見逃している可能性を念頭におき，アキレス腱肥厚の有無や家族歴を確認すべきであることを強調したい．

[COI開示] 小倉：アステラス製薬（株），アステラス・アムジェン・バイオファーマ（株），サノフィ（株）．斯波：アステラス製薬（株），アステラス・アムジェン・バイオファーマ（株），サノフィ（株），エージェリオンファーマシューティカルズ（株），（株）カネカ

6. 画像検査
a) エコー

● 大門雅夫

　頸動脈エコーでは，頸動脈内膜中膜複合体厚（intima media complex thickness：IMT）やプラークの有無，血流評価を行って動脈硬化を評価する．図1の症例では，低速血流の評価に優れたSuperb Micro-vascular Imaging™（SMI）を用いて，頸動脈球部短軸断面で低輝度プラーク内の潰瘍形成が観察された（図1a）．また，長軸像ではプラーク内部に新生血管を疑う低速血流を認めた（図1b）．

　図2に硬化性変化による大動脈弁狭窄症の一例を示す．経食道心エコーで，大動脈弁尖から弁輪部にかけて強い石灰化が生じ，弁の可動性が低下していることが観察された．また，経食道心エコーでは，動脈硬化の指標として大動脈内のプラークを評価可能である（図3）．大動脈の短軸断面では大動脈内に突出した可動性プラークが観察され（図3a），三次元心エコーを用いるとさらに立体構造をよく観察することができる（図3b）．

［COI開示］本論文に関して筆者に開示すべきCOI状態はない

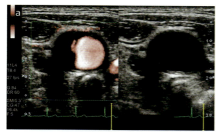
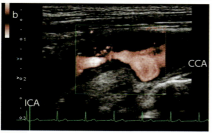

図1　頸動脈内の低輝度プラーク

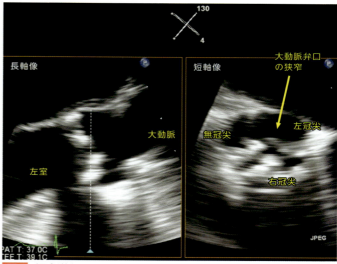

図2　経食道心エコーによる動脈弁狭窄症の評価

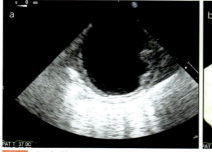
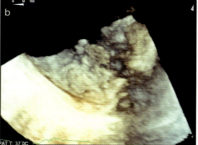

図3　経食道心エコーで観察した大動脈内プラーク

カラー口絵

6. 画像検査
b）脳動脈

● 徳岡健太郎, 北川泰久

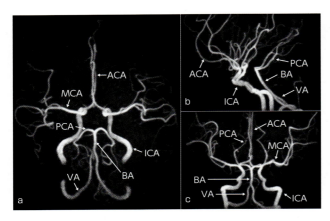

頭部MRA（magnetic resonance angiography）

MRAは，3D-TOF（time-of-flight）法を用いて頭蓋内血管を描出する．造影剤も使用せず短時間で撮像できることもあり，スクリーニング検査として広く使われている．

a．軸位像　b．側面像　c．正面像
ICA：内頸動脈，ACA：前大脳動脈，
MCA：中大脳動脈，PCA：後大脳動脈，
VA：椎骨動脈，BA：脳底動脈

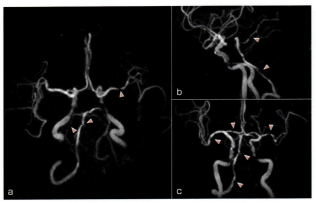

頭部MRAでは，血管の壁不正像，狭窄像が散見される（▶）．左MCAは右側に比して末梢血管陰影が乏しい．

a．軸位像　b．側面像　c．正面像

左内頸動脈狭窄症

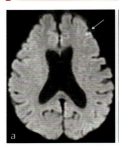 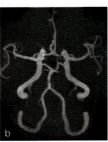 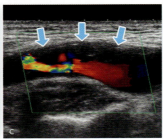 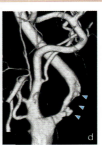

一過性の右片麻痺が出現した脳梗塞症例の画像．頭部MRI拡散強調像（a）では，左前頭葉に高信号（→）を認めるも，頭部MRA（b）では明らかな狭窄像は認めず．頸動脈ドプラ（c）にて，左内頸動脈起始部に狭窄像（⇒）が認められ，血管造影（d）にて潰瘍形成を伴う狭窄像（▶）が明らかとなった．

［COI開示］筆者らに開示すべきCOI状態はない

S14

6. 画像検査
c) 冠動脈

● 七里　守

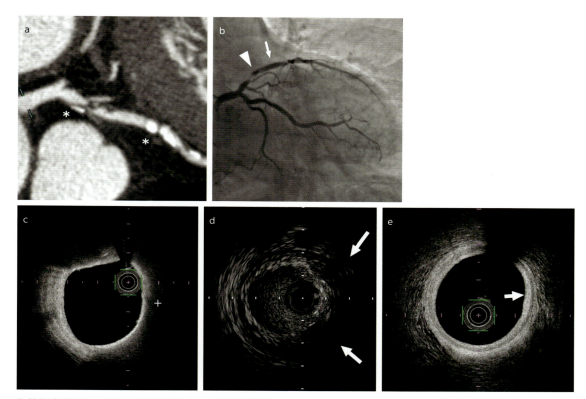

心筋梗塞発症1か月後の冠動脈CT（a），冠動脈造影（coronary angiography：CAG，b）と光干渉断層法（optical coherence tomography：OCT，c，e）および血管内超音波法（intravascular ultrasound：IVUS，d）．CT（a）では左前下行枝近位部に血管内腔狭窄と石灰化（＊）を伴うプラークが描出されている．病変末梢にも血管壁の石灰化が認められる．冠動脈造影（b）でも左前下行枝近位部に狭窄病変を認める．▼におけるOCT（c）では不安定プラーク（thin-cap fibroatheroma）が描出されている（＋）．同じ部位のIVUS（d）でも不安定プラークを示唆する後方減衰を伴うプラークが認められる．血管造影では正常に見える部位（↘）においてもOCT（e）ではすでに血管内膜の肥厚を認める（→）．

［COI開示］筆者に開示すべきCOI状態はない

カラー口絵

6. 画像検査
d) 大動脈・末梢血管

● 市橋成夫, 吉川公彦

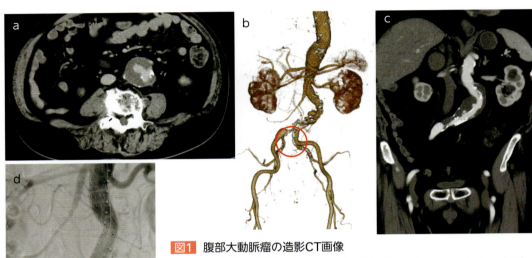

図1 腹部大動脈瘤の造影CT画像
5 cm大の腹部大動脈瘤で紹介となった（a）．3D volume rendering（VR）像（b）では壁不整な大動脈と右総腸骨動脈の狭窄（○印）が描出されている．VR像は解剖学的位置関係など全体像の把握には優れているが，血管においては造影される内腔のみが描出され，血栓などの評価はできない．多断面再構成（multi-planer reconstruction：MPR）像では瘤内プラークや血栓の詳細な評価が可能である（c）．ステントグラフト治療が施行され，大動脈瘤内への血流消失と右総腸骨動脈狭窄の良好な拡張が確認された（d）．

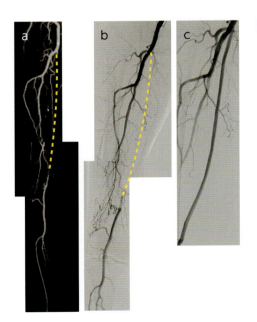

図2 末梢動脈疾患の造影CT画像
右浅大腿動脈起始部からの長区間閉塞が描出されている（a．破線）．血管造影でも造影CTと同様の閉塞が認められる（b．破線）．ステント留置により良好な血行再建がなされた（c）．

［COI開示］吉川：コーヴァンス・ジャパン（株），Cardinal Health Japan 合同会社，（株）メディコン，バイエル薬品（株），ボストン・サイエンティフィック・ジャパン（株）

序

　動脈硬化の発症および進展には，加齢，食事・生活習慣はもとより，肥満，高血圧，耐糖能障害など様々な危険因子が関与している．また，動脈硬化の進展は，脳血管障害，冠動脈疾患，腎障害など，生命に影響を及ぼす重篤な合併症を引き起こす原因となる．「人生100年時代」と言われるようになり，高齢社会が進んでいく中で，健康寿命の伸長に取り組むわが国において，動脈硬化診療はますます重要性を増している．

　近年，本領域における基礎研究，臨床研究では大きな成果が上がっている．発生様式は細胞レベルでメカニズムが解明され，機能検査・形態検査によって詳細に病態を把握することができるようになり，新たな治療法も登場している．また動脈硬化の発症予防，合併症の進展予防にも様々なエビデンスが蓄積されてきている．

　今回の特別号は，専門医はもちろん，動脈硬化診療にかかわるすべての実地医家に向け，動脈硬化の成因や病態といった基本的事項をはじめ，現在の標準的な診断・治療を俯瞰的に捉え，最新の動向と基礎研究・臨床研究のトピックスまでも盛り込んだ，まさに『動脈硬化診療のすべて』を網羅した1冊である．多忙な日常診療の場で活用いただけるよう，幅広い関連領域を横断的に理解できる構成となっている．

　最後に，企画から刊行までご尽力をいただいた監修・編集の磯部光章先生，竹本　稔先生，前嶋康浩先生，弓倉　整先生，横手幸太郎先生，渡邉善則先生に厚く御礼申し上げる．そして，ご執筆いただいた多くの先生方に深謝申し上げる次第である．

2019年10月

日本医師会会長

横倉義武

監修・編集のことば

　「人は血管から老いる」と言われるとおり，加齢と動脈硬化とは表裏一体の面がある．高齢化が加速度的に進むわが国にとって重大な健康，福祉上の問題である．特に国民の食生活が欧米化している中で動脈硬化の顕在的問題と潜在的な危険が高まっている．動脈硬化による障害は全身多臓器にわたり，多様な症候を呈することから，診療に当たっては多領域の診療科，専門家が協働することが求められると同時に，総合診療的なアプローチが求められる特異な疾患領域でもある．

　一方，この領域の学問，臨床の進歩は著しい．疫学的研究からは，わが国における動脈硬化性疾患のリスク因子がより正確に把握されつつある．基礎面では脂質代謝面ばかりでなく，免疫系や様々な体液因子，分子生物学の面からの研究が進んでいる．特に進歩が著しいのは診断，治療である．非侵襲的な画像診断，特にCTやMRAでの血管狭窄の診断が容易となったことは大きな進歩である．動脈硬化の二次予防におけるスタチンの効果はすでに周知であるが，加えて新規の治療薬が開発され，さらには新たな薬理作用に基づく薬剤も開発され，診療の環境は大きく変貌しようとしている．侵襲的治療の進歩も著しい．血管内治療により急性期の脳梗塞，心筋梗塞の生命予後，機能予後は大きく改善している．器具や手術法が進歩して，より高齢の患者にも根治的な治療の可能性が広がってきた．

　本書はこのような背景の下に現代のわが国における動脈硬化診療の現状，問題点を余すところなく捉えて，動脈硬化診療に関する最新の進歩を実地臨床に活かすことを企図して『動脈硬化診療のすべて』として編集された．したがって本書の目的は動脈硬化診療にかかわるすべての医家が動脈硬化性疾患患者の診療に際して，最適な診療を提供するための指針となると同時に最先端の知見を紹介することにある．

　それぞれの領域でわが国の第一線の専門家の方々にご執筆をいただいた．実際の診療に即した記述をお願いした．最新のトピックスについても多くの解説記事を掲載した．読者諸兄におかれては，『動脈硬化診療のすべて』を座右の書として，新情報を活用するだけでなく，知識の整理や再確認にもご活用いただければ幸甚である．

　本書が動脈硬化診療にかかわるすべての先生方に活用され，治療の進歩，ひいては国民の福祉に寄与するところがあれば編者としてこれにまさる喜びはない．

　最後にご多忙の中編集，ご執筆いただいた先生方に深謝いたします．

2019年10月吉日

監修・編集者を代表して

磯部光章

目　次

■ カラー口絵

1.	分子機序	吉田雅幸	2
2.	脂質代謝と動脈硬化	山下静也	3
3.	動脈硬化の病理	村井達哉	6
4.	メタボリックシンドローム	宮下和季，伊藤　裕	9
5.	家族性高コレステロール血症	小倉正恒，斯波真理子	11
6.	画像検査		
	a) エコー	大門雅夫	13
	b) 脳動脈	徳岡健太郎，北川泰久	14
	c) 冠動脈	七里　守	15
	d) 大動脈・末梢血管	市橋成夫，吉川公彦	16

序	横倉義武	17
監修・編集のことば	磯部光章	19
監修・編集・執筆者紹介		24

■ I　動脈硬化のオーバービュー

A. 疫　学
1.	脳血管疾患	連　乃駿，飯原弘二	30
2.	冠動脈疾患	磯　博康	33
3.	大動脈疾患	宮田哲郎	37
4.	末梢動脈疾患	山科　章	40

B. 解剖・生理・病理
1.	動脈の基本構造と機能	吉栖正生	44
2.	血管内治療後再狭窄の病理	仲川将志，上田真喜子	46

C. 成因論
1.	傷害反応仮説	下門顕太郎	49
2.	炎　症	横出正之	52

■ II　動脈硬化を識る

A. 成因：基礎研究
1.	リポタンパク代謝・脂肪酸代謝	松田高明，島野　仁	56

2. 血管内皮障害，NO ……………………………………………… 神戸茂雄，下川宏明 60
3. 酸化ストレス ……………………………………………………………… 土肥靖明 62
4. 細胞接着分子 ……………………………………………………………… 吉田雅幸 65
5. 血小板・血栓 …………………………………………………… 田中君枝，佐田政隆 67
6. アディポサイエンス・高インスリン血症 ………………… 山内敏正，庄嶋伸浩 70
7. 細胞外マトリックス ……………………………………………………… 坂田則行 73
8. 慢性炎症・インフラマソーム ………………………………………… 高橋将文 76
9. レニン・アンジオテンシン・アルドステロン系 ……………………… 下澤達雄 79
10. エストロゲン ……………………………………………………… 孫　輔卿，秋下雅弘 81

B. 危険因子・関連疾患とその予防・治療
1. 脂質異常症 ………………………………………………………………………… 84
   a) 高LDL-C血症 ……………………………………………………… 佐藤加代子 84
   b) 高TG血症・レムナント ………………………………………………… 岡﨑啓明 89
   c) 低HDL-C血症 ……………………………………………………………… 三井田孝 94
   d) 原発性脂質異常症 …………………………………………………………… 平山　哲 98
2. 喫　煙 …………………………………………………………………………… 室原豊明 102
3. 高血圧 …………………………………………………………………………… 苅尾七臣 105
4. 糖尿病 …………………………………………………………………………… 曽根博仁 110
5. 慢性腎臓病 ……………………………………………………………………… 庄司哲雄 116
6. 加　齢 …………………………………………………………… 山本有巌，荒井秀典 120
7. 性　差 …………………………………………………………………………… 小川純人 124
8. 遺伝・家族歴 …………………………………………………………………… 前澤善朗 127
9. 高尿酸血症 ……………………………………………………………………… 藤森　新 131
10. 肥満・メタボリックシンドローム …………………………………………… 船橋　徹 134
11. 睡眠時無呼吸症候群 ………………………………………………………… 巽浩一郎 139
12. NASH/NAFLD ……………………………………………………………… 太田嗣人 141
13. 内分泌疾患 ……………………………………………………………………… 吉田知彦 144
14. 血管炎症候群 ………………………………………………………………… 中岡良和 147

Ⅲ　動脈硬化の診断

A. 医療面接と診察診断 ……………………………………… 磯部光章，秦野　雄 152
B. 血圧測定とその評価 ………………………………………… 石田明夫，大屋祐輔 155
C. 眼底検査 …………………………………………………………………… 寺﨑浩子 159
D. 一般的な血液検査 …………………………………………… 宇野健司，寺本民生 162
E. 機能検査
1. ABIとPWV …………………………………………………… 加賀山知子，工藤敏文 167
2. 内皮機能検査 …………………………………………………………………… 東　幸仁 170
3. RI検査（PET） ………………………………………… 田原宣広，甲斐久史，福本義弘 173

F. 形態検査

1. 血管エコー ……………………………………………………… 松尾　汎　176
2. CT（冠動脈・大動脈・末梢動脈）………………………………… 井口信雄　181
3. CT（脳・脳血管）……………………………… 金丸晃大，豊田一則　184
4. MRI（冠動脈・大動脈・末梢動脈）………………… 後藤義崇，佐久間肇　188
5. MRI（脳・脳血管）……………………………… 飯島　健，德丸阿耶　192
6. 血管造影 ………………………………………………………… 岸野充浩　196
7. 冠動脈造影 ……………………………………………………… 李　哲民　199
8. 脳血管造影 …………………………………… 小野寺康暉，栗田浩樹　201

G. 包括的なリスク評価 …………………………………………… 石垣　泰　203

Ⅳ 動脈硬化と心血管疾患の予防

A. 生活習慣の改善

1. 一次予防と二次予防 ……………………………………………… 岡村智教　210
2. 食生活の改善 …………………………………………………… 藤岡由夫　214
3. 運動療法 ………………………………………… 山崎　望，田村好史　218

B. 薬物療法

1. スタチン …………………………………………………………… 222
   a）薬　効 ………………………………………… 磯尾直之，塚本和久　222
   b）適応と副作用 ………………………………………… 梶波康二　226
2. エゼチミブ ……………………………………………………… 辻田賢一　230
3. 陰イオン交換樹脂 ……………………………………………… 吉田　博　233
4. プロブコール …………………… 中村祥子，山口　崇，龍野一郎，武城英明　235
5. PCSK9阻害薬 …………………………………… 越坂理也，横手幸太郎　237
6. MTP阻害薬 ……………………………………………………… 野原　淳　240
7. フィブラート系薬 ……………………………………………… 小林淳二　243
8. 選択的PPARMαモジュレーター ……………………………… 石橋　俊　246
9. ニコチン酸誘導体 ……………………………………………… 木庭新治　248
10. n-3系多価不飽和脂肪酸 ……………………………………… 龍野一郎　250
11. 抗血小板薬・抗凝固薬 ………………………………………… 後藤信哉　253

C. LDLアフェレシス ……………………………………………… 小倉正恒　256

Ⅴ 動脈硬化と心血管疾患の治療

A. 急性冠症候群 …………………………………………………… 木村一雄　260

B. 慢性虚血性心疾患

1. 薬物療法 ………………………………………… 遠藤裕久，代田浩之　265
2. インターベンション治療 ……………………………………… 中川義久　270
3. 外科治療 ………………………………………… 沼田　智，夜久　均　273

C. 脳梗塞
1. 血栓溶解療法 ························· 岡田敬史, 古賀政利 277
2. 血管内治療 ························· 根本 繁 282
3. 薬物療法 ························· 南 和志, 鈴木則宏 286
D. 血管性認知症 ························· 櫻井 孝 289
E. 血管性うつ病 ························· 下田健吾, 木村真人 292
F. 頸動脈狭窄症 ························· 佐藤 徹 295
G. 大動脈弁狭窄症（AVRとTAVI）························· 宮入 剛 298
H. 大動脈瘤 ························· 藤井毅郎 302
I. 大動脈解離 ························· 伊藤 努, 志水秀行 306
J. 閉塞性動脈硬化症
1. 薬物治療 ························· 冨山博史, 小林史幸 310
2. 血行再建（血管内治療, 外科的治療）························· 田村太志, 種本和雄 314
3. フットケア ························· 駒井宏好 318
K. 再生治療・細胞治療 ························· 井上晃男 321

VI 動脈硬化研究のトピックス

A. 基礎研究
1. 腸内細菌 ························· 山下智也, 平田健一 326
2. iPS細胞, 血管再生 ························· 山下 潤 329
3. カナキヌマブ ························· 今泉 聡 331
B. ゲノム疫学 ························· 鎌谷洋一郎 334
C. 塞栓源不明の脳塞栓症（ESUS）························· 北川一夫 337
D. 血栓形成と動脈硬化 ························· 浅田祐士郎 340
E. 血管内イメージングデバイス ························· 中尾仁彦, 米津太志 343
F. 血液検査
1. EPA/AA比 ························· 杜 隆嗣, 平田健一 348
2. 変性LDL, sLOX-1 ························· 垣野明美, 沢村達也 351
3. Lp（a）························· 多田隼人, 山上 幹 354
4. アポB-48 ························· 増田大作 356
5. sdLDL ························· 平野 勉 359
6. RLPC ························· 中村貴光, 久木山清貴 363

索 引 ························· 367

監修・編集・執筆者紹介

■ 監修・編集

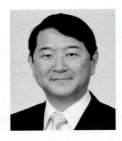

いそべ　みつあき
磯部　光章
榊原記念病院 院長 /
東京医科歯科大学 名誉教授

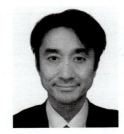

たけもと　みのる
竹本　稔
国際医療福祉大学医学部
糖尿病・代謝・内分泌内科学
主任教授

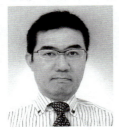

まえじま　やすひろ
前嶋　康浩
東京医科歯科大学大学院
医歯学総合研究科循環制御内科
学 講師

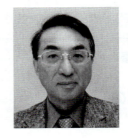

ゆみくら　せい
弓倉　整
弓倉医院 院長

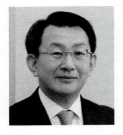

よこて　こうたろう
横手幸太郎
千葉大学大学院医学研究院
内分泌代謝・血液・老年内科学
教授

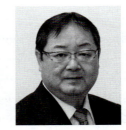

わたなべ　よしのり
渡邉　善則
東邦大学医学部長 /
心臓血管外科学 教授

■ 執筆（掲載順）

吉田　雅幸　よしだ　まさゆき
東京医科歯科大学先進倫理医科学分野 教授

山下　静也　やました　しずや
地方独立行政法人りんくう総合医療センター 副理事長・病院長

村井　達哉　むらい　たつや
榊原記念病院病理部 部長

宮下　和季　みやした　かずとし
慶應義塾大学医学部腎臓内分泌代謝内科 特任准教授

伊藤　裕　いとう　ひろし
慶應義塾大学医学部腎臓内分泌代謝内科 教授

小倉　正恒　おぐら　まさつね
国立循環器病研究センター研究所病態代謝部 室長

斯波真理子　しば　まりこ
国立循環器病研究センター研究所病態代謝部 部長

大門　雅夫　だいもん　まさお
東京大学医学部附属病院検査部 講師

徳岡健太郎　とくおか　けんたろう
東海大学医学部付属八王子病院神経内科 講師

北川　泰久　きたがわ　やすひさ
東海大学医学部付属八王子病院神経内科 名誉顧問

監修・編集・執筆者紹介

七里　守　ななさと　まもる
榊原記念病院循環器内科 主任部長

市橋　成夫　いちはし　しげお
奈良県立医科大学放射線・核医学科, IVR センター 学内講師

吉川　公彦　きちかわ　きみひこ
奈良県立医科大学放射線・核医学科, IVR センター 教授

連　乃駿　れん　ないす
九州大学大学院医学研究院脳神経外科

飯原　弘二　いいはら　こうじ
九州大学大学院医学研究院脳神経外科 教授

磯　博康　いそ　ひろやす
大阪大学大学院医学系研究科社会医学講座公衆衛生学 教授

宮田　哲郎　みやた　てつろう
山王病院・山王メディカルセンター血管病センター センター長

山科　章　やましな　あきら
東京医科大学医学教育推進センター 特任教授／東京医科大学病院健診予防医学センター センター長

吉栖　正生　よしずみ　まさお
広島大学大学院医系科学研究科心臓血管生理医学 教授

仲川　将志　なかがわ　まさし
大阪市立総合医療センター循環器内科 医長

上田真喜子　うえだ　まきこ
森ノ宮医療大学 副学長 / 大阪市立大学 名誉教授

下門顕太郎　しもかど　けんたろう
ミッドタウンクリニック 理事

横出　正之　よこで　まさゆき
京都大学医学部附属病院臨床研究総合センター早期臨床試験部 教授

松田　高明　まつだ　たかあき
筑波大学医学医療系内分泌代謝・糖尿病内科

島野　仁　しまの　ひとし
筑波大学医学医療系内分泌代謝・糖尿病内科 教授

神戸　茂雄　ごうど　しげお
東北大学大学院医学系研究科循環器内科学

下川　宏明　しもかわ　ひろあき
東北大学大学院医学系研究科循環器内科学 教授

土肥　靖明　どひ　やすあき
名古屋学院大学リハビリテーション学部内科学 教授

田中　君枝　たなか　きみえ
東京大学保健・健康推進本部

佐田　政隆　さた　まさたか
徳島大学大学院医歯薬学研究部循環器内科学 教授

山内　敏正　やまうち　としまさ
東京大学大学院医学系研究科糖尿病・代謝内科 教授

庄嶋　伸浩　しょうじま　のぶひろ
東京大学大学院医学系研究科糖尿病・代謝内科 特任准教授

坂田　則行　さかた　のりゆき
福岡大学 名誉教授

高橋　将文　たかはし　まさふみ
自治医科大学分子病態治療研究センター炎症・免疫研究部 教授

下澤　達雄　しもさわ　たつお
国際医療福祉大学医学部臨床検査医学 主任教授

孫　輔卿　そん　ぼーきょん
東京大学大学院医学系研究科老年病学 特任助教

秋下　雅弘　あきした　まさひろ
東京大学大学院医学系研究科老年病学 教授

佐藤加代子　さとう　かよこ
東京女子医科大学循環器内科 准教授

岡﨑　啓明　おかざき　ひろあき
東京大学大学院医学系研究科糖尿病・代謝内科 助教

三井田　孝　みいだ　たかし
順天堂大学大学院医学研究科臨床病態検査医学 教授

平山　哲　ひらやま　さとし
順天堂大学大学院医学研究科臨床病態検査医学 先任准教授

室原　豊明　むろはら　とよあき
名古屋大学大学院医学系研究科・循環器内科学 教授

苅尾　七臣　かりお　かずおみ
自治医科大学医学部内科学講座循環器内科学部門 教授

曽根　博仁　そね　ひろひと
新潟大学大学院医歯学総合研究科血液・内分泌・代謝内科分野 教授

S25

庄司 哲雄　しょうじ　てつお
大阪市立大学大学院医学研究科血管病態制御学 研究教授

山本 有巌　やまもと　ありつよ
国立長寿医療研究センター老年内科

荒井 秀典　あらい　ひでのり
国立長寿医療研究センター 理事長

小川 純人　おがわ　すみと
東京大学大学院医学系研究科加齢医学 准教授

前澤 善朗　まえざわ　よしろう
千葉大学大学院医学研究院内分泌代謝・血液・老年内科学 講師

藤森 新　ふじもり　しん
帝京大学医学部附属新宿クリニック 院長

船橋 徹　ふなはし　とおる
三井住友銀行大阪健康サポートセンター センター長

巽 浩一郎　たつみ　こういちろう
千葉大学大学院医学研究院呼吸器内科学 教授

太田 嗣人　おおた　つぐひと
旭川医科大学内科学講座病態代謝内科学分野 教授

吉田 知彦　よしだ　ともひこ
国際医療福祉大学医学部糖尿病・代謝・内分泌内科学 准教授

中岡 良和　なかおか　よしかず
国立循環器病センター研究所血管生理学部 部長

磯部 光章　いそべ　みつあき
榊原記念病院 院長 / 東京医科歯科大学 名誉教授

秦野 雄　はたの　ゆう
東京医科歯科大学医学部附属病院循環器内科

石田 明夫　いしだ　あきお
琉球大学医学部附属病院第三内科 講師

大屋 祐輔　おおや　ゆうすけ
琉球大学大学院医学研究科循環器・腎臓・神経内科学 教授

寺﨑 浩子　てらさき　ひろこ
名古屋大学大学院医学系研究科眼科学 教授

宇野 健司　うの　けんじ
帝京大学医学部内科学講座内分泌代謝・糖尿病内科 准教授

寺本 民生　てらもと　たみお
帝京大学臨床研究センター センター長 / 寺本内科・歯科クリニック 院長

加賀山知子　かがやま　ともこ
東京医科歯科大学血管外科バスキュラーラボ

工藤 敏文　くどう　としふみ
東京医科歯科大学血管外科 診療科長

東 幸仁　ひがし　ゆきひと
広島大学原爆放射線医科学研究所ゲノム障害医学研究センター 教授 / 広島大学病院未来医療センター センター長

田原 宣広　たはら　のぶひろ
久留米大学医学部内科学講座心臓・血管内科部門 准教授

甲斐 久史　かい　ひさし
久留米大学医療センター循環器内科 教授

福本 義弘　ふくもと　よしひろ
久留米大学医学部内科学講座心臓・血管内科部門 教授

松尾 汎　まつお　ひろし
松尾クリニック 理事長 / 藤田医科大学 客員教授

井口 信雄　いぐち　のぶお
榊原記念病院 副院長 / 循環器内科 主任部長

金丸 晃大　かねまる　こうだい
国立循環器病研究センター脳血管内科

豊田 一則　とよだ　かずのり
国立循環器病研究センター 副院長

後藤 義崇　ごとう　よしたか
三重大学医学部附属病院放射線科

佐久間 肇　さくま　はじめ
三重大学大学院医学系研究科放射線医学 教授

飯島 健　いいじま　けん
東京都健康長寿医療センター放射診断線科

德丸 阿耶　とくまる　あや
東京都健康長寿医療センター放射診断線科 部長

岸野 充浩　きしの　みつひろ
東京医科歯科大学医学部附属病院放射線科 講師

李 哲民　り　てつみん
東京医科歯科大学医学部附属病院循環器内科

小野寺康暉 おのでら こうき
埼玉医科大学国際医療センター脳卒中外科

栗田 浩樹 くりた ひろき
埼玉医科大学国際医療センター脳卒中外科 教授

石垣 泰 いしがき やすし
岩手医科大学医学部内科学講座糖尿病・代謝・内分泌内科学
分野 教授

岡村 智教 おかむら とものり
慶應義塾大学医学部衛生学公衆衛生学 教授

藤岡 由夫 ふじおか よしお
神戸学院大学栄養学部臨床栄養学部門 教授

山崎 望 やまさき のぞむ
順天堂大学大学院医学研究科代謝内分泌内科学

田村 好史 たむら よしふみ
順天堂大学国際教養学部グローバルヘルスサービス領域
教授

磯尾 直之 いそお なおゆき
帝京大学医学部附属溝口病院第四内科 講師

塚本 和久 つかもと かずひさ
帝京大学医学部内科学講座 主任教授

梶波 康二 かじなみ こうじ
金沢医科大学医学部循環器内科学 教授

辻田 賢一 つじた けんいち
熊本大学大学院生命科学研究部循環器内科学 教授

吉田 博 よしだ ひろし
東京慈恵会医科大学臨床検査医学講座 教授 / 附属柏病院
副院長・中央検査部 診療部長

中村 祥子 なかむら しょうこ
東邦大学医療センター佐倉病院糖尿病内分泌代謝センター

山口 崇 やまぐち たかし
東邦大学医療センター佐倉病院糖尿病内分泌代謝センター

龍野 一郎 たつの いちろう
東邦大学医療センター佐倉病院糖尿病内分泌代謝センター
教授

武城 英明 ぶじょう ひであき
東邦大学医療センター佐倉病院臨床検査部 教授

越坂 理也 こしざか まさや
千葉大学医学部附属病院糖尿病・代謝・内分泌内科 診療講師

横手幸太郎 よこて こうたろう
千葉大学大学院医学研究院内分泌代謝・血液・老年内科学 教授

野原 淳 のはら あつし
石川県立中央病院遺伝診療科 診療部長

小林 淳二 こばやし じゅんじ
井上記念病院健康管理センター 副センター長

石橋 俊 いしばし しゅん
自治医科大学医学部内分泌代謝学 教授

木庭 新治 こば しんじ
昭和大学医学部内科学講座循環器内科学 教授

後藤 信哉 ごとう しんや
東海大学医学部内科学系循環器内科学 教授

木村 一雄 きむら かずお
横浜市立大学市民総合医療センター心臓血管センター 部長

遠藤 裕久 えんどう ひろひさ
順天堂大学大学院医学研究科循環器内科学

代田 浩之 だいた ひろゆき
順天堂大学大学院医学研究科循環器内科学 特任教授 /
保健医療学部 学部長

中川 義久 なかがわ よしひさ
滋賀医科大学内科学講座循環器内科 教授

沼田 智 ぬまた さとし
京都府立医科大学大学院医学研究科心臓血管外科学

夜久 均 やく ひとし
京都府立医科大学大学院医学研究科心臓血管外科学 教授

岡田 敬史 おかだ たかし
国立循環器病研究センター脳血管内科・脳神経内科

古賀 政利 こが まさとし
国立循環器病研究センター脳血管内科 部長

根本 繁 ねもと しげる
関東労災病院 院長 / 東京医科歯科大学 名誉教授

南 和志 みなみ かずし
慶應義塾大学医学部神経内科 / 湘南慶育病院脳神経センター
脳神経内科

鈴木 則宏 すずき のりひろ
湘南慶育病院 院長 脳神経センター脳神経内科 /
慶應義塾大学 名誉教授

櫻井　孝　　さくらい　たかし
国立長寿医療研究センターもの忘れセンター センター長

下田　健吾　　しもだ　けんご
日本医科大学千葉北総病院メンタルヘルス科 准教授

木村　真人　　きむら　まひと
日本医科大学千葉北総病院メンタルヘルス科 病院教授

佐藤　徹　　さとう　てつ
国立循環器病研究センター脳神経外科 医長

宮入　剛　　みやいり　たけし
聖マリアンナ医科大学心臓血管外科 教授

藤井　毅郎　　ふじい　たけしろう
東邦大学医学部外科学講座心臓血管外科学分野 准教授

伊藤　努　　いとう　つとむ
慶應義塾大学医学部外科（心臓血管） 准教授

志水　秀行　　しみず　ひでゆき
慶應義塾大学医学部外科（心臓血管） 教授

冨山　博史　　とみやま　ひろふみ
東京医科大学循環器内科学 教授

小林　史幸　　こばやし　ふみゆき
小林医院 院長

田村　太志　　たむら　たいし
川崎医科大学心臓血管外科学

種本　和雄　　たねもと　かずお
川崎医科大学心臓血管外科学 教授

駒井　宏好　　こまい　ひろよし
関西医科大学総合医療センター血管外科 教授

井上　晃男　　いのうえ　てるお
獨協医科大学内科学（心臓・血管/循環器） 教授

山下　智也　　やました　ともや
神戸大学大学院医学研究科内科学講座循環器内科学分野
准教授

平田　健一　　ひらた　けんいち
神戸大学大学院医学研究科内科学講座循環器内科学分野
教授

山下　潤　　やました　じゅん
京都大学iPS細胞研究所増殖分化機構研究部門 教授

今泉　聡　　いまいずみ　さとし
福岡大学医学部医学系研究生命医療倫理部門 准教授/福岡大
学病院循環器内科

鎌谷洋一郎　　かまたに　よういちろう
東京大学大学院新領域創成科学研究科複雑形質ゲノム解析分
野 教授/理化学研究所ゲノム解析応用研究チーム 客員主幹
研究員

北川　一夫　　きたがわ　かずお
東京女子医科大学脳神経内科学 教授・講座主任

浅田祐士郎　　あさだ　ゆうじろう
宮崎大学医学部病理学構造機能病態学分野 教授

中尾　仁彦　　なかお　まさひこ
東京医科歯科大学医学部循環器内科

米津　太志　　よねつ　たいし
東京医科歯科大学大学院医歯学総合研究科心臓冠疾患治療学
准教授

杜　隆嗣　　とう　りゅうじ
神戸大学大学院医学研究科内科学系講座立証検査医学分野
特命准教授

垣野　明美　　かきの　あけみ
信州大学医学部分子病態学

沢村　達也　　さわむら　たつや
信州大学医学部分子病態学 教授

多田　隼人　　ただ　はやと
金沢大学附属病院循環器内科

山上　幹　　やまがみ　かん
金沢大学附属病院循環器内科

増田　大作　　ますだ　だいさく
りんくう総合医療センターりんくうウェルネスケア研究セン
ター センター長/健康管理センター 副センター長

平野　勉　　ひらの　つとむ
海老名総合病院糖尿病センター センター長

中村　貴光　　なかむら　たかみつ
山梨大学医学部循環器・呼吸器内科

久木山清貴　　くぎやま　きよたか
山梨大学医学部循環器・呼吸器内科 教授

I章

動脈硬化のオーバービュー

Ⅰ章 動脈硬化のオーバービュー

A. 疫 学

1 脳血管障害

● 連　乃駿，飯原弘二

脳卒中はわが国における心血管疾患の中でも頻度が高く，厚生労働省発表の「人口動態統計月報年計の概況」によると，平成29（2017）年1年間の脳血管疾患による死亡数は10.9万人で，前年に比べ増加傾向を示し，全死因においても再び第3位となった．

平成30年12月に，「健康寿命の延伸等を図るための脳卒中，心臓病その他の循環器病に係る対策に関する基本法案」が成立となり，循環器・脳卒中領域の医療・福祉体制の整備が大きく進むことになる．超高齢社会の到来に伴い，医療および介護に依存せず生きられる健康寿命の延伸が最重要課題となるが，介護が必要となった原因疾患として脳卒中は27％と最も大きな割合を占めている．

本項では，脳卒中の病型やその併存症，発症および死亡の推移などを整理する．

脳卒中の病型分類として，米国のNational Institute of Neurological Disorders and Stroke（NINDS）のStroke Data Bank研究が1990年に示したNINDS-CVD分類第Ⅲ版が広く用いられている．脳梗塞においては，アテローム血栓性脳梗塞，ラクナ梗塞，心原性脳塞栓症，そのほかの脳梗塞という臨床カテゴリーが確定した（表1）．改訂TOAST分類では，NINDS分類におけるそれぞれの診断基準を明確にされ，stroke of other determined etiology（他の原因による脳梗塞）およびstroke of undetermined etiology（原因不明の脳梗塞）という項目が追加された．臨床においては，A to A embolism（血管原性塞栓症）やaortagenic embolism（大動脈原生脳塞栓症），branch atheromatous disease（BAD），paradoxical embolism（奇

異性脳塞栓症）など，病名の定義が多岐にわたることが，脳梗塞に対する理解を妨げ，主病名の登録などにおいて難渋する事由となっていると思われる．

厚生労働省による3年ごとの患者調査では，入院患者数や初診患者数，再来外来患者数などから割り出した傷病別推計総患者数が報告されているが，過去10年で脳血管疾患の総患者数は134万人から112万人へと減少傾向にあり，男女の割合はほぼ同数となっていた（図1）[1]．この患者数は，世界保健機関（WHO）の「疾病及び関連保健問題の国際統計分類」（International Classification of Diseases：ICD）に基づいて定められた「疾病，傷害及び死因の統計分類（ICD-10準拠）」を適用して分類された主病名より算出されて

表1 NINDSによる脳血管疾患の分類第Ⅲ版（1990，一部抜粋）

- 一過性脳虚血発作　　　・血管性痴呆　　　・高血圧性脳症
- 脳卒中
  1) 脳出血
  2) くも膜下出血
  3) 脳動静脈奇形
  4) 脳梗塞
     a) 機序
        ① 血栓性（thrombotic）
        ② 塞栓性（embolic）
        ③ 血行力学性（hemodynamic）
     b) 臨床的カテゴリー
        ① アテローム血栓性（atherothrombotic）
        ② 心原性塞栓性（cardioembolic）
        ③ ラクナ（lacunar）
        ④ その他
     c) 部位による症候
        ① 内頸動脈
        ② 中大脳動脈
        ③ 前大脳動脈
        ④ 椎骨脳底動脈
           (A) 椎骨動脈　(B) 脳底動脈　(C) 後大脳動脈

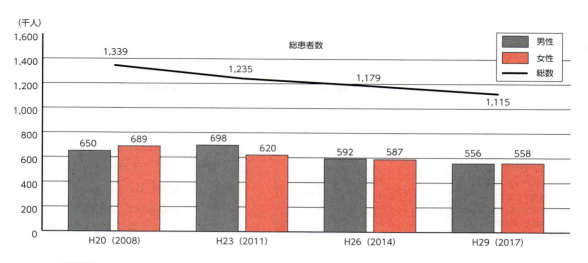

図1 総患者数とは，継続的に医療を受けている者の数を下記の算式により推計したもの
総患者数＝入院患者数＋初診外来患者数＋[再来外来患者数×平均診療間隔×調整係数(6/7)]
［厚生労働省：平成29年（2017）患者調査の概要より作成］

いる．

わが国における脳卒中をターゲットにした登録研究は，Japan Multicenter Stroke Investigators' Collaboration (J-MUSIC) 研究，Fukuoka Stroke Registry 研究，脳卒中データバンクなどが存在している．

J-ASPECT study は，Diagnosis Procedure Combination (DPC) データ・レセプトデータを基にしており，日本で初めて，脳卒中分野における全国規模のデータベースを構築および解析したものである．毎年約400施設に参加いただき，2016年時点で脳卒中症例を累計で約71万件登録しており，わが国における脳卒中に関する過去最大規模の研究となっている．2010～2015年の6年間に，650施設より集積された60万症例の内訳を見ると，脳梗塞，脳出血，くも膜下出血はそれぞれ約70％，22％，8％であった．脳梗塞患者の平均年齢は76歳であり，85歳以上が約20％を占め，増加傾向にあり，男女比に関してはやや男性が多かった．併存症に関しては，高血圧症は約半数，糖尿病および脂質異常症は1/4人ほど，心房細動は1/5人ほどに見られていた．Japan Coma Scale で見た搬送時の重症度では昏睡状態を示す3桁台の

患者数は減少しており，入院時重症度の低下に伴い，院内死亡率が低下していた．一方で，退院時 modified Rankin Scale 0～2で定義した自立度は約50％から60％まで増加していた．

J-ASPECT データベースは経年的に，悉皆性の高いデータを，迅速に収集することが可能であるが，いくつかの制限がある．時間経過や National Institutes of Health Stroke Scale (NIHSS) などの臨床情報の不足のほか，臨床病型ごとの評価が正確に判断できない点である．ここに ICD-10 による脳梗塞の病名を示すが（表2），臨床的カテゴリーの病名と閉塞部位による病名が混在していることが分かる．そこで他のレジストリーと補完的に用いることが必要である．

脳卒中データバンクは，1999年に厚生労働科学研究として開始され，日本脳卒中協会のデータバンク部門を経て，2015年より国立循環器病研究センターに運営が移管となった．脳卒中を含む循環器病登録事業の一環として，全国の約120の脳卒中診療施設から，患者個票を用いた詳細なデータ収集を行い，17万例を超えるデータが蓄積されている．このデータベースの解析は，2003年，2005年，

I章　動脈硬化のオーバービュー

表2 ICD-10コード：163　脳梗塞

	病名		病名
1	セスタン–シュネ症候群	28	脳幹梗塞
2	脳外主幹動脈血栓症脳梗塞	29	脳幹梗塞・急性期
3	脳外主幹動脈塞栓症脳梗塞	30	脳幹梗塞・慢性期
4	脳外主幹動脈閉塞脳梗塞	31	脳血管閉塞性脳梗塞
5	アテローム血栓性脳梗塞	32	脳底動脈先端症候群
6	アテローム血栓性脳梗塞・急性期	33	皮質枝梗塞
7	アテローム血栓性脳梗塞・慢性期	34	静脈血栓性脳梗塞
8	血栓性小脳梗塞	35	静脈性脳梗塞
9	血栓性脳梗塞	36	ラクナ梗塞
10	奇異性脳塞栓症	37	出血性脳梗塞
11	塞栓性小脳梗塞	38	多発性ラクナ梗塞
12	塞栓性小脳梗塞・急性期	39	多発性脳梗塞
13	塞栓性小脳梗塞・慢性期	40	脳血管攣縮による脳梗塞
14	塞栓性脳梗塞	41	脳動脈解離による脳梗塞
15	塞栓性脳梗塞・急性期	42	分水界梗塞
16	塞栓性脳梗塞・慢性期	43	無症候性ラクナ梗塞
17	心原性小脳梗塞	44	無症候性多発性脳梗塞
18	心原性脳塞栓症	45	無症候性脳梗塞
19	延髄梗塞	46	トルソー症候群による脳梗塞
20	延髄梗塞・急性期	47	虚血性脳卒中
21	延髄梗塞・慢性期	48	再発性脳梗塞
22	橋梗塞	49	脳梗塞
23	橋梗塞・急性期	50	脳梗塞・急性期
24	橋梗塞・慢性期	51	脳梗塞・慢性期
25	小脳梗塞	52	脳軟化症
26	穿通枝梗塞	53	片頭痛性脳梗塞
27	多発性小脳梗塞		

2009年，2015年にそれぞれ単行本として出版され，2018年次報告がホームページ上に報告されている[2]．2018年次報告を参照すると，一過性脳虚血発作および脳梗塞，脳出血，くも膜下出血の各病型の割合は，75.6％，19.8％，4.6％であり，J-ASPECTデータベースで見たそれぞれの割合とほぼ同等であった．脳卒中データバンク2015年のデータによると，脳梗塞の各臨床カテゴリー別の頻度はアテローム血栓性脳梗塞，ラクナ梗塞，心原性塞栓の順に多いが，3病型はほぼ同数であった．1999〜2000年ごろに実施されたJ-MUSIC研究[3]では，ラクナ梗塞38.8％，アテローム血栓性脳梗塞33.3％，心原性脳塞栓症21.8％であったことから，経時的にラクナ梗塞が減少し心原性塞栓症が増加していたことが分かる．これには脳梗塞罹患患者の高齢化が寄与している可能性が高い．一方で，3病型の中で最も重症度の高い心原性塞栓症

が増加傾向にあるにもかかわらず，搬送時の昏睡状態の患者が減少し，死亡率の低下や自立度の増加が見られるのには，直接作用型経口凝固薬の普及や遺伝子組換え組織型プラスミノーゲンアクチベーター（recombinant tissue plasminogen activator：rt-PA）の適応拡大，急性期血栓回収療法の普及などが寄与しているものと推察する．

脳卒中に対する適切な抗血栓療法の使用，rt-PA静注療法の適応拡大や血栓回収療法のデバイスの進歩により，総患者数や死亡率は低下しているものの，脳卒中は要介護の原因疾患の第1位であり，超高齢社会を迎えるわが国における重要な課題である．大規模データベースの構築と活用は，今後の脳卒中医療のさらなる充実・発展のために，重要な役割を担っていると考える．

［COI開示］本論文に関して筆者らに開示すべきCOI状態はない

●文献
1) 厚生労働省：平成29年（2017）患者調査の概要． https://www.mhlw.go.jp/toukei/saikin/hw/kanja/17/index.html（2019年3月25日閲覧）
2) 峰松一夫：「脳卒中レジストリを用いた我が国の脳卒中診療実態の把握（日本脳卒中データバンク）」報告書．2018年．http://strokedatabank.ncvc.go.jp（2019年3月25日閲覧）
3) Kimura K, Kazui S, Minematsu K, *et al*: Analysis of 16,922 patients with acute ischemic stroke and transient ischemic attack in Japan. A hospital-based prospective registration study. *Cerebrovasc Dis* 2004;18: 47-56.

A. 疫学

2 冠動脈疾患

● 磯 博康

日本人の冠動脈疾患

生活習慣病は全世界の死因の7割を占め，中でも冠動脈疾患は全世界の死因のトップに位置している．この背景として，1990年代に世界人口の6割強を占める低所得国の多くが急速な経済成長に伴い，健康問題の重点が感染症・低栄養から生活習慣病へと大きくシフトしたことが挙げられる．わが国では，1950年代以降，虚血性心疾患の年齢調整死亡率は世界で最も低く，現在でもその傾向は変わらない．一方で1950〜1960年代にかけて世界で最も多発した脳卒中がその後大きく低下したことが，日本人の平均寿命の延伸をさらに促し，日本を世界一の長寿国に押し上げた．

その背景には，1970年代以降の社会経済発展に伴う減塩や新鮮な生鮮食品・野菜などの摂取増加，肉体労働の軽減などの生活環境の改善に加えて，健診による高血圧などのハイリスク者の早期発見，保健指導，医療機関における指導・薬物治療，国・地方自治体・企業における公衆衛生活動によるところが大きい．しかしながら，冠動脈疾患が今後も低率であり続ける保証はなく，後述するように一部の集団でその上昇傾向が認められることは，今後の公衆衛生ならびに臨床医学の分野での重要な課題と言える．本項では，冠動脈疾患の危険因子，日本人の冠動脈疾患の動向，冠動脈疾患の病理，生活習慣要因について概説する．

冠動脈疾患の危険因子

循環器疾患のコホート研究のパイオニアである米国のフラミンガム研究により，血中の総コレステロールの高値などの脂質異常，高血圧，喫煙，そして糖尿病が，虚血性心疾患の主要危険因子であることが1960年代以降明らかにされたが，日本の代表的なコホート研究である，久山町研究，CIRCS研究，NIPPON DATA，吹田研究，JACC研究などにおいても，フラミンガム研究と同様な危険因子が見出されている．特に血清脂質に関しては，総コレステロール高値，LDLコレステロール高値，non-HDLコレステロール高値，HDLコレステロール低値に加えてトリグリセリド（TG）高値（空腹時ならびに非空腹時）が，虚血性心疾患のリスク要因となっていることが明らかにされている[1]．性差に関しては，総コレステロール，LDLコレステロール，non-HDLコレステロールとの関連は男性で強く，TGとの関連は女性でやや強いことも指摘されている[1]．

日本人の冠動脈疾患の動向

日本人において1960年代以降，男女いずれも血圧値の大きな低下と，男性での喫煙率の低下が見られたものの，1980年代以降の男女とも血清総コレステロール値の上昇，糖尿病有病率の上昇傾向が認められており，日本人での冠動脈疾患の増加が懸念されている[2]．特に血清総コレステロール値の上昇は，全国的に1980〜2010年にかけて，男女とも185〜190 mg/dLから200〜210 mg/dLと上昇し，減少が見られる米国人と同レベルとなっている．

冠動脈疾患の性別・年齢別死亡率の動向を見ると，日本全体では男女ともいずれの年齢

層においても1960年代以降死亡率が低下しているが，東京と大阪の30〜49歳の男性においては，それ以外の地域の男性に比べてその低下が明らかでないことが報告されている．この間に救急医療体制，ICUなどの集中治療が大きく改善し，冠動脈疾患の生存率が向上していることに鑑みると，都市部の若い男性で冠動脈疾患の罹患率が増加している可能性が推察される．筆者らの長期的な疫学研究により，大都市の企業勤務者男性において40〜59歳の冠動脈疾患の罹患率（人口千人当たり）が1960年代〜1990年代前半にかけて0.4から1.5と約4倍近く増加，大都市郊外住民の中年男性においても，40〜69歳の冠動脈疾患の罹患率（人口千人当たり）が1980年代後半〜2000年代にかけて0.6から1.2と約2倍に増加したことを見出している．

冠動脈疾患の病理：脳卒中との比較

日本人において，欧米人に比べて冠動脈疾患が低率で，脳卒中が高率であることの理由は，人種間の動脈硬化の病理像の分布の差異で多くの説明が可能である．1960年代〜1970年代にかけ，脳卒中が多発した秋田県住民と，脳卒中は比較的少ないが冠動脈疾患が比較的多い都市住民について詳細な病理疫学研究が行われた結果，冠動脈疾患の主要病理として，欧米人と共通した肥満・脂質異常の関与の強い粥状動脈硬化が，脳卒中の主要病理として，高血圧の関与が強く肥満・脂質異常の関与が少ない小動脈硬化の存在が明らかとなった[3]．

図1に示すように，左側が粥状動脈硬化で，冠状動脈，脳底動脈，脳の大動脈，胸部・腹部大動脈などの太い動脈（血管径が数mm〜数cm）に起こる動脈硬化であり，粥状硬化巣（プラーク）形成とプラークの破綻による血栓形成が特徴である．血中のコレステロールの沈着とマクロファージによる貪食反応による炎症性変化であり，このおもな原因は脂質異常で，さらに糖代謝異常，メタボリックシンドローム，喫煙などが加わる．高血圧は粥状硬化症を促進する因子であるが，脂質異

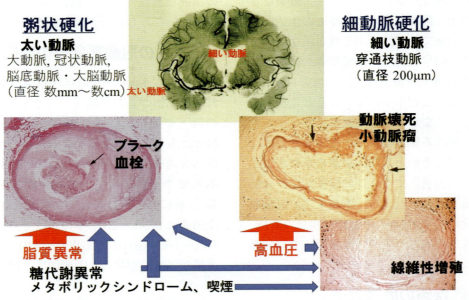

図1 粥状動脈硬化と小動脈硬化
(Iso H: J Atheroscler Thromb 2011; 18: 83-88)

常に比べてその影響は大きくはない.

一方で図1の右側に示す細動脈硬化は,おもに大脳の基底核部に分布する細い動脈(血管径が200μm程度)に起こる動脈硬化で,プラークや血栓の形成は見られず,血管の基本構造を保つための中膜(平滑筋細胞)が壊死もしくは細胞死により血管壁が薄くなり,一部分が膨れ上がって小動脈瘤を形成し,それが破裂すると脳出血にいたる病理である.おもな原因は高血圧である.1960年代日本人においては30〜40歳代ですでに高度の高血圧を有し,小動脈硬化が比較的若い時期に進展して脳出血にいたる人が多く見られた.その後生活習慣の改善や降圧治療の普及により,小動脈硬化が修復(器質化)される余裕が出て,繊維性細胞で血管障害の修復が進んだと考えられる.しかしながら,高血圧の治療・管理が十分でない場合には,その繊維性細胞の増殖に歯止めがつかず,血管内腔がすべて覆われてしまう現象,すなわち高齢者で多いラクナ梗塞へと進展する.ラクナ梗塞の促進因子には管理不良な高血圧,糖尿病などがあり,またその上流であるメタボリックシンドロームや喫煙も関与する.冠動脈疾患に比べ脳卒中が多発するのは日本人特有の現象ではなく,東アジアやアフリカの諸国においても認められることがWHOデータベースの解析から示されている.

生活習慣による冠動脈疾患の促進・抑制要因

前述の冠動脈疾患の危険因子に加えて,生活習慣による冠動脈疾患の促進要因として,喫煙,精神的ストレスや長時間労働が,抑制要因として,魚(n-3系多価不飽和脂肪酸)の摂取,大豆製品(イソフラボン)の摂取,ビタミンB群(米,種実など)の摂取,身体活動,適量飲酒,生活を楽しむなどのポジティブな心理状態が,日本人の長期的な疫学研究により報告されている[1].特に魚の摂取は,週に1日摂取する群に比べて,ほぼ毎日摂取する群は,冠動脈疾患の発症リスクは半減し,単一の食品としては最も大きな抑制効果を有する.身体活動に関しては,週に1〜2時間の運動群に比べて,週に5時間以上の運動群では冠動脈疾患の死亡リスクが半分となることや[2],1日中程度の身体活動量(5メッツ-時間)で有意な発症リスクの減少が示されている[4].これらの成果は,学会の診療ガイドラインなどに掲載され,日常臨床や産業保健の場で活用されている.

以上,長期的かつ大規模な疫学研究により,日本人の生活習慣病の特性,動向,リスク要因を解明がなされてきた.冠動脈疾患のおもな基盤となる粥状動脈硬化が都市部の中年男性を中心に増加している可能性があり,保健医療の分野において未だに日本人に多いとされる小動脈硬化と,粥状硬化の両方の対応が必要とされる時期に来ている.脂質異常,血糖高値,血圧高値の発生基盤となる望ましくない生活習慣は,胎児期・乳幼児期,学童期,青年期から形成・強化され,さらに大学時代,就職期の18歳〜20歳代において,口腔衛生の習慣,喫煙の習慣,不規則な食事,栄養のアンバランス,過食,魚離れ,運動不足,不十分な睡眠のさらなる強化と定着が生じる.特に冠動脈疾患の強い抑制要因とされる魚介類の摂取量は,国民健康栄養調査によると,成人1人当たり2001年の1日94.0gから2016年の65.6gと減少を続け,同時期の肉類の摂取量の76.3gから95.5gの増加と対照的に変化し,肉類の摂取量が逆転している.そのため,望ましい生活習慣の形成,強化,改善をより早期の段階で進める必要がある.

[COI開示] 本論文に関して筆者に開示すべきCOI状態はない

● 文献

1) Iso H, Imano H, Yamagishi K, *et al*: Fasting and non-fasting triglycerides and risk of ischemic

cardiovascular disease in Japanese men and women: the Circulatory Risk in Communities Study (CIRCS). *Atherosclerosis* 2014; 237: 361-368.

2) Iso H: Changes in coronary heart disease risk among Japanese. *Circulation* 2008; 118: 2725-2729.

3) 小西正光：日本人の循環器疾患の原点とその後の変遷―秋田における病理・疫学的研究を中心にして（前編・後編）．医事新報 2009; 4435: 58-64，4443: 53-59.

4) Kubota Y, Iso H, Yamagishi K, *et al*: Daily total physical activity and incident cardiovascular disease in Japanese men and women: Japan public health center-based prospective study. *Circulation* 2017; 135: 1471-1473.

A. 疫学

3 大動脈疾患

● 宮田哲郎

動脈硬化と大動脈疾患

　動脈硬化による大動脈疾患は，大動脈の閉塞性動脈硬化症（arteriosclerosis obliterans：ASO）であるが，次項で下肢ASOとして詳細な解説があるので，ここでは簡単に触れるにとどめ，本項では大動脈瘤と大動脈解離について解説する．ただし，大動脈瘤と動脈解離は動脈硬化がおもな病因となっているわけではない．動脈瘤の発生には大動脈壁の脆弱化が大きく関与しており，粥状硬化による壁の構造異常や破壊が，壁の脆弱化の原因となっている可能性はあるが，ASOとの関連は乏しい，家族内発生がある，糖尿病が危険因子でない，LDLとの有意な関連が見られないなど，大動脈瘤の発生は動脈硬化のみでは説明できない．また，大動脈解離の発生メカニズムには不明な点が多いが，やはり動脈硬化との関連は乏しく，囊胞状中膜壊死，弾性板間の弾性線維の減少による中膜のintegrityの低下など，中膜に生じた何らかの脆弱性が原因と考えられている．

大動脈の閉塞性動脈硬化症

　大動脈ASOが下肢ASO全体に占める割合に関しての正確な報告はないが，National Clinical Database（NCD）データによると，慢性下肢動脈閉塞症に対する血行再建術は，2014年の1年間に外科手術と血管内治療を合わせて14,385件実施されており，男女比は3：1で，ASOは閉塞原因の98％を占めた．大動脈腸骨動脈ASOに対する血行再建術は，下肢ASO全体に対する血行再建術の36％を占めていた[1]．ただし，このデータは血管外科医により施行された手技件数で，内科医や放射線科医による手技は含まれていない．

大動脈瘤[2,3]

　大動脈瘤は動脈壁構成成分が何らかの原因で構造変化を起こして，大動脈が限局的に正常径の1.5倍を越えて拡張した場合や，壁の一部が局所的に突出した病態を言う．発生部位，形態，瘤壁の性状，発生原因から分類がなされている（表1）．

　欧米のデータではあるが，胸部大動脈瘤と

表1 大動脈瘤の分類

発生部位	胸部	上行，弓部，下行に分けられる
	胸腹部	胸部大動脈と腹部大動脈に連続する
	腹部	主に腎動脈と腸骨動脈分岐部の間に生じる
形態	紡錘形	大動脈全体が紡錘形に拡張
	囊状	壁の一部が囊状に突出
瘤壁の性状	真性	瘤壁は本来の大動脈壁
	仮性	大動脈壁の欠損部に発生
	解離性	大動脈解離の結果瘤化
発生原因	動脈硬化（変性）	最も多い
	感染性	感染が原因
	外傷性	外傷が原因
	炎症性	高安動脈炎，ベーチェット病，巨細胞性動脈炎など
	先天性	Marfan症候群，Ehlers-Danlos症候群など

胸腹部大動脈瘤の部位別頻度は，上行大動脈40％，弓部大動脈15％，下行大動脈35％，胸腹部大動脈10％との報告がある．腹部大動脈瘤は，おもに腎動脈と腸骨動脈分岐部の間に生じ，腎動脈の上部に大動脈瘤が及ぶのは2～5％である．

大動脈瘤の成因は不明だが，60～70歳代以降の男性に多い．剖検例のデータでは，大動脈瘤の発症のピークは男性70歳代，女性80歳代であり，剖検数の2.7％を占めていた．発症と成長メカニズムとして，分子レベルでは炎症性サイトカインや細胞外マトリックス分解酵素の関与が強く示唆されている．

大動脈瘤は一定のサイズを超えると拡大速度が増加し，破裂リスクが高くなる．末梢塞栓や血液凝固異常の原因にもなる場合があるため予防手術が行われる．胸部大動脈瘤，および胸腹部大動脈瘤で破裂に関与する因子として，年齢（オッズ比2.6），痛み（2.3），慢性閉塞性肺疾患（3.6），大動脈瘤径（1.5）との報告がある．大動脈瘤径に関しては，1年間の破裂リスクは，40 mm未満で0％，40～49 mmで0～1.4％，50～59 mmで4.3～16％，60 mm以上で10～19％とされている．

一方，腹部大動脈瘤では，欧米のデータではあるが，女性が男性より3倍破裂頻度が高く，高血圧，喫煙，慢性閉塞性肺疾患，腹部大動脈瘤の家族歴がある場合は破裂の危険が増加する．特に喫煙では，タバコで6.5倍，葉巻で6.7倍，手巻きタバコで25.0倍瘤破裂による死亡リスクが増加する．大動脈瘤径に関しては，1年間で破裂するリスクは，40 mm未満で0％，40～49 mmで0.5～5％，50～59 mmで3～15％，60～69 mmで10～20％，70～79 mmで20～40％，80 mm以上で30～50％とされている．

NCDデータによると，わが国における胸部大動脈瘤と胸腹部大動脈瘤（除解離）の手術は，2015年と2016年の2年間に17,925件実施され，ステントグラフトによる血管内治療（含ハイブリッド手術）は41％だった[4]．また，腹部大動脈瘤に対する手術は，2014年で19,216件であり57％はステントグラフトによる血管内治療だった[1]．

■ 大動脈解離[2,3]

大動脈解離は，大動脈壁が中膜のレベルで二層に剥離し，動脈走行に沿ってある長さで血管腔が2つになり，動脈壁内に血流あるいは血腫が存在する病態を指す．本来の動脈内腔を真腔，新たに生じた内腔を偽腔という．両者を隔てる隔壁をフラップという．フラップは通常1～数個の亀裂（tear）と称する内膜・中膜の裂け目を持ち，これにより真腔と偽腔が交通するが，裂口が不明で，解離腔に血流を認めない場合もある．前者を偽腔開存型大動脈解離，後者を偽腔閉塞型大動脈解離という．真腔から偽腔へ血液が流入する裂口を入口部（entry），真腔に再流入する裂口を再入口部（re-entry）と称する．本症は瘤形成を認めないことも多く，通常は「大動脈解離」と称し，径が拡大して瘤形成を認めた場合「解離性大動脈瘤」と呼ぶ．

急性大動脈解離の発生は，季節では冬場に，1日の時間帯では活動が行われている日中に多い傾向がある．大動脈解離は，欧米のデータでは10万人当たり2～4人の発症率と報告されており，一般にまれな疾患と言われているが，最近は本疾患への認識が向上し，診断されることが多くなった．男性：女性が2～3：1，60歳以上の発症が多く，高血圧合併例が多い．剖検例のデータでは，大動脈解離の発症のピークは男女共に70歳代となっており，剖検数の1.4％を占めた．一方，若年発症では遺伝的疾患の関与も明らかにされており，マルファン（Marfan）症候群（*FBN1*），ロイス・ディーツ（Loeys-Dietz）症候群（*TGFBR1*，*TGFBR2*），エーラス・ダンロス（Ehlers-Danlos）症候群（*COL3A1*），An-

A．疫　学

表2　大動脈解離の分類

解離の範囲による分類

スタンフォード分類	A型	内膜亀裂の位置にかかわらず，上行大動脈に解離がある
	B型	内膜亀裂の位置にかかわらず，上行大動脈に解離がない
DeBakey分類	Ⅰ型	上行大動脈にエントリーがあり，弓部大動脈より末梢に解離が及ぶ
	Ⅱ型	上行大動脈にエントリーがあり，解離が上行大動脈に限局する
	Ⅲa型	下行大動脈にエントリーがあり，解離が下行大動脈まで
	Ⅲb型	下行大動脈にエントリーがあり，解離が腹部大動脈に及ぶ

偽腔の血流状態による分類

偽腔開存型	偽腔に血流がある．血栓があっても長軸方向に血流があればこの型に分類
ULP型	偽腔の大部分は血栓化しているが，亀裂部に限局して血流がある
偽腔閉塞型	偽腔内血流を認めない

病期による分類

急性期	発症後2週間以内（発症48時間以内を超急性期とする）
慢性期	発症後2週間以降

ULP：ulcerlike projection

eurysm-osteoarthritis症候群（*SMAD3*），先天性二尖弁，ターナー（Turner）症候群などでの発症を認める．上記以外に，高安動脈炎，巨細胞性動脈炎，ベーチェット病といった大動脈炎，妊娠やカテーテル検査などでの発症が報告されている．さらに，胸部大動脈瘤が解離のリスクにもなり，60 mm以上では13〜28.6％の解離の発生があると報告されている．

　大動脈解離はその状態により治療法と予後が異なるため分類がなされている．特に解離の範囲による分類のスタンフォード分類とドゥベキー（DeBakey）分類が治療法の選択に重要で，一般的にスタンフォードA型では急性期に手術適応となるが，スタンフォードB型では，瘤拡大や臓器虚血などの合併がない場合は，保存的治療が第一選択となる（表2）．大動脈解離は致死率が高く，突然死の法医解剖例の約1％を占める．また，多彩な臨床症状を呈する（表3）．

　NCDデータによると，わが国における大動脈解離の手術は，2015年と2016年の2年間に17,502件実施され，ステントグラフトによる血管内治療（含ハイブリッド手術）は30％だった[4]．

表3　大動脈解離の症状

全身	そのほか	DIC，SIRS
頭部	虚血	脳梗塞，脳虚血
	出血	心タンポナーデ，胸腔内出血，縦郭血腫
胸部	虚血	心筋梗塞，狭心症，対麻痺，上肢虚血
	そのほか	大動脈弁不全，上大静脈症候群，嗄声，嚥下障害
腹部	出血	腹腔内出血，後腹膜血種
	虚血	腸管虚血，腎不全，麻痺性イレウス，下肢虚血

DIC：disseminated intravascular coagulation
SIRS：systemic inflammatory response syndrome

［COI開示］本論文に関して筆者に開示すべきCOI状態はない

◉文献

1）日本血管外科学会：NCD登録症例に基づく日本の血管外科手術例数集計結果 2014年全国集計結果（2019年1月28日修正版）．http://www.jsvs.org/ja/enquete/aggregate_2014re2.pdf（2019年3月25日閲覧）

2）日本循環器学会：大動脈瘤・大動脈解離診療ガイドライン（2011年改訂版）．
　http://www.j-circ.or.jp/guideline/pdf/JCS2011_takamoto_h.pdf（2019年3月25日閲覧）

3）日本脈管学会編：臨床脈管学．日本医学出版，東京，2017．

4）志水秀行，平原憲道，本村　昇他：本邦における心臓血管外科手術の現状：2015年，2016年の日本心臓血管外科手術データベースの検討　4．胸部大動脈手術．日心臓血管外会誌 2019; 48: 18-24.

I章　動脈硬化のオーバービュー

A. 疫学

4 末梢動脈疾患

●山科　章

　末梢動脈疾患（peripheral artery disease：PAD）は，おもに下肢の動脈の狭窄・閉塞病変により下肢の冷感，間欠性跛行，潰瘍，壊死などの症状を伴う疾患群である．原因は動脈硬化（閉塞性動脈硬化症arteriosclerosis obliterans：ASO）と閉塞性血栓血管炎（thromboangitis obliterans：TAO，バージャー病）がおもなものであるが，最近ではASOによるものがほとんどのため，PADと表現されるときには動脈硬化性と考えるのが一般的である．

　PADを有する患者の問題点は，下肢の症状だけでなく，全身に進行した動脈硬化性病変（polyvascular disease：PVD）を有することが多く，経過中に脳血管障害（CVD）や冠動脈疾患（CAD）などの心血管イベントの発症率が高いことである．上肢にもPADを生じ，症状を伴うことは少ないが，PVDのリスクは下肢のPADと同じである．

▌PADの診断

　PADの診断に足関節上腕血圧比（ankle brachial index：ABI）は必須の検査である．ABIは，足関節部の収縮期血圧を左右の上腕動脈収縮期血圧の高いほうで除して求める．米国心臓協会（AHA）によるABI計測についてのステートメントでは，ドプラ法を用いたマニュアルで下肢は足背動脈と後脛骨動脈を含む左右の四肢6か所での血圧計測を勧めている．この方法は煩雑であり，四肢の血圧が同時に測定できない欠点がある．わが国では，オシロメトリックセンサーを内蔵したカフを用いて四肢の血圧を同時に計測する精度の高い自動計測法（四肢血圧脈波装置）が普及している．

　心臓から遠ざかるほど収縮期血圧が高いため，健常人のABIは1.1〜1.3程度であり，1.0以下になることはない．総腸骨動脈以遠の下肢動脈に高度狭窄ないし閉塞があるとABIは低下し，ABIが低値ほど病変は高度かつ複雑である．安静時ABI 0.90以下は血管造影での動脈閉塞ないし高度狭窄の診断において精度が95％以上ときわめて良好である．そのことから，0.9がカットオフ値とされ，0.90〜1.0が境界的異常と扱われるようになった．四肢血圧脈波装置によれば下肢動脈の波形が示され，その波形の分析より，軽度のPADを検出することができる．％MAP（mean arterial pressure：基線から上の波形面積平均値を脈波振幅で除した割合；正常≦45％）とUT（upstroke time：脈波の立ち上がりからピークに到達するまでの時間；正常≦180 msec）は遅脈を示すものであり，ABIが0.9〜1.0でも，この2指標により，有意狭窄があると診断できる[1]．また，ABIが1.4より高値の場合は下肢動脈が著明に石灰化しているなど血管壁硬化が顕著で，駆血帯による圧迫不能状態と言われている．

　上肢のPADもまれでなく，左右の上腕動脈の収縮期血圧に15 mmHg以上の差があると低いほうの上肢にPADがあると診断できる．

▌PADの危険因子

　PADの危険因子は，CADとほぼ同様であり，年齢，男性，喫煙，肥満，2型糖尿病，高血圧，脂質異常症である．TASC（Trans-Atlantic Inter-Society Consensus）IIでも

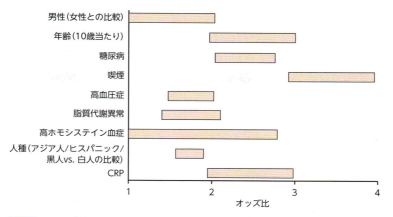

図1 症候性PADの危険因子に関するオッズ比の範囲

(TASC II Working Group, 日本脈管学会訳：下肢閉塞性動脈硬化症の診断・治療指針II. メディカルトリビューン, 東京, 2007)

危険因子はほぼ同様であるが, 図1に挙げるように各危険因子の比重が異なっている. 特に喫煙と糖尿病のオッズ比が高く, そうでないものに比べて約4倍のリスクがある.

アジア人でも危険因子は同様で, シンガポールでの断面調査では, PADの頻度は5％で, 糖尿病, 高血圧, CKD, 脳卒中の既往, 脈圧がPADの危険因子である. 同じくシンガポール人の糖尿病患者634人におけるPADの危険因子を見た検討では, PADの頻度は10.4％であり, 各危険因子のオッズ比と95％信頼区間は年齢（1.05：1.01～1.09）, 喫煙（2.55：1.05～6.20）, 高血圧（1.28：1.13～1.45）, 心筋梗塞の既往（3.69：1.79～7.61）, 脳卒中の既往（3.06：1.25～7.50）で, 心筋梗塞, 脳梗塞の既往がある場合に多く見られており, 後述するPADのPVDとしての位置付けを説明できる[2].

REACH（Registry Reduction of Atherothrombosis for Continued Health）レジストリーは動脈硬化性疾患におけるPADの状況をよく示している. REACHレジストリーはCVD, CAD, PADのいずれかに罹患しているか, 発病していなくても3つ以上の心血管危険因子を保有するハイリスク患者を登録して追跡調査した国際的なレジストリー研究である. 世界中から68,000例以上が登録され, わが国からも5,000例以上が登録された前向き疫学研究である. わが国の登録例を見ると, それぞれの疾患ごとのPVDを有する割合は, CVDでは22.5％, CADでは22.9％であるのに対して, PADでは43.4％と2倍近い頻度である. その理由として, PADでは症状が出にくいこと, 認知度が低いことによる医療機関への受診の遅れが考えられる.

PADの頻度と予後

プライマリケアに通院する65歳以上の高齢者6,880名を対象にABIを計測し, 追跡したドイツのget ABI研究では, 対象の約20％でABI 0.90以下を認めており, ABIが低値なほど死亡, 心筋梗塞や脳卒中などのイベントの発症率が高い. しかも, そのイベントは症状の有無に関係ないことが示されている. 日本人PAD患者557名の前向き観察研究では3年間に心血管死が6.3％に見られ, 心血管病が11.3％, 脳卒中が7.0％, 下肢イベントが16.9％とそれぞれ高率に認められている.

わが国から報告された糖尿病患者における検討では, 対象患者3,981名のうち, ABI 0.90

以下は354名（8.9％），0.91〜1.00は333名（8.4％）であり，その多くは無症候でそれまでにPADと診断されていなかった．その対象の最長7年間の追跡では心筋梗塞，脳梗塞を含めた全身性の心血管イベント発症率はそれぞれ9.6％，6.9％でABI 1.01〜1.40の3.5％に比べて有意に高かった[3]．前述のREACHレジストリーでは，2004年までにエントリーされた日本人5,193名のうち，603例のPAD合併患者の1年間の追跡で，全死亡1.25％，心血管死0.55％，非致死性心筋梗塞0.77％，非致死性脳卒中1.56％，心血管死＋非致死性心筋梗塞＋非致死性脳卒中＋入院10.52％と心血管イベントの発症が高率であった[4]．REACHレジストリーにおける3年間の追跡では，心血管疾患による入院率はさらに高くなり，全症例で21.3％，CADで23.0％，CVDで18.7％に対し，PADは33.6％と非常に高率であった．3年間のイベント発生率でも，心血管死亡はPADで最も高く，非致死的心筋梗塞の発生率もPADはCADと同等であり，非致死的脳卒中の発生率もPADはCADより高かった．前述のget ABI研究でもPADの予後は不良であり，5年生存率は無症候性で75％，症候性では60％と低く，乳がんや大腸がんよりも予後不良の疾患である．なお，PADの死因は重症下肢虚血が原因となることは2％以下であり，75％が心疾

患ないし脳血管障害によって死亡し，悪性腫瘍によることは少ない．

　ABIから予後を見たメタアナリシスもある．一般健常人でCADの既往歴がなく，観察開始時にドプラ法によりABIが測定された男性24,955例，女性23,339例を対象としたメタアナリシス[5]では，ABIと死亡リスクの関係はABI正常値（1.11〜1.20）を基準として，逆J型カーブの分布を示した．ABI 0.90以下は心血管疾患発症のリスクが3〜4倍高まることが確認され，一方，ABI＞1.40も動脈硬化進展に伴う血管石灰化などの高度動脈壁硬化によるリスクが示唆されている．さらにこの報告では，ABI 0.90以下だけでなく，0.91〜1.00，さらに1.01〜1.10でもABIが1.11〜1.20と比べて有意に死亡率が高く（図2），下肢虚血を生じる以前の段階から下肢を含む全身に進行したアテローム血栓症があり，生命予後に関連していると考えられる．

上肢のPAD

　左右の上腕動脈の収縮期血圧に15 mmHg以上の差があると，低い側の上肢に高率に狭窄病変を認める．その過半数は左鎖骨下動脈に発生するため，左上腕血圧の低下として発見されることが多い．上肢の収縮期血圧に15 mmHg以上の左右差があるとその後の心

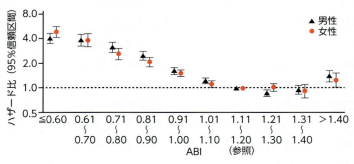

図2　ABI別に見たABI 1.11〜1.20を1としたときの死亡の相対リスク

（Ankle Brachial Index collaboration group: *JAMA* 2008; 300: 197-208）

血管イベント発生率が数倍高い．上肢の
PADは症状に乏しいが，橈骨動脈アプロー
チの冠動脈造影や透析のシャント作成に支障
を来すことある．患側で家庭血圧を測定して
いると偽って低値となり高血圧の診断・治療
を誤る可能性がある．

PADがなぜ重要か

　これまで述べたようにPADはCADや
CVDと比べて予後不良と報告されている．
その理由として，PADと診断あるいはABI
低下が発見されるときには，すでに全身にア
テローム血栓症が進行しており，しかも，
PVDが多いことが理由として挙げられてい
る．PADについては診断の遅れだけでなく，
診断されても適切な治療がされていないこと
も大きな原因となっている．CADと診断さ
れると血行再建だけでなく，至適薬物療法
（optimal medical therapy：OMT）がなさ
れることが標準的となっており，生活習慣の
改善，抗血小板薬，スタチン，さらには動脈
硬化リスクに対する積極的な治療が実践され
ている．しかしながら，PADでは医師の認
識の低さもあいまって，十分な治療介入がな
されていないのが現状である．米国国民健康
栄養調査（National Health and Nutrition
Examination Survey：NHANES）でも，
PADに推奨されているスタチンやレニン・
アンジオテンシン系降圧薬，抗血小板薬の服
用率がCVD，CADに比べて明らかに低い．
PADを単に足の病気と侮ることなく，全身
アテローム血栓症の進行形と考え，積極的な
介入が必要である．PADあるいはABIを切
り口とした心血管疾患発症予防が重要であ
る．

［COI開示］オムロンヘルスケア（株）

●文献

1) Hashimoto T, Ichihashi S, Kichikawa K, *et al*: Combination of Pulse Volume Recording (PVR) parameters and Ankle Brachial Index (ABI) improve the diagnostic accuracy of peripheral arterial disease compared with ABI alone. *Hypertens Res* 2016; 39: 430-434.

2) Tavintharan S, Cheung N, Lim SC, *et al*: Prevalence and risk factors for peripheral artery disease in an Asian population with diabetes mellitus. *Diab Vasc Dis Res* 2009; 6: 80-86.

3) Natsuaki C, Inoguchi T, Maeda Y, *et al*: Association of borderline ankle-brachial index with mortality and the incidence of peripheral artery disease in diabetic patients. *Atherosclerosis* 2014; 234: 360-365.

4) Uchiyama S, Gotoh S, Matsumoto M, *et al*: Cardiovascular event rates in patients with cerebrovascular disease and atherothrombosis at other vascular locations: results from 1-year outcomes in the Japanese REACH Registry. *J Neurol Sci* 2009; 287: 45-51.

5) Ankle Brachial Index collaboration group: Ankle Brachial Index combined with Framingham Risk Score to predict cardiovascular events and mortality. *JAMA* 2008; 300: 197-208.

B. 解剖・生理・病理

1 動脈の基本構造と機能

● 吉栖正生

　組織学の教科書によると，動脈系はサイズと中膜の特徴から，大動脈（large artery），中動脈（medium artery），小動脈（small artery），細動脈（arteriole）に分けられる（表1）[1]．

　大動脈は，弾性血管（elastic artery）であり，大動脈（aorta）のほか，その分枝である腕頭動脈，総頸動脈，鎖骨下動脈および総腸骨動脈も含まれる．弾性血管は，心周期の収縮期の血圧上昇により拡張し，心周期の拡張期には元の血管径に戻ることで大動脈の拡張期圧を保つウィンドケッセル効果（Windkessel effect）と呼ばれる生理機能を持つ．

　中動脈は，いわゆる筋性血管（muscular artery）であり，体内で名前の付けられている動脈の多くが含まれる．なお，一部には弾性血管の性質を併せ持つ動脈もあるとされる．小動脈と細動脈は，表1にあるように中膜の平滑筋層の数で分類される．

　動脈の基本構造は，内膜（tunica intima），中膜（tunica media），外膜（tunica adventitia）の三層構造である．

内 膜

　内膜は，内皮（endothelium）すなわち血管内腔に面している単層の（血管）内皮細胞（endothelial cell）とその基底膜，内皮下の結合組織を挟んで内弾性板（internal elastic membrane）などからなる[2]．内皮細胞は，層流の下では，流れの方向すなわち血管の長軸方向に沿った細長い形態を示す．内皮細胞同士は，タイトジャンクションやギャップジャンクションを形成し，接着している．

　血管内皮細胞の役割は多岐にわたり，血管透過性の調節，抗血栓形成作用，血管作動物質の産生，サイトカインや細胞外基質の産生，免疫系への関与などが挙げられている．血管内皮細胞で特徴的なことは，定常状態において血管の恒常性を維持するために様々な因子を産生しているが，病的状態になると，逆に病態を悪化させる諸因子を産生することである．

　血栓・凝固を例にとると，定常状態では血管内皮細胞は一酸化窒素（NO）やプロスタサイクリン（PGI_2）など血小板の活性化を抑制する因子や，トロンボモジュリンなどの

表1　動脈の分類とおもな構成要素

	直径	内膜	中膜	外膜
大動脈 （弾性動脈）	> 10 mm	内皮	平滑筋 層状の弾性板	結合組織 弾性線維
中動脈 （筋性動脈）	2〜10 mm	内皮 内弾性板	平滑筋 膠原線維	結合組織
小動脈	0.1〜2 mm	内皮	平滑筋 8〜10（細胞）層	結合組織
細動脈	10〜100 μm	内皮	平滑筋 1〜2（細胞）層	薄い結合組織

（Ross MH, *et al*: Cardiovascular System, Arteries. *In: Histology, A Text and Atlas, With Correlated Cell and Molecular Biology*. Lippincott Williams and Wilkins, Philladelphia, 2011; 400-430 より作成）

血液凝固阻害因子，さらに線溶系を促進するプラスミノーゲンアクチベーターなどを発現しているが，病的状態では，それらに代わり，フォンウィレブランド因子（VWF）や組織因子，さらにはプラスミノーゲンアクチベーターインヒビター1（PAI-1）などが産生され，それぞれ血小板粘着，凝固の促進および線溶活性の抑制に働く．

NOおよびPGI_2は血管拡張物質としても重要である．特に前者は，血流によるずり応力によってリアルタイムで産生が調節されている．一方，病的状態で血管内皮細胞が産生する強力な血管収縮因子としてエンドセリンが知られる．

中　膜

弾性血管では中膜が非常に発達している．弾性血管の中膜を構成する細胞は（血管）平滑筋細胞（smooth muscle）であり線維芽細胞は存在しない．紡錘型の平滑筋細胞は，収縮すると血管内腔が狭まる方向，すなわち長軸方向に対して，らせん方向に配列している．平滑筋層は層状の弾性板（elastic lamella）に挟まれており，大動脈（aorta）では40〜70層の構造を持つ．弾性板を構成するエラスチンおよび細胞間を埋めるコラーゲンやプロテオグリカンなどの細胞外マトリックスは，すべて平滑筋細胞が産生する．

筋性血管の中膜の主体は血管平滑筋細胞である．内弾性板は，弾性血管に比べて分厚く，かつ血管の収縮に対応して波型となっている．平滑筋層には弾性板構造は存在せず，血管の長軸方向に対し，らせん方向に配列している平滑筋が収縮すると血管内腔は狭くなる．

中膜と外膜を隔てる外弾性板（external elastic membrane）は，筋性血管で発達している．

外　膜

弾性血管では外膜は比較的薄い結合組織である．線維芽細胞とマクロファージがあり，コラーゲン線維とエラスチン線維が存在するが，まとまった形の構造物は形成しない．また外膜には血管栄養血管（脈管の脈管：vasa vasorum）が存在する．

筋性血管では外膜は比較的分厚い．線維芽細胞があり，コラーゲン線維が豊富であるがエラスチン線維も存在する．弾性血管と同様に血管栄養血管が存在する．

血管の外膜には豊富な神経支配があることが知られている（nervi vascularis）．その多くは，日本語で「血管運動神経」と呼ばれている無髄の交感神経であると考えられる．

血管内皮が血管内腔を覆う単純な構造と考えられていた時代があったが，内皮由来弛緩因子（EDRF）すなわち血管作動物質としてのNOの発見は血管生物学に大きな展開をもたらした．最近，外膜が単純な構造物ではなく，動脈壁における幹細胞・前駆細胞のnicheの役割を果たすなど様々な役割を果たしている可能性が議論されている[3]．

[COI開示] デルタ工業（株），国立研究開発法人日本医療研究開発機構（AMED）

●文献

1) Ross MH, Pawlina W: Cardiovascular System, Arteries. *In: Histology, A Text and Atlas, With Correlated Cell and Molecular Biology,* Lippincott Williams and Wilkins, Philladelphia, 2011; 400-430.
2) 高倉伸幸：血管，大血管の構造．矢崎義雄総編集，永井良三編集，心血管病学，朝倉書店，東京，2005; 19-20.
3) Majesky MW, Dong XR, Hoglund V, *et al*: The adventitia: a dynamic interface containing resident progenitor cells. *Arterioscler Thromb Vasc Biol* 2011; 31: 1530-1539.

I章　動脈硬化のオーバービュー

B. 解剖・生理・病理

2 血管内治療後再狭窄の病理

● 仲川将志, 上田真喜子

POBAと再狭窄

POBA（plain old balloon angioplasty）施行部位では，冠動脈壁の伸展のほか，亀裂・断裂・解離などの様々な動脈壁傷害が引き起こされることが明らかにされており，その結果，傷害箇所には修復反応が進展して，新生内膜増殖がもたらされる．ヒト冠動脈におけるPOBA後の新生内膜形成過程では，初期の炎症細胞集積に続いて，平滑筋細胞の脱分化，遊走・増殖，再分化の過程が経時的に起こることが筆者らの研究から明らかにされている[1]．

POBA後の再狭窄部位には，上記のような新生内膜の過剰な増殖が認められるが，POBA後の再狭窄メカニズムでは，血管平滑筋細胞増殖を主体とした新生内膜形成による内腔の物理的狭窄に加えて，血管収縮性リモデリングによる血管径の縮小も関与していることが報告されている．この収縮性リモデリングには，血管平滑筋細胞の遊走・増殖メカニズムに直接的に寄与するアンジオテンシンⅡ系やエンドセリン系などの血管収縮物質の発現亢進が関与することが示唆されている．

ベアメタルステント留置と再狭窄

ヒト冠動脈におけるステント（bare metal stent：BMS）留置後の再狭窄のおもな原因は，過度な新生内膜増殖による内腔の狭小化である．

筆者らの研究[2,3]によれば，ヒト冠動脈のBMS留置部位では，第1段階の反応として，まずステント周囲の血栓形成が起こる．ステント部位では，"金属"という異物の留置に

よる血管内皮細胞の高度傷害が引き起こされるため，POBAに比べ，より多く，かつより遷延化した血栓形成がもたらされる．続いて第2段階として，ステント周囲の血栓を基盤として，マクロファージとα-アクチン陰性の脱分化型平滑筋細胞からなる初期新生内膜増殖が起こる．時間経過と共に，新生内膜内の脱分化型平滑筋細胞は次第にα-アクチン陽性の再分化型平滑筋細胞に変化していき，通常，BMS留置後6か月頃までには，新生内膜の最内腔面に，一層の内皮細胞の再生がもたらされる．

BMS後の再狭窄部位では，新生内膜の過剰な増殖が見られ，特に新生内膜の深層部には，新生毛細血管の高度増殖とマクロファージの著明な集積がステント周囲にほぼ全周性に認められた．このことから，ステント周囲の過度な血栓形成が，引き続いて血栓周囲に新生毛細血管の高度増殖やマクロファージの著明な集積を引き起こし，さらにこれらのマクロファージなどの産生する種々の増殖因子が，その後の過度な平滑筋細胞増殖・遊走をもたらすことが強く示唆されている．

薬剤溶出性ステント留置と再狭窄

2000年代に登場した薬剤溶出性ステント（drug-eluting stent：DES）の臨床成績は目覚ましいものがあったが，2006年頃に発表された複数の臨床試験で，遠隔期の安全性に対する懸念が強まり，第1世代のDESの使用はその後見直されることとなった．

第1世代のDESで問題とされたことは，遅発性血栓症や超遅発性血栓症の存在と，晩期再狭窄（late catch up）と言われる現象で

S46

ある．このメカニズムには，ポリマーやステントが残存することによる慢性炎症や，hypersensitivityと言われるアレルギー反応，薬剤の作用による新生内膜増殖抑制に関連して内皮細胞の再生が遅延するdelayed healingなど，種々の要因が関係すると考えられている．

筆者らが検索した第1世代のsirolimus-eluting stent（SES）留置後の剖検例では，SES留置42日後にはきわめて薄い新生内膜形成が確認され，以降，SES留置後6か月，12か月と時間経過と共に，明瞭な新生内膜の形成が認められた．確かにSES後の新生内膜増殖程度は，POBA後やBMS後の同時期の新生内膜増殖程度に比較して，明らかに軽度であり，SES治療による薬剤効果が示されていた．他方，POBAやBMSに比較すると，SES後新生内膜形成部位における内皮細胞の再生時期は遅れ，その再生程度も劣っており，SES留置1年後の新生内膜においても再生内皮細胞の形成が不完全であったり，SES留置1年5か月後の剖検例で不完全内皮のために明瞭な壁在血栓が付着する部位があるなど，内皮細胞再生の遅延・不良などの現象が確認された．

また，SES留置後9か月の再狭窄例で，外科的に内膜剝離術が施行されたため，筆者らがその再狭窄部位の新生内膜の性状を樹脂包埋や凍結切片を用いて免疫組織化学的に詳細に解析することができた症例では，SES後再狭窄を呈した新生内膜内には，平滑筋細胞増殖のほか，泡沫化マクロファージの集積，酸化LDLの局在，オイルレッドO染色陽性の明らかな脂質沈着などが認められた（図1）．おそらく，本症例では，内皮細胞再生の遅延・不良のため，バリア機能を果たせず，炎症の

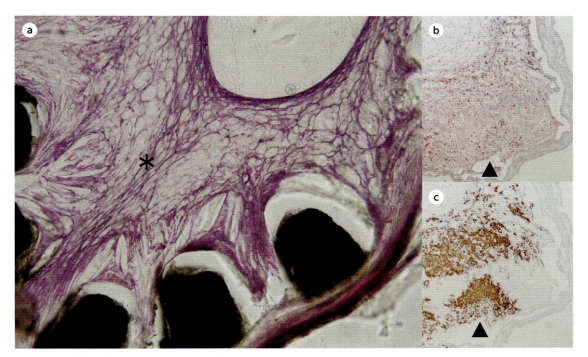

図1 第1世代SES留置後9か月の再狭窄病変
a：ステント留置後の新生内膜（*）の高度増殖像が見られ，血管内腔は高度に狭窄している．ステントストラットは黒色断面像として確認される．樹脂包埋法による切片作製後のColeのヘマトキシリン・エオジン染色．
b：ステント（▲）近傍の新生内膜には，脂質の沈着（赤色）が認められる．オイルレッドO染色．
c：同部位の新生内膜では，泡沫化マクロファージの集積が認められる．抗マクロファージ抗体を用いた免疫単染色．

遷延化や血中脂質の新生内膜内への持続的流入が引き起こされて，マクロファージの集積・泡沫化による新生内膜の過度な肥厚がもたらされ，再狭窄発現に至ったものと考えられる．

薬剤溶出性ステントと今後の展望

DES治療は，その後第2世代，第3世代といわれるDESに置き換えられるようになってきている．先に述べた筆者らのDES後9か月再狭窄例の病理学的解析でも示されたように，DES後新生内膜形成においては，その薬剤効果により，たとえ平滑筋細胞の増殖程度が軽度に抑えられたにしても，内皮細胞再生の遅延・不良が同時進行的に引き起こされると，新生内膜への脂質の流入増大，炎症の遷延化，マクロファージの集積・泡沫化などが起こって，結果的に，新生内膜の"容積増大"がもたらされ，再狭窄発現に至ることが強く示唆される．

第3世代のDESは，第1世代DESに比較して，より高い内皮細胞再生能を有しているといわれている．第3世代DESについての

さらなる臨床データの蓄積や研究の進展により，DES後新生内膜の内皮細胞再生に関する問題点ができるだけ早く解消・解決されることが望まれる．

［COI開示］本論文に関して筆者らに開示すべきCOI状態はない

◉文献
1) Ueda M, Becker AE, Tsukada T, *et al*: Fibrocellular tissue response after percutaneous transluminal coronary angioplasty. An immunocytochemical analysis of the cellular composition.*Circulation* 1991; 83: 1327-1332.
2) Komatsu R, Ueda M, Naruko T, *et al*: Neointimal tissue response at sites of coronary stenting in humans: macroscopic, histological, and immunohistochemical analyses. *Circulation* 1998; 98: 224-233.
3) Nakagawa M, Naruko T, Ikura Y, *et al*: A decline in platelet activation and inflammatory cell infiltration is associated with the phenotypic redifferentiation of neointimal smooth muscle cells after bare-metal stent implantation in acute coronary syndrome. *J Atheroscler Thromb* 2010; 17: 675-687.

C. 成因論

1 傷害反応仮説

● 下門顕太郎

Rossは，血小板の中に血管平滑筋を増殖させる因子（PDGF）が存在することを見出し，それをもとに動脈硬化は血管（内皮）傷害に対する一連の生体反応の結果起こるという「動脈硬化の傷害反応仮説」（response to injury hypothesis of atherosclerosis）を発表した[1]．この仮説を検証する過程で動脈への様々な傷害や，傷害に対する反応の種類・メカニズムが明らかにされ，少なくとも実験動物のレベルでは動脈硬化は血管内皮障害に端を発する一種の慢性炎症であるとする考え方が確立していった．このような研究は，経皮的冠動脈インターベンション（PCI）後の再狭窄予防法の開発や，移植臓器の動脈硬化の成立機序を理解するために役立った．1997年以後Ridkerらの一連の研究で，ヒトについても粥状動脈硬化を炎症として捉えることができることが示され，2017年には，抗炎症治療により動脈硬化性疾患の発生が予防できることが示された（図1）．

動脈硬化の傷害反応仮説

1985年の最初のバージョンは，血管が傷害され血管内皮が剥離した箇所に血小板が付着し，活性化血小板から放出されたPDGFにより血管平滑筋が増殖して動脈硬化が生じるというものであった．脂質や血栓の蓄積で起こるとする説や，変性疾患とする説と異なるこの仮説の提唱をきっかけに，多くの研究が行われ，多くの新発見がなされた．新しい傷害や多様な反応，そのメカニズムが明らかにされるのに伴って改訂が繰り返され，亡くなる前に発表された最後のバージョンでは，以下のようになっている．変性LDL，喫煙，糖尿病などにより血管内皮機能が障害され，局所にマクロファージが集積してくる．マクロファージは局所に存在する変性LDLを取り込み泡沫細胞となり初期の動脈硬化巣を形

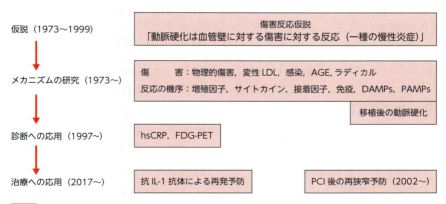

図1　傷害反応仮説の発展経過
傷害反応仮説に触発され，血管傷害や傷害に対する反応に対する多くの研究が行われた．このような研究は，PCI後の再狭窄予防や移植臓器の動脈硬化の発生機序の理解に役立ったばかりでなく，動脈硬化を炎症として診断することや，抗炎症薬で治療することにつながっている．

成すると共に，種々のサイトカインを産生し，新たな炎症性細胞をリクルートし炎症を拡大する一方，平滑筋を主体とする創傷治癒のための材料となる細胞をリクルートし線維性の治癒過程を誘導する．基本的に反応は創傷治癒のプロセスであり，単回の傷害は治癒するが，傷害が繰り返されると動脈硬化巣が形成される．血管閉塞の引き金となるプラークの破綻も炎症の結果である．

動脈硬化が炎症であると唱えたのは彼が最初ではないが，細胞生物学的なメカニズムを提唱し多くの基礎，臨床研究の原動力となったことは，「私の仮説はドグマではない，真実を知るための道具である」と言って新しい研究成果を取り入れ自ら改訂を繰り返していった彼の姿勢とともに評価されるべきであろう．

炎症の指標による動脈硬化診断

傷害反応仮説をめぐる研究は，PCI後再狭窄を平滑筋増殖を抑制する薬剤溶出性ステントで予防するという治療として結実したものの，粥状動脈硬化そのものの臨床応用にはなかなか結び付かなかった．しかし1997年になり，Ridkerらの一連の研究により動脈硬化を炎症マーカーである高感度C反応性タンパク（hsCRP）で評価できることが示された[2]．1,086人の参加者による一次予防の前向き研究で，hsCRPが高値の4分位である参加者の心筋梗塞のリスクは一番低い4分位の者に比べ2.9倍高かった．hsCRPは血清脂質異常を含む他のリスクと独立した危険因子であった．さらに血清LDLコレステロールが正常であるにもかかわらずhsCRPが2 mg/L以上の高値である参加者にロスバスタチンを投与すると，hsCRPも心筋梗塞の発生も，プラセボの約半分程度に減少した．これらの結果はhsCRPが脂質異常とは別の心筋梗塞発症の予測因子となることを示している．

また動脈硬化巣の炎症は，画像診断によっても検出できることが示された[3]．FDG-PETは，グルコースの標識化合物^{18}FDGがエネルギー代謝が亢進している炎症や腫瘍に集積することを利用した画像診断法であるが，頸動脈や大動脈の動脈硬化がこの方法で検出され，治療による動脈硬化の改善の評価や，心血管イベントの予想にも利用できることが示された．

抗炎症薬による動脈硬化治療

初期に非ステロイド系抗炎症薬（NSAIDs）や副腎皮質ステロイドによる動脈硬化治療が試みられたが，いずれも効果が証明できなかった．しかし2017年になり抗インターロイキン（IL)-1抗体カナキヌマブを用いた研究（CANTOS）でこの薬剤が心筋梗塞再発予防に有効であることが報告され，「動脈硬化は炎症か？」という議論はいったん決着したように見える．

カナキヌマブはリウマチ性疾患の治療に使用されているIL-1βに対するモノクローナル抗体医薬である．10,061人の心筋梗塞罹患歴があり血清hsCRP濃度が2 mg/L以上の患者に対し，3種類の異なる用量のカナキヌマブまたはプラセボを投与して再発に対する影響を調べた．2年間の観察期間の間に，心筋梗塞の再発はプラセボに対し15％減少した．hsCRPは用量依存性に最大41％減少したが，LDLコレステロールやHDLコレステロールには変化がなかった[4]．参加者の66.7％が再開通療法を受けており95％が抗血栓薬を，93.4％が脂質低下薬を処方されており，抗炎症治療が一般的な治療の後に残った残余リスクをさらに減少させたと考えられた．

残された課題

動脈硬化は炎症かという議論は，CANTOS研究により決着したように見えるが，

これで問題がすべて解決したわけではない。メカニズムに関しては，他の炎症には効かないスタチンにより抑制される特殊な炎症を高LDL血症が惹起するメカニズムはさらに研究の必要がある。診断に関しても虚血性心疾患の診断法としてのhsCRPの有用性はごく限られている。hsCRPで検出される炎症は血管の炎症とは限らない。血管以外の炎症が動脈硬化を進展させているのかについてもはっきりしていない。FDG-PETは感度・解像度の問題があり冠動脈の炎症を直接診断できない。血管の炎症を非侵襲的により簡便，正確に診断する方法の開発が必要である。治療に関しては，低用量では無効と報告されているメトトレキサートや有効と報告された抗体医薬は副作用や費用の面から一次予防のための薬剤としては不適当であろう。感染症対策同様，高LDL血症，糖尿病，喫煙など動脈硬化の原因となる原因を制圧することが重要であることは言うまでもないが，感染症に対する抗菌薬のように，いったん発生した動脈硬化を非侵襲的に治療できる抗炎症療法の発展が望まれる。動脈硬化を治療する実用的な抗炎症治療薬の開発に期待したい。

［COI開示］（一財）動脈硬化研究奨励会

◉文献
1) Ross R: Atherosclerosis- an inflammatory diseae. *N Engl J Med* 1999; 340: 115-126.
2) Ridker PM, Danielson E, Fonseca FAH, *et al*: Rousuvastatin to prevent vascular events in men and women with elevated C-reactive protein. *N Engl J Med* 2008; 350: 2195-2207.
3) Pirro M, Simenta-Mendia LE, Bianconi V, *et al*: Effects of statin therapy on arterial wall inflammation based on 18-FDG/CT: a systematic review and mata-analysis of interventional studies. *J Clin Med* 2109; 8: E118.
4) Ridker PM, Everret BM, Thuren JG, *et al*: Antiinflammatory therapy with Canakinumab for atherosclerotic disease. *N Engl J Med* 2017; 377: 1119-1131.

I章　動脈硬化のオーバービュー

C. 成因論

2 炎　症

● 横出正之

粥状動脈硬化は虚血性心疾患や脳血管障害の基礎病変であり，その予防と治療法の開発は喫緊の課題である．粥状動脈硬化の発症における脂質，特にコレステロールの関与については，1950年代から精力的な研究が行われてきたが，近年の急速な解析手法の進歩により，炎症応答が病変の早期発症から進展，破綻に至る広範な課程で重要な意義を担うことが明らかになった．

前項でも述べられたように，動脈硬化と炎症反応をつなぐ契機は1973年にシアトルのワシントン大学のRossとGlomsetの傷害反応仮説（response to injury hypothesis）に端を発する．彼らは，粥状動脈硬化は動脈壁に脂質などが受動的に沈着した結果ではなく，本来動脈内に生理的に存在する細胞群と病変に伴って出現してくる細胞群が複雑に作用しあう結果生じてくるとした．この仮説の特徴は，粥状動脈硬化の成立過程を刺激に対する連鎖的な生体応答として，臓器としての血管における機能的ならびに形態的転換を引き起こす炎症類似の生命現象であるとした点であると言えよう．

この仮説は当初血小板や平滑筋細胞を重視したが，その後，血管内皮細胞の活性化と単球およびTリンパ球の接着と血管内膜への侵入，単球のマクロファージへの分化と泡沫細胞の出現，平滑筋細胞の形質転換と内皮下層への遊走へと続くとする血液細胞全体を含むモデルに至る．これらの過程にかかわる細胞の中でも，単球由来のマクロファージは泡沫細胞の起源細胞であることに加え，病変の発症から進行病変の形成，プラークの破綻に至るまで深くかかわることが分かってきた．

泡沫細胞はその名のとおり，コレステリルエステルからなる脂質滴の存在を特徴とする．その形成機序は，テキサス大学のBrown，GoldsteinらはLDLが生体内で何らかの修飾を受けることにより変性LDLとなり，マクロファージに認識され取り込まれるという作業仮説を立てた．変性LDLはLDL受容体とは異なるスカベンジャー受容体により多量に取り込まれ細胞の泡沫化を促すが，生理的条件下で生じうる変性LDLとしては過酸化脂質生成過程に伴う酸化LDLが，多くの支持を得ている．酸化LDLは傷害反応仮説の項で述べた内皮細胞に始まる一連の炎症応答の引き金となりうることを強く示すものであるが，おそらくさらにその上流に位置する現象としてリポタンパクの血管内皮下層への侵入，滞留が挙げられよう．すなわちLDLが血管壁で酸化ストレス下におかれるためには，そこにある期間とどまらねばならないが，これにはプロテオグリカンなどの細胞外基質が糖鎖上の硫酸基の陰性荷電とLDLのアポB100の陽性荷電部分間で相互作用を来す結果，LDLの滞留が生じるとする報告も見られる．

このように，動脈硬化病変においてマクロファージは中枢的役割を担うと考えられるが，図1に示すように，マクロファージ自体は多くの細胞群から細胞間応答を介して制御を受けている．血管内皮細胞や血管平滑筋細胞から放出されるインターロイキン（IL）-1をはじめIL-6や腫瘍壊死因子（TNF）-αは炎症促進的に働く一方，調節T細胞（Treg）リンパ球は，形質転換性成長因子（transforming growth factor beta：TGF-β）な

S52

C. 成因論

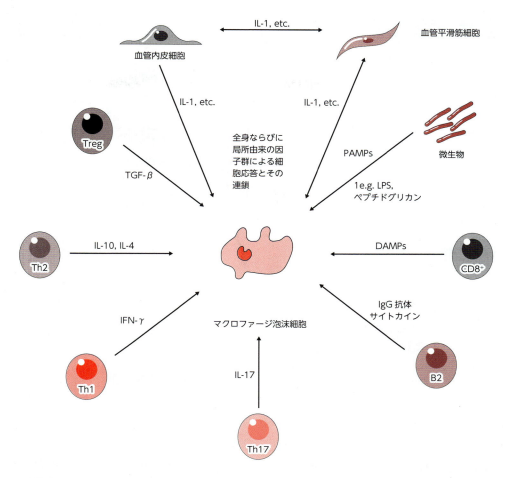

図1 全身ならびに局所由来の因子群によるマクロファージの細胞応答とその連鎖
(Libby P, et al: J Am Coll Cardiol 2018; 72: 2071-2081)

どを介して炎症抑制ならびに線維形成を促すとされる[1]．さらにヘルパーT細胞（Th）2リンパ球はIL-10およびIL-4などを介して炎症反応の減速と組織修復にかかわるとされる．

さらに，動脈硬化性病変の進行は血管内の細胞群だけでなく，全身から多岐にわたる制御を受けている．図2に示すように，病巣内の病原体はもちろん，口腔内臓器，呼吸器，消化器，尿路系，関節などの遠隔臓器系における慢性炎症からもサイトカイン，PAMPs（病原体関連分子パターン），DAMPs（傷害関連分子パターン）などに働きかけ，フィブ

リノーゲン活性増加，プラスミノーゲンアクチベーターインヒビター（PAI）-1活性減少を介して線溶系不活化をもたらす結果，動脈硬化に促進的に作動すると考えられている[1]．

以上，粥状動脈硬化の発症進展における炎症性応答のかかわりについて，その分子機構を含めて述べた．当初，動脈硬化性病変の成立機構については，コレステロールを中心にした脂質代謝の解析から開始されたが，血管組織から遠隔に位置する臓器からの炎症関連シグナルの重要性が今後さらに着目されると

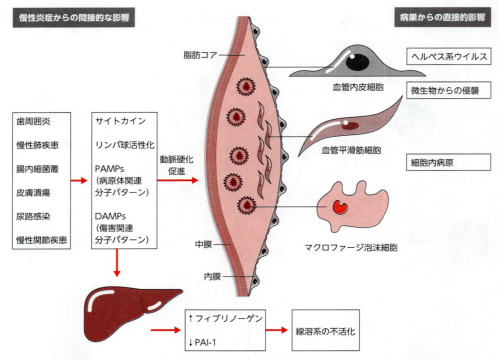

図2 慢性炎症による線溶系障害それにと続く動脈硬化性病変促進の模式図
（Libby P, et al: *J Am Coll Cardiol* 2018; 72: 2071-2081）

思われる．これらの成績に基づく新規治療と診断への応用が，観察研究ならびに介入研究により検証されることになると期待したい．

［COI開示］本論文に関して筆者に開示すべきCOI状態はない

●文献

1) Libby P, Loscalzo J, Ridker PM, *et al*: Inflammation, Immunity, and Infection in Atherothrombosis: JACC Review Topic of the Week. *J Am Coll Cardiol* 2018; 72: 2071-2081.

Ⅱ章

動脈硬化を識る

Ⅱ章　動脈硬化を識る

A. 成因：基礎研究

1 リポタンパク代謝・脂肪酸代謝

● 松田高明，島野　仁

■コレステロール・脂肪酸代謝の全体像

　脂質は，生体内では①脂質二重膜を形成し，生体膜の基本成分となる，②貯蔵エネルギー源，③細胞内・細胞間のシグナル伝達に関与する（コレステロールを含むステロイド，脂溶性ビタミン，プロスタグランジン，ロイコトリエンなど），④腸管粘膜や皮膚に認められるバリア機能という多彩な役割を担っている．一方で，近年問題となっている脳梗塞，心筋梗塞といった動脈硬化性疾患の一要因でもある．糖・脂質代謝はアセチルCoAを起点に糖代謝経路，コレステロール合成経路，脂肪酸代謝経路と相互にリンクしており，それぞれの経路もまた各種ホルモンの作用により促進的に，抑制的にコントロールされている．本項ではこうした糖・脂質代謝の全体像を俯瞰したうえで，日常臨床で用いられている脂質異常症治療薬との関連や最新の知見も交えながら，リポタンパク代謝・脂肪酸代謝について述べる．特に，コレステロール代謝は生体内でのコレステロール生合成の調節が主であるのに対し，脂肪酸代謝は食事由来の外因性脂質の貯蔵，利用が主である点に留意する．

■コレステロール代謝

1. コレステロール・トリグリセリドの出納

　コレステロールの吸収・排泄についてであるが，コレステロールは食事由来が200〜300 mg/日，生体内での生合成量が800〜1,000 mg/日程度とされており，生体内で必要とされるコレステロールの約8割は生体内

で合成されている．図1に示すとおり，食事由来のコレステロールは小腸粘膜に発現するニーマンピックC1-like 1（NPC1L1）タンパクにより小腸細胞内に取り込まれ，コレステロールアシル基転移酵素（cholesterol acyltransferase-2：ACAT2）によりコレステリルエステル（CE）になり，ミクロソームトリグリセリドタンパク（microsomal triglyceride transfer protein：MTP）により，アポB48，トリグリセリド（TG）と共にカイロミクロンを形成する．NPC1L1はエゼチミブ（ゼチーア®）により阻害され，MTPは家族性高コレステロール血症（ホモ接合体）で適応となっているロミタピド（ジャクスタピッド®カプセル）で阻害される．排泄は上述したNPC1L1で小腸細胞内に取り込まれた際にATP-binding cassette sub-family G member 5（ABCG5）/ABCG8により排泄される．主要な排泄経路はコレステロール⇒7α-ヒドロキシコレステロール⇒コール酸・ケノデオキシコール酸から生成される胆汁酸による排泄であるが，十二指腸で排泄された胆汁酸の約95％は回腸下部から再吸収され，腸肝循環を形成している．この胆汁酸の吸着剤がレジン（クエストラン®，コレバイン®）である．

　一方，食物脂質の約90％はTGである．TGとはパルミチン酸やオレイン酸などの脂肪酸とグリセロールのトリエステルである（中性脂肪の一種であるが，TG＝中性脂肪とすることが多い）．TGは胆汁酸によるミセル化⇒膵リパーゼによる加水分解を経て，脂肪酸，モノアシルグリセロール，ジアシルグリセロールに分解され小腸粘膜細胞に取り

A. 成因：基礎研究

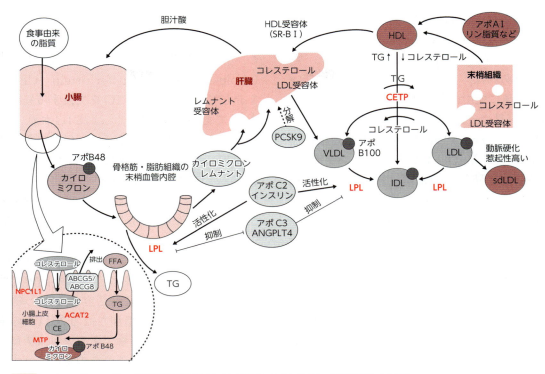

図1 コレステロール・脂肪酸吸収経路（左下図）とリポタンパク代謝（上図）

LPL：リポタンパクリパーゼ，TG：トリグリセリド，PCSK9：proprotein convertase subtilisin/kexin type，VLDL：超低比重リポタンパク，IDL：中間比重リポタンパク，LDL：低比重リポタンパク，sdLDL：small dense LDL，HDL：高比重リポタンパク，CETP：cholesteryl ester transfer protein，SR-BⅠ：スカベンジャー受容体サブタイプBⅠ，FFA：遊離脂肪酸，NPC1L1：ニーマンピックC1-like 1，ACAT2：cholesterol acyltransferase-2，ABCG5/ABCG8：ATP-binding cassette sub-family G member 5/8，CE：コレステリルエステル，MTP：ミクロソームトリグリセリドタンパク

込まれる．小腸粘膜細胞内で再びTGに再合成された後，前述したコレステロール吸収と同様にカイロミクロンを形成する．ちなみに，中鎖脂肪酸（medium chain fatty acid：MCFA）は胃内で分解され，水との親和性が高いことから，門脈から直接吸収される．TGに関してはエネルギー貯蔵物質であり，排泄という概念ではなく，後述する脂肪酸代謝によるβ酸化によりエネルギー基質として利用される．

2. リポタンパク代謝

リポタンパクとは，TGとCEの疎水コアをリン脂質，アポタンパク，エステル化していないコレステロールで覆ったミセル様の球状粒子である．図1に示すとおり，リポタンパクの合成経路は外因性経路（食事由来）と内因性経路（肝臓由来）に分類され，外因性経路については前項でカイロミクロンの形成までは述べた．カイロミクロンは骨格筋や脂肪組織の末梢血管内面でリポタンパクリパーゼ（lipoprotein lipase：LPL）により加水分解され，モノアシルグリセロールと脂肪酸（＝TG）が組織に吸収され，カイロミクロンレムナントとなる．カイロミクロンレムナントは肝細胞のレムナント受容体から取り込まれ，食事由来のコレステロールを肝細胞に輸送する．

内因性経路では超低比重リポタンパク（VLDL）が肝細胞から血中に放出される．VLDLはTGに富むリポタンパクであり，カ

イロミクロンに似ているが，TGとコレステロールの比が5：1で一定である点と，アポBタンパクがアポB100である点が異なる［空腹時であれば，TG＝VLDLとみなしてよいが，食後に血中に存在するカイロミクロンのTG含有量は一定しておらず，食後にフリードワルド（FriedeWald）の式が使えない理由である］．VLDLはカイロミクロン同様，骨格筋や脂肪組織の末梢血管内面でLPLにより加水分解され，中間比重リポタンパク（intermediate density lipoprotein：IDL），低比重リポタンパク（low density lipoprotein：LDL）になり，おもには肝臓に，そのほかにコレステロールを必要とする組織に取り込まれる．LPLは生理的にはインスリンにより活性化され，アポC3やANGPLT4（angiopoietin-like protein 4）により活性が抑制される．薬剤ではフィブラート系（ベザトール®，トライコア®，リピディル®），n-3系多価不飽和脂肪酸（ロトリガ®）が活性を増加させる．LDLは細胞膜上のLDL受容体にアポB100を認識してエンドサイトーシスにより細胞内に取り込まれ，CEは代謝される．LDL受容体は再び，細胞表面に回収されるが，proprotein convertase subtilisin/kexin type（PCSK）9はLDL受容体をライソゾームで分解させる作用がある．PCSK9を阻害する抗体薬がアリロクマブ（プラルエント®），エボロクマブ（レパーサ®）である．

また，コレステロール逆転送系と言われる末梢から余剰コレステロールを回収する経路は，高比重リポタンパク（high density lipoprotein：HDL）がその役割を担っている．HDLは血中で肝臓・小腸で合成されるアポAⅠがABCA1（ATP binding cassette transporter A1）を介してリン脂質，コレステロールを引き抜いて形成される（原始HDL）．原始HDLはABCG1，スカベンジャー受容体クラスBタイプⅠ（scavenger receptor class B type Ⅰ：SR-BⅠ）を介してコレステロールを引き抜く．HDLの引き抜いたCEは，①肝臓がSR-BⅠを介して，CEを取り込む，②コレステロールエステル転送タンパク（cholesterol ester transfer prtein：CETP）を介してVLDLとCE/TGを交換する経路によって転送される．②は高TG血症（＝VLDL多い）において低HDL-C血症を起こす要因である．ちなみに，CETPを介してVLDL/LDL間でTG/CEが交換されると，LDLのTG含有量が増加し，動脈硬化要因となるsmall dense LDL（sdLDL）が生成する．

3. SREBPによるコレステロール合成調節[1]

コレステロール合成の律速酵素はHMG-CoAレダクターゼであり，おもな調節点である．HMG-CoA，LDL受容体などの細胞内コレステロールを増加させる20以上の遺伝子発現はその代謝産物であるコレステロールにより調節される．これらの遺伝子はすべての転写開始部位の上流にステロール調節エレメント（sterol regulatory element：SRE）というDNA配列を有する．SREBP（sterol regulatory element binding protein）と呼ばれる転写因子ファミリーから生じる転写因子がSREに結合することで転写調節される．SREBPは合成後，SREBP切断活性化タンパク（SREBP cleavage-activating protein：SCAP）と複合体を形成し，小胞体膜に存在する．SCAPのN末端側はステロール感知ドメインであり，細胞内コレステロールの低下を感知すると，SREBP-SCAP複合体はゴルジ体に移動し，サイト1プロテアーゼ（S1P）・サイト2プロテアーゼ（S2P）により切断され，SREBPのN末端ドメインが核内に移行し，塩基性ヘリックス・ループ・ヘリックス-ロイシン・ジッパー（basic helix-loop-helix leucine-zipper：bHLH-LZ）と呼ばれるDNA結合モチーフでSREに結合する．これらの細胞内コレステロール合成系のフィードバックシステムはおもにSREBP-2が担っている．

スタチンはHMG-CoAレダクターゼの基質であるHMG-CoAのHMG様の構造を有し，HMG-CoAと競合的に酵素と結合する．細胞内コレステロール合成が低下し，LDL受容体の発現が増加し，血中のLDL-Cが取り込まれ，血中濃度が低下する．

脂肪酸代謝

脂肪酸代謝は大きく分けて，酸化（＝脂肪酸の燃焼）と合成（＝脂肪酸の貯蔵）に分類され，前者はおもにミトコンドリア内（一部はペルオキシソーム），後者はサイトゾル内で行われる．脂肪酸はそのエネルギー需要に応じて脂肪細胞でホルモン感受性リパーゼ（HSL）によりTGが分解され，脂肪酸が動員される．アシルCoAシンテターゼによりアシルCoAとなり，そのままではサイトゾルからミトコンドリア膜を通過できないため，カルニチンパルミトイルトランスフェラーゼ I によりアシルカルニチンとなり，ミトコンドリア内部に輸送され，輸送後に再度カルニチンパルミトイルトランスフェラーゼ II によりアシルCoAとなる．アシルCoAは4反応からなるβ酸化により炭素が2つ短いアシルCoAとアセチルCoAが合成され，エネルギー基質として利用される．

一方，脂肪酸合成は脂肪酸合成酵素（fatty acid synthase：FAS）により，マロニルCoAがアシルCoAに順次縮合し，炭素鎖が2個ずつパルミチン酸（C_{16}）まで延長する．解糖系からグルコース分解産物であるアセチルCoAからマロニルCoAを合成する反応を触媒するアセチルCoAカルボキシラーゼ（acetyl-CoA carboxylase：ACC）によりマロニルCoAが合成される．パルミチン酸（C_{16}）はさらに伸長酵素Elvol6によりステアリン酸，不飽和化酵素SCD-1により，オレイン酸が産生される．哺乳類の脂肪酸合成はここまでで，代謝必須脂肪酸の摂取が必要である．

これらの脂肪酸酸化，脂肪酸合成経路は代謝需要に応じて分泌されるホルモンにより調節される．エネルギー需要のある状態ではグルカゴン，カテコラミンが分泌され，cAMPの上昇⇒プロテインキナーゼA（protein kinase A：PKA）の活性化（リン酸化）を介してHSLを活性化し，血中脂肪酸濃度を高め，肝臓・筋肉でのβ酸化を促進する．PKAはACCを失活させることからβ酸化の促進と脂肪酸合成阻害が同時に起こる．一方，エネルギー需要の少ない食後であれば，インスリンがグルカゴン・カテコラミンと逆の作用を発揮する．cAMPの低下⇒PKAの不活性化（脱リン酸化）によりHSLを失活させ，ACCを活性化し，脂肪酸合成方向に導く．AMPKによる脂肪酸代謝調整も重要であり，空腹時のようにAMPが増加しているときに活性化され，ACCを不活性化するが，食後のようにATPが増加しているときは阻害され，ACCが活性化するため脂肪酸合成が促進される．

[COI開示]島野：アステラス製薬（株），MSD（株），興和創薬（株），興和（株），武田薬品工業（株），田辺三菱製薬（株），第一三共（株），小野薬品工業（株），ファイザー（株），帝人ファーマ（株），ノバルティスファーマ（株），ノボノルディスクファーマ（株）

●文献

1) Shimano H, Sato R：SREBP-regulated lipid metabolism: covergent physiology — divergent pathophysiology. *Nat Rev Endocrinol* 2017; 13：710-730.

Ⅱ章 動脈硬化を識る

A. 成因：基礎研究

2 血管内皮障害, NO

● 神戸茂雄, 下川宏明

　高血圧症・糖尿病・脂質異常症・加齢・喫煙などの動脈硬化性疾患の危険因子によって, 血管内皮機能障害が生じることは広く知られている. 一般に, 血管内皮機能障害とは, 内皮由来弛緩因子 (endothelium-derived relaxing factor：EDRF) の1つである一酸化窒素 (nitric oxide：NO) の産生または利用能の低下として語られることが多い. 確かに, 血管径の比較的太い導管血管においては, NOが主要なEDRFとして機能している. また, 内因性NOは, 血小板凝集抑制や血管平滑筋増殖抑制などの抗動脈硬化作用も併せ持つ. 本項ではこのNOに焦点を当てて, 動脈硬化に関するNOの生理的役割と臨床的意義の2点を概説する.

■ NOの生理的役割

1. EDRFとしてのNO

　血管内皮細胞は, EDRFと総称される複数の血管弛緩因子を産生・遊離し, 血管恒常性の維持に重要な役割を果たしている[1] (図1). このEDRFには3種類の因子が知られており, プロスタサイクリン (prostacyclin：PGI_2), NO, 内皮由来過分極因子 (endothelium-derived hyperpolarizing factor：EDHF) の順に発見・同定されてきた. 1980年代に米国のFurchgott, Ignarro, Muradらによって EDRF としてのNOが同定され, 彼らはこの功績により1998年にノーベル生理学・医学賞を受賞している. 興味深いことに, これら3種類のEDRFの血管弛緩反応への寄与度は血管径に応じて大きく異なる[2]. すなわち, PGI_2の寄与度は他者より小さいが血管径によらずほぼ一定の関与がある. 一方, NOは比較的太い血管 (導管血管) における弛緩反応に大きく寄与しているが, 血管径が細くなるにしたがってEDHFの寄与度が高まり, 微小血管 (抵抗血管) においてはEDHFによる弛緩反応が主となるという現象で, 動物種や血管床を問わず普遍的に認めら

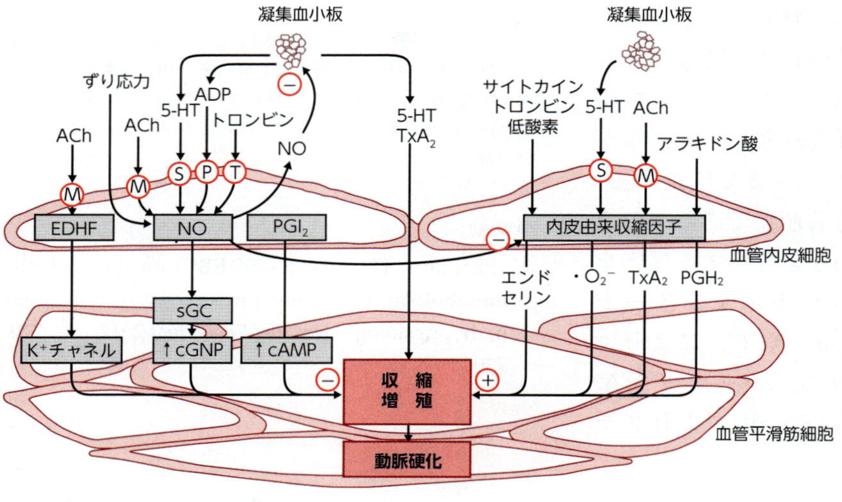

図1 血管内皮による血管恒常性の維持
血管内皮細胞は, NOを含む3種類のEDRFおよび内皮由来収縮因子を産生・遊離し, 血管恒常性を維持している.

れる．したがって，血圧や臓器血流を規定する抵抗血管では，EDRFとしてのNOの役割は限定的であることに注意を要する．

NOの産生および作用機序は，血管内皮細胞において，種々のアゴニスト刺激や血管壁に対する血流のずり応力により，L-アルギニンを基質としてカルシウム・カルモジュリン依存性に産生・遊離され，血管平滑筋のグアニル酸シクラーゼ（soluble guanylate cyclase：sGC）を活性化してcGMP産生を促進し，血管平滑筋を弛緩させるものである（図1）．cGMPはホスホジエステラーゼ（phosphodiesterase：PDE）によって分解される．このNO-sGC-cGMPシグナル伝達経路の各分子を標的とした創薬が盛んに行われ，狭心症，心不全，肺高血圧症，勃起不全などの治療薬として臨床応用されている．

2. NOの抗動脈硬化作用

NOは単にEDRFとして血管拡張反応に関与するのみならず，様々な生理活性を介して抗動脈硬化作用を有することが明らかにされてきた（図1）．おもな作用は，血小板凝集の抑制，血管平滑筋増殖の抑制，内皮由来収縮因子の抑制，内皮接着分子の抑制による炎症性細胞の血管壁への接着抑制，活性酸素種の消去作用などである．血管内イメージングモダリティを用いた臨床研究では，冠動脈の内皮機能障害部位に一致して冠動脈硬化病変が顕著になることが報告されている．

▌臨床的意義

1. NOと動脈硬化

内皮依存性血管弛緩反応は，動脈硬化病変の初期段階から早くも低下し始めることが知られている．動脈硬化の危険因子は，内皮依存性血管弛緩反応で代表される血管内皮機能を障害していくが，初期にはまずNOの産生が低下するため，動脈硬化性疾患の早期段階を捉える指標として有用である．現在までに

臨床で利用可能な血管内皮機能検査法としては，駆血後血管拡張反応（flow-mediated dilation：FMD）や指尖反応性充血指数（reactive hyperemia index：RHI）などがあり，これらを用いて実施された最近の臨床研究において，血管内皮機能障害と動脈硬化性疾患の関連性が多数報告されている．

2. 治療標的として

一方で，危険因子の回避や薬物療法により，低下した血管内皮機能を回復させることも可能である．アンジオテンシン変換酵素阻害薬，スタチン，第三世代の β 遮断薬（カルベジロール）などには，血管内皮由来のNO産生を増加させる多面的な作用が知られている．逆に，NO供与体である硝酸薬の長期投与は，むしろ心血管イベントを増大させるという報告が多いことは留意すべき点で，硝酸薬の漫然とした投与は避けるべきである．

3. 今後の展望

NOは，EDRFの本体の1つとして同定されてから30余年が経過し，その生体内における重要性が明らかになりつつある．それまで活性酸素種として認知されてきたNOが，生理的な濃度下では血管弛緩反応や抗動脈硬化作用を有する内因性の善玉因子として，血管恒常性の維持に貢献していることは興味深い．血管内皮障害を標的とした動脈硬化性疾患の新たな治療戦略の開発が期待される．

［COI開示］本論文に関して筆者らに開示すべきCOI状態はない

◉文献
1) Vanhoutte PM, Shimokawa H, Feletou M, *et al*: Endothelial dysfunction and vascular disease — a 30th anniversary update. *Acta Physiol* 2017; 219: 22-96.
2) Shimokawa H: 2014 Williams Harvey Lecture: importance of coronary vasomotion abnormalities — from bench to bedside. *Eur Heart J* 2014; 35: 3180-3193.

A. 成因：基礎研究

3 酸化ストレス

● 土肥靖明

酸化ストレスとは

　酸素分子に由来する不安定で酸化力の強い分子群を活性酸素種（reactive oxygen species：ROS）と称し（図1），生体ではおもにミトコンドリアにおける酸化的リン酸化反応の過程で産生される．ほかにも，NADPHオキシダーゼ，キサンチンオキシダーゼ，リポキシゲナーゼ，一酸化窒素合成酵素（NOS）などがROSを産生するが，病的状態ではこれらの経路を介するROS産生が修飾される．過剰に産生されたROSは，タンパク質，脂質，DNAなどを酸化し細胞を傷害するため，生体には十分な防御（抗酸化）システムが整っている．一方，ROSは細胞内情報伝達，感染防御など重要な生理的機能をも担っているため，ROSと抗酸化とのバランスが生体の維持にとってきわめて重要である．このバランスが破綻し，過剰なROS産生が抗酸化能を凌駕し，有害な作用が引き起こされる状態を「酸化ストレスが亢進した状態」と呼ぶ．

　血管においては，アンジオテンシンⅡ，トロンビン，血小板由来増殖因子（PDGF）がNADPHオキシダーゼを刺激し，ROSを産生する．NADPHオキシダーゼの活性亢進と心血管病発症・進展が関連していると考えられている．

酸化ストレスによる血管壁炎症

　高血圧・糖尿病・脂質異常症・喫煙など古典的危険因子が動脈硬化を発症する機序に関しては不明な点が多い．これらの危険因子に明らかな臨床的共通点はないが，危険因子と動脈硬化発症との間には酸化ストレスという共通のメカニズムが存在する．実際，ヒトにおいて，酸化ストレスのレベルは年齢，血圧，喫煙習慣，LDLコレステロール，血糖値やAugmentation Index（動脈硬化の指標）と相関し，冠動脈疾患患者では酸化ストレスが亢進している[1,2]．

　動脈硬化は酸化ストレスによって惹起され慢性的に進行する動脈壁の炎症であり，血管内皮細胞の炎症性活性化が大きく関与する．酸化ストレスにより傷害された内皮は，単球の内皮下への遊走を促進する．内皮下に侵入した単球はマクロファージとなり泡沫化し，血管壁の炎症を引き起こし，動脈硬化が発症・進展する（図2）．酸化変性したLDLは，内皮の酸化LDL受容体（lectin-like oxidized LDL receptor-1）により取り込まれ内皮障害を起こす．また，高血糖によりプロテイン

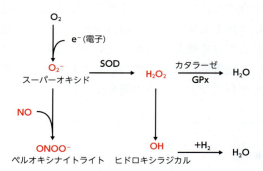

図1 おもな活性酸素種の産生と消去
NADPHオキシダーゼなどにより産生されたスーパーオキシド（O_2^-）は，内皮由来のNOを酸化し，さらに反応性の高いペルオキシナイトライト（$ONOO^-$）となる．一方，O_2^-は生体内の抗酸化酵素であるスーパーオキシドディスムターゼ（SOD）により還元され過酸化水素（H_2O_2）となる．H_2O_2は，さらに，グルタチオンペルオキシダーゼ（GPx）やカタラーゼにより直接，あるいはヒドロキシラジカル（OH）を経て，H_2Oになる．
色文字は広義の活性酸素種を示す．

A. 成因：基礎研究

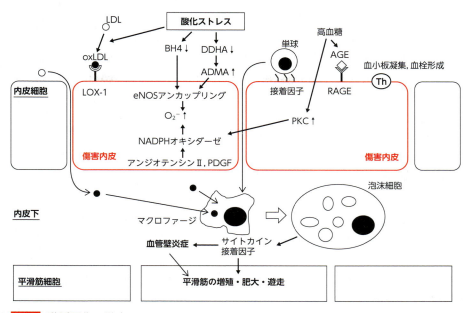

図2 動脈硬化の発症

生活習慣病では，NADPHオキシダーゼなどによりスーパーオキシド（O_2^-）が過剰に産生されるため酸化ストレスが亢進し，LDLの酸化変性，内皮障害の原因となる．酸化LDL（oxLDL）のoxLDL受容体（lectin-like oxidized LDL receptor-1：LOX-1）による取り込みや，終末糖化産物（advanced glycation end products：AGE）のAGE受容体（RAGE）による取り込みは血管壁の炎症を惹起し，酸化ストレスをさらに亢進させる．傷害された内皮は，接着因子，トロンビン受容体（Th）などをその表面に発現し，単球の接着を促進する．内皮下に遊走した単球はマクロファージとなり，酸化LDLを貪食し泡沫化し，接着因子・サイトカインなどの産生を誘導する．これに伴い血管壁の炎症反応が起こり，平滑筋の遊走・増殖などの過程を経て動脈硬化が発症・進展する．酸化ストレス下では，ジメチルアルギニンジメチルアミノヒドロラーゼ（DDHA）の活性低下により非対称ジメチルアルギニン（ADMA）濃度が上昇するため，L-アルギニンのeNOSへの結合が競合的に阻害される．また，酸化ストレスによりテトラヒドロビオプテリン（BH4）の活性が失われるため，BH4のeNOSへの結合が減少する．これらは，eNOSによるO_2^-産生を惹起する（eNOSアンカップリング）．

キナーゼCが活性化し，NADPHオキシダーゼを介するROS産生が亢進する．高血糖に伴う終末糖化産物（advanced glycation end products：AGE）産生過程でもROSが発生する．AGEはその受容体を介して内皮細胞やマクロファージに取り込まれ，炎症を惹起し酸化ストレスを増幅する．このように，過剰な酸化ストレスはさらなる酸化ストレスの増強を引き起こす．

危険因子だけでなく食事も酸化ストレスに影響することが知られており，脂質，塩分の過剰摂取が酸化ストレスを亢進させる．

酸化ストレスと内皮機能障害

血管内皮のNOS（eNOS）に由来する一酸化窒素（NO）は，血管トーヌスを制御するだけでなく，内因性の抗動脈硬化因子として重要な役割を果たす．NOは不安定な分子であり，ROSにより容易に酸化され生理活性を失う．高血圧ラットの動脈は内皮機能障害により過収縮しているが，この原因はNO産生低下ではなく，酸化ストレス（O_2^-産生）亢進によるNO失活（図1）である[3]．ヒトにおいても反応性充血反応で評価した血管内皮機能は酸化ストレスと逆相関する[1]．

非対称ジメチルアルギニン（ADMA）はL-アルギニンに対して競合的拮抗作用を示すが，生理的条件下ではジメチルアルギニンジメチルアミノヒドロラーゼ（DDHA）により分解される．酸化ストレスが亢進するとDDHA活性が低下し血漿ADMA濃度が上昇する．テトラヒドロビオプテリン（BH4）はeNOSの補酵素であるが，酸化ストレスにより活性を失う．酸化ストレスにより，L-アルギニンやBH4のeNOSへの結合が阻害されると，eNOSはO_2を産生し（eNOSアンカップリング），ROS産生がさらに増大する（図2）．

骨髄で産生される血管内皮前駆細胞（EPCs）は傷害内皮を修復する．酸化ストレスによりEPCs数が減少し，機能が低下する．EPCs数は脳心血管病リスク（フラミンガムスコア）と強く相関する．

治療の標的としての可能性

アンジオテンシンII受容体拮抗薬（ARB）で本態性高血圧患者を治療すると，対照群と比べ酸化ストレスのマーカーが減少する．また，安定した慢性透析患者をARB投与群と非投与群に分け治療すると，両群で同様な降圧が認められるのにかかわらず，脳心血管病の発症はARB群で非投与群と比較して約70％減少する[4]．酸化ストレスの抑制により心血管病を抑制できる可能性が示唆されるが，今後の研究が必要である．

［COI開示］本論文に関して筆者に開示すべきCOI状態はない

●文献

1）Sugiura T, Dohi Y, Takase H, *et al*: Increased reactive oxygen metabolites are associated with cardiovascular risk factors and vascular endothelial damage in middle-aged Japanese subjects. *Vasc Health Risk Manag* 2011; 7: 475-482.
2）Sugiura T, Dohi Y, Takase H, *et al*: Oxidative stress is closely associated with increased arterial stiffness, especially in aged male smokers without previous cardiovascular events: A cross-sectional study. *J Atheroscler Thromb* 2017; 24: 1186-1198.
3）Miyagawa K, Ohashi M, Yamashita S, *et al*: Increased oxidative stress impairs endothelial modulation of contractions in arteries from spontaneously hypertensive rats. *J Hypertens* 2007; 25: 415-421.
4）Takahashi A, Takase H, Toriyama T, *et al*: Candesartan, an angiotensin II type-1 receptor blocker, reduces cardiovascular events in patients on chronic haemodialysis—a randomized study. *Nephrol Dial Transplant* 2006; 21: 2507-2512.

A. 成因：基礎研究

4 細胞接着分子

● 吉田雅幸

▌血球の血管壁への接着と動員

血管を流れている白血球（リンパ球，好中球，単球など）は組織に何らかの障害が起こったとき，すみやかに血管内皮細胞への接着を開始し，血管内皮細胞層を横断して，血管外へ遊走し，さらに障害組織へと移行する．この過程には細胞表面の接着分子と，活性化された細胞から分泌されるケモカインなどの液性因子が主体的に関与している．白血球の接着分子は主として3つのファミリー，セレクチンとインテグリン，免疫グロブリンスーパーファミリーに分類される．

1. セレクチンファミリー

血流の速い血管床では，そのシアストレスのため流血中の白血球が炎症局所に固着することは容易ではない．そこで，白血球接着の第一段階では，活性化された血管内皮細胞と，白血球が，セレクチンとそのリガンドである糖鎖を発現し，転がりながらその速度を減じていく"ローリング"という現象が起こる．このローリングを起こさせるセレクチンには3種類の分子が知られており，そのリガンドである糖鎖との結合をカルシウム依存性に担うレクチンドメインと，上皮増殖因子（EGF）様ドメイン，さらに，補体調節タンパク様ドメインからなる．セレクチンはレクチン様ドメインを持つため，シアル酸とフコースを含むオリゴ糖であるシアリルLex，シアリルLeaなどの糖鎖と結合する．E-セレクチンは血管内皮細胞に，P-セレクチンは内皮細胞と血小板に発現されるのに対し，L-セレクチンは，白血球に発現されている．

E-セレクチンは，血管内皮細胞が，イン

ターロイキン（IL）-1や腫瘍壊死因子（TNF）などサイトカインにより活性化されたときに発現される．病原体から産生されるリポポリサッカライド（LPS）もE-セレクチンの誘導作用がある．血管炎症以外にも，E-セレクチンは，シアリルLea糖鎖抗原を発現した大腸がん細胞Colo201や，胃がん細胞SW1116の内皮細胞への接着にも役割を果たしており，がんの血行性転移に重要である．P-セレクチンは血小板と活性化された内皮細胞に存在する．血液凝固刺激で血小板内のα顆粒が壊れて開口したときに血小板表面に現れる接着分子はP-セレクチンと呼ばれ，このP-セレクチンにより血小板と，好中球，単球の接着が起こる．同様に内皮細胞への刺激により血管内皮細胞にある，バイベル・パラーデ（Weibel-Palade）小体が壊れて内皮細胞表面にP-セレクチンが現れる．

2. ケモカイン

白血球の血管内皮への結合では，ローリングに続いて，ケモカインと呼ばれるサイトカインによる誘導が働く．IL-8，血小板第Ⅳ因子などのαサブファミリーと，MCP-1，MIP-1α，MIP-1βなどのβサブファミリーに分類される．MCP-1はおもに単球の，IL-8は好中球の接着を誘導すると言われている．これらはおもに，炎症部位や活性化されたマクロファージやリンパ球から分泌される．ケモカイン刺激からGタンパクを介してF-アクチンの重合が，インテグリンの立体構造を変化させて接着能を誘導すると考えられている．

S65

3. インテグリンと免疫グロブリンスーパーファミリー

インテグリンは，α鎖とβ鎖が共有結合しているヘテロダイマーの膜タンパクで，細胞と細胞外マトリックスの接着に大切な分子である．インテグリンは細胞内で介在タンパクを介してアクチン繊維と結合し，focal adhesionと呼ばれる足場構造を形成し，細胞における物理的な強度を与えるとともに細胞内シグナル伝達にも関与する．免疫グロブリンスーパーファミリーに属する接着因子のうちでICAM-1，VCAM-1などは，血管内皮細胞，マクロファージなどにサイトカインや様々誘導されて発現され，病変部への血球の動員に重要な役割を演じる．ICAM-1はリンパ球や単球上のインテグリン分子であるLFA-1と結合し，VCAM-1はVLA-4と結合する．このように血管壁における細胞接着現象は種々の分子の相互作用の連携であり，動脈硬化症の進展にも重要な機序である．

4. マクロファージと血管炎症

マクロファージは，体内の異物，老廃物，変性物をファゴサイトーシス（貪食作用）またはピノサイトーシス（貪飲作用）により活発に取り込み，分解・処理する機能によって特徴付けられる細胞で，様々な酵素やメディエーター，サイトカインを産生・分泌し，さらに免疫機構にも多面的な役割を果たしている．アテローム性病変の病理学的特徴としてマクロファージの集積が見られるが，病変の形成は血管壁に均一に起こるのではなく，血管の構造，血流によるシアストレスが大きく影響を与えている．特に，血管内皮細胞が障害を受けると，炎症反応機転が開始され，前述した細胞接着分子やケモカインなどの一連のカスケードが起動する．特に，血管分岐部など乱流が発生している局所ではシアストレスが低下することが物理的刺激となり，上記炎症機転につながると考えられる．しかし，炎症反応の急性期には好中球の関与が重要であり，動脈硬化症のような慢性炎症であっても同様の機序が働いていると考えられる．

5. 動脈硬化症局所における白血球の遊走と離脱現象

上述のように，最近では動脈硬化症の初期病変では急性炎症のように好中球の関与も注目されているが，慢性化した動脈硬化巣ではマクロファージやそれらが変化した泡沫細胞は見られても好中球の集積はほとんど見られない．これには遊走した好中球が再度血管内腔へ離脱していく現象が関与しているのではないかと考えられている．これは，白血球の血管壁への接着を遊走と離脱の平衡関係の不均衡化と捉える考え方につながり，好中球だけでなく単球・マクロファージにも同様の現象が起きているとする説もある．これまで血管内腔から血管壁へと一方向性に語られることが多かった細胞接着現象の新たな側面として注目されている．

［COI開示］本論文に関して筆者に開示すべきCOI状態はない

●文献

1) Libby P, Hansson GK: Inflammation and immunity in diseases of the arterial tree: players and layers. *Circ Res* 2015; 116: 307-311.
2) Schumski A, Winter C, Döring Y, *et al*: The ins and outs of myeloid cells in atherosclerosis. *J Innate Immun* 2018; 10: 479-486.

A. 成因：基礎研究

5 血小板・血栓

● 田中君枝，佐田政隆

出血における一次止血・二次止血

　血小板は骨髄巨核球から産生される約2μmの無核の血液細胞であり，血栓形成の中心的役割を果たしている．何らかの原因により血管が損傷を受けると，傷害部位に速やかに血小板と凝固因子を含む凝血塊が形成され，出血を止める．また，傷害部位の血管は収縮し，出血量を減少させる．

　血栓形成は一次止血と二次止血に分けられる．一次止血は，血小板が血管内皮下組織と反応して，粘着，血小板内顆粒の放出，凝集を起こす現象である．血小板は，血小板膜受容体である血小板膜糖タンパク（glycoprotein：GP）Ⅰb/Ⅸ/Ⅴ複合体とフォンウィレブランド因子（von Willebrand factor：VWF）の結合を介して血管内皮下組織と結合し，活性化された血小板がGPⅡb/Ⅲaを介して凝集し，一次止血栓が形成される．二次止血は，血液凝固反応が亢進して強固な血栓塊を形成する現象である．血管損傷部位に露出された組織因子（tissue factor：TF）に活性化凝固第Ⅶ因子が結合して複合体を形成し，凝固第Ⅹ因子が活性化されて活性化凝固第Ⅹ因子（FⅩa）となり，プロトロンビンを活性化してトロンビンを形成する．トロンビンは，血小板や，凝固第Ⅸ因子の補助因子である凝固第Ⅷ因子や，凝固第Ⅹ因子の補助因子である凝固第Ⅴ因子を活性化する（図1）．

　これらの凝固因子の活性化によりトロンビン産生もさらに増強され，フィブリノーゲンをフィブリンに変化させる．トロンビンは凝固第ⅩⅢ因子も活性化し，血餅退縮（血小板を含んだ血餅が収縮して強固な血栓となること）やフィブリン架橋形成により止血栓を安定させる[1]．

動脈硬化病変における血栓形成

　心筋梗塞や不安定狭心症などの急性冠症候群は不安定化した動脈硬化病変の破綻に伴う血栓形成により生じる．

　破綻を生じやすいプラークは，脂質含有量が多く，集積したマクロファージや好中球，肥満細胞などが産生するタンパク分解酵素により線維性キャップが菲薄化したプラークである．そこに，血圧の急激な上昇や脱水など外的な刺激がトリガーとして加わることでプラーク破綻が生じると考えられる．プラーク破綻やプラークびらんが生じた部位では，血管の恒常性を維持する血管内皮細胞の機能的障害や脱落が生じており，血管内皮細胞が産生する一酸化窒素（nitric oxide：NO）やプロスタサイクリン，トロンボモジュリンなど抗凝固作用を持つ因子が減少し，血小板の凝集および活性化が生じる．前述した出血時の血栓形成と同様に，内皮細胞の脱落により内皮下組織が露出すると，そこに血液中のVWFが結合する．血小板は膜のGPⅠb/Ⅸ/Ⅴを介してVWFや細胞外マトリックスと結合し，血管壁と接着する．活性化された血小板はGPⅡb/Ⅲaを介して血管壁や血小板間で強固に結合し，アデノシン2リン酸（adenosine diphosphate：ADP）やトロンボキサンA_2（thromboxane A_2：TXA_2），セロトニンを放出し，オートクリンやパラクリン作用で血小板をさらに活性化して凝集させる．

II章　動脈硬化を識る

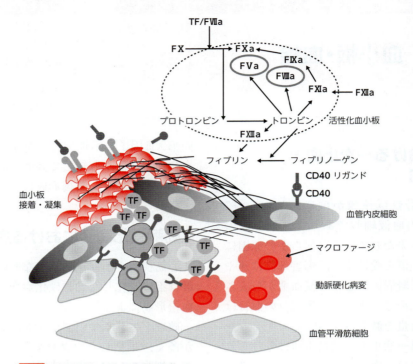

図1　動脈硬化病変の血栓形成
動脈硬化病変では，血管損傷による出血の際の血栓形成と同様に，血小板の活性化・凝集および凝固因子活性により血栓が形成される．動脈硬化病変の血管平滑筋細胞や，集積した炎症細胞は，血栓形成に関連する組織因子（TF）を産生し，CD40やCD40リガンドを発現して血栓形成に関与する（図中のF○aはそれぞれ活性化凝固第○因子を表す）．
（田中君枝，佐田政隆：冠動脈イベントのプロセスを理解しよう．伊藤　浩編，冠動脈疾患のパーフェクトマネジメント．南江堂，東京，2013；8-23より改変）

このようにして血小板血栓（白色血栓）が形成されると血管内腔が狭小化し，血流が遅くなる．血流が停滞すると，前述の二次止血と同様に，凝固因子が活性化され，フィブリノーゲンからフィブリンが産生され，赤血球が凝集して赤色血栓となる．血栓の成長過程には，トロンビンや活性化凝固第XII因子（FXIIa）により活性化された内因性凝固因子（凝固第XI因子，凝固第IX因子）による凝固第X因子活性化も関与している（図1）．

血栓形成と炎症

動脈硬化病変では，病変に集積したマクロファージなどの炎症細胞や活性化した血管平滑筋細胞が，TFや血小板接着に関与するCD40を産生し，血栓形成を増強する（図1）．血管内皮細胞，血管平滑筋細胞，マクロファージ，線維芽細胞などは，凝固因子の受容体であるプロテアーゼ活性型受容体（protease-activated receptor：PAR）を発現している．PARにはPAR-1〜PAR-4まで4種類あり，トロンビンはPAR-1，PAR-3，PAR-4に結合して活性化し，FXaは主としてPAR-2を活性化する[3]（図2）．近年，新しい抗凝固薬として使用されている直接作用型経口抗凝固薬（direct oral anticoagulants：DOAC）の1つであるリバーロキサバンは経口直接作用FXa阻害薬である．

A. 成因：基礎研究

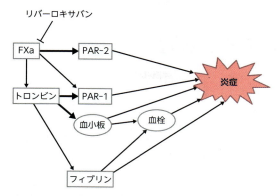

図2 血液凝固系と炎症

活性化凝固第X因子（FXa）やトロンビンは，プロテアーゼ活性型受容体（PAR）を介して炎症に関与する．経口直接作用FXa阻害薬であるリバーロキサバンは，FXa阻害によるPAR-2活性抑制を介して，炎症を抑制し，その結果動脈硬化病変形成を抑制する可能性がある．
(Posma JJ, et al: Arterioscler Thromb Vasc Biol 2019; 39: 13-24 より改変)

抗凝固薬と炎症

最近，安定した動脈硬化疾患を持つ患者の二次予防として，低用量リバーロキサバンとアスピリンの併用またはリバーロキサバン単独投与が，アスピリン単独投与より有効であるか検討したCOMPASS（Cardiovascular Outcomes for People Using Anticoagulation Strategies）試験において，低用量リバーロキサバンとアスピリンの併用は，アスピリン単独投与と比べ動脈硬化性疾患の二次予防に有効であると報告された[4]（ただし，併用群には大出血が多く認められた）．筆者らは，動脈硬化モデルマウスを用いた実験で，低用量リバーロキサバンによるFXa阻害によりPAR-2活性化が抑制され，PAR-2を発現するマクロファージの炎症性サイトカイン産生抑制により動脈硬化病変形成も抑制されることを報告している[5]（図2）．臨床研究で認められたリバーロキサバンの動脈硬化性疾患二次予防効果にも，抗炎症作用も一部関与している可能性がある．

［COI開示］佐田：武田薬品工業（株），田辺三菱製薬（株），バイエル薬品（株），日本ベーリンガーインゲルハイム（株），アステラス製薬（株），アステラス・アムジェン・バイオファーマ（株），ブリストルマイヤーズ・スクイブ（株），興和創薬（株），第一三共（株），サントリーウエルネス（株）

● 文献

1) 嶋　緑倫：血液凝固・線溶・血小板-血栓と止血．ピンポイント小児医療　血栓・止血の基礎知識．小児内科 2014; 46: 152-155.
2) 田中君枝，佐田政隆：冠動脈イベントのプロセスを理解しよう．冠動脈疾患のパーフェクトマネジメント，伊藤　浩編，南江堂，東京，2013; 8-23.
3) Posma JJ, Grover SP, Hisada Y, et al: Roles of coagulation proteases and PARs (Protease-Activated Receptors) in mouse models of inflammatory diseases. Arterioscler Thromb Vasc Biol 2019; 39: 13-24.
4) Eikelboom JW, Connolly SJ, Bosch J, et al: Rivaroxaban with or without aspirin in stable cardiovascular disease. N Engl J Med 2017; 377: 1319-1330.
5) Hara T, Fukuda D, Tanaka K, et al: Rivaroxaban, a novel oral anticoagulant, attenuates atherosclerotic plaque progression and destabilization in ApoE-deficient mice. Atherosclerosis 2015; 242: 639-646.

Ⅱ章　動脈硬化を識る

A. 成因：基礎研究

6 アディポサイエンス・高インスリン血症

●山内敏正，庄嶋伸浩

脂肪組織とアディポサイエンス

　1990年代からの研究により，脂肪組織はトリグリセリドを蓄える単なるエネルギー貯蔵器官ではなく，様々な生理活性物質を分泌する生体内最大の内分泌器官であることが明らかとなった．アディポネクチンなどの脂肪組織由来のホルモンであるアディポサイトカインが発見されて，インスリン抵抗性や動脈硬化についての臨床的意義が解明されてきた．アディポサイエンスは，脂肪細胞や脂肪組織に関する科学であり，内臓脂肪の代謝疾患や心血管疾患との関連，脂肪細胞の分化や成熟における転写制御機構，肥満における脂肪組織の慢性炎症，エネルギーを熱産生で消費する褐色脂肪細胞やベージュ脂肪細胞による代謝制御など新たな発見が相次いでいる．

脂肪組織から分泌される
アディポサイトカイン

　脂肪組織から分泌されるアディポサイトカインには，アディポネクチン，レプチン，レジスチンなどがあり，全身の代謝を調節している．アディポネクチンは，補体のC1qと高い相同性があり，脂肪細胞で特異的に発現しているホルモンである．肥満によりアディポネクチンの血中濃度が低下する．高脂肪食による肥満と糖尿病のマウスにおいて，アディポネクチンの投与により糖尿病が改善される[1]．アディポネクチン欠損マウスは，インスリン抵抗性，糖尿病，脂質異常，高血圧を呈しており，アディポネクチンの低下がメタボリックシンドロームの原因の1つとなっている．

　レプチンは中枢に発現するレプチン受容体を介して，摂食抑制，インリン抵抗性の改善，交感神経活性化などの作用を発揮する．肥満においてレプチン分泌の亢進により，高レプチン血症を来すが，レプチン抵抗性により効果は減弱している．1,303人の糖尿病を発症した症例と1,627人の健常人のコホートを比較したところ，高インスリン血症やアディポサイトカインなどのバイオマーカーの相互に関連するネットワークの異常が，糖尿病の発症の10年以上前から認められることが報告されている[2]．

アディポサイトカインと動脈硬化

　脂肪の多い食事や運動不足により体内のエネルギーが過剰となり肥満すると，脂肪細胞において肥大化や炎症が起こることで機能が低下する．肥大化した脂肪細胞から分泌されるアディポネクチンは低下し，レプチンやレジスチンは増加する．アディポサイトカインの分泌の異常は，インスリン抵抗性，2型糖尿病，メタボリックシンドロームなどの動脈硬化の危険因子を増大させる．また肥満や糖尿病における脂肪組織では，炎症の刺激によりマクロファージは炎症促進型となり，炎症関連遺伝子を発現し脂肪組織が線維化を起こし，脂肪蓄積能が低下と，肝臓などの異所性脂肪の蓄積により，インスリン抵抗性が惹起される．さらにアディポサイトカインは，血管に直接作用して，血管における炎症やマクロファージの浸潤，血管内皮細胞の機能，血管平滑筋の増殖を変化させることで動脈硬化の進展に関与する（図1）．

S70

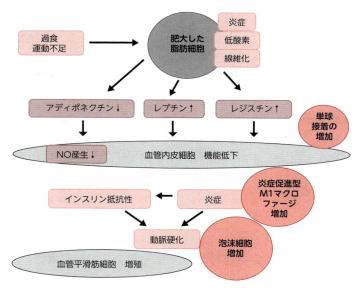

図1 メタボリックシンドロームにおける脂肪組織とアディポサイトカインの変化による動脈硬化の促進

肥大化した脂肪細胞から分泌されるアディポネクチンは低下し，レプチンやレジスチンは増加する．アディポサイトカインの分泌の異常は，2型糖尿病，メタボリックシンドロームなどの動脈硬化の危険因子を増大させると共に，血管に直接作用して，血管内皮細胞の機能，血管平滑筋の増殖を変化させることで動脈硬化に関与する．

アディポネクチンの作用の増強による動脈硬化の抑制

　肥満において，アディポネクチンの分泌が低下し，糖尿病や脂質異常症などの動脈硬化の危険因子を増大させる．またアディポネクチンは血管壁に対して直接作用して，血管における炎症やマクロファージの浸潤を抑制し，泡沫細胞の形成を抑制し，血管内皮細胞の機能を活性化し，血管平滑筋の増殖を抑制するなどの効果により，心血管疾患の発症を抑制する効果があることが報告されている．

　アディポネクチンの作用の発現において，アディポネクチンの受容体の活性化が重要である．骨格筋や肝臓に加え，血管やマクロファージに存在するアディポネクチンの受容体の活性化が，動脈硬化の抑制に重要と考えられる．2013年にアディポロンがアディポネクチン受容体作動薬として同定され[3]，

2015年にアディポネクチン受容体の立体構造が解明された．アディポネクチン受容体を活性化する低分子化合物の開発が，動脈硬化の治療に有効と期待される．

高インスリン血症とインスリン抵抗性

　インスリンは，インスリン受容体を介して，栄養の摂取に応じて，同化を促進するホルモンである．インスリン抵抗性において，標的臓器である骨格筋，肝臓，脂肪組織のインスリン受容体を介して，糖代謝あるいは脂質代謝などにおいて，選択的にインスリンの作用の障害が起こる．糖尿病やメタボリックシンドロームの肝臓において，インスリンのグリコーゲン合成作用は抑制されて糖新生が促進されるが，インスリンの脂質合成促進作用は過剰となり脂肪肝を発症する．

　インスリン作用が障害されると，血中イン

スリン濃度を上昇させることでインスリン作用を代償することから，高インスリン血症がインスリン抵抗性の指標となる．生活の改善で体重を減らすことで，高インスリン血症やインスリン抵抗性が改善する．高インスリン血症とインスリン抵抗性が悪循環を形成すると，膵臓のβ細胞からのインスリン分泌の低下を来して糖尿病を発症する．

高インスリン血症と動脈硬化の関連

インスリン抵抗性や高インスリン血症による心血管疾患のリスクの増加は，耐糖能異常の段階から認められる．心血管疾患の遺伝因子について，英国の40万人の健常人を含む住民コホートにおいて，心血管疾患に関連する遺伝子の変異の情報をスコアとして数値化することで，オッズ比3倍以上の心血管疾患リスクの高い群の同定できることが報告されて臨床への応用が期待されている．また2型糖尿病について臨床情報と遺伝子の多型の情報で分類したところ，血中インスリン値と関連して脂肪組織の分布が特徴的な群に分類でき，この群において心血管疾患が多いことが明らかとなっている．

糖尿病やメタボリックシンドロームにおいて，高血糖と高インスリン血症の効果が組み合わさり，動脈硬化を促進していると考えられる．高血糖は，酸化ストレスやadvanced glycation end-products（AGE）やプロテインキナーゼCを介して動脈硬化を促進する．インスリン抵抗性を代償する高インスリン血症において，血管平滑筋のinsulin receptor substrate 1（IRS1）の活性化により，血管平滑筋細胞の増殖などを介して動脈硬化を促進することが報告されている．一方でインスリンは，血管内皮細胞においてAktの活性化を介してendothelial nitric oxide syn-

thase（eNOS）を活性化し，vascular adhesion molecule-1（VCAM-1）の発現を抑制することで単球の接着を抑制して，動脈硬化を抑制することも報告されている．

高血糖と高インスリン血症の改善による動脈硬化の抑制

J-DOIT3（Japan diabetes optimal integrated treatment study for 3 major risk factors of cardiovascular diseases）研究の結果から，動脈硬化の危険因子について厳格なコントロールを目指す治療において，低血糖を起こさずに血糖値を下げることが，脳梗塞などの合併症を抑制するために有効であることが明らかとなった．2型糖尿病において，インスリン抵抗性改善薬に加えて，インクレチン薬や糖吸収・排泄調節薬は，臨床試験において心血管疾患の発症リスクを低下させることが報告されており，高インスリン血症や高血糖を改善することが，動脈硬化の抑制に重要と考えられる．

[COI開示] 山内：アステラス製薬（株），小野薬品工業（株），サノフィ（株），武田薬品工業（株），ノバルティスファーマ（株），アストラゼネカ（株），ノボ ノルディスクファーマ（株），田辺三菱製薬（株），MSD（株），大正富山医薬品（株），キッセイ薬品工業（株），日本イーライリリー（株），協和発酵キリン（株），第一三共（株），大日本住友製薬（株），日本ベーリンガーインゲルハイム（株），興和（株），朝日生命相互会社

●文献

1) Yamauchi T, Kamon J, Waki H, et al: The fat-derived hormone adiponectin reverses insulin resistance associated with both lipoatrophy and obesity. *Nat Med* 2001; 7: 941-946.

2) Huang T, Glass K, Zeleznik OA, et al: A network analysis of biomarkers for type 2 diabetes. *Diabetes* 2019; 68; 281-290.

3) Okada-Iwabu M, Yamauchi T, Iwabu M, et al: A small-molecule AdipoR agonist for type 2 diabetes and short life in obesity. *Nature* 2013; 503: 493-499.

7 細胞外マトリックス

● 坂田則行

動脈壁の細胞外マトリックス

　細胞外マトリックスは，構造タンパク，接着タンパク類，プロテオグリカン類に大別される．血管における主要な構造タンパクはコラーゲンとエラスチンである．コラーゲンには30種以上の分子種があるが，血管壁に発現するおもなコラーゲンはⅠ，Ⅲ，Ⅳ，Ⅴ，Ⅵ，Ⅷ型コラーゲンである．その大部分は線維性コラーゲンであるⅠ，Ⅲ型で，Ⅰ/Ⅲ型コラーゲン比の上昇は動脈壁の硬化と正の相関を示す．Ⅳ型コラーゲンは平滑筋細胞周囲に分布する基底膜を構成する非線維性コラーゲン分子種である．Ⅴ型コラーゲンは加齢に伴い粥状硬化病変で発現し，粥腫の形成に関与している可能性が指摘されている．エラスチンは弾性線維の主要構成タンパク質で，正常では大動脈中膜や内弾性板に局在し，動脈壁の弾力性に寄与している．細胞外マトリックスはおもに血管平滑筋細胞で産生され，平滑筋細胞や血管壁に侵入した炎症細胞/マクロファージから分泌されるマトリックスメタロプロテアーゼ（matrix metalloproteinase：MMP）とのバランスが動脈壁での細胞外マトリックスの代謝回転を決定している．

びまん性細胞線維性内膜肥厚と細胞外マトリックス

　ヒトの動脈は内膜，中膜，外膜から構成されているが，動脈硬化は内膜に形成される病変である．内膜では加齢に伴い平滑筋細胞が増殖し，細胞外マトリックスを産生，蓄積することでびまん性に肥厚し，病理組織学的にはびまん性細胞線維性内膜肥厚と言われる安定病変が形成される．その要因の1つに細胞外マトリックスの量的，質的変化がある．近

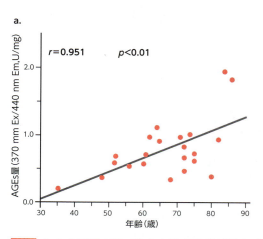 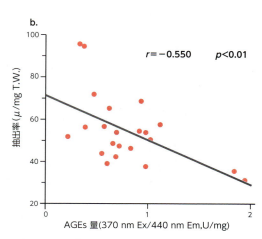

図1 ヒト大動脈内膜（非病変部/細胞線維性内膜肥厚部）コラーゲンの加齢によるAGE量の増加（a）と抽出率の低下（b）

細胞線維性内膜肥厚部では，加齢に伴いコラーゲンにAGEsが蓄積する（a）．この内膜コラーゲンにおけるAGEsの蓄積量と内膜からのコラーゲン抽出率との間には負の相関がある（b）．

(Sakata N, *et al*: *Atherosclerosis* 1995; 116: 63-75)

年, コラーゲンやエラスチンのような代謝回転の長いタンパク質は, グルコースなどの還元糖と非酵素的に反応し（糖化, グリケーション）, その最終産物として後期反応生成物（advanced glycation products : AGEs）が生成されると報告されている[1]. 図1は, ヒト大動脈のびまん性細胞線維性内膜肥厚部におけるAGEs量の加齢変化を見たものである. 粥状硬化のない内膜から抽出されたコラーゲンタンパクにはAGEsが加齢に伴い増加している（図1a）. さらに, AGE化によりコラーゲン分子間には異常な架橋成分が形成されるため, プロテアーゼによる内膜からのコラーゲン抽出率は低下する（図1b）. このことは, 内膜コラーゲンの加齢に伴うAGE化は, コラーゲンタンパクのMMPに対する抵抗性を亢進させ, 加齢に伴う細胞外マトリックスの増加に関与していることを示唆している. 最近, ヒト大動脈コラーゲンに形成されるAGEsの主要な化学構造体がNω-（carboxymethyl）arginineであることが報告された[2].

LDLの蓄積と細胞外マトリックス

びまん性細胞線維性内膜肥厚部のコラーゲンに密接に連携する重要な細胞外マトリックス成分にプロテオグリカンがある. プロテオグリカンはコアタンパクにグリコサミノグリカン側鎖が共有結合した構造をしている. 血中から内膜に滲入したLDLは, グリコサミノグリカン側鎖の陰性荷電を介して内膜に沈着する[3]. 内膜に沈着したLDLはやがて糖

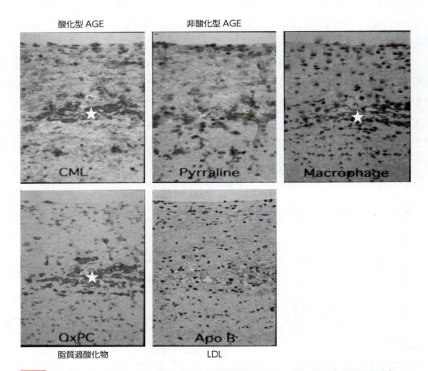

図2 内膜におけるLDLの糖化/酸化と脂質過酸化物（脂肪線条/初期病変）

脂肪線条といわれる初期病変では, 酸化型AGEであるカルボキシメチルリジン［Nε-（carboxymethyl）lysine : CML］や脂質過酸化物である酸化ホスファチジルコリン（OxPC）は泡沫化したマクロファージ（Macrophage）に蓄積するのに対し（☆）, 非酸化型AGEであるピラリン（Pyrraline）やアポB（Apo B）で示すLDLは, おもに内膜の細胞外マトリックスにびまん性に分布している.

(Sakata N, et al: Cardiovasc Res 2001; 49: 466-475)

化され，最終産物である AGEs が形成される．近年，この糖化の過程では活性酸素が発生することが知られている．この活性酸素は LDL の脂質過酸化を引き起こし，酸化 LDL が形成される[4]．この糖化／酸化 LDL はマクロファージに発現するスカベンジャー受容体を介して無制限に取り込まれ，泡沫細胞からなる初期病変（脂肪線条）が形成される（図2）．やがて泡沫細胞はアポトーシスを起こし，細胞外に放出された過酸化脂質と壊死物からなる粥腫（アテローム）が形成され，粥状硬化（安定プラーク）ができる．この粥腫形成にはエラスチンが脂質沈着の場として機能し，脂質が沈着したエラスチンはエラスチン分解酵素の作用を受けやすくなることが関係している．

プラークの不安定化と細胞外マトリックス

安定プラークは，内膜深部の粥腫が厚い線維性被膜に覆われた粥状硬化病変である．この線維性被膜はおもに内膜平滑筋細胞とⅠ型コラーゲンで構成され，安定プラークの強度はⅠ型コラーゲンの量に依存している[5]．粥腫内の過酸化脂質は，内膜平滑筋細胞を傷害すると共に MMP の発現を増強させる．さらに，内膜に侵入したマクロファージからは MMP が産生・放出される．そのため，粥腫の増大に伴い線維性被膜は菲薄化し，安定プラークは易破綻性の不安定プラークになる．

プラークの形成とその不安定化には動脈壁における細胞外マトリックスの動的バランスが深く関与している．ことに，その破綻は，脳梗塞や心筋梗塞の直接的原因である．この細胞外マトリックスの動的機構の解明は動脈硬化性疾患の発症や治療，予防にとって重要な研究課題である．

［COI 開示］本論文に関して筆者に開示すべき COI 状態はない

◉文献

1) Sakata N, Meng J, Jimi S, *et al*: Nonenzymatic glycation and extractability of collagen in human atherosclerotic plaques. *Atherosclerosis* 1995; 116: 63-75.
2) Kinoshita N, Mera K, Ichikawa H, *et al*: Nω-(carboxymethyl) arginine is one of the dominant advanced glycation end-products in glycated collagens and mouse tissues. *Oxid Medi Cell Longev*, in print.
3) Nakagawa K, Nakashima Y: Pathologic intimal thickening in human atherosclerosis is formed by extracellular accumulation of plasma-derived lipids and dispersion of intimal smooth muscle cells. *Atherosclerosis* 2018; 274: 235-242.
4) Sakata N, Uesugi N, Takebayashi S, *et al*: Glyoxidation and lipid peroxidation of low-density lipoprotein can synergistically enhance atherogenesis. *Cardiovasc Res* 2001; 49: 466-475.
5) Yamada H, Yuri K, Sakata N: Correlation between stress/strain and the retention of lipoprotein and rupture in atheromatous plaque of the human carotid artery: a finite element study. *J Biomech Sci Eng* 2010; 5: 291-302.

A. 成因：基礎研究

8 慢性炎症・インフラマソーム

● 高橋将文

動脈硬化と慢性炎症

　動脈硬化は，病理学的に動脈血管壁への脂質の沈着，おもにマクロファージの浸潤および血管壁細胞の増殖による血管内膜の肥厚と内腔の狭窄に特徴付けられる．酸化変性脂質などによって血管内皮細胞が器質的あるいは機能的に障害，活性化されると，内皮細胞上のVCAM-1などの接着分子の発現が亢進し，流血中の単球の血管内皮への接着，浸潤が誘導される．内皮下へと浸潤した単球はマクロファージとなって貪食能を獲得し，スカベンジャー受容体を介して変性低比重リポタンパク（LDL）などの脂質を取り込んで泡沫化する．また，この活性化されたマクロファージはサイトカインや増殖因子を産生して，中膜平滑筋細胞の内膜への遊走と増殖を誘導し，泡沫化したマクロファージと共に内膜肥厚を増悪させる．

　これら一連の過程は，白血球と血管壁細胞との相互作用であり，白血球が血管壁に接着して内皮下へと浸潤，集簇する一連の過程は炎症に共通する現象である．また，動脈硬化は数十年といった慢性の経過を取ることや，病変にはおもにマクロファージが浸潤してくることから，動脈硬化は血管壁での慢性炎症であるとの概念が受け入れられている．

インフラマソーム

　インフラマソームとは，感染やストレスに応答して細胞内で形成され，主にカスパーゼ-1の活性化を引き起こす分子複合体である[1]．

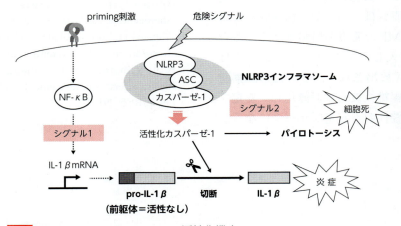

図1　NLRP3インフラマソームの活性化機序
危険シグナルがNLRP3によって認識されると，NLRP3とASC，カスパーゼ-1から構成される細胞内分子複合体NLRP3インフラマソームが形成されてカスパーゼ-1の活性化が誘導される．カスパーゼ-1は前駆体であるpro-IL-1βを切断し，活性型として放出して炎症を惹起すると共に，パイロトーシスと呼ばれる炎症性細胞死を誘導する．このIL-1βの産生には，転写因子NF-κBを介したpro-IL-1β合成（priming：シグナル1）とインフラマソームによるプロセシング（シグナル2）が必要である．

カスパーゼ-1が活性化されると非活性型であるIL-1β前駆体（pro-IL-1β）が活性型に切断，放出されて炎症が惹起される（図1）．

インフラマソームの概念は2002年にTschoppらによって提唱され，その基本構成は，Nod-like受容体（NLR）などのセンサー分子とアダプター分子ASC（別名PYCARD），カスパーゼ-1から構成される．いくつかのタイプのインフラマソームが報告されているが，動脈硬化などの無菌性炎症におもに関与しているのは，NLRP3（別名NALP3/CIAS1/cryopyrin）をセンサー分子とするNLRP3インフラマソームである．NLRP3の変異がまれな自己炎症症候群であるクリオピリン関連周期熱症候群（CAPS）を生じさせることが2001年に報告されていたが，2006年に痛風発作での炎症が尿酸結晶によるインフラマソーム活性化を介することが明らかになり，無菌性炎症の新たな分子機構として注目された．その後，動脈硬化や2型糖尿病など様々な病態への関与が示され，最近ではインフラマソーム病（inflammasomopathy）という名称も使われている．

また，カスパーゼ-1活性化は，IL-1βだけではなく，同じIL-1ファミリーに属するproIL-18の切断，放出や，パイロトーシス（pyroptosis）と呼ばれる炎症性細胞死も誘導する．一方，IL-1β産生には，priming（シグナル1）と呼ばれる転写因子NF-κBを介したpro-IL-1βの合成が必要であり，これとインフラマソーム活性化によるプロセシング（シグナル2）によって，強力な炎症活性を持つIL-1β産生は厳密に制御されている．

動脈硬化とインフラマソーム

IL-1βが動脈硬化の形成にかかわることは以前から知られていたが，2010年，マクロファージがコレステロール結晶を貪食するが，その分解が適切に行われないためにリソソーム膜の破裂を来し，リソソーム酵素であるカテプシンBが放出されてNLRP3インフラマソームが活性化されることが報告された[2]（図2）．

また，スカベンジャー受容体CD36によって取り込まれたLDLが細胞内で結晶化することや，コレステロール結晶だけではなく，

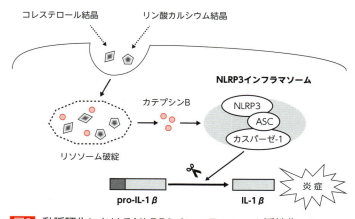

図2 動脈硬化におけるNLRP3インフラマソーム活性化
マクロファージにおいて，コレステロール結晶やリン酸カルシウム結晶などの結晶が細胞内へと取り込まれるが，その分解が適切に行われないためにリソソーム膜の破裂を来し，リソソーム酵素であるカテプシンBが放出されてNLRP3インフラマソームが活性化される．これによってIL-1βが放出されて炎症が惹起される．

血管石灰化に関連するリン酸カルシウム結晶,過剰な飽和脂肪酸によって形成される結晶も同様の機序でNLRP3インフラマソーム活性化を引き起こすことが示されている.さらに,オートファジー阻害によりインフラマソーム活性化が促進して動脈硬化が増悪することや,動脈硬化を基盤として生じる腹部大動脈瘤でもNLRP3インフラマソームが重要な役割を果たしていることが報告されている.

CANTOS試験

現在,IL-1βを標的として,日本ではヒト型抗IL-1β抗体カナキヌマブ(イラリス®)が2011年からCAPSに承認され,現在では難治性家族性地中海熱などの自己炎症症候群でも追加承認を受けている.

動脈硬化との関連では,2017年秋に,心筋梗塞後に炎症が持続(高感度CRP≧2 mg/L)している患者を対象としたカナキヌマブによる心血管イベントの再発予防効果についての大規模臨床試験(Canakinumab Anti-inflammatory Thrombosis Outcomes Study:CANTOS)の結果が報告された[3].

日本を含む39か国で10,061人にカナキヌマブ3用量(50/100/150 mg)で実施され,カナキヌマブ投与により炎症マーカーは用量依存性に低下し,150 mg群で有意な心血管イベントのリスク減少が示された.また,IL-1β阻害が心血管イベント抑制とは独立して,肺がんに対する抑制効果も持つ可能性も示されている.この結果はNLRP3インフラマソームの直接的な役割を示したわけではないが,動物実験の結果を併せて考えると,インフラマソームが動脈硬化性の血管炎症の治療標的であることは間違いなさそうである.

[COI開示] 本論文に関して筆者に開示すべきCOI状態はない

●文献

1) Takahashi M: NLRP3 inflammasome as a novel player in myocardial infarction. *Int Heart J* 2014; 55: 101-105.

2) Karasawa T, Takahashi M: Role of NLRP3 inflammasomes in atherosclerosis. *J Atheroscler Thromb* 2017; 24: 443-451.

3) Ridker PM, Everett BM, Thuren T, *et al*: Antiinflammatory therapy with canakinumab for atherosclerotic disease. *N Engl J Med* 2017; 377: 1119-1131.

A. 成因：基礎研究

9 レニン・アンジオテンシン・アルドステロン系

● 下澤達雄

　レニン・アンジオテンシン・アルドステロン（RAA）系は血圧，ナトリウム調節に重要な役割を果たすもので，20世紀初頭からその存在が知られていたが，実際に分子レベルで解明され，治療応用されるようになったのは1980年代以降である．単純化したRAA系は，以下のようにまとめられる．肝臓で産生されたアンジオテンシノゲンがレニンによりアンジオテンシンＩに変換され，さらにアンジオテンシン変換酵素により生理活性を持つアンジオテンシンⅡになる．このアンジオテンシンⅡは7回膜貫通型の受容体（AT1）を介して血管，腎臓，心臓などに作用する．これに対しアルドステロンは副腎皮質刺激ホルモン（ACTH），カリウム，アンジオテンシンによりその分泌が制御され，核内受容体であるミネラロコルチコイド受容体（MR）を介し各種遺伝子の転写を制御する作用と，遺伝子転写を介さない作用で生理活性を示す．しかし，実際には図1に示すような様々な物質が関与している．

　アルドステロンの遺伝子転写を介さない生理作用は血管平滑筋，血管内皮あるいは中枢でその作用が示されている．これに対しMRを介する古典的作用は遺伝子転写を介するge-nomic actionと呼ばれる．腎臓における上皮Naチャネル（ENaC），Na-K ATPaseの転写調節に加え，NF-κBを介した接着因子，化学遊走因子を介して炎症を引き起こす．特に血管平滑筋においてインターロイキン（IL）-6，cytotoxic T-lymphocyte-associated protein 4（CTLA4），内皮においてICAMを誘導することは動脈硬化に直接かかわる作用である．プラークの破綻，血栓形成についても好中球を介したマトリックスメタロプロテアーゼ（MMP）の増加の関与，血小板の活性化の関与が指摘されている．

動脈硬化進展とRAA系の最近のトピックス

　上述のようにアンジオテンシン，アルドステロンはそれぞれ経路は異なるが，炎症を惹

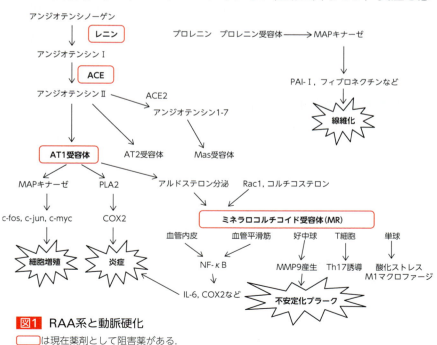

図1 RAA系と動脈硬化
☐は現在薬剤として阻害薬がある．

起することが長く研究されてきた．最近のトピックスとしては以下のようなものが挙げられる．アポE欠損マウスを用いた検討では，食事性に生じる動脈硬化はAT1受容体の関与が知られているが，内因性，外因性にアンジオテンシンにより刺激をした場合の炎症の惹起，動脈硬化は興味深いことにAGE受容体とAT1受容体が協働して動脈硬化を進めることが最近報告された[1]．

MRを介した炎症は上述のような機序が今まで言われてきたが，最近肥満モデル動物の解析から，血管の硬さが内皮細胞のレベルで生じるのに内皮のMR受容体が関連することが報告された．高脂肪食負荷は腎臓の細動脈周囲で酸化ストレスと炎症が生じるが，MRを内皮特異的に欠損させると炎症が抑制されている．このことは内皮細胞のMRが炎症を惹起していることを示唆する．さらにその下流として内皮一酸化窒素合成酵素（eNOS）の抑制やMMPの増加や抗線維化作用を持つreversion-inducing cysteine-rich protein with Kazal motif（RECK）が抑制されることが明らかになった[2]．これらのカスケードは腎臓のみならず大動脈の内皮細胞でも生じると考えられ，全身の動脈硬化進展におけるMRの作用の一端が明らかになったといえよう．

RAAを標的とした治療（図1）

前述のように動物モデルを中心にRAA系が動脈硬化にかかわることが示されてきた．そこで，RAA系を標的にする治療が試みられてきた．大規模臨床試験では，ACE阻害薬やアンジオテンシンⅡ受容体拮抗薬（ARB）がカルシウム拮抗薬や利尿薬と比較して血圧低下による臓器保護効果以上の効果が認められないのも事実である．これには上述のAT1受容体が他の受容体と協働している可能性，動脈硬化の発生要因が多岐にわたるため患者を選んだ治療を行わないとRAA系阻害の効果が認められない可能性が考えられる．sirtuin-1によりアンジオテンシンの作用が減弱できることから，レスベラトロールより1,000倍ほど強力にsirtuin-1活性化作用を有するSRT1720が開発され，動物実験でその効果が確認されている．SRT1720の投与は腫瘍壊死因子（TNF）-α，IL-6，ICAM-1，NF-κBなどを抑制し，今後の動脈硬化治療に応用されることが期待されている．

一方，MR拮抗による臓器保護は心不全や尿タンパクで認められているが[3,4]，動脈硬化，プラーク破綻に対する効果は動物実験に限られており，大規模な臨床研究は報告されておらず，今後の課題である．

[COI開示] 積水メディカル（株）

●文献

1) Pickering RJ, Tikellis C, Rosado CJ, *et al*: Transactivation of RAGE mediates angiotensin-induced inflammation and atherogenesis. *J Clin Invest* 2019; 129: 406-421.

2) Aroor AR, Habibi J, Nistala R, *et al*: Diet-induced obesity promotes kidney endothelial stiffening and fibrosis dependent on the endothelial mineralocorticoid receptor. *Hypertension* 2019; 73: 849-858.

3) Pitt B, Zannad F, Remme WJ, *et al*: The effect of spironolactone on morbidity and mortality in patients with severe heart failure. Randomized Aldactone Evaluation Study Investigators. *N Engl J Med* 1999; 341: 709-717.

4) Ando K, Ohtsu H, Uchida S, *et al*: Anti-albuminuric effect of the aldosterone blocker eplerenone in non-diabetic hypertensive patients with albuminuria: a double-blind, randomised, placebo-controlled trial. *Lancet Diabetes Endocrinol* 2014; 2: 944-953.

A. 成因：基礎研究

10 | エストロゲン

● 孫　輔卿，秋下雅弘

動脈硬化とエストロゲン

　若年女性は同年代の男性に比べて動脈硬化性疾患の発生頻度が少ないが，閉経による女性ホルモンの停止に伴いこの性差が消失する．また，閉経後エストロゲン投与により動脈硬化性疾患の発症が抑制されることからエストロゲンの抗動脈硬化作用が示唆されている．このようなエストロゲンの作用は血管に対する直接作用と間接作用の両者が考えられる．具体的に，一酸化窒素（nitric oxide：NO）産生を介した血管内皮細胞の保護や血管平滑筋細胞の増殖抑制などの直接作用と，脂質代謝や血圧，炎症などに対する間接作用が挙げられる．さらに，エストロゲンの作用には細胞膜および核内のエストロゲン受容体（estrogen receptor：ER）を介したシグナル経路や作用が重要な役割を果たす．

エストロゲンの動脈硬化危険因子に対する作用

　動脈硬化の危険因子である脂質代謝異常に対して，エストロゲンはおもにLDLの制御にかかわることが報告されている．肝のLDL受容体を活性化し，血中から肝へLDLの取り込みを促進することで血中LDL低下に寄与する．またsterol-27-hydroxylase活性を刺激することでLDL産生自体を抑制する．エストロゲンのphenolic構造はLDLコレステロールの酸化を抑制するのに効率的であることが示されている．一方，エストロゲンがトリグリセリドを増やし，その結果LDLの小粒子化を招くことで動脈硬化を促進する好ましくない作用も報告されている（表1）．

　HDLに関してはエストロゲンが肝，小腸でのアポAⅠ発現やアポE産生を刺激することでHDL産生を誘導することが示されている．さらにスカベンジャー受容体BⅠの発現を抑え，肝へのHDL取り込みを抑制し，血中HDLを長く滞在させることで脂質プロファイルを改善する作用も明らかになっている．

　血圧の制御にかかわるレニン・アンジオテ

表1 動脈硬化促進因子に対するエストロゲンの作用

動脈硬化促進因子	エストロゲンの作用	
	好ましいもの	好ましくないもの
脂質	LDL-C 減少 HDL-C 増加	トリグリセリド増加 small dense LDL 増加
血圧	アンジオテンシン変換酵素活性低下 内皮依存性血管拡張作用 NO 産生増加 エンドセリン-1 産生低下	アンジオテンシノーゲン上昇
炎症/接着	マクロファージの抗炎症形質獲得 接着分子低下 VCAM-1, ICAM-1 低下 E-セレクチン, P-セレクチン低下	C反応性タンパク増加

ンシン系に対しては，エストロゲンが降圧と昇圧，両面の作用を有し，条件によってどちらかの作用が前面に出ると示唆されている．したがって，高血圧を合併する閉経後女性にホルモン補充療法（hormone replacement therapy：HRT）を行う場合には，血圧が上昇，あるいは低下する可能性を考慮する必要がある．

炎症は動脈硬化の病態進行において重大な役割を果たしている．その中で，エストロゲンはマクロファージでのリポタンパクの酸化を抑制することや抗炎症性M2へと形質を変化させることで抗炎症作用を示す[1]．また，単球内VCAM-1やICAM-1との結合にかかわるインテグリン様因子の発現を抑制することで内皮への接着を抑制する作用が示されている．

そのほか，体脂肪や食欲，糖尿病を抑制するエストロゲンの作用も報告されているが，その機序についてはまだ未解明な部分が多い．

エストロゲンの血管細胞に対する直接作用

血管内皮細胞におけるエストロゲンの直接作用として，NOの産生は良く知られている．血管内皮細胞にエストロゲンを添加すると細胞膜ERαを介してPI3キナーゼサブユニットp85αと結合し，数分内に内皮型NO合成酵素（eNOS）が活性化されることでNO産生が亢進する．また，エストロゲンによるNO産生が内皮細胞の増殖を誘導することが報告されている．内皮前駆細胞においても，エストロゲンが血管内皮細胞増殖因子（VEGF）の分泌を亢進し，内皮前駆細胞の増殖能を上昇させることが明らかになっている．

さらに，興味深いことはエストロゲンによる細胞老化の抑制作用である．血管内皮細胞においてはERおよびNOを介して老化を抑制する[2]．また，酸化ストレス抑制やテロメレースの活性を介して内皮前駆細胞の老化を抑制する作用が報告されている．

血管平滑筋細胞において，薬理量での結果ではあるがエストロゲンが細胞内カルシウム流入を抑制し，血管拡張に寄与する作用が明らかになっている．また，ERβを介した誘導型NO合成酵素の発現上昇や平滑筋細胞の遊走・増殖の抑制作用が報告されている．最近は血管平滑筋細胞におけるエストロゲンの作用に細胞膜ERαシグナル経路が重要であり，PI3キナーゼ依存性の転写因子や共役因子を介して，応答遺伝子の転写制御が行われる機序が明らかになっている（図1）．

このようなエストロゲンの抗動脈硬化作用はおもにERαを介するものであると考えられてきたが，最近，ERαノックアウトでエストロゲンの抗動脈硬化効果が不十分であることやERβノックアウトでもエストロゲンによる中膜肥厚の抑制作用が認められることから他のERの関与が示唆されている．特に，細胞膜ERであるGPER-1（membrane-bound G protein coupled estrogen receptor）活性が動脈硬化モデルマウスにおいて，脂質代謝を制御し，動脈硬化を抑制することで注目されている．さらに，卵巣摘出マウスにGPER-1アゴニストであるG1を投与すると動脈硬化や血管炎症が有意に抑制されることが報告されている．

エストロゲン補充療法

閉経後女性に対するHRTは，Women's Health Initiative（WHI）に代表される大規模介入試験の結果，乳がん，静脈血栓症・肺塞栓症のみならず冠動脈疾患も脳卒中も増加することから，骨折と大腸がんの減少を認めたものの，総合評価として閉経後女性に好ましくない治療であると否定された．ただ，その後のサブ解析で，エストロゲン単独療法では冠動脈疾患は増加せず，閉経後早期に（閉

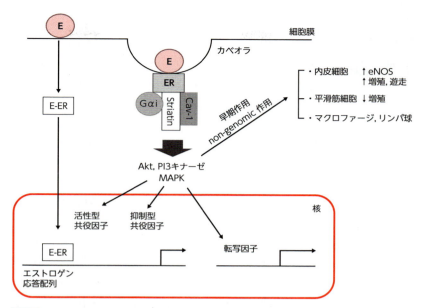

図1 膜エストロゲン受容体（ER）シグナル経路がエストロゲン応答遺伝子の転写制御にかかわる

E: エストロゲン

経後10年以内もしくは50歳代で）開始すればHRTによる心疾患はむしろ減る可能性が指摘されている[3].

現時点でWHIの結果を無視できる臨床試験の結果はないが，これまで積み重ねてきた基礎および臨床研究の結果からエストロゲンには心血管保護作用があることは確かであり，他の用法・用量を用いたHRTの検討や選択的エストロゲン受容体調節薬およびエストロゲン様作用を持つ漢方補剤のような新規薬剤の開発がさらに求められている.

[COI開示] 本論文に関して筆者らに開示すべきCOI状態はない

●文献

1) Okwan-Duodu D, Umpierrez GE, Brawley OW, *et al*: Obesity-driven inflammation and cancer risk: role of myeloid derived suppressor cells and alternately activated macrophages. *Am J Cancer Res* 2013; 3: 21-33.

2) Hayashi T, Matsui-Hirai H, Miyazaki-Akita A, *et al*: Endothelial cellular senescence is inhibited by nitric oxide: implications in atherosclerosis associated with menopause and diabetes. *Proc Natl Acad Sci USA* 2006; 103: 17018-17023.

3) Rossouw JE, Prentice RL, Manson JE, *et al*: Postmenopausal hormone therapy and risk of cardiovascular disease by age and years since menopause. *JAMA* 2007; 297: 1465-1477.

II章　動脈硬化を識る

B．危険因子・関連因子とその予防・治療

1 | 脂質異常症
a）高LDL-C血症

● 佐藤加代子

　高LDLコレステロール（LDL-C）血症とは，血清中のLDL-Cが高値を示す病態である．LDL-Cが酸化などにより変性したLDL由来のコレステロールが，血管壁に蓄積して粥状動脈硬化が発症・進展することにより，虚血性心疾患発症の最も重要な危険因子となる．多くの大規模疫学研究により，LDL-C低下は虚血性心疾患および脳梗塞リスクを低下していることが明らかとなっている．本項では，高LDL-C血症の診断と臨床的意義，心血管疾患の危険因子としての管理目標値と治療について述べる．

高LDL-C血症の診断

　日常臨床や検診で測定すべき脂質値は，総コレステロール（TC），トリグリセリド（TG），HDL-C値である．可能な限り早朝空腹時の採血で，これらの値を測定することが望ましい．早朝空腹時とは，10時間以上の絶食，採血前日は禁酒とする．ただし，採血当日は水やお茶などのカロリーのない水分の摂取は許可する．LDL-Cはフリードワルド（Friedewald）の式（LDL-C = TC − HDL-C − TG/5）で算出する．これまでの多くの疫学研究や介入試験のエビデンスはフリードワルドの式で求められたLDL-Cの結果から求められている．しかし，食後採血やTGが400 mg/dL以上の場合は，LDL-C直説法で測定するかnon-HDL-C（= TC − HDL-C）を使用する．直説法は，空腹時でも食後でも測定可能だが，①TG 1,000 mg/dL以上の著明な高TG血症，②胆汁うっ滞肝障害の場合は使用できない．non-HDL-Cの脂質異常症診断基準の判定値とリスク管理区分の目標値は，LDL-C

判定値に30 mg/dLを加えた値とする．ただし，①高TG血症を伴わない場合（LDL-Cとnon-HDL-Cの差が30 mg/dLより小さくなる可能性），②TG 600 mg/dL以上は正確性が担保できないことに留意する．

　高LDL-C血症の鑑別診断として，冠動脈疾患の発症頻度が非常に高い家族性高コレステロール血症（FH）を代表とする原発性脂質異常症が挙げられる．特にFHヘテロ接合体は日本人の約200〜500人に1人と高頻度であり，早発冠動脈疾患を発症するため，その診断は非常に重要である．原発性脂質異常症の診断と治療は他項を参照されたい．続発性高コレステロール血症は，糖尿病，甲状腺機能低下症，ネフローゼ症候群，肝胆道系疾患（原発性胆汁性胆管炎・閉塞性黄疸），クッシング症候群，褐色細胞腫，薬剤（利尿薬・β遮断薬・コルチコステロイド・経口避妊薬・シクロスポリンなど）に続発するので注意が必要である．

　日本動脈硬化学会の脂質異常症の診断基準は，「将来，動脈硬化性疾患，特に冠動脈疾患の発症を促進させる危険性の高い病的脂質レベル」として定められている（表1）．この基準値はスクリーニングのためのものであり，薬物療法を開始するための基準ではない．境界型高LDL-C血症を示した場合は，糖尿病，慢性腎臓病（CKD），非心原性脳梗塞，末梢動脈疾患の有無を検討し，治療の必要性を考慮する．高LDL-C血症は，絶対リスクを評価して動脈硬化性疾患の危険度を把握して治療開始を検討する（図1）．

S84

表1 脂質異常症診断基準（空腹時採血）*

LDLコレステロール	140 mg/dL以上	高LDLコレステロール血症
	120〜139 mg/dL	境界域高LDLコレステロール血症**
HDLコレステロール	40 mg/dL未満	低HDLコレステロール血症
トリグリセリド	150 mg/dL以上	高トリグリセリド血症
non-HDLコレステロール	170 mg/dL以上	高non-HDLコレステロール血症
	150〜169 mg/dL	境界域高non-HDLコレステロール血症**

* 10時間以上の絶食を「空腹時」とする．ただし水やお茶などのカロリーのない水分の摂取は可とする．
** スクリーニングで境界域高LDLコレステロール血症，境界域高non-HDLコレステロール血症を示した場合は，高リスク病態がないか検討し，治療の必要性を考慮する．
● LDLコレステロールはFriedewald式または直接法で求める．
● トリグリセリドが400 mg/dL以上や食後採血の場合はnon-HDLコレステロールかLDLコレステロール直接法を使用する．ただしスクリーニング時に高トリグリセリド血症を伴わない場合はLDLコレステロールとの差が＋30 mg/dLより小さくなる可能性を念頭においてリスクを評価する．

（日本動脈硬化学会編：動脈硬化性疾患予防ガイドライン2017年版．日本動脈硬化学会，東京，2018；14）

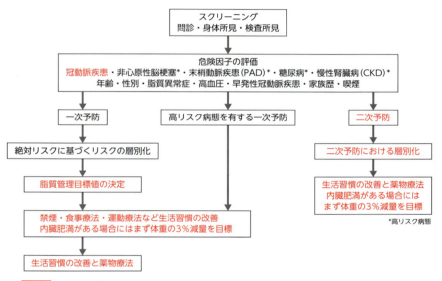

図1 脂質異常症治療のための管理チャート

（日本動脈硬化学会編：動脈硬化性疾患予防のための脂質異常症診療ガイド2018年版．日本動脈硬化学会，東京，2018；41）

LDL-C値と臨床的意義

　LDL-Cは冠動脈疾患の最も重要な危険因子である．欧米の疫学調査では，LDL-Cが1 mg/dL増加すると，一次予防・二次予防とも冠動脈疾患の発症リスクが1〜2％程度増加する．日本でも40〜69歳の冠動脈疾患または脳卒中の既往を除いた男女8,131人の前向き調査（追跡期間中央値21.9年）で，LDL-C値の高い群で冠動脈疾患の発症率が増加した．ベースラインLDL-C 140 mg/dL以上の群では，80 mg/dL未満群に比し，多変量補正後のハザード比（HR）は，総冠動脈疾患2.8倍，心筋梗塞3.8倍，非致死性冠動脈疾患4.1倍，致死性冠動脈疾患1.2倍と有意に高かった[1]．日本人で総コレステロール値が220 mg/dL（LDL-C：140 mg/dL相当）を超えている頻度は男性で24％，女性で34％以上である（平成26年国民健康・栄養調査報告）．

　LDL-C低下に関する海外の大規模メタアナリシスであるCTT試験[2]でLDL-C値はThe lower, the better仮説が提唱され，LDL-C 38.7 mg/dL低下当たり，主要血管

イベントリスクは28％低下することが確認された．しかし，2013 ACC/AHAガイドラインでは，スタチン系薬剤のみがエビデンスのある薬剤であるとの見解から，スタチンによるLDL-C低下率に基づいた治療指針fire-and-forgetを提唱し，治療が有益と判断される4つの患者群①動脈硬化性心血管疾患（ASCVD）を有する患者（二次予防），②LDL-C 190 mg/dL以上の患者，③LDL-C 70〜189 mg/dLの一次予防糖尿病患者（40〜75歳），④LDL-C 70〜189 mg/dL，一次予防非糖尿病患者（40〜75歳）で10年間のASCVDリスクが7.5％以上（10年のASCVD発症リスクはPooled Cohort Equationsによる）に，高強度（50％以上のLDL-C低下）あるいは中強度（30〜50％のLDL-C低下）のスタチン治療を推奨した．しかしながら，患者のリスク区分やアドヒアランスを考慮してLDL-C目標値を定めたtreat-to-targetを2016 ESC/EASガイドラインでは定めており，日本の『動脈硬化性予防ガイドライン2017年版』はそれに準じ，絶対的なLDL-Cの管理目標値を設定している．急性冠症候群（ACS）の二次予防に対しては，ACC/AHAは退院前のスタチン投与を推奨，ESC/EASでは発症後1〜4日以内が推奨されている．

リスク管理区分別の管理目標値と治療

わが国の心血管リスクは欧米と大きく異なるため，『動脈硬化性疾患予防ガイドライン2017年版』では，10年間の冠動脈疾患発症率を評価する吹田研究より導き出した吹田スコア[3]に基づいて層別化が行われている（図2，3）．10年間での冠動脈疾患発症リスク9％以上を高リスク群，2〜9％未満を中リスク群，2％未満を低リスク群と設定している．吹田スコアの算出は煩雑であるため，簡便に算出できる無料アプリが動脈硬化学会Web

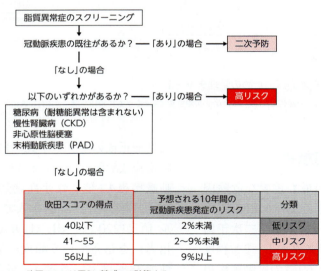

図2 冠動脈疾患予防からみたLDLコレステロール管理目標設定のための吹田スコアを用いたフローチャート

（日本動脈硬化学会編：動脈硬化性疾患予防ガイドライン2017年版．日本動脈硬化学会，2017；14）

B. 危険因子・関連因子とその予防・治療

危険因子①〜⑧の点数を合算する.

（点数）

① 年齢（歳）	35〜44		30
	45〜54		38
	55〜64		45
	65〜69		51
	70以上		53
② 性別	男性		0
	女性		−7
③ 喫煙*	喫煙有		5
④ 血圧*	至適血圧	<120かつ<80	−7
	正常血圧	120〜129かつ/または80〜84	0
	正常高値血圧	130〜139かつ/または85〜89	0
	Ⅰ度高血圧	140〜159かつ/または90〜99	4
	Ⅱ度高血圧以上	SBP≧160かつ/またはDBP≧100	6
⑤ HDL-C (mg/dL)	<40		0
	45〜59		5
	≧60		−6
⑥ LDL-C (mg/dL)	<100		0
	100〜139		5
	140〜159		7
	160〜179		10
	≧180		11
⑦ 耐糖能異常	あり		5
⑧ 早発性冠動脈疾患家族歴	あり		5
①〜⑧の点数を合計			点

吹田スコア (LDLモデル詳細)	①〜⑧の合計得点	10年以内の冠動脈疾患発症確率	発症確率の範囲		発症確率の中央値	分類
			最小値	最大値		
	35以下	<1%		1.0%	0.5%	低リスク
	36〜40	1%	1.3%	1.9%	1.6%	
	41〜45	2%	2.1%	3.1%	2.6%	中リスク
	46〜50	3%	3.4%	5.0%	4.2%	
	51〜55	5%	5.0%	8.1%	6.6%	
	56〜60	9%	8.9%	13.0%	11.0%	高リスク
	61〜65	14%	14.0%	20.6%	17.3%	
	66〜70	22%	22.4%	26.7%	24.6%	
	≧71	>28%	28.1%		28.1%以上	

*高血圧で現在治療中の場合も現在の数値を入れる. ただし高血圧治療の場合は非治療と比べて同じ血圧値であれば冠動脈疾患のリスクが高いことを念頭において患者指導をする. 禁煙者については非喫煙として扱う. 冠動脈疾患のリスクは禁煙後1年でほぼ半減し, 禁煙後15年で非喫煙者と同等になることに留意する.

図3 吹田スコアによる冠動脈疾患発症予測モデル

（日本動脈硬化学会編：動脈硬化性疾患予防ガイドライン2017年版. 日本動脈硬化学会, 東京, 2017; 15）

表2 リスク区分別脂質管理目標値

治療方針の原則	管理区分	脂質管理目標値（mg/dL）			
		LDL-C	non-HDL-C	TG	HDL-C
一次予防	低リスク	<160	<190		
生活習慣の改善を行った後,	中リスク	<140	<170	<150	≧40
薬物療法の適用を考慮する	高リスク	<120	<150		
二次予防 生活習慣是正とともに薬物治療を考慮する	冠動脈疾患の既往	<100 (<70)*	<130 (<100)*		

*家族性高コレステロール血症, 急性冠症候群のときに考慮する. 糖尿病でも他の高リスク病態［非心原性脳梗塞, 末梢動脈疾患（PAD）, 慢性腎臓病（CKD）, メタボリックシンドローム, 主要危険因子の重複, 喫煙］を合併するときはこれに準ずる.
●一次予防における管理目標達成の手段は非薬物療法が基本であるが, 低リスクにおいてもLDL-Cが180 mg/dL以上の場合は薬物療法を考慮するとともに, 家族性高コレステロール血症の可能性を念頭においておくこと（ガイドラインの第5章参照）.
●まずLDL-Cの管理目標を達成し, その後non-HDL-Cの達成を目指す.
●これらの値はあくまでも到達努力目標であり, 一次予防（低・中リスク）においてはLDL-C低下率20〜30%, 二次予防においてはLDL-低下率50%以上も目標値となりうる.
●高齢者（75歳以上）についてはガイドラインの第7章を参照.

（日本動脈硬化学会編：動脈硬化性疾患予防ガイドライン2017年版. 日本動脈硬化学会, 東京, 2017; 16）

サイトの「冠動脈疾患発症予測ツール」よりダウンロード可能である.

リスク管理区分別の脂質管理目標値を**表2**に示す. 一次予防では, 原則として一定期間の生活習慣改善を行い, その効果を判定した後に薬物療法の適用を考慮する. なお, 低リスク群・中リスク群の患者における管理目標値は到達努力目標値であり, LDL-C 20〜30%の低下により冠動脈疾患が30%低下することが示されているため, 20〜30%の低下を目標としても良いとされている. 二次予防においては, 生活習慣の改善に加え, 管理目標値LDL-C＜100 mg/dLとする. 家族性高コレステロール血症, ACS, 糖尿病で他

の高リスク病態を合併する患者は，LDL-C＜70 mg/dLを目標として薬物療法を行うことが望ましい．治療薬は，大きくスタチン系薬剤，陰イオン交換樹脂（レジン），小腸コレステロール吸収阻害薬，フィブラート系薬，ニコチン酸誘導体，プロブコール，n-3系多価不飽和脂肪酸製剤，PCSK9阻害薬，MTP阻害薬，選択的PPAR α モジュレーターに分類される．高リスク群の場合は，スタチン系薬剤の投与が強く勧められる．妊娠・出産を考えている女性や授乳中の女性にスタチン系薬剤を投与すべきではない．スタチン系薬剤による薬物治療中は，少なくとも最初の3か月は毎月，血清脂質測定と副作用チェック（肝腎機能，CKなどの測定）を行う．LDL-C値が管理目標値に到達できない場合には多剤併用や，二次予防でハイリスク患者にはPCSK-9阻害薬を検討する．また，スタチン不耐に関しては動脈硬化学会より「スタチン不耐に関する治療指針2018」が公表されており，参考にして治療を行う．

［COI開示］エージェリオンファーマシューティカルズ（株）

●文献

1) Imano H, Noda H, Kitamura A, *et al*: Low-density lipoprotein cholesterol and risk of coronary heart disease among Japanese men and women: The Circulatory Risk in Communities Study (CIRCS). *Prev Med* 2011; 52: 381-386.

2) Cholesterol Treatment Trials' (CTT) Collaboration: Efficacy and safety of more intensive lowering of LDL cholesterol: a meta-analysis of data from 170,000 participants in 26 randomised trials. *Lancet* 2010; 376: 1670-1681.

3) Nishimura K, Okamura T, Watanabe M, *et al*: Predicting coronary heart disease using risk factor categories for a Japanese urban population, and comparison with the Framingham risk score : the Suita study. *J Atheroscler Thromb* 2014; 21: 784-798.

1 脂質異常症
b）高TG血症・レムナント

●岡﨑啓明

　高トリグリセリド（TG）血症が動脈硬化の危険因子であることは，疫学的研究から示唆され，高TG血症治療薬による介入試験でも，スタチンほど強固ではないものの，発症予防効果が示されてきた．さらに，最近の遺伝疫学的研究から，高TG血症の原因となる遺伝子の変異が，動脈硬化のリスクも増加させることが示され，動脈硬化における高TG血症の寄与の大きさが改めて注目されている．

　高TG血症は，遺伝的要因に環境要因［過食（高脂肪，高炭水化物），肥満，糖尿病，飲酒，妊娠，薬剤など］が加わり悪化する．薬物治療（フィブラート，選択的PPAR α モジュレーター，n-3系多価不飽和脂肪酸製剤など）の効果は限定的であり，できる限り環境要因のコントロールに努めることが大切となる．

　マイルドな高TG血症の場合には，動脈硬化発症予防を念頭に，発症予防にエビデンスのある治療薬（フィブラート，EPA製剤など）を選択する．低HDL-C血症・small dense LDL増加，レムナント増加・non-HDL-C増加を伴うものは動脈硬化惹起性がより高いと考えられ，治療介入の判断の参考となる．

　重度高TG血症（TG＞1,000 mg/dL）の場合は，カイロミクロン（CM）蓄積を伴い，急性膵炎のリスクとなる．特に幼小児期からの重度高TG血症は，単一遺伝子疾患（LPL欠損症，APOC2欠損症，GPIHBP1欠損症，LMF1欠損症，APOA5欠損症などの原発性高CM血症）の可能性が高く，その鑑別を進めるが，成人発症のケースもあり注意が必要である．

　高TG血症の原因遺伝子はその多くがまだ明らかでなく，分子機序に基づいた根治的治療法も未だない．どのようなタイプ（遺伝的素因，臨床的特徴）の患者が，膵炎や動脈硬化を合併症しやすいかも，今後のさらなる知見が求められる．厚生労働省の「原発性高脂血症に関する調査研究班」による登録調査（PROLIPID研究）が現在進行中であり，重症高TG血症の診断と治療に役立つ新たな知見が期待される．

高TG血症の要因：遺伝子

　CMやVDLのTGを水解する酵素であるLPLや，LPLの合成や活性化に必要な遺伝子群（APOC2, GPIHBP1, LMF1, APOA5）の変異や欠損は，CMの蓄積を伴う重度な高TG血症（TG＞1,000 mg/dL）（原発性高CM血症．WHO分類のⅠ型，Ⅴ型）の原因

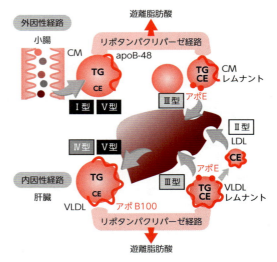

図1 脂質異常症のWHO分類
どのリポタンパクが増加するかによってⅠ～Ⅴ型に分類される．

となる．これらの遺伝子の欠損以外の変異は，よりマイルドな高TG血症（VLDLの増加を来すIV型）の原因となる（図1）．

ほかにもLPL経路に関連する多くの遺伝子が分かってきたものの，現時点で，これらの遺伝子異常に基づく根治的治療法はなく，新たな治療法開発が望まれている．

高TG血症の要因：環境

高TG血症は，遺伝的要因に環境要因［過食（高脂肪，高炭水化物），肥満，糖尿病，飲酒，妊娠，薬剤など］が加わって増悪する．環境要因での高TG血症増悪の分子メカニズムに基づく有効な治療法には未だ乏しく，現時点では環境要因（二次性要因）自体のコントロールに努めることが大切である（図2）．

高TG血症の合併症：急性膵炎，動脈硬化

重度な高TG血症（TG＞1,000 mg/dL）が急性膵炎のリスクとなることは，原発性高CM血症の臨床経過からも明らかであるが，高TG血症が動脈硬化リスクともなることが，従来の疫学的知見に加えて近年の遺伝疫学的研究から強く示唆されている．たとえば，高TG血症を制御する遺伝子群（*APOC3*，*APOA5*，*ANGPTL3*，*ANGPTL4*，*ASGR1*，*LPL*など）を対象とした研究（メンデルランダム化研究）から，これらの遺伝子の異常がある群は（"メンデル"），遺伝子異常のない群と比較して（"ランダム化"），血中TGレベルが増・減するとともに，動脈硬化発症が増・減することが明らかとなった．さらにGWAS（ゲノムワイド関連）研究から，早発性心筋梗塞のリスク遺伝子として，第1位にLDL受容体（*LDLR*），第2位に*APOA5*が同定された[1]．このGWAS研究はメンデルランダム化研究よりもバイアスが少ない（特定の遺伝子だけを対象として解析しているわけではない）ため，高TG血症パスウェイの動脈硬化リスク，治療標的可能性を示唆するより強固なエビデンスとなっている．

高TG血症：診断と治療

重度な高TG血症の場合は，急性膵炎ハイリスクであるため，急性膵炎の予防を目的に，

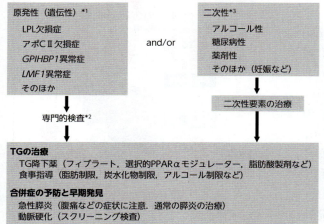

図2 原発性高カイロミクロン（CM）血症の診断と治療のフローチャート

TG 1,000 mg/dL以下を目指し，少しでも血中TG値を下げることを目標とする．TG高値が持続する場合には，遺伝的要因を鑑別する（図2）．現時点では，根治的治療法はないため，効果は限定的ながら高TG血症治療薬（フィブラート，選択的PPAR αモジュレーター，n-3系多価不飽和脂肪酸製剤など）を用いつつ，環境要因のコントロールに努める．脂肪摂取制限（重度高TG血症の場合には1日15〜20 g以下）に際しては，中鎖脂肪酸の活用が有効な場合もある．重度高TG血症による急性膵炎の場合には，血漿交換も治療選択肢となる（米国アフェレシス学会ガイドライン）．重度高TG血症の診断と治療全般については，難病センターのホームページにも詳細を載せてあり，参照いただければ幸いである（http://www.nanbyou.or.jp/entry/4883）．

最近，LPL経路のタンパクであるGPI-HBP1に対する自己抗体が原因となる高CM血症が報告された[2]．膠原病合併例では，膠原病の治療により高TG血症が軽快する可能性がある．

よりマイルドな高TG血症の場合には，動脈硬化リスク管理に注意し，動脈硬化予防のエビデンスの高い治療薬（フィブラート，EPA製剤）を中心に用いる．EPA製剤の場合，スタチンにEPA製剤を上乗せした場合に動脈硬化発症予防効果があることが，日本のJELIS研究に加えて，最近の海外の研究（プラセボ対照のREDUCE-IT試験）でも示された．

高TG血症の動脈硬化惹起性の指標：HDL-C・small dense LDL，レムナント・non-HDL-C

マイルドな高TG血症の場合，薬物療法を開始すべきか判断に迷うことも多い．どのようなタイプの患者が動脈硬化を合併症しやすいか，薬物療法がより有効かが分かれば，治療判断の目安となる．

フィブラートやEPA製剤による動脈硬化予防は，高TG血症に低HDL-C血症を伴う場合により有効であることが，サブグループ解析から示唆されている．高TG血症，低HDL-C血症は，small dense LDL（sdLDL）を伴うことが多く，動脈硬化惹起性脂質3徴（atherogenic lipid triad：ALT），動脈硬化惹起性脂質異常症と呼ばれる．このタイプの脂質異常症は糖尿病やメタボリックシンドロームの特徴でもある．その発症機序として，①糖尿病やメタボリックシンドロームでは大型VLDLが産生される，②大型VLDLはTGに富む一方コレステロール含量が少ないため小型LDL（sdLDL）の産生につながる，③HDLの一部は，VLDLがIDLに代謝されるのに伴ってVLDLの外殻のリン脂質から産生されるが，インスリン抵抗性などによりVLDL代謝が遅延すると，HDLが低下する，などが推察されている．

sdLDLは，LDL受容体への親和性が低く，血中に停滞する時間が長いため，酸化されて動脈壁に取り込まれやすい．実際に，冠動脈疾患との関連も多数報告されている．ポリアクリルアミド電気泳動（PAGE）でのLDL-MI値（migration index）が0.4以上，アポB/LDL-C＞0.8〜1.0などがsdLDL増加の目安となる．sdLDL測定（直接法）は，FDAでは2017年8月に承認されたが，国内では未承認である．

ほかに動脈硬化リスクの指標として，レムナントやnon-HDL-C（LDL-C＋レムナントの指標）がある．レムナントは，RLP-C（immunoseparation法）あるいはRemL-C（直接測定法）により，定量的評価が可能である．LDL-C直接法ではレムナントも測定される場合があるため，LDL-C（直接法）がLDL-C（計算法）よりも高値の場合には，レムナントの存在が疑われる．非空腹時TGと冠動脈疾患発症リスクとの関連がわが国や

欧米の研究から示されており，食後高脂血症の動脈硬化惹起性に寄与するレムナントや，食後でも評価可能なnon-HDL-Cは有用な指標である．高TG血症のうち，non-HDL-Cが高い（190 mg/dL）場合には，心筋梗塞リスクが増加するとの報告もあり，動脈硬化惹起性の高い高TG血症を見分ける参考指標となる．

高コレステロール血症を伴う高TG血症（高レムナント血症）

1. 家族性とⅢ型高脂血症

TG，コレステロール共に高い場合には，レムナント（VLDLレムナント，CMレムナント）が蓄積するⅢ型高脂血症が疑われる（TCは～500 mg/dL，TGは～2,000 mg/dLまで幅があり注意が必要）（図1）．Ⅲ型高脂血症では，レムナントの肝臓への取り込みに必要なアポEの多彩な遺伝子異常［アポE欠損症，アポEアイソフォームE2のホモ接合体（E2/E2），異常アポE3，アポE1など］が原因となり，レムナントが蓄積し，早発性動脈硬化症を来す．Ⅲ型高脂血症の冠動脈疾患の発症リスクは5～10倍と言われている（Ⅲ型を「VLDL-C/血清TG＞0.30かつ血清TG＞150 mg/dL」と定義とした研究からの知見）．診断基準を表1に示す．アポEの

蓄積やVLDLレムナントの増加を示す検査所見（アポE/TC＞0.05，VLDL-コレステロール/血清TG＞0.25）が参考となり，レムナント蓄積を示すリポタンパク電気泳動所見［broad βパターン（アガロースゲル電気泳動），ミッドバンドの出現（ポリアクリルアミドゲル電気泳動），アポEアイソフォーム検査が診断の根拠となる．典型的なⅢ型では手掌線状黄色腫を呈するが，臨床所見が目立たないこともある．ちなみに，E2/E2はわが国の一般人口では0.2％程度と言われているが，Ⅲ型高脂血症の頻度は0.01～0.02％であり，すべての保因者が発症するわけではなく，何らかの環境要因（糖尿病，肥満，甲状腺機能低下症など）が加わって発症する．治療においては，生活改善（食事療法，運動療法など）が有効である．薬剤も，フィブラート系薬，n-3系多価不飽和脂肪酸製剤，ニコチン酸誘導体などが有効であり，LDL-Cも高い場合には，スタチン，エゼチミブも有効である．

2. 家族性複合型高脂血症（FCHL）

高TG血症，高LDL-C血症，高レムナント血症が複合的に起こる病態として，家族性複合型高脂血症（FCHL）が知られている．脂質異常症のタイプとしては，Ⅱb型（LDLとVLDLの増加）をメインとして，Ⅱa（LDLの増加），Ⅳ型（VLDLの増加）を遷移し，遺伝的要因に環境要因（年齢，過栄養，肥満，

表1　家族性Ⅲ型高脂血症の診断基準

大項目	①血清コレステロール値，血清TG値が共に高値を示す ②血漿リポタンパクの電気泳動でVLDLからLDLへの連続性broad βパターンを示す ③アポリポタンパクの電気泳動で，アポリポタンパクEの異常（E2/E2，E欠損など）を証明する
小項目	①黄色腫（ことに手掌線状黄色腫） ②血清中のアポリポタンパクE濃度の増加（アポリポタンパクE/総コレステロール比が0.05以上） ③VLDLコレステロール/血清TG比が0.25以上 ④LDLコレステロールの減少 ⑤閉塞性動脈硬化症，虚血性心疾患などの動脈硬化性疾患を伴う
診断	大項目の3個すべてそろえば確診 大項目のうち2個および小項目のうち1個以上有すれば疑診

（厚生省特定疾患 原発性高脂血症調査研究班研究報告書 昭和61年度，昭和62年度報告）

表2　家族性複合型高脂血症（FCHL）の診断基準

項目	①Ⅱb型を基準とするが，Ⅱa，Ⅳ型の表現型もとりうる ②アポタンパクB/LDLコレステロール＞1.0またはsdLDL（LDL粒子径＜25.5 nm）の存在を証明する ③家族性高コレステロール血症や，糖尿病などの二次性高脂血症を除く ④第一度近親者にⅡb，Ⅱa，Ⅳ型のいずれかの表現型の高脂血症が存在し，本人を含め少なくとも1名にⅡb型またはⅡa型が存在する
診断	①～④のすべてを満たせば確診とするが，①～③のみでも日常診断における簡易診断基準として差し支えない

（厚生労働省特定疾患 原発性高脂血症調査研究班研究報告書 平成12年度報告）

運動不足など）が加わって悪化する．診断基準を**表2**に示す．本人や家族にⅡa，Ⅱb，Ⅳ型のいずれかの脂質異常症を認める場合に疑い，sdLDLの増加を示すような検査所見（アポB/LDL-C＞1.0）が診断の根拠となる．様々な遺伝子異常（*LPL*，*USF1*，*APOB*，*APOA1/C3/A4/A5* gene cluster，*LDLR*，*PCSK9*など）が知られているが，多因子遺伝と言われており，TGを増加させる遺伝子変異と，LDL-Cを増加させる遺伝子変異が複合して集積していると言われている．FCHLの頻度は，一般人口の約1％，小児の一般人口の約0.4％と頻度が高く，動脈硬化惹起性が高い．診断基準に当てはまる場合[特にアポB 120 mg/dL以上かつTG 1.5 mM以上（133 mg/dL）]では特に注意する．治療においては，一般に，生活習慣改善には良く反応，スタチン，フィブラート，エゼチミブが有効である．

今後の課題：新たな遺伝子，新たな治療への期待

高TG血症の原因遺伝子の多くは実は明らかでない．Ⅰ型の12％，Ⅴ型の40％は原因遺伝子が不明との報告もあり，稀少疾患である原発性高CM血症[指定難病262（http://www.nanbyou.or.jp/entry/4883）]や，高TG血症＋動脈硬化リスク遺伝子の原因解明は，根本的治療薬，よりcommonな高TG血症の治療法開発につながる．たとえば，*ANGPTL3*などの阻害薬はすでに開発され，新たな治療薬として期待されている．

環境因子による高TG血症増悪の分子機序の解明も今後の課題である．最近，筆者らは，動脈硬化惹起性高TG血症の動物モデル（apoA-V欠損マウス）での検討から，加齢や高炭水化物食などの環境要因による高TG血症増悪には，脂質合成を制御する転写因子SREBP-1cが特に重要であることを明らかにした[3,4]．これまで，環境要因の治療は，環境要因自体の除去に重点が置かれてきたが，アルコール多飲，糖尿病などの環境要因はなかなかコントロールが難しく，妊娠による高TG血症増悪の場合には治療の選択肢が乏しく治療に苦慮する．環境要因による高TG血症増悪の分子機構解明からの新たな治療薬創出が求められている．

ほかにもCMやVLDLの産生に必須な遺伝子[アポリポタンパクB（*APOB*），マイクロゾームトリグリセリド転送タンパク（*MTTP*）]に対する阻害薬がある．これらは現在は家族性高コレステロール血症の治療薬として期待されているが，高TG血症の治療薬となる可能性もある．

原発性高CM血症の全国レベルでの登録調査研究（PROLIPID研究）が進んでいる（http://www.j-athero.org/other/pdf/PROLIPID_20160808.pdf）．どのような高TG血症が動脈硬化，膵炎ハイリスクでより積極的に治療すべきなのか，さらなる知見の集積が求められている．

[COI開示] 本論文に関して筆者に開示すべきCOI状態はない

◉文献

1) Do R, Stitziel NO, Won H-H, *et al*: Exome sequencing identifies rare LDLR and APOA5 alleles conferring risk for myocardial infarction. *Nature* 2015; 518: 102-106.

2) Beigneux AP, Miyashita K, Ploug M, *et al*: Autoantibodies against GPIHBP1 as a Cause of Hypertriglyceridemia. *N Engl J Med* 2017; 376: 1647-1658.

3) Okazaki H, Goldstein JL, Brown MS, *et al*: LXR-SREBP-1c-phospholipid transfer protein axis controls very low density lipoprotein (VLDL) particle size. *J Biol Chem* 2010; 285: 6801-6810.

4) Takanashi M, Kimura T, Li C, *et al*: Critical role of SREBP-1c large-VLDL pathway in environment-induced hypertriglyceridemia of Apo AV deficiency. *Arterioscler Thromb Vasc Biol* 2019; 39: 373-386.

B. 危険因子・関連因子とその予防・治療

1 脂質異常症
c) 低HDL-C血症

● 三井田孝

高比重リポタンパク（high-density lipo-protein：HDL）は，比重が1.063～1.210で，最も粒子径が小さく最も比重が重いリポタンパクである．HDLの脂質とタンパクは，重量比でおよそ1：1である．脂質成分はリン脂質とコレステロールが主で，トリグリセリドを少量含む．タンパク成分は，数種類のアポリポタンパク（アポタンパク）と様々な酵素や転送タンパクで構成される．HDL量は，コレステロール含量と相関するため，HDLコレステロール（HDL-C）が量的指標として用いられている．

HDL代謝とコレステロール逆転送系

血管内皮下のマクロファージは，エステル型コレステロール（CE）として細胞内にコレステロールを蓄積する．CEは遊離コレステロール（FC）に分解されて細胞膜に運ばれる．脂質に乏しいHDL（preβ1-HDL）はATP-binding cassette transporter A1（ABCA1）を介して，球状HDLはABCG1を介してFCを引き抜く（図1）．レシチン-コレステロールアシルトランスフェラーゼ（LCAT）は，FCをCEに変換してHDL内部にコレステロールを蓄積する．コレステリ

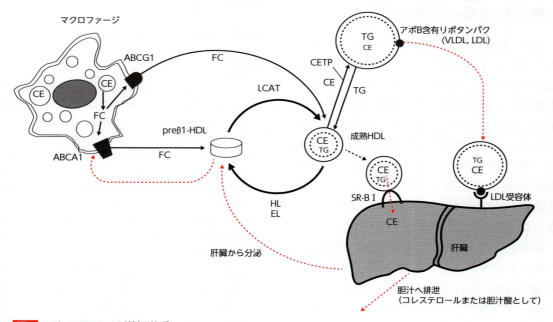

図1 コレステロール逆転送系
ABCA1：ATP-binding cassette transporter A1, FC：free cholesterol, CE：cholesteryl ester, CETP：cholesteryl ester transfer protein, HL：hepatic lipase, EL：endothelial lipase, LCAT：lecithin-cholesterol acyltransferase, SR-BⅠ：scavenger receptor class B typeⅠ.
HDL-Cは球状の成熟HDL量を反映する．

ルエステル転送タンパク（CETP）は，CE
をアポB含有タンパクのトリグリセリド
（TG）と交換し，このCEがLDL受容体を介
して肝臓に取り込まれる．HDLのCEは，
スカベンジャー受容体クラスBタイプⅠ
（scavenger receptor class B type Ⅰ：SR-B
Ⅰ）を介する経路でも肝臓に取り込まれる．
肝臓に取り込まれたコレステロールは，その
まま，あるいは胆汁酸に代謝され，胆汁成分
として体外へ排泄される（コレステロール逆
転送系）．球状HDLは，肝性リパーゼや血
管内皮リパーゼの作用でTGが分解されて小
粒子化し，再び細胞膜からFCを引き抜く．
低HDL-C血症は，上記の過程の異常により
引き起こされる．

低HDL-C血症の定義

　『動脈硬化性疾患予防ガイドライン2017年
版』では，男女共HDL-C 40 mg/dL未満を
低HDL-C血症と定義している．平成28
（2016）年度の国民健康・栄養調査では，脂
質低下薬服用者も含めた成人男性の11.3％，
女性の2.6％に低HDL-C血症を認める[1]．低
HDL-C血症の頻度には，男女共年齢による
差はほとんどない．1パーセンタイル未満の
低HDL-C血症を拾い上げるには，男女共
25 mg/dLをカットオフ値にすると良い．
HDL-Cは直接法で測定されるが，これには
原理の異なる複数の試薬がある．日本で市販
されている直接法の試薬は，HDL-Cが
20 mg/dL程度まで正確性が検証されてい
る．しかし，HDL-Cが25 mg/dL未満の場
合は，HDLの質的異常を伴うことが少なく
ない．その場合，HDL-C直接法による測定
値に試薬間差を認める場合がある．よって，
HDL-Cが25 mg/dL未満の場合は，FC，コ
レステロールエステル比（CE比），アポタン
パク，超遠心法，電気泳動法，HPLC法など，
複数の方法でHDLを評価する．

低HDL-C血症の意義

　民族や地域にかかわらず，低HDL-C血症
は冠動脈疾患（CAD）の独立した危険因子
である．低HDL-C血症に他の危険因子（高
LDL-C血症，高血圧，喫煙，糖尿病など）
が重なれば重なるほど，CADの発症リスク
は上昇する．アジア太平洋地区の37のコホー
ト研究のメタアナリシス（87％がアジア人）
では，6.8年の観察期間で，低HDL-C血症（男
性＜40 mg/dL，女性＜50 mg/dL）単独で
もCAD発症リスクは有意に高かった（ハ
ザード比1.67）．一方，わが国の4万人以上
のデータをプールした疫学研究では，低
HDL-C血症単独ではCADの発症リスクは
上昇しなかった[2]．
　脳卒中と低HDL-C血症の関連性のエビデ
ンスは少ないが，低HDL-C血症はアテロー
ム血栓性（虚血性）脳梗塞の危険因子であり，
脳出血や不整脈による脳塞栓症とは関連しな
い．

低HDL-C血症の原因

　低HDL-C血症は，HDL代謝に関連する
遺伝子に異常が認められる原発性低HDL-C
血症と，各種疾患などに伴って発症する続発
性低HDL-C血症に分けられる．一般的に，
原発性低HDL-C血症のほうが重症で
HDL-Cが低い[3]．しかし，続発性低HDL-C
血症でも，原発性低HDL-C血症と同程度ま
でHDL-Cが低くなる症例もある．
　HDL-Cが25 mg/dL未満の場合には，ま
ず続発性低HDL-C血症の可能性を除外し，
アポAⅠとFC濃度を測定する．アポAⅠが
60 mg/dL未満の場合は原発性低HDL-C血
症の可能性があるため，コレステロールエス
テル比［（TC − FC）/TC（％）］やLCAT活
性，タンパク尿の有無，貧血の有無などを調
べ，専門医へ紹介する．原発性低HDL-C血
症では，最終的に遺伝子診断が必要である．

原発性低HDL-C血症

1. タンジール病

本疾患は，*ABCA1*遺伝子の変異が原因である．ABCA1に依存するコレステロールの引き抜きが障害され，ホモ接合体ではHDL-C，アポAⅠとも著明に低下する．LDL-Cも健常人の半分程度である．ヘテロ接合体では低HDL-C血症を来す．扁桃がオレンジ色に肥大するのが特徴である．CADを高頻度に合併する．

2. 家族性LCAT欠損症

*LCAT*遺伝子の変異によりHDLの成熟が障害され，HDL-Cが著減する．HDL上のLCAT活性（α-LCAT活性）だけでなく，アポB含有リポタンパク上のLCAT活性（β-LCAT活性）も低下する．アポAⅠ濃度は30～60 mg/dL程度に保たれる．角膜混濁を認める．遊離コレステロールが増加し，CE比が著明に低下し，赤血球の変形や溶血性貧血を呈する．リポタンパク質X（Lp-X）と呼ばれる異常リポタンパクが増加し，腎に沈着してタンパク尿，腎障害を来す．

3. 魚眼病

*LCAT*遺伝子の変異が原因で，HDLの成熟が障害されて家族性LCAT欠損症に似た低HDL-C血症を来す．しかし，魚眼病ではα-LCAT活性だけが低下するため，CE比は正常～軽度低下にとどまる．角膜混濁は，魚眼病のほうが著明である．

4. アポAⅠ変異体

数多くの変異が報告されているが，アポAⅠ変異体すべてが低HDL-C血症を来すわけではない．低HDL-C血症を呈しても，冠動脈疾患の合併は少ない．ヘテロ接合体の大部分は臨床症状を示さない．アポAⅠ-Milanoは，著明にHDL-Cが低下しLCAT活性化も障害されるが，冠動脈疾患は逆に少ない．

5. アポAⅠ欠損症

アポAⅠ/CⅢ欠損症は遺伝子の逆転，アポAⅠ/CⅢ/AⅣ欠損症は遺伝子の欠失，アポAⅠ単独欠損は種々の遺伝子変異が原因である．非常にまれである．冠動脈疾患の合併は高頻度である．

原発性低HDL-C血症の鑑別診断を**表1**に示す．

続発性低HDL-C血症

低HDL-C血症は，様々な生活習慣や疾患，薬剤投与で起こりうる（**表2**）．特に，肥満や糖尿病に伴う高TG血症や，喫煙に伴うことが多い．低HDL-C血症を起こすメカニズムは，HDLの主要構成成分であるアポAⅠの合成低下（炎症，重症肝障害），CETP活性亢進によるHDLからCEへの転送亢進（高TG血症，プロブコール），LCAT活性の低下（喫煙，自己抗体）など様々である．

低HDL-C血症の治療

原発性低HDL-C血症では，一般的に根本的治療はない．LCAT欠損症では，組換えLCATタンパクの血管内投与が試みられている．投与によりHDL-Cが急速に増加し，腎機能が安定化ないし改善すると報告されている．

続発性低HDL-C血症では，原疾患の治療や生活習慣の改善がHDL-C上昇に有効である．たとえば，禁煙はHDL-Cを5～10％上昇させる．減量は体重1 kg当たりHDL-Cをおよそ0.35 mg/dL上昇させる．好気性運動や適量の運動も，HDL-Cをそれぞれ5～10％，5～15％程度上昇させる．自己抗体による低HDL-C血症（続発性LCAT欠損症）では，副腎皮質ステロイドの投与でHDL-Cが上昇し，併発するネフローゼ症候群が改善する．

HDL-Cは多くの原因で低下する．原発性低HDL-C血症の多くは，指定難病として医療費助成の対象となっている．高度な低

B．危険因子・関連因子とその予防・治療

表1 原発性低HDL-C血症の鑑別診断

疾患名	タンジール病	家族性LCAT欠損症	魚眼病	アポAⅠ変異体	アポAⅠ欠損症 アポAⅠ/CⅢ欠損症 アポAⅠ/CⅢ/AⅣ欠損症
身体所見					
角膜混濁	軽度（+）	（++）	（++）	（+）or（-）	（+）or（-）
扁桃腫大	（++：オレンジ色）	（-）	（-）	（-）	（-）
肝脾腫	（+）	（-）	（-）	（-）	（-）
黄色腫	（-）	ときに（+）	（-）	（-）	ときに（+）
末梢神経障害	ときに（+）	（-）	（-）	（-）	（-）
検査所見					
HDL-C（mg/dL）[#1]	<10	<10	<10	<10～N	<5
アポAⅠ（mg/dL）	<10	30～60	20～60	<10～N	<5[#3]
CE比[#2]	低下	<10%	軽度低下～N	部分欠損～N	低下
LCAT活性	低下	<10%	軽度低下～N	低下～N	低下
血液学的検査	口唇状赤血球 血小板減少	標的赤血球 溶血性貧血	（-）	（-）	
検尿・腎機能	（-）	タンパク尿・腎障害	（-）	アミロイドーシス合併例に腎障害（+）の例あり	（-）
冠動脈疾患の合併頻度	高い	低い	低い	変異により異なる	アポAⅠ/CⅢ欠損症，アポAⅠ/CⅢ/AⅣ欠損症では必発．アポAⅠ単独欠損でも多い

#1 直接法で測定した場合，原発性低HDL-C血症では多くの場合10 mg/dLとなるが，家族性LCAT欠損症の検体で試薬によっては20～30 mg/dL程度と高い値が表示されることがある（*Clin Chem* 2010; 56: 977-86）．

#2 CE比（コレステロールエステル比）：総コレステロール（TC）と遊離コレステロール（FC）を測定し，TC－FCからエステル型コレステロール（EC）を計算する．EC比は，EC/TC（%）として求められる．

#3 アポAⅠ/CⅢ欠損症の場合は，アポCⅢも検出感度以下．

表2 続発性低HDL-C血症の原因

分　類		
生活習慣	喫煙	トランス脂肪酸の過剰摂取
	運動不足	n-6系多価不飽和脂肪酸の
	炭水化物の過剰摂取	過剰摂取
全身状態の不良	悪性腫瘍	広範な熱傷
	栄養不良	
代謝性疾患	糖尿病	高トリグリセリド血症
	肥満症	甲状腺機能低下症
	脂肪萎縮症	ゴーシェ病
	メタボリックシンドローム	ニーマンピック病
肝疾患	急性肝炎	肝硬変
	慢性肝炎	薬剤性肝機能障害
腎疾患	慢性腎臓病	血液透析患者
重症感染症・炎症	重症感染症（敗血症，肺炎，腹膜炎など）	マラリア
		術後急性期
	潰瘍性大腸炎	急性心筋梗塞
	クローン病	
血液疾患	ホジキンリンパ腫	形質細胞腫
自己抗体	抗LCAT抗体	抗アポAⅠ抗体
薬剤	男性ホルモン	ベンゾジアゼピン系薬
	タンパク同化ステロイド	プロブコール
	β遮断薬	向精神薬
	サイアザイド系降圧利尿薬	

HDL-C血症では，アポAⅠや遊離コレステロール，コレステロールエステル比などを測定し，確定診断のため専門医に紹介していただきたい．

［COI開示］独立行政法人日本学術振興会，デンカ生研（株），シノテスト（株）

●文献

1）平山安希子，三井田孝：高HDL-Cは，どのように考えればよいでしょうか？臨床検査 2016; 60: 1600-1604.

2）Hirata T, Sugiyama D, Nagasawa SY, *et al*: A pooled analysis of the association of isolated low levels of high-density lipoprotein cholesterol with cardiovascular mortality in Japan. *Eur J Epidemiol* 2017; 32: 547-557.

3）Schaefer EJ, Anthanont P, Diffenderfer MR, *et al*: Diagnosis and treatment of high density lipoprotein deficiency. *Prog Cardiovasc Dis* 2016; 59: 97-106.

Ⅱ章　動脈硬化を識る

B. 危険因子・関連因子とその予防・治療

1 ｜ 脂質異常症
d) 原発性脂質異常症

●平山　哲

原発性脂質異常症の診断と分類

　原発性脂質異常症は，病態や遺伝子の異常に基づき，おもに原発性高脂血症と原発性低脂血症に分類される[1]．肝疾患や腎疾患，糖尿病や内分泌疾患などの続発性脂質異常症が否定的な場合や，極端な脂質異常および特徴的な臨床症状（高LDL-C血症での黄色腫や早発性冠動脈疾患，低HDL-C血症における角膜混濁や神経症状など）を認める場合は，原発性脂質異常症を疑う．リポタンパク分画検査（PAGディスク電気泳動法・HPLC法）とアポタンパク検査を行い，病態に応じて脂質関連酵素（LPL・CETP・LCAT）を測定する．各リポタンパクの増減を評価してWHO表現型（フレドリクソン分類Ⅰ〜Ⅴ型）を判別し，原発性脂質異常症の鑑別を進める[2]．本項では，動脈硬化とのかかわりの強い疾患を中心に概説する．

原発性高脂血症（表1）

1. 原発性高カイロミクロン（CM）血症

　おもにCMを代謝するリポタンパクリパーゼ（LPL）と後述する関連タンパクの遺伝子異常（*APOC2, GPIHBP1, LMF1, APOA5*）に起因する．Ⅰ型やⅤ型を呈し，著明な高TG血症（＞TG 1,000 mg/dL），網膜脂血症，発疹性黄色腫，肝脾腫などを特徴とする．動脈硬化の頻度は高くないが，急性膵炎が生命予後を左右するため，厳重な脂肪制限（20 g/日以下）を行う．CM形成に関与せずに門脈から肝臓に直接運ばれる中鎖脂肪酸製剤も有用である．

　家族性LPL欠損症や家族性アポタンパク

CⅡ欠損症は，CMが著増しⅠ型を呈する．両者は著明な高TG血症（1,000〜15,000 mg/dL）を認め，急性膵炎を合併する．常染色体劣性遺伝性形式をとり，前者は50万〜100万人に1人とまれだが，ヘテロ接合体でも脂肪摂取過剰や飲酒，妊娠に伴ってⅡb，Ⅳ，Ⅴ型を呈する場合がある．後者は臨床的に前者より軽度であり，ヘテロ接合体では正常である．

　近年，上記2疾患のほかに，①LMF1（LPLの成熟・合成にかかわる），②GPIHBP1（LPLの毛細血管内皮細胞内の移動と血管内皮への繋留を行う），③アポAV（TGリッチリポタンパクとGPIHBP1の結合を仲介する）など，LPLによるTG水解作用にかかわるタンパク群の遺伝子異常が同定されている（Ⅱ-B-1-b「高TG血症」を参照）．

2. 原発性高コレステロール血症

　家族性高コレステロール血症（FH）は，出生時から高LDL-C血症が持続し，腱および皮膚結節性黄色腫と早発性冠動脈疾患を特徴とする遺伝性疾患である[3]．頻度はヘテロ接合体で200〜500人に1人程度，ホモ接合体で17万〜30万人に1人程度と推定される．LDLの代謝遅延を生じる複数の遺伝子異常が原因であり，常染色体優性遺伝性FH（*LDLR・PCSK9・APOB*の異常）と常染色体劣性遺伝性FH（*LDLRAP1*の異常）がある．しかし，臨床的に診断されたFHヘテロ接合体でも明らかな遺伝子変異を同定できない場合が2〜4割ほど存在する．早発性冠動脈疾患が生命予後を左右し，早期の診断とスタチン・エゼチミブ・レジン・プロブコール・PCSK9阻害薬による厳格な脂質管理が必須

S98

B. 危険因子・関連因子とその予防・治療

表1 原発性高脂血症

病名	原因遺伝子	遺伝形式	表現型	臨床所見
1. 原発性高カイロミクロン血症				
1) 家族性リポタンパクリパーゼ (LPL) 欠損症	*LPL*	常劣	I	急性膵炎・皮膚発疹性黄色腫・網膜脂血症・肝脾腫
2) アポリポタンパク C-II 欠損症	*APOC2*	常劣	I	LPL 欠損症に類似するが軽症
3) アポ A V 欠損症・GPIHBP1 欠損症・LMF1 欠損症	*APOA5, GPIHBP1, IMF1*	常劣?	I	急性膵炎・アポ A5 では IV〜V 型もあり
4) 原発性 V 型高脂血症	(*LPL, APOC2, APOE* 以外)	不明	V	急性膵炎
5) そのほかの高カイロミクロン血症	(*ANGPTL3?*)	-	-	-
2. 原発性高コレステロール血症				
1) 家族性高コレステロール血症 (FH)				
a) 古典的 FH (FH1)	*LDLR*	常優	IIa（ヘテロでは IIb）	早発性冠動脈疾患・腱黄色腫・皮膚結節性黄色腫
b) 家族性欠陥アポ B (FDB) (FH2)	*APOB*			FH1 に類似
c) 常染色体優性遺伝性高コレステロール血症 (ADH) (FH3)	*PCSK9*（機能獲得型）			FH1 に類似
2) 常染色体劣性遺伝性高コレステロール血症 (ARH)	*LDLRAP1*	常劣	IIa	多発性皮膚結節性黄色腫・早発性冠動脈疾患
3) シトステロール血症	*ABCG5/G8*	常劣	正常〜IIa	皮膚や腱の黄色腫・早発性冠動脈疾患・溶血発作・関節炎
4) 家族性複合型高脂血症 (FCHL)	多因子遺伝*	常優	IIa, IIb, IV	早発性冠動脈疾患・small dense LDL↑・血清アポ B↑
5) 家族性 7α-水酸化酵素欠損症	*CYP7A1*	常劣	IIa	胆汁酸排泄の低下・早発性冠動脈疾患
3. 原発性高トリグリセリド血症				
1) 家族性 IV 型高脂血症	多因子遺伝 (?)	常優	IV	肥満・高インスリン血症・耐糖能異常・脂肪肝
2) 特発性高トリグリセリド血症	不明	不明	IV	原因不明の高 TG 血症
4. 家族性 III 型高脂血症				
1) アポリポタンパク E 異常症	*APOE*	常優	III	早発性冠動脈疾患・末梢動脈硬化症・手掌線状黄色腫・β-VLDL 出現・血清アポ E↑
2) アポリポタンパク E 欠損症	*APOE*	常優 (?)	III	ヘテロ：血清アポ E↓ / ホモ：動脈硬化・黄色腫・血清アポ E 欠損
5. 原発性高 HDL-C 血症				
1) コレステリルエステル転送タンパク (CETP) 欠損症	*CETP*	常優	高 HDL-C 血症 HDL2-C2↑	動脈硬化 (?)・HDL 大粒子化・HDL2↑
2) 肝性リパーゼ (HL) 欠損症	*LIPC*	常劣		動脈硬化 (?)・角膜混濁・黄色腫・表現型はときに III 型に類似
3) 血管内皮リパーゼ (EL) 欠損症	*LIPG*	常劣?		動脈硬化 (?)
4) スカベンジャー受容体クラス B タイプ I (SR-B I) 欠損症	*SCARB1/SRB-I/CLA-1*	常劣?		動脈硬化 (?)
5) そのほかの原発性高 HDL-C 血症	-	-	-	-

*:*USF1, LPL, APOC2, APOA1/C3/A4?*

である．FH ホモ接合体に対しては，MTP 阻害薬や LDL アフェレシスによる治療も行われる．また，FH を 1 名診断すると，家系スクリーニングにより多くのヘテロ接合体を発見できる．

シトステロール血症は，腸管でのステロー

ル排出を行う輸送体（ABCG5/G8）の遺伝子異常により，植物ステロールの排泄障害を来す．おもにシトステロールが血中や組織に蓄積し，黄色腫や早発冠動脈疾患を認める．血清シトステロール濃度は1 mg/dL以上であり，溶血発作や血小板減少，関節炎を認めることがある．日本では10数家系とされるが，未診断の場合も多く，アキレス腱肥厚や高LDL-C血症を伴う場合，FHとの鑑別が重要となる．植物ステロールの摂取制限と吸収阻害薬が有用である．

家族性複合型高脂血症（FCHL）は，Ⅱa，Ⅱb，Ⅳ型の表現型を呈し，肝臓でのVLDL合成過剰に基づくアポBの相対的過剰（血清アポB/LDL-C＞1.0）やsmall dense LDLの出現を特徴とする．約100人に1人と頻度は高く，何らかの多因子遺伝異常と考えられている．動脈硬化性疾患の合併が多いが，FHに比し冠動脈疾患の合併は少なく，食事療法への反応性も良い．

家族性7α-水酸化酵素欠損症は，胆汁酸の合成経路における律速酵素（CYP7A1）の遺伝子異常により，FH類似の高コレステロール血症を呈する．胆汁酸排泄の著明な低下と肝コレステロールプールの上昇がLDL受容体活性を低下させると考えられている．

3. 原発性高トリグリセリド血症

家族性や特発性にⅣ型の表現型を呈し，前者は常染色体優性遺伝性形式をとる多因子遺伝異常と考えられるが，確定していない（「Ⅱ章B-1-b）高TG血症」を参照）．

4. 家族性Ⅲ型高脂血症

アポEの遺伝子異常により肝臓でのレムナントの取り込みが低下する．特にアポE2/E2はLDL受容体への親和性が低く，血中にレムナントが蓄積する．マクロファージがレムナントを取り込むため，手掌線状黄色腫や結節性黄色腫に加え，早発性冠動脈疾患や末梢動脈硬化症を合併しやすい．わが国のアポE2/E2の頻度は0.2％だが，Ⅲ型高脂血症の発症頻度は0.01～0.02％であり，加齢・閉経・生活習慣や内分泌代謝異常の合併が発症の誘因となると考えられている．アポE2/E2以外のまれなアポE変異やアポE欠損でも同様に高レムナント血症を来す．FCHLと同様に食事療法への反応性はよい．

5. 原発性高HDLコレステロール血症

コレステリルエステル転送タンパク（CETP）欠損症が多く，わが国での頻度が高い．イントロン14のスプライス異常（G→A）とエクソン15のミスセンス点変異（D442G）がおもな遺伝子異常を占める．CETPはHDL中のコレステリルエステル（CE）をVLDL～LDL中のTGと交換して転送する．よって，CETP欠損症のHDLはCEに富んで大型化し，HDL_2が増加する．HDL-C濃度は80～250 mg/dLと著増する．一方，本疾患の高HDL-C血症が動脈硬化に対し抑制的かどうかは未だに一定の見解がない．

原発性低脂血症（表2）

家族性低βリポタンパク血症（APOB・PCSK9・NPC1L1・ANGPTL3の異常），無βリポタンパク血症［ミクロソームトリグリセリド転送タンパク（MTP）異常］，カイロミクロン停滞病［Sar1b欠損：chylomicron retention disease（CMRD）］がある．アポB含有リポタンパクが低下し一般に動脈硬化との関連は低い．低HDL-C血症には，家族性アポAⅠ欠損症・変異（アポAⅠ異常），タンジール病（ABCA1異常），家族性LCAT欠損症と魚眼病（LCAT異常）がある．一部の疾患では冠動脈疾患を合併する（「Ⅱ章B-1-c）」を参照）．

そのほかの原発性脂質異常症（表3）

1）脳腱黄色腫症（CTX）

腱黄色腫や中枢神経症状を特徴とし，冠動脈疾患を合併する場合はFHとの鑑別が必要

表2 原発性低脂血症

病名	原因遺伝子	遺伝形式	表現型	臨床症状
1. アポB含有リポタンパクが減少するもの				
1) 無βリポタンパク血症（ABL）（MTP欠損症）	MTTP	常劣	血清アポB欠損（＜5 mg/dL）	脂肪便・脂肪肝・運動失調・網膜色素変性症・有棘赤血球・ビタミンE欠乏
2) 家族性低βリポタンパク血症（FHBL）	APOB	常優	低LDL-C血症 低アポB血症（＜5パーセンタイル値）	ヘテロ：無症状（一部に脂肪肝），ホモ：MTP欠損症に類似
	PCSK9（機能喪失型）	常優		冠動脈疾患リスクの低下
	AGPTL3	常優		ホモではときに頸動脈硬化や低HDL-C血症
	NPC1L1	常優（?）		無症状
3) カイロミクロン停滞病/アンデルセン病（CRRD/AD）	SARB1	常劣	LDL-C↓↓ TG正常	血清アポB48欠損・脂肪便・低栄養・（神経障害?）
4) スミス・レムリ・オピッツ症候群	DHCR7	常劣	LDL-C↓↓～正常 血中7DHC↑	発育不全・小頭症・精神遅滞・種々の奇形
2. HDL-Cが低下するもの				
1) 家族性アポAI欠損症	APOA1 (A1/C3/A4)	常劣		角膜混濁・黄色腫・血清アポAI↓（A1/C3欠損・A1/C3/A4欠損では冠動脈疾患）
2) 家族性アポAI異常症	APOA1	常劣		一部にアミロイドーシス・血清アポAI↓
3) タンジール病（ABCA1欠損症）	ABCA1	常劣	HDL-C↓↓（＜10～25 mg/dL）	腫大オレンジ扁桃・末梢神経障害・肝脾腫・血小板減少・血清アポAI↓・冠動脈疾患
4) 家族性レシチンコレステロールアシルトランスフェラーゼ（LCAT）欠損症	LCAT	常劣		角膜混濁・腎不全・溶血性貧血・CE比
5) 魚眼病（家族性LCAT変異）	LCAT	常劣		角膜混濁

表3 そのほかの原発性脂質異常症

病名	原因遺伝子	遺伝形式	表現型	臨床症状
1) 脳腱黄色腫症（CTX）	CYP27A1	常劣	血清コレスタノール↑	腱黄色腫・中枢神経症状（知能低下・言語障害・錐体路症状・運動失調）・白内障・一部で冠動脈疾患
2) ニーマンピック病C型	NPC1,NPC2	常劣	コレステロールエステル比↓	神経変性症（小脳失調・構音障害・ジストニア・痙攣・嚥下障害）・精神障害・肝脾腫
3) リポタンパク糸球体症（LPG）	APOE	常劣（?）	Ⅲ型に類似	無症候性タンパク尿～ネフローゼ症候群・血清アポE↑

となる．コレステロールをコール酸やケノデオキシコール酸（CDCA）に変換し，胆汁排泄を促進する27-hydroxylase（CYP27A1）の遺伝子異常により，胆汁酸合成が低下する．CDCAによるCYP7A1へのネガティブフィードバックが消失し，別経路にてコレスタノールが著増する．神経組織や腱組織にコレスタノールが蓄積し，進行性神経障害や，運動失調，一部に早発性冠動脈疾患を生じる．胆汁酸プールの補充のため，早期のCDCA投与が有効とする報告がある．

[COI開示] 本論文に関して筆者に開示すべきCOI状態はない

●文献

1) 平山 哲，三井田孝：循環器疾患と遺伝的素因．脂質異常症と遺伝的素因 Genetic predisposition to dyslipidemia. 臨床病理 2013；61：159-166.

2) 日本動脈硬化学会編：動脈硬化性疾患予防のための脂質異常症診療ガイド2018年版．日本動脈硬化学会，東京，2018；29-32.

3) Harada-Shiba M, Arai H, Ishigaki Y, et al; Working Group by Japan Atherosclerosis Society for Making Guidance of Familial Hypercholesterolemia: Guidelines for Diagnosis and Treatment of Familial Hypercholesterolemia 2017. J Atheroscler Thromb 2018; 25: 751-770.

B. 危険因子・関連疾患とその予防・治療

2 喫煙

● 室原豊明

　喫煙は悪性腫瘍や慢性肺疾患のみならず，心血管病の重要な危険因子の1つである．現在，日本人の命を奪う危険因子の最上位に「喫煙」が挙げられている（図1）．喫煙は，動脈硬化の進行を基盤とした虚血性心疾患（冠動脈疾患）はもとより，脳梗塞，頸動脈狭窄，大動脈瘤，閉塞性動脈硬化症，毛細血管傷害，さらには難病のバージャー病などの原因にもなる．また喫煙は高血圧や糖尿病の発症，腎傷害などとも関連があるとされ，それらを介しても心血管疾患の危険性をさらに助長する．

　2017年の「国民健康・栄養調査」によると，習慣的に喫煙している人の割合は，男性で29.4％，女性で7.2％，全体で17.7％であった．ここ50年間で日本人の喫煙率は徐々に低下しているものの，やや下げ止まりの傾向が見られる．50歳代男性では，喫煙率再上昇の気配すらあるという．さらに男性の喫煙率は依然として先進国の中では高いほうである．国立がん研究センターの報告では，日本人の全死因のうち，喫煙によるものと割り当てられる部分は男性で27.8％，女性で6.8％と推計されている．この推計によれば，2005年の時点で喫煙による死亡は男性163,000件，女性33,000件となり，相当の数に上っていることが分かる．ただし，タバコ関連疾患の多くは，喫煙を開始してから20～30年を経て死に至るため，現在のタバコ関連死の状況は過去の喫煙の状況を反映していることになる．日本人における循環器疾患基礎調査（NIPPON DATA）でも，喫煙と脳卒中，心筋梗塞，心疾患，総死亡，肺がんとの強い関連が明らかにされている．

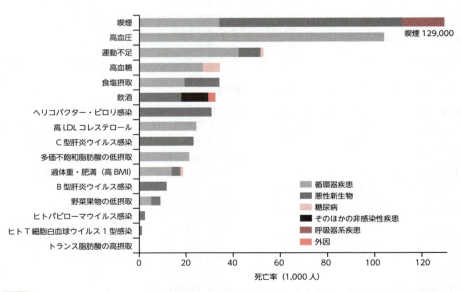

図1 2007年のわが国における危険因子に関連する非感染症疾病と外因による死亡数

［池田奈由他：「日本：国民皆保険達成から50年」．なぜ日本国民は健康なのか．LANCET日本特集号 2011; 29-43 より作成］

喫煙による動脈硬化促進の機序

では，どのようにして喫煙が動脈硬化病変を引き起こすかについて考察したい．タバコが動脈硬化促進にもたらす原因の最も重要な部分は，おそらく体内における慢性的な炎症反応の惹起であろう．喫煙者は非喫煙者に比べて，有意に白血球数が高くC反応性タンパク値が高いことが様々な研究で一貫して示されている[1]．これらはいずれも体内の炎症状態の亢進を反映している．動脈硬化の成因で重要なステップは，血管壁の炎症に伴い血液中の単球が動脈の血管内皮下に浸潤し，そこでマクロファージとなって酸化変性したLDLコレステロールを貪食することによって泡沫細胞化，さらに脂質プラーク形成へと発達していく点である．喫煙はまさにこの炎症のプロセスを慢性的に活性化していることになる．喫煙はまた血小板機能や血液凝固因子，そのほか血液成分にも影響を及ぼす．血液凝固に重要な働きをするフィブリノーゲンは，喫煙者では非喫煙者に比べて増加しており，フィブリノーゲンの増加は狭心症・心筋梗塞・脳卒中をはじめとする動脈硬化や血栓性疾患を促進する．

喫煙はさらに血管内皮細胞を傷害して動脈硬化を促進する．血管内皮機能傷害は血管壁の炎症反応も惹起するため，動脈硬化発症の初期の重要なステップである．内皮細胞からは一酸化窒素（nitric oxide：NO）やプロスタサイクリンなどが分泌されて血管を弛緩させると共に，血小板の凝集や活性化白血球の内皮細胞への粘着などを抑制しているが，喫煙はこれらの物質の生成を阻害する．筆者らは，タバコ主流煙抽出液曝露により，ブタ冠動脈が内皮依存性の収縮反応を示すことを見い出した．この収縮反応は，フリーラジカルの消去剤であるスーパーオキシドジスムターゼ（superoxide dismutase：SOD）により抑制されることから，タバコ煙抽出液中の活性酸素種であるスーパーオキサイドが原因であることが明らかにされた[2]．以上から，タバコ煙には活性酸素種が多量に存在して血管内皮のNOを破壊し，血管を収縮させることが明らかにされた．喫煙は同じく血管内皮細胞から生成されるプロスタサイクリンの生成をも阻害することが知られている．これらは血管を収縮させるだけでなく，血小板や活性化白血球の接着を助長する．

実際にヒトにおいて行われた研究では，喫煙者で前腕動脈の反応性充血に伴うNOによる血管弛緩反応（flow-mediated dilatation：FMD）が低下していることが報告されている．内皮依存性弛緩反応であるFMD値と内皮非依存性弛緩反応であるニトログリセリンによる血管拡張反応を測定した結果，FMDは健常人に比べて喫煙者で著明に低下しており，禁煙者（過去喫煙者）ではその中間であった．内皮非依存性血管拡張反応には，3群間で差はなかった．喫煙者の血清を採取して内皮細胞に曝露させるとNO合成酵素活性が下がり，NOの産生が低下するという報告もある．喫煙により血中に酸化ストレス物質が増え，内皮機能に直接的に悪影響を与えていると思われる．実際に喫煙者とそうでない人の酸化ストレスマーカーである尿中8-イソプロスタグランジンF2αのレベルを測ってみると，喫煙者のほうが高く，禁煙すると低下する．喫煙はさらに血中の血管内皮前駆細胞（endothelial progenitor cell：EPC）の数を低下させる[3]．血管内皮前駆細胞は骨髄に由来して血液中を循環しており，障害された血管内皮があると，そこに接着し内皮の再生に寄与しており，EPCの減少は動脈硬化の促進に寄与することになる．

最後に，喫煙は急性効果としても，ニコチンを介して交感神経系を刺激し，血圧および心拍数を急激に上昇させる．これらは血管収縮を引き起こし，冠攣縮性狭心症を誘導したり，冠動脈プラークの破裂をきたし，直接的

な急性冠症候群の引き金になる.

　重要なのは，喫煙に伴う心筋梗塞発症のリスクは，全く喫煙していない人や全くタバコ煙の曝露のない人に比べて，1日1本のみの喫煙や受動喫煙のみでも数倍に跳ね上がることである．この事実は近年になって明らかにされており，がんと異なり虚血性心疾患がいかに喫煙の影響を大きくかつ直接的に受けるかを物語っている．心筋梗塞の予防には，減煙ではなく「完全なる禁煙（タバコ0本）」こそが重要になる.

■電気加熱式タバコと循環器疾患

　近年国内でも，電気加熱式タバコの普及が著しい．電気加熱式タバコではタールが含まれていないため，一見安全であるかのように唱われているが，ニコチン依存症に対するタバコの代替え物であるため，当然ニコチンは含まれている．そうなると，ニコチン曝露による急激な血管収縮や血圧上昇，冠動脈プラークの破裂への影響は残ることになる．また，アルデヒド類も多く含まれているため，これらの毒性は避けられない．電気加熱式タバコの心血管病に与える長期の影響に関しては未だデータが少ないため，断定的な結論は言えないが，上記のような理由で可能であれば使用しない，あるいは受動的な曝露は避けることを推奨したい.

■禁煙治療

　まずは面談により禁煙を誘導する．1回の指導時間を長く強力に行い，回数を増やす努力をする．電話でのカウンセリング，個別・グループによるカウンセリング，インターネットによる禁煙マラソンなども有効である．個別のカウンセリングおよび行動療法は特に有効であり，病院や医院における支援だけでなく，家庭や職場，教育の場などにおける他者からの支援が禁煙率を高めることが明らかにされている.

　面談やカウンセリングが有効ではない場合，指導医師は患者に喫煙が及ぼす健康へのリスク，禁煙の利点を伝えて薬物療法を行い，医療従事者は心理社会的または行動療法を担当するという方法が有効である．薬剤としては，バレニクリンやニコチン代替療法は禁煙率を高めるのに有効であり，禁忌・適応外の場合を除いてすべての対象者に対して行いうる．国内においてはバレニクリンやニコチンパッチ，ニコチンガムが使用できる.

　禁煙外来は薬物依存状態に対するバレニクリンやニコチン代替療法をはじめとする薬物療法と，心理的社会的要因に対する行動療法の併用を基本とし，複数回の面談を行うものであり，集禁煙治療の中心的役割を担っている．禁煙外来を設置していない病院や医院については，まずは敷地内全面禁煙を実施していただき，禁煙外来の設置を推進していただきたい.

[COI開示] ファイザー（株）

●文献

1）Kondo T, Osugi S, Shimokata K, *et al*: Smoking and smoking cessation in relation to all-cause mortality and cardiovascular events in 25,464 healthy male Japanese workers. *Circ J* 2011; 75: 2885-2892.

2）Murohara T, Kugiyama K, Ohgushi M, *et al*: Cigarette smoke extract contracts isolated porcine coronary arteries by superoxide anion-mediated degradation of EDRF. *Am J Physiol* 1994; 266: H874-H880.

3）Kondo T, Hayashi M, Kinoshita K, *et al*: Smoking cessation rapidly increases endothelial progenitor cells in peripheral blood in chronic smokers. *Arterioscler Thromb Vasc Biol* 2004; 24: 1442-1447.

B. 危険因子・関連疾患とその予防・治療

3 高血圧

● 苅尾七臣

　高血圧は脳卒中や心筋梗塞，さらに大動脈解離など動脈硬化性心血管疾患のみならず，心不全や慢性腎臓病，認知症などの強い危険因子である．これらの疾患はいずれも加齢と動脈硬化を基盤とする疾患であり，高血圧治療により，リスクが低減する．

　近年，2017年に米国，2018年に欧州，さらに2019年には日本が，次々に高血圧治療ガイドラインを改訂した[1]．これらのガイドラインに共通することは，"より早期から，より低く，24時間にわたる降圧"が推奨されている点である．しかし，リアルワールドの血圧コントロールは不完全で，多くの改善の余地がある．

　本項では，最新成績とガイドラインに基づき，高血圧治療の核心と要点を総括する．

高血圧と血圧変動

　高血圧は複数回測定した診察室血圧の平均値が140/90 mmHg以上となった時点で初めて診断される．日本高血圧学会（JSH）2019ガイドラインの高血圧診断閾値も140/90 mmHgである[1]．

　しかし，血圧は絶えず変動しており，高血圧と診断される前段階から血圧の変動性は増大している．近年，筆者らは時相の異なる血圧変動，特にその上昇成分である血圧サージが相加・相乗的に組み合わされ，より巨大な「サージ血圧」を生み出すという血圧サージの「共振仮説」を発表している（図1）[2]．

　加齢と共に血圧は上昇するが，この「サージ血圧」の増大は血圧平均値の増大よりもさ

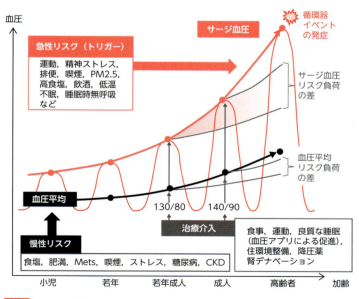

図1 血圧の生涯変化

（Kario K, et al: Hypertension 2018; 71: 979-984）

S105

らに大きい（図1）．したがって，近年のガイドラインで推奨されている，より低い血圧レベルからの早期治療介入が，より有効なイベント抑制効果を生み出す．

診察室外血圧と仮面高血圧

近年，発表されたすべての高血圧治療ガイドラインで，診察室外血圧［家庭血圧や24時間自由行動下血圧測定（ABPM）による血圧］が重要視されている[1,2]．診察室血圧140/90 mmHgに相当する高血圧の診断閾値は，家庭血圧とABPM昼間血圧が135/85 mmHg，夜間血圧が120/70 mmHg，24時間ABPM血圧が130/80 mmHgである．

診察室血圧と診察室外血圧の高血圧診断が異なる仮面高血圧（診察室血圧が正常，診察室外血圧が高血圧）のリスクは高い（図2）．白衣高血圧（診察室血圧が高血圧，診察室外血圧が正常）も，危険因子の合併がない場合には低リスクであるが，他のリスク因子を伴う場合にはリスクが増加している．

仮面高血圧は，早朝高血圧，昼間高血圧，夜間高血圧の3つのサブタイプがある（図3）．診察室血圧が正常でも，それぞれ，早朝，昼間，夜間の各時間帯に時間特異的な昇圧要因が働き，血圧が優位に上昇する[2]．

1. 早朝高血圧

血圧が上昇しやすい早朝には血圧モーニングサージが見られる．早朝血圧の平均値が135/85 mmHg以上で，早朝高血圧と診断する．モーニングサージや家庭血圧の変動性の増大は，循環器疾患のリスクになる[3]．

2. 夜間高血圧

通常，夜間血圧は昼間の10～20％低下する．この低下が見られないnon-dipper型や夜間血圧が上昇するriser型高血圧患者，コントロール不良の夜間血圧は循環器疾患のリスクとなる．夜間血圧の平均値が120/70 mmHg以上で夜間高血圧と診断する[4]．睡眠時無呼吸症候群，糖尿病，慢性腎臓病などの慢性疾患，食塩感受性，食塩過剰摂取，不眠などが夜間高血圧の原因となる．

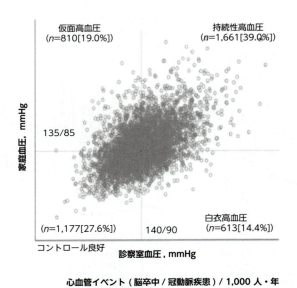

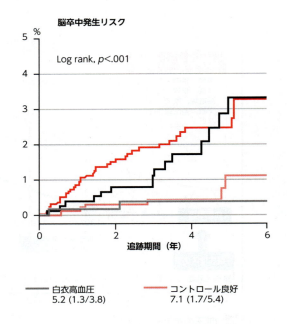

図2　仮面高血圧の予後（自治医科大学J-HOP研究）

（Fujiwara T, et al: JAMA Cardiol 2018; 3: 583-590）

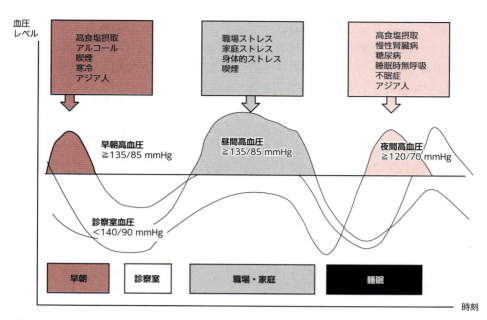

図3 仮面高血圧の表現型とその関連因子
(Kario K: *Circulation* 2018; 137: 543-545 より改変)

降圧目標

降圧療法は降圧自体が循環器疾患のイベント抑制や臓器保護に有効であることのエビデンスは確立している[1]．すべての国内外のガイドライン改訂では降圧目標が下げられ，基本的に診察室血圧は130/80 mmHg未満となった（表1）[1]．

これは，より厳格な治療で予後が改善することを証明したSPRINT試験の影響が大きい．また，これまでのランダム化比較試験を集積した60万人以上のメタアナリシスでも，収縮期血圧10 mmHgの降圧により，脳卒中や心不全のリスクを約25％，冠動脈疾患のリスクを15％，循環器疾患の死亡リスクを15％低下させることが示されている．この降圧によるイベント抑制効果はベースライン時が130/80 mmHg未満でも有意であった．

さらに，循環器イベント・ゼロを目指した降圧治療には，"パーフェクト24時間血圧コントロール"—すなわち，①24時間血圧平均

表1 高血圧患者の降圧目標値

臨床症状	診察室血圧 (mmHg)	家庭血圧 (mmHg)
75歳未満の成人[*1] 脳血管障害患者（両側頸動脈狭窄や脳主幹動脈閉塞なし） 冠動脈疾患患者 CKD患者（タンパク尿陽性）[*2] 糖尿病患者 抗血栓薬服用中	<130/80	<125/75
75歳以上の高齢者[*3] 脳血管障害患者（両側頸動脈狭窄や脳主幹動脈閉塞あり，または未評価） CKD患者（タンパク尿陽性）[*2]	<140/90	<135/85

[*1] 未治療で診察室血圧130-139/80-89 mmHgの場合は，低・中等リスク患者では生活習慣の修正を開始または強化し，高リスク患者ではおおむね1か月以上の生活習慣修正にて降圧しなければ，降圧薬治療の開始を含めて，最終的に130/80 mmHg未満を目指す．すでに降圧薬治療中で130-139/80-89 mmHgの場合は，低・中等リスク患者では生活習慣の修正を強化し，高リスク患者では降圧薬治療の強化を含めて，最終的に130/80 mmHg未満を目指す．
[*2] 随時尿で0.15 g/gCr以上をタンパク尿陽性とする．
[*3] 併存疾患などによって一般に降圧目標が130/80 mmHg未満とされる場合，75歳以上でも忍容性があれば個別に判断して130/80 mmHg未満を目指す．

降圧目標を達成する過程ならびに達成後も過降圧の危険性に注意する．過降圧は，到達血圧のレベルだけでなく，降圧幅や降圧速度，個人の病態によっても異なるので個別に判断する．
（日本高血圧学会高血圧治療ガイドライン作成委員会編：高血圧治療ガイドライン2019．ライフサイエンス出版，東京，2019：53）

値の十分な抑制，②適切な日内変動の維持（dipper型），さらに③過度の血圧変動の抑制の3要素が必要である[2]．その最初の第一歩が，「家庭血圧を指針とした早朝血圧コントロール」である[2]．

日本のガイドライン（JSH2019）では，家庭血圧に目標値を設定した点に新規性があり，そのレベルは125/75 mmHg未満とした（表1）[1]．食塩感受性が大きく食塩摂取が多い日本人は，欧米人より，血圧モーニングサージや早朝血圧が増大している．早朝高血圧は脳卒中のみならず，冠動脈疾患のリスクにもなる．特に糖尿病や脳卒中既往を有するハイリスク高血圧患者において，早朝家庭血圧125 mmHg未満でリスクが最小となる[5]．

早朝血圧コントロール後，次のターゲットは夜間高血圧である[2]．夜間家庭血圧計を用いたJ-HOP研究では，コントロール不良の夜間高血圧が，早朝血圧とは独立して循環器疾患のリスクになった．

最終ターゲットは過度の血圧変動である．血圧変動の安定化はアンチエイジングともいえる究極目標である．

降圧治療

診察室血圧が平均で130/80 mmHgを超えた時点で，非薬物療法を開始する．減塩をはじめとする食事療法，運動，睡眠（6時間以上の良質な睡眠），環境（室温18℃以上），ストレス軽減などである．

降圧薬は，長時間作用型カルシウム拮抗薬（CCB），レニン・アンジオテンシン系（RAS）抑制薬［アンジオテンシン変換酵素（ACE）阻害薬，アンジオテンシン受容体拮抗薬（ARB）］，サイアザイド系利尿薬の3クラスを基本とする．降圧薬クラスのイベント抑制効果に，若干の疾患特異性がある．脳卒中抑制にはCCBとARB，心不全抑制には利尿薬が最も優れる．タンパク尿を有するときはRAS抑制薬が推奨される（表2）[1]．また，心不全，冠動脈疾患，頻脈性不整脈など心臓疾患の合併例にはβ遮断薬を用いる[1]．

降圧薬2剤の組み合わせは，CCB，ARB，利尿薬が一般的である．さらに，この降圧薬3クラスを投与してもコントロール不良の場合，治療抵抗性高血圧と診断する．治療抵抗性高血圧と診断した場合，ABPMで真の治療抵抗性高血圧かどうかを確認し，睡眠時無呼吸，腎血管性高血圧，原発性アルドステロン症など二次性高血圧を除外する．

治療抵抗性高血圧には，ミネラルコルチコイド（MR）拮抗薬の追加投与が最も有効である．コントロール不良の早朝高血圧には長時間作用型CCBの増量や就寝時投与，夜間高血圧にはMR拮抗薬，アンジオテンシン受容体-ネプリライシン阻害薬（sacubitril/valsartan），SGLT2阻害薬などが有効である[2]．

表2 主要降圧薬の積極的適応

	Ca拮抗薬	ARB/ACE阻害薬	サイアザイド系利尿薬	β遮断薬
左室肥大	●	●		
左室収縮能の低下した心不全		●[*1]	●	●[*1]
頻脈	●（非ジヒドロピリジン系）			●
狭心症	●			●[*2]
心筋梗塞後		●		●
タンパク尿/微量アルブミン尿を有するCKD		●		

[*1] 少量から開始し，注意深く漸増する　[*2] 冠攣縮には注意
（日本高血圧学会高血圧治療ガイドライン作成委員会編：高血圧治療ガイドライン2019．ライフサイエンス出版，東京，2019；77）

デバイス治療

2017～2018年に，シャム手技をコントロール群においた3つのランダム化比較試験で，経カテーテル腎デナベーションの有効性が証明され，臨床導入へのpivotal試験が加速している．腎デナベーションは，現在の薬物治療の弱点であるアドヒアランスの影響を受けず，夜間・早朝を含む24時間降圧ができる．

高血圧治療の目的は，血管障害を抑制し，その後の臓器障害と循環器疾患の発症と重症化を予測・予防することにある．その達成には，生涯にわたり，より早期から，より低く，"24時間パーフェクト血圧コントロール"を行うことが最も重要である．その最も有効なプラクティカル・アプローチが，「家庭血圧に基づく個別治療」の徹底である．

[COI開示] オムロンヘルスケア（株）

◉文献
1) 日本高血圧学会高血圧治療ガイドライン作成委員会編：高血圧治療ガイドライン2019 (JSH2019). ライフサイエンス出版，東京，2019
2) Kario K: Essential manual on perfect 24-hour blood pressure management from morning to nocturnal hypertension: Up-to-date for anticipation medicine. Wiley-Blackwell, Tokyo, 2018; 1-309.
3) Hoshide S, Yano Y, Mizuno HH, et al: Day-by-day variability of home blood pressure and incident cardiovascular disease in clinical practice: The J-HOP Study (Japan Morning Surge-Home Blood Pressure). Hypertension 2018; 71: 177-184.
4) Kario K: Nocturnal hypertension: New technology and evidence. Hypertension 2018; 71: 997-1009.
5) Kario K, Iwashita M, Okuda Y, et al: Morning home blood pressure and cardiovascular events in Japanese hypertensive patients. Hypertension 2018; 72: 854-861.

Ⅱ章　動脈硬化を識る

B. 危険因子・関連疾患とその予防・治療

4 糖尿病

● 曽根博仁

糖尿病合併症としての動脈硬化

　糖尿病は動脈硬化疾患の強い発症リスク因子であり，さらに糖尿病患者に見られる動脈硬化性疾患は，非糖尿病患者のそれより重症で予後不良であることが知られる．冠動脈病変は，非糖尿病者と比較して多枝・びまん性病変が多い．末梢動脈疾患もびまん性病変であることが多く，壊疽や下肢切断の原因の1つにもなっている．脳卒中は，アテローム血栓性脳梗塞やラクナ梗塞が多い．併存する神経障害の影響で，無症候性の頻度が高いことも特徴である．

1. 糖尿病大血管症

　糖尿病診療の観点から，糖尿病に併発した動脈硬化性疾患を糖尿病大血管（合併）症という．糖尿病の「三大合併症」と言われる網膜症，腎症，神経障害が，いずれも糖尿病特異的な毛細血管障害で，細小血管（合併）症と総称されるのに対し，大血管症は糖尿病特異的でない．またその発症リスクは，食後血糖上昇が始まる耐糖能異常の時期から上昇し始めることも細小血管症と異なるが，細小血管症同様，糖尿病患者の健康寿命に大きな影響を与える「第四の合併症」とも言うべき重要合併症である．

2. 糖尿病で動脈硬化が促進する機序

　糖尿病では，慢性高血糖（食後高血糖を含む）とインスリン抵抗性を背景に，非酵素的糖化や酸化ストレス，慢性炎症，血管内皮細胞障害，リポタンパク異常など多くの動脈硬化促進メカニズムが併存する．細小血管症の発症と重症化には，高血糖そのものが強い影響力を持つのに対し，大血管症では高血糖だ

けでなく，喫煙・食事・運動などの生活習慣や高血圧，脂質異常症，慢性腎臓病など血糖以外の多くの因子も強く関与する．言い換えると，血糖のみを厳格にコントロールしても大血管症を十分予防することはできない．

3. 糖尿病はどのくらい動脈硬化のリスクを押し上げるか

　前向き研究のメタアナリシスでは，糖尿病患者は非糖尿病者と比較して，冠動脈疾患，虚血性脳梗塞発症率とも約2倍程度高い．日本人は，欧米人と比較すると動脈硬化疾患の絶対発症率は低いが，糖尿病によるリスク上昇度は約2倍程度と同様である．ただしこのリスク上昇度は30歳代男性では約20倍にも達しており，近年増加する若年糖尿病への対策の重要性を物語る[1]．また細小血管症を合併した患者では，非合併患者と比較して心血管イベントリスクが高いことも知られ，高リスク患者の把握に有用である．

糖尿病大血管症の危険因子とその予防対策

　糖尿病治療の「3本柱」は食事療法，運動療法，薬物療法であり，これは大血管症予防においても変わりない．大血管症を予防するためには特に，血糖と合わせ，生活習慣，血圧，血清脂質なども同時かつ包括的にコントロールすることが重要である．わが国の2型糖尿病患者を対象にした代表的前向き研究であるJDCS[2]やJ-DOIT3[3]においても，生活習慣改善を含めた包括的治療介入が，糖尿病性大血管症の発症リスクを低減させうることを示している．

S110

1. 食事療法

非糖尿病者と同様，食事内容は動脈硬化疾患に強く影響する．JDCSにおいては，大血管症発症率は野菜・果物や食物繊維摂取量が多いと有意に低く，逆に肉摂取量が多いと有意に高かった．また1日食塩摂取量平均15gの患者群の大血管症リスクは，平均7gの患者群の2倍以上高く，塩分制限も重要であることが示されている[4]．

2. 運動療法

JDCSでは，速足歩き換算で1日30分以上に相当する量の運動を実施していた患者では，ほとんど運動療法を行っていなかった患者と比較して，脳卒中および全原因死亡リスクがほぼ半減しており（図1）[5]，この結果は，血糖を含む多因子で補正しても変わらなかった．糖尿病患者において，1日約30分以上の運動が大血管症抑制効果を有することはメタアナリシスでも示唆されている[6]．ただし，糖尿病患者はもともと動脈硬化疾患リスクが高いので，特に運動習慣がない患者に運動を開始させる際には，十分なメディカルチェックを行う．運動中ならびに運動後の低血糖についても注意が必要である．

3. 血糖コントロールと血糖降下薬療法

高血糖が大血管症リスクを上昇させることは，多くの観察疫学研究で示され，それらのメタアナリシス[7]では，HbA1c 1%増加ごとに，1型糖尿病患者で15%，2型糖尿病患者で18%のリスク上昇が見られた．

一方，薬物を含む治療介入でHbA1cを低下させた臨床試験では，英国人2型糖尿病患者対象のUKPDSや米国人1型糖尿病患者対象のDCCTにおける大血管症の抑制効果が，細小血管症のそれと比べて小さかった．その後，さらに厳格にHbA1c低下介入を実施した米国のACCORD，ADVANCE，VADTの3試験でも大血管症を有意に抑制できなかった．さらにその後のメタアナリシス[8]でも，強化療法群で非致死性心筋梗塞の10%程度の抑制を認めたものの，脳卒中，全死亡ではやはり有意な低下は認められず，血糖コントロール単独による大血管症抑制には限界が示された．

ただしその後明らかになったUKPDSやDCCTの10年以上の長期観察結果においては，血糖コントロール強化介入群において大血管症発症の有意な低下が見られており（遺産効果あるいはメタボリックメモリー），血糖コントロールが無効であるというわけではなく，その効果は単独では細小血管合併症に対する効果と比較すると弱く，しかも発現に

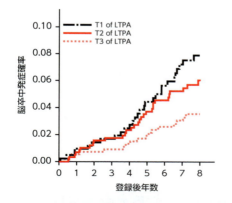
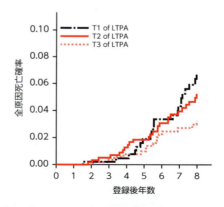

図1 日本人2型糖尿病患者における余暇時間身体活動量による3分位別の脳卒中，全原因死亡発症リスクのカプラン・マイヤー解析（T1：最低群，T2：中間群，T3：最高群）

(Horikawa C, et al: J Clin Endocrinol Metab 2014; 99: 3635-3643)

は長期間を要することも分かった．

　薬物療法としては，経口血糖降下薬のうち，ビグアナイド薬（メトホルミン），α-グルコシダーゼ阻害薬，チアゾリジン系薬（ピオグリタゾン）（二次予防），SGLT2阻害薬において，臨床試験やそのメタアナリシスで，大血管症の有意な抑制効果が示されている．特に最近，SGLT2阻害薬についての大血管症の一次（初発），二次（再発）予防を示す大規模臨床試験が相次いでおり，心不全による入院に対し高い抑制効果が得られている[9]．またGLP-1受容体作動薬についても同様に大規模臨床試験による大血管症抑制効果が示されている．

　薬物療法は原則として，食事，運動療法を含む生活習慣療法を数か月実施しても，目標の血糖コントロールを達成できない場合に，少量から開始する．薬物の選択においては，大血管症に対するエビデンスや医療経済的観点から，海外の多くのガイドラインではメトホルミンが第一選択薬とされているが，わが国のガイドライン上では，特に第一選択薬は指定されておらず，各薬の機序に基づき，病態に合わせて個別に決定する（図2）．

4．低血糖のリスクと高齢者向けのコントロール

　わが国のガイドラインにおける血糖コントロール目標は，図3のようになっているが，合併症進行例や虚弱な高齢者に，過度に厳格な血糖コントロールを行うと，低血糖を起こしやすくなり，大血管合併症リスク認知症を含む予後をかえって悪化させることがあり注意を要する．このような背景の下に，わが国のガイドラインでは，HbA1c値の目標値は，患者個別に決定することになっており，特に低血糖リスクとその悪影響のおそれの強い高齢者に対しては，コントロール下限値も含めて目安が決められている（図4）．

5．血圧のコントロールと降圧薬療法の効果

　糖尿病患者においても非糖尿病者と同様，高血圧は心血管疾患の危険因子である．降圧療法のメタアナリシスでもその有効性が証明されており，特に収縮期圧140 mmHgの患者で効果が大きいことが示されている．わが国のガイドラインでは，130/80 mmHg未満を目標値としている．微量アルブミン尿，タンパク尿が併存する場合は，特にアンジオテンシン変換酵素（ACE）阻害薬，アンジ

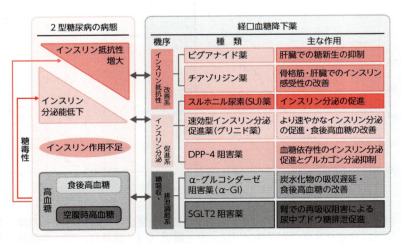

図2　病態に合わせた経口血糖降下薬の選択

（日本糖尿病学会編・著：糖尿病治療ガイド2018-2019．文光堂，東京，2018；33）

B. 危険因子・関連疾患とその予防・治療

目標	コントロール目標値 注4)		
	血糖正常化を 目指す際の目標 注1)	合併症予防 のための目標 注2)	治療強化が 困難な際の目標 注3)
HbA1c(%)	6.0 未満	7.0 未満	8.0 未満

治療目標は年齢，罹病期間，臓器障害，低血糖の危険性，サポート体制などを考慮して個別に設定する．

注1) 適切な食事療法や運動療法だけで達成可能な場合，または薬物療法中でも低血糖などの副作用なく達成可能な場合の目標とする．
注2) 合併症予防の観点から HbA1c の目標値を 7%未満とする．対応する血糖値としては，空腹時血糖値 130 mg/dL 未満，食後 2 時間血糖値 180 mg/dL 未満をおおよその目安とする．
注3) 低血糖などの副作用，その他の理由で治療の強化が難しい場合の目標とする．
注4) いずれも成人に対しての目標値であり，また妊娠例は除くものとする．

65 歳以上の高齢者については「高齢者糖尿病の血糖コントロール目標」を参照．

図3 血糖コントロール目標
（日本糖尿病学会編・著：糖尿病治療ガイド 2018-2019．文光堂，東京，2018; 29）

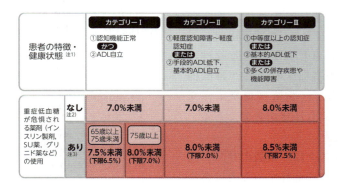

治療目標は，年齢，罹病期間，低血糖の危険性，サポート体制などに加え，高齢者では認知機能や基本的ADL，手段的ADL，併存疾患なども考慮して個別に設定する．ただし，加齢に伴って重症低血糖の危険性が高くなることに十分注意する．

注1) 認知機能や基本的ADL（着衣，移動，入浴，トイレの使用など），手段的ADL（IADL：買い物，食事の準備，服薬管理，金銭管理など）の評価に関しては，日本老年医学会のホームページ（http://www.jpn-geriat-soc.or.jp/）を参照する．エンドオブライフの状態では，著しい高血糖を防止し，それに伴う脱水や急性合併症を予防する治療を優先する．
注2) 高齢者糖尿病においても，合併症予防のための目標は 7.0%未満である．ただし，適切な食事療法や運動療法だけで達成可能な場合，または薬物療法の副作用なく達成可能な場合の目標を 6.0%未満，治療の強化が難しい場合の目標を 8.0%未満とする．下限を設けない．カテゴリーⅢに該当する状態で，多剤併用による有害作用が懸念される場合や，重篤な併存疾患を有し，社会的サポートが乏しい場合などには，8.5%未満を目標とすることも許容される．
注3) 糖尿病罹病期間も考慮し，合併症発症・進展阻止が優先される場合には，重症低血糖を予防する対策を講じつつ，個々の高齢者ごとに個別の目標や下限を設定してもよい．65歳未満からこれらの薬剤を用いて治療中であり，かつ血糖コントロール状態が図の目標や下限を下回る場合には，基本的に現状を維持するが，重症低血糖には十分注意する．グリニド薬は，種類・使用量・血糖値等を勘案し，重症低血糖が危惧されない薬剤に分類される場合もある．

【重要な注意事項】糖尿病治療薬の使用にあたっては，日本老年医学会編「高齢者の安全な薬物療法ガイドライン」を参照すること．薬剤使用時には多剤併用を避け，副作用の出現に十分注意する．

図4 高齢者糖尿病の血糖コントロール目標（HbA1c値）
（日本老年医学会・日本糖尿病学会編・著：高齢者糖尿病診療ガイドライン 2017．南江堂，東京，2017; 46）

オテンシンⅡ受容体拮抗薬（ARB）の使用が推奨されているが，Ca拮抗薬，サイアザイド系利尿薬も有効で，降圧薬の種類よりは，まずは降圧目標を達成することが重要である．

6. 血清脂質のコントロールと脂質異常症薬の効果

スタチンによる心血管イベント抑制効果は，糖尿病患者においても確立している．わが国の糖尿病ガイドラインにて糖尿病患者においては，心血管疾患の一次予防ではLDL-C＜120 mg/dL，二次予防ではLDL-C＜100 mg/dLとされている．

糖尿病患者においてはインスリン作用低下により高TG血症，低HDL-C血症の頻度が高くみられ，日本人糖尿病患者では，高TG血症がLDL-Cに匹敵する心血管疾患の危険因子であることも示されている[10]．さらに糖尿病患者では，レムナント，small dense LDL，糖化LDLといった動脈硬化惹起性の高いリポタンパクが増加することが特徴的で，LDL-Cのみならず，脂質プロフィール全体のコントロールにも注意が必要である．

7. 多因子同時介入の効果

動脈硬化疾患のリスクは，複数のリスク因子が重複すると相乗的に上昇することは良く知られているが，逆に複数因子を同時にコントロールすると大きな抑制効果が得られ，これはもともと動脈硬化疾患リスクが高い糖尿病患者において特に有効である．

それを実証したデンマークのSteno-2 studyでは，食事・運動・喫煙などの生活習慣指導に加え，高血糖，高脂血症，高血圧に対して積極的な薬物治療を行った強化治療群において，通常治療群と比較して，心血管疾患やそれによる死亡，下肢切断や冠動脈バイパス術などの発生が，通常治療群より約8年間で半数近くに抑えられた．さらにこれらの治療効果も年余にわたって継続することも明らかにされている．

同様のコンセプトで実施されたわが国のJ-DOIT3[3]も，イベント数全体が想定より少なかったため主要評価項目である大血管症発症率の有意差は得られなかったが，同様の傾向が見られている．

[COI開示] 武田薬品工業（株），小野薬品工業（株），協和発酵キリン（株），大正富山医薬品（株），ノバルティスファーマ（株）

◉文献

1) Fujihara K, Igarashi R, Yamamoto M, *et al*: Impact of glucose tolerance status on the development of coronary artery disease among working-age men. *Diabetes Metab* 2017; 43: 261-264.

2) Sone H, *et al*; Japan Diabetes Complications Study Group: Long-term lifestyle intervention lowers the incidence of stroke in Japanese patients with type 2 diabetes: a nationwide multicentre randomised controlled trial (the Japan Diabetes Complications Study). *Diabetologia* 2010; 53: 419-428.

3) Ueki K, *et al*; J-DOIT3 Study Group: Effect of an intensified multifactorial intervention on cardiovascular outcomes and mortality in type 2 diabetes (J-DOIT3): an open-label, randomised controlled trial. *Lancet Diabetes Endocrinol* 2017; 5: 951-964.

4) Horikawa C, *et al*; Japan Diabetes Complications Study Group: Dietary sodium intake and incidence of diabetes complications in Japanese patients with type 2 diabetes: analysis of the Japan Diabetes. Complications Study (JDCS). *J Clin Endocrinol Metab* 2014; 99: 3635-3643.

5) Sone H, *et al*; Japan Diabetes Complications Study Group: Leisure-time physical activity is a significant predictor of stroke and total mortality in Japanese patients with type 2 diabetes: analysis from the Japan Diabetes Complications Study (JDCS). *Diabetologia* 2013; 56: 1021-1030.

6) Kodama S, Tanaka S, Heianza Y, *et al*: Association between physical activity and risk of all-cause mortality and cardiovascular disease in patients with diabetes: a meta-analysis. *Diabetes Care* 2013; 36: 471-479.

7) Selvin E, Marinopoulos S, Berkenblit G, *et al*: Meta-analysis: glycosylated hemoglobin and cardiovascular disease in diabetes mellitus. *Ann*

Intern Med 2004 21; 141: 421-431.

8) Fang HJ, Zhou YH, Tian YJ, *et al*: Effects of intensive glucose lowering in treatment of type 2 diabetes mellitus on cardiovascular outcomes: A meta-analysis of data from 58,160 patients in 13 randomized controlled trials. *Int J Cardiol* 2016; 218: 50-58.

9) Zelniker TA, Wiviott SD, Raz I, *et al*: SGLT2 inhibitors for primary and secondary prevention of cardiovascular and renal outcomes in type 2 diabetes: a systematic review and meta-analysis of cardiovascular outcome trials. *Lancet* 2019; 393: 31-39.

10) Sone H, *et al*; Japan Diabetes Complications Study Group. Serum level of triglycerides is a potent risk factor comparable to LDL cholesterol for coronary heart disease in Japanese patients with type 2 diabetes: subanalysis of the Japan Diabetes Complications Study (JDCS). *J Clin Endocrinol Metab* 2011; 96: 3448-3456.

Ⅱ章　動脈硬化を識る

B.　危険因子・関連疾患とその予防・治療

5　慢性腎臓病

●庄司哲雄

慢性腎臓病（CKD）は心血管疾患（CVD）発症の高リスク病態であり，CVD発症後の死亡リスクも高い．CKDを有する患者における予防的対策が重要である．本項では，CKDにおけるCVDリスク，動脈壁の変化，危険因子，介入試験のエビデンスなどを概説する．

CKDとは

CKDは，タンパク尿および／あるいは腎機能［推算糸球体濾過量（eGFR）が用いられる］の低い状態が3か月以上持続するものである．原因としては，慢性糸球体腎炎など原発性腎疾患，先天的異常，糖尿病，高血圧といった生活習慣病がその背後にある．タンパク尿の程度とeGFRの値によりCKDは重症度分類されている[1]．

CKDにおけるCVDの疫学

CKDという用語が用いられるきっかけの1つは，腎疾患患者でCVDリスクが高いとの認識があった．透析患者では，一般住民に比較し，CVD死亡のリスクが10～30倍も高率であり，透析導入前のCKDにおいてはeGFRが低いほどCVD発症リスクが高いことが示されてきた．CKDでCVDリスクが高まる機序として，古典的危険因子（糖，脂質，血圧など）がCKDで悪化すること，およびCKD特有の危険因子（腎性貧血，骨ミネラル代謝異常，低栄養・消耗状態など）が想定されている[2]．

CKDにおける動脈壁の変化

動脈壁の変化は，肥厚度を頸動脈内膜中膜厚（IMT），硬化度を大動脈脈波伝播速度（PWV）で定量評価できる．健常群に対し，透析患者は動脈壁肥厚が顕著で，まだ透析治療をしていない保存期腎不全患者でも透析患者と変わらない程度の動脈壁肥厚が認められた．同様のことが動脈壁硬化においても認められる．また，維持血液透析患者の動脈壁肥厚度や硬化度は透析年数と関連が認められない．これらの横断的研究は，動脈壁肥厚・内腔狭窄・動脈壁硬化で評価した動脈硬化は，透析導入前までに高度に進んでしまうことを示している[3]．

動脈内腔の狭窄について，透析導入時に冠動脈造影を行った研究では，半数以上の症例で冠動脈疾患を合併していることも報告されている．1993～2010年の18年間に透析導入時の冠動脈疾患の有無を評価した報告によると，冠動脈疾患合併割合は69％から25％まで経年的に減少しており，赤血球増殖促進薬（ESA），レニン・アンジオテンシン系（RAS）阻害薬，スタチンの使用割合と逆相関が認められる．

これらの事実は，透析療法自体が動脈硬化を促進することを否定するものではないが，動脈硬化性変化は未透析CKDのステージに進展することを示し，保存期の適切な治療により動脈硬化性変化の進展を予防することができる可能性を示唆している．

CKDにおける脂質異常症と動脈硬化

動脈硬化促進性の危険因子のうち，脂質異常について取り上げる．CKDは，タンパク尿・アルブミン尿の程度，腎機能レベル（GFR），

S116

および原疾患で重症度分類されるが，これらの因子は脂質異常の病態にも関係する．すなわち，ネフローゼ症候群で代表されるタンパク尿優位なCKDでは，肝臓からの超低比重リポタンパク（VLDL）の分泌亢進による脂質異常症が認められ，異化障害の程度により，Ⅳ型，Ⅱb型，Ⅱa型の表現型を呈することが多い．一方，血液透析患者に代表されるGFR低下有意のCKDでは，末梢でのVLDL，中間比重リポタンパク（IDL）の異化障害が前面に出た脂質異常症が認められ，Ⅳ型，Ⅲ型の表現型を示す場合が多い．また，糖尿病により肝臓からのVLDL分泌や末梢での異化障害が加わるため，病態が複雑になる[3]．

VLDL，IDL，低比重リポタンパク（LDL）に含まれるコレステロールの合計（non-HDL-C）は，CKD症例の頸動脈IMTや大動脈PWVと独立した関連を持つ[3]．しかし，LDLコレステロール（LDL-C）とCVD発症リスクとの正の関連は，eGFRが高い群では認められるものの，eGFRが15 mL/分/1.73 m^{2}になると有意なものではなくなることが，カナダの大規模疫学により示された．すなわち，腎機能が低下するにつれて，脂質異常のCVDリスクへの貢献度が小さくなるものと解釈される．

CKDにおける脂質低下療法によるCVDリスク抑制効果

スタチン単独，あるいはスタチン・エゼチミブ併用による脂質低下療法により，CVDリスクが30～40％低下するが，これは冠動脈疾患や糖尿病を有する患者群で示された事実である．一方，スタチンではリスク低下が認められない集団が2つあり，それは心不全患者と透析患者である．透析患者と未透析CKD患者を含むランダム化比較試験（RCT）SHARP[4]において，スタチン・エゼチミブ併用はプラセボに比較し，全体でCVD発生リスクを17％低下させたが，透析患者と未透析CKD患者に層別解析すると，CVDリスク低下効果は未透析CKD群では有意であったが，透析患者では有意ではなかった．透析患者を対象としたスタチン単独療法のRCT（4D，AURORA）でもCVDリスク低下は認められなかった．これらの臨床試験の結果から，CKDでは早期からの脂質低下療法が望ましいことが導かれる．

末期腎不全・透析患者におけるCVD危険因子

上述のように，透析患者はCVD死亡リスクがきわめて高いが，透析患者ではスタチンを用いた脂質低下療法がCVDリスク低下に有益ではない．なぜか？

その理由の1つは，CVDの内訳にあると考えられる．すなわち，CVDには粥状動脈硬化に基盤を置くatherosclerotic CVDと，そうではないnon-atherosclerotic CVDが区別され，脂質異常症は前者における役割が大きいが，一方，透析患者を含む末期腎不全では骨ミネラル代謝異常（CKD-MBD）や体液貯留が顕著になるため，血管石灰化，弁膜石灰化，左室肥大，不整脈などを基盤としたnon-atherosclerotic CVDの割合が大きくなるものと考えられる[2]．したがって，末期腎不全ではCVD発症の危険因子が古典的危険因子から，それ以外のCKD特有なものに変化していると考えることができる．

もう1つの理由は，末期腎不全ではCVD発症リスクのみならず，CVD発症後に死に至る割合（致死率）も高いことが挙げられる．末期腎不全では，CVD発症リスクと致死リスクの両者が高まることで，CVD死亡リスクは極端に高くなっている[2]．スタチンの致死リスクの抑制効果は知られていない．

末期腎不全におけるCVD危険因子として，酸化ストレス，炎症，低栄養・消耗状態，腎性貧血，CKD-MBDなどが想定されてい

るが，介入研究により検証されたものは乏しい[2]．

CKD-MBDに関する介入試験

CKD症例を対象とし，血清P値や血清Ca値で異なる管理目標値を設定して，総死亡やCVDリスクに差が出るかということを検討したRCTはない．透析患者を対象とし，二次性副甲状腺機能亢進症に対する治療薬であるシナカルセトとプラセボを用いて，CVDリスク低下効果を検討したEVOLVEでは，有意な効果は示されなかった．二次性副甲状腺機能亢進症を呈さない血液透析患者を対象に，標準治療（比較群）と標準治療に活性型ビタミンDであるアルファカルシドールの投与を追加した群（介入群）でCVDリスクを比較したJ-DAVIDでは，CVDリスクに有意な差は認められなかった[5]．副甲状腺機能亢進症を合併した未透析CKD症例を対象に，活性型ビタミンDであるparicalcitolとプラセボを比較したPRIMOやOPERAでは，左心室重量係数に対する改善効果は認められなかった．このように，現時点でCKD-MBDへの介入でCKDにおけるCVDリスクや関連サロゲートマーカーが改善できるというエビデンスはない．

CKDステージ別の危険因子管理

CKDステージによって，CVD危険因子の寄与の大きさが変化する点に注意する（図1）．RCTによるエビデンスからは，脂質異常症への介入は早期から行うことが推奨される．進んだCKDステージではCKD-MBDに伴うCVDリスク上昇が考えられ，その適切な管理が有益であると想定されるものの，RCTによるエビデンスは不足している．いずれにせよ，CKDステージや個々の症例の病態によって，危険因子管理の重み付けを考慮すべきと思われる[2]．

進んだCKDステージで致死率が高いということは，フレイルの病態と通じるものがある．古典的危険因子対策として過剰な食事制限を指示するのではなく，サルコペニアや低栄養・消耗状態を回避するような栄養・運動指導が有益なのかもしれない．介入試験による検証が待たれる．

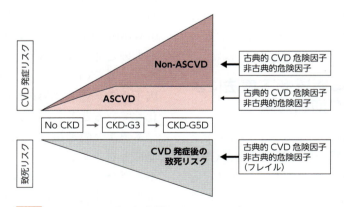

図1 CKDステージと心血管死亡リスクの内訳

CVD死亡リスクは，CVD発症リスクと発症後の致死リスクの積として理解できる．CKDステージが進んだ患者ほどCVD発症リスクも致死リスクも高い．CVDは粥状動脈硬化に基盤を置くASCVDとそれ以外のNon-ASCVDが区別でき，進んだCKDステージではNon-ASCVDの寄与が大きくなる．これらを参考にして，治療の内容や目標を個別的に設定することが重要である．

(Wanner C, Amann K, Shoji T: *Lancet* 2016; 388: 276-284 より作成)

今後の展望

　一部の腎疾患を除き，CKD自体に対する直接介入はこれまでなかった．高血圧治療薬として用いられるRAS系阻害薬の腎保護効果，最近では糖尿病治療薬としてのSGLT2阻害薬の腎保護効果に注目されている．現在，安全に腎機能を直接上昇させる薬剤の開発を目指した臨床試験が進められており，この分野の展開から目が離せない．

[COI開示] アステラス製薬（株），バイエル（株），中外製薬（株），武田薬品（株），小野薬品（株）

●文献
1）日本腎臓学会編：エビデンスに基づくCKD診療ガイドライン2018．東京医学社，東京，2018．

2）Wanner C, Amann K, Shoji T: The heart and vascular system in dialysis. *Lancet* 2016; 388: 276-284.

3）Shoji T, Abe T, Matsuo H, *et al*: Chronic kidney disease, dyslipidemia, and atherosclerosis. *J Atheroscler Thromb* 2012; 19: 299-315.

4）Baigent C, Landray MJ, Reith C, *et al*: The effects of lowering LDL cholesterol with simvastatin plus ezetimibe in patients with chronic kidney disease (Study of Heart and Renal Protection): a randomised placebo-controlled trial. *Lancet* 2011; 377: 2181-2192.

5）Shoji T, Inaba M, Fukagawa M, *et al*: Effect of oral alfacalcidol on clinical outcomes in patients without secondary hyperparathyroidism receiving maintenance hemodialysis: The J-DAVID Randomized Clinical Trial. *JAMA* 2018; 320: 2325-2334.

Ⅱ章　動脈硬化を識る

B. 危険因子・関連疾患とその予防・治療

6 | 加　齢

● 山本有厳，荒井秀典

　加齢は動脈硬化の危険因子であり，最近では加齢と老化細胞，さらに動脈硬化性疾患との関連が注目されてきている．老化細胞は不可逆的に細胞増殖が停止した細胞と定義される．加齢による動脈硬化の機序として，加齢に伴い老化細胞が各臓器の組織に蓄積し何らかの役割を担っていると考えられている．また，老化細胞の特徴の1つとして抗がん作用が知られている．しかし近年，老化細胞が様々な炎症性サイトカインを分泌するsenescenceassociated secretory phenotype（SASP）と呼ばれる現象が発見され，老化細胞により組織構造や機能が局所的に破壊され，抗がんとは逆のがん化亢進作用があると考えられるようになった．また，がんだけでなく，粥状（アテローム性）動脈硬化症を含む加齢性疾患と老化細胞との関連が話題になっている．一方で，老化細胞の選択的除去や分泌機構の停止によりがん化亢進のような有害な影響を安全に妨げる治療法に現在大きな注目を集めている．本項では，老化細胞とアテローム性動脈硬化症との関係について述べていく．

アテローム性動脈硬化症

　アテローム性動脈硬化症は，血中の脂質とタンパク質，特に低比重リポタンパク質（LDL）で満たされた「プラーク」が徐々に動脈の内壁に蓄積することで発症する．加齢により，これらのプラークが不安定になり血栓を形成し，虚血性心疾患や脳卒中，またはそのほかの重度の虚血性傷害を引き起こす．これらの根本的な原因となるプラークの発症と形成の機序は解明されておらず，薬剤によりプラークの形成を遅らせることはできる

が，プラーク自体を除去することはできない．LDLによる酸化ストレスは動脈壁からのシグナル伝達を引き起こし，血中を循環する単球を動員しマクロファージに分化させ，脂質を取り込む．時間経過と共に，マクロファージによって引き起こされる炎症およびプロテアーゼ活性がプラークを増殖し，さらに不安定プラークを形成していく．

老化細胞とアテローム性動脈硬化症

　血管平滑筋細胞および内皮細胞由来の老化細胞は，病変が進行すると共に蓄積していく．非老化細胞と比較し，老化細胞はアテローム発生促進性分泌因子であるインターロイキン（IL）-1α，単球走化性タンパク質1（MCP1；CCL2としても知られる），マトリックスメタロプロテアーゼ（MMP）12，およびMMP13を過剰発現する．これらのアテローム発生促進性分泌因子を発現する各老化細胞を標的とした選択的老化細胞除去薬（senolysis）の使用により，LDL受容体欠損であるアテローム性動脈硬化症のマウスモデルに対する老化細胞の選択的除去が，プラーク病変増殖を阻止することが実証されている．また，senolysisがプラーク病変を覆う繊維性被膜を増大させ，その構造的なリモデリングによってプラーク病変を安定化させ，アテローム性動脈硬化症のリスクを減少させる可能性が示されている．

senolysis（選択的老化細胞除去薬）

　将来的に老化細胞が治療標的となりうる理

S120

由がいくつかある．第一に，異なる組織，疾患および細胞型から生じた老化細胞が類似の生化学を共有しており，これらが老化細胞を原因とする複数疾患の治療へ応用できる可能性がある．第二に，老化細胞を標的とする医薬品開発プログラムは，ほかのプログラムとの相乗作用が見込める．たとえば，senolysisはマウスのがんの進行を遅らせることが示されており，一方でDNAを損傷する抗がん薬治療もまた老化を起こすため，senolysisは化学療法の重要な要素となる．第三に，老化細胞は標的外効果の影響が少ないと考えられており，創傷治癒の促進，組織再生，繊維化の制限，SASPを介した腫瘍細胞除去の促進といった複数の有益な効果がある．特に注目すべきこととしては，老化細胞の選択的除去がマウスに明らかな負の影響を及ぼさず，これらの効果が一過性で修飾可能であることである．唯一の例外は，加齢により膵臓β細胞によるインスリン分泌を促進する老化細胞の潜在的な役割である．驚くべきことに，老齢マウス由来の老化膵臓β細胞はグルコース刺激インスリン分泌を促進しており，老化膵臓β細胞が恒常性のメカニズムを担っている可能性を示唆している．老化膵臓β細胞が他の分泌細胞型に当てはまるかどうか，または生理学的に重要であるかどうかは現在不明であるが，今後注目されるだろう．第四に，老化細胞の除去がマウスの健康寿命を延伸することが証明されており，seotherapy（老化細胞を標的とした治療）が老化を遅らせ，多くの加齢性疾患の治療になりうる可能性が示唆されている．

既存のsenolytics

これまでにマウスを用いた前臨床研究において有効性が示された選択的老化細胞除去薬がいくつかある．これらはBCL-2ファミリータンパク（BCL-2，BCL-XL，およびBCL-W）を介したシグナル伝達など，老化細胞の抗ア

ポトーシス作用（**図1**）を標的としている．抗アポトーシスBCL-2ファミリータンパクは，プロアポトーシスBCL-2タンパクに結合し機能を打ち消す．プロアポトーシスBCL-2タンパクは，BAXタンパクおよびBAKタンパクを活性化してミトコンドリア外膜透過性亢進（MOMP）を誘発する．その結果，アポトーシス誘導因子であるシトクロムcを放出し，プログラム細胞死を引き起こす．選択的老化細胞除去分子であるnavitoclax（ナビトクラックス）とABT-737はBCL-2，BCL-XL，BCL-Wなどの抑制結合溝に結合することで，抗アポトーシス作用を打ち消し，老化細胞のアポトーシスを誘導する．また，ナビトクラックスはアテローム性動脈硬化症の初期病変において泡沫老化細胞マクロファージを除去することで，老化細胞に依存したアテローム性動脈硬化症の進行を阻止することが示されている．

クローン性造血（CHIP）とアテローム性動脈硬化性心血管疾患のリスク

未確定の潜在能を持つクローン性造血（clonal hematopoiesis of indeterminate potential：CHIP）は，ほかに血液学的異常がない人に体細胞クローンの増殖を認めることと定義される．CHIPは高齢者において頻度が高く，造血器腫瘍リスクが高いことに関連している．症例対照研究4件の冠動脈疾患患者4,726例と対照3,529例のサンプルを用いて，末梢血細胞におけるCHIPを検出するため全エクソソーム解析を行い，CHIPの存在と冠動脈疾患との関連を検討した．2つの前向きコホートのコホート内症例対照分析では，CHIP保有者は，冠動脈疾患リスクが非保有者の1.9倍［95％信頼区間（CI）1.4～2.7］高かった．早期発症心筋梗塞を評価するための2つの後ろ向きコホートの症例対照分析では，CHIP保有者は，心筋梗塞リスクが非保

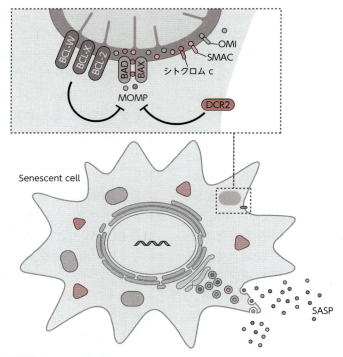

図1 老化細胞の抗アポトーシス作用

(Childs BG, et al: *Nat Rev Drug Discov* 2017; 16: 718-735)

有者の4.0倍（95％ CI 2.4〜6.7）高かった（図2）．DNMT3A，TET2，ASXL1，JAK2の変異は，それぞれ個別に冠動脈疾患に関連していた．これらの変異を有するCHIP保有者は，冠動脈のアテローム性硬化負荷の指標である冠動脈石灰化も高度であった．ホモ接合またはヘテロ接合のTet2ノックアウトマウスの骨髄を移植された高コレステロール血症発症マウスは，対照骨髄を移植されたマウスよりも，大動脈基部と大動脈のアテローム性硬化病変が大きかった．Tet2ノックアウトマウスのマクロファージの解析により，アテローム性動脈硬化に寄与する数種のケモカイン，サイトカインの遺伝子発現が亢進していることが示された．以上より末梢血細胞におけるCHIPの存在は，ヒトでは冠動脈疾患リスクが2倍近く高いことに関連し，マウスではアテローム性動脈硬化促進に関連していたことが示された．

実臨床への応用

今回，加齢と老化細胞，CHIP，アテローム性動脈硬化との関係について述べてきた．前臨床研究だが，生体内から老化細胞を選択的に除去することで，老化細胞の蓄積に伴う臓器機能の低下や老化関連疾患の発症，さらに個体老化そのものが抑制されることが最近明らかとなっている．そして，（老化細胞を選択的に除去することが可能である）遺伝子改変モデルマウスに動脈硬化を誘導することにより動脈硬化巣が有意に抑制されることが示されている．

アテローム性動脈硬化症などの加齢性疾患に対する老化細胞を標的とした抗老化治療は臓器横断的に適応可能な共通の治療法となる可能性を秘めている．実臨床への応用については人体への安全性の面から困難をきわめると思われるが，老化の分子メカニズムの解明と共に今後の研究から臨床への応用に期待を

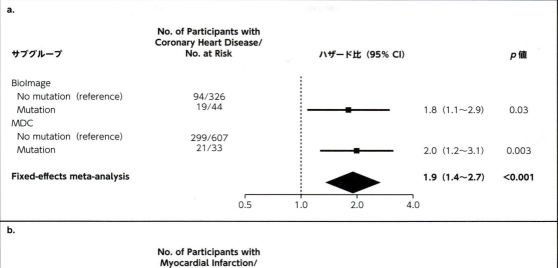
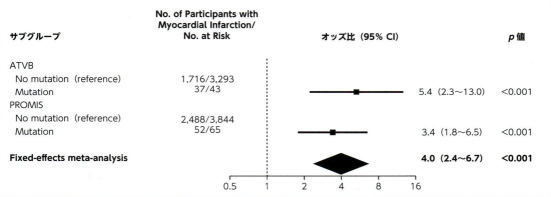

図2 CHIP保有者と冠動脈疾患リスク（a）およびCHIP保有者と早期発症心筋梗塞リスク（b）

(Jaiswal S, et al: N Engl J Med 2017; 377: 111-121)

したい．

［COI開示］本論文に関して筆者らに開示すべきCOI状態はない

●文献

1) Childs BG, Gluscevic M, Baker DJ, et al: Senescent cells: an emerging target for diseases of ageing. Nat Rev Drug Discov 2017; 16: 718-735.
2) Jaiswal S, Natarajan P, Silver AJ, et al: Clonal hematopoiesis and risk of atherosclerotic cardiovascular disease. N Engl J Med 2017; 377: 111-121.

Ⅱ章　動脈硬化を識る

B. 危険因子・関連疾患とその予防・治療

7 性　差

● 小川純人

心血管疾患と性差

　これまでの知見から，動脈硬化性疾患の発症・進展には年齢，性別，生活習慣，食事，人種をはじめとする種々の要因や背景が関与することが明らかになってきている．また，近年の生活習慣病，メタボリックシンドローム，肥満などの増加に伴い，動脈硬化性疾患も増加傾向にある．さらに高血圧，糖尿病，喫煙などの冠動脈疾患リスクのうち，女性の場合には糖尿病や喫煙が男性と比べて高リスクであることが判明してきている．

　動脈硬化性疾患の性差については，女性の閉経を含めた加齢に伴う性ホルモンレベルの変化や男性における性腺機能低下［加齢性腺機能低下症（late-onset hypogonadism：LOH）またはpartial androgen deficiency in aging male（PADAM）］なども重要と考えられている．実際，平成25（2013）年国民健康・栄養調査報告では，高LDLコレステロール血症は女性27.3％，男性23.8％と女性において高い頻度であった[1]．動脈硬化性疾患に関する米国での研究結果からは，危険因子である高血圧，脂質異常症，肥満や，結果としての心血管疾患（cardiovascular disease：CVD）の発症頻度が，若年者では男性に多い一方で，女性では閉経後に急増し，75歳以降ではほとんど性差が認められなくなりほぼ同程度の発症率となる．また，女性の心筋梗塞の発症率は男性に比べて低い一方で閉経後に増加することが知られており，とりわけ冠動脈イベント発症後の死亡率は男性に比べて女性のほうが高い．また，閉経後には総コレステロールやLDLコレステロール

が急上昇し，男性よりも高くなる場合が少なくない[1]（図1）．HDLコレステロールは経年変化が認められにくい一方で，男性に比べて女性で高値を呈する場合が多い．さらにトリグリセリドについては，女性において加齢と共に上昇を認め性差が縮小，消失するようになってくることが多い．このように動脈硬化性疾患やCVDの発症頻度に若年期では男性＞女性という明らかな性差が認められる一方で，女性では閉経後に発症頻度が増加してくることからも，エストロゲンが抗動脈硬化作用を有し，エストロゲン低下により脂質代謝異常，内皮細胞障害などが生じ動脈硬化が促進されることが考えられる．また，高齢者では疾患に随伴する症状にも性差を認める場合があり，急性心筋梗塞発症時に典型的な胸痛を認めない率は女性のほうが高いとする報告もあり，認知症についても脳血管性認知症は男性に多い一方で，アルツハイマー病は女性のほうが多い可能性が示されてきている．また，女性における脳梗塞発症率は男性に比べて低い一方で，日本人の脳梗塞発症率が心筋梗塞発症率よりも高い点などを踏まえ，CVDのうち脳梗塞に対する予防管理も重要と考えられる．男性の場合，加齢に伴う性ホルモン（テストステロン）レベルの低下は男性更年期障害と関連することが知られており，動脈硬化性疾患との関連についてもテストステロン低値がCVD，心臓関連死のリスクである可能性や，冠動脈内膜中膜肥厚，血管内皮機能障害と関連性を認めるなど種々の報告がある．その一方で，動脈硬化性疾患に対するテストステロン補充療法の効果に関しては，むしろ発症リスクの増大につながると

S124

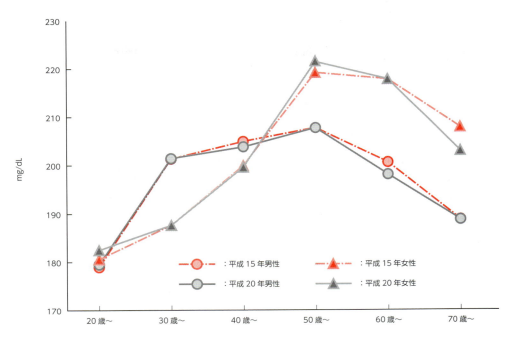

図1 日本人における総コレステロール平均値とその年次推移
(厚生労働省平成25年国民健康・栄養調査報告より作成)

する報告[2]もあるなど今後のさらなる知見が待たれる．

性差を考慮した動脈硬化性疾患に対する予防・治療

先述のとおり，動脈硬化性疾患や高齢者疾患の一部について性差が存在することが明らかとなってきており，その予防・治療対策として，ホルモン動態の性差はもとより，身体機能，生理機能，予備能，薬物動態などにおける性差も考慮することや，性差医療の実践が大切である．概して閉経前女性のLDLコレステロールは男性より低い一方で閉経後は男性よりも高値を呈するほど増加する場合が少なくなく，心筋梗塞や脳梗塞発症率なども閉経前に男性よりも著明に低かったのが閉経後には増加し男女差がなくなってくる．閉経前女性に対しては，冠動脈疾患に対する脂質異常症のリスクがエビデンスとして示されていないこともあり，食事療法や運動療法とともに生活習慣の改善を行うようにする．その際，甲状腺機能低下症などの続発性脂質異常症の鑑別を行い，各危険因子の管理状況に応じて薬物療法を検討するようにする．高血圧や糖尿病を有する場合には個別の病態に応じて治療強化を図るとともに，冠動脈疾患リスクに対する喫煙の影響は男性に比べて女性で大きいことを考慮し，全年齢層の女性に対して積極的に禁煙指導を実施する．

脂質異常症の管理目標の設定に際しては，冠動脈疾患の発症という絶対リスク評価が前提となり，LDLコレステロール管理目標設定のためのフローチャートにおいても，性別によって異なるリスク分類がなされている[3]（「Ⅲ-D．一般的な血液検査」を参照）．性別，年齢などの個別の患者背景は大きく異なるため，動脈硬化性疾患の発症リスクが高い場合には積極的治療を行うなど，個別の絶対リスクについて十分評価したうえで，それに応じた脂質管理の目標値を設定することが大切である．また，前述のとおり女性の場合，動脈硬化性疾患やCVDの発生率は閉経後に上昇

することが知られており，閉経後の脂質異常症に対しても生活習慣の改善と共に，リスクに応じた薬物療法が考慮される．その際，スタチンによるLDLコレステロール低下療法では，女性において男性と比べてよりプラーク退縮効果が期待できるとする報告もある．また，中にはエストロゲンを中心としたホルモン補充療法（hormone replacement therapy：HRT）が行われる場合もあり，HRTによる脂質や血管機能への改善効果も示されていることなどから，HRTの禁忌でなく更年期症状を有する女性については考慮されうる．このように，動脈硬化性疾患と性差との間には様々な関連性が認められる一方で，性差を考慮した治療や薬効に関するエビデンスは未だ十分とは言えない状況である．今後ますます脂質異常症と性差に関するエビデンスが蓄積すると共に，性差医療の推進など性差を考慮した診断，治療指針の整備が進むものと期待される．

[COI開示] 第一三共（株），武田薬品工業（株），中外製薬（株），ツムラ（株）

● 文献

1) 厚生労働省平成25年国民健康・栄養調査報告 https://www.mhlw.go.jp/bunya/kenkou/eiyou/ h25-houkoku.html（2019年5月22日閲覧）
2) Vigen R, O'Donnell CI, Barón AE, *et al*: Association of testosterone therapy with mortality, myocardial infarction, and stroke in men with low testosterone levels. *JAMA* 2013; 310: 1829-1836.
3) 日本動脈硬化学会編：動脈硬化性疾患予防ガイドライン2017年版．日本動脈硬化学会，東京，2017.

8 遺伝・家族歴

● 前澤善朗

動脈硬化と家族歴

冠動脈疾患の家族歴が，その発症の危険因子となることは1970年代から知られてきた．米国の代表的な観察研究であるフラミンガム研究のコホートでは，早発性冠動脈疾患（男性55歳未満，女性65歳未満）を有する両親がいる場合，冠動脈疾患の年齢調整オッズ比は男性2.6倍，女性2.3倍であり，多変量解析後にほかの因子を調整したオッズ比でも男性2倍，女性で1.7倍であった[1]．ほかの研究においても，一度近親者（親，子，兄弟，姉妹）の家族歴が強い危険因子であることが分かっている．また，日本におけるCREDO-Kyoto研究において，55歳未満と55歳以上の冠動脈疾患患者を比較すると，若年群において家族歴が高頻度であったことから，遺伝素因は早発性の冠動脈疾患においてより関与が深いと考えられている．

さらに，従来の危険因子である高LDL-C血症，高TG血症，糖尿病，喫煙，低HDL-C血症なども，遺伝因子の影響あるいは家庭内環境の影響を受ける．したがって，冠動脈疾患の家族歴には既知の危険因子にかかわる遺伝的要因，環境要因が多く含まれていると考えられるが，一方，既知の危険因子を多変量解析にて調整しても，家族歴は危険因子として残るため，未だ知られていない遺伝因子の存在が想定される．

遺伝子異常による動脈硬化性疾患

1. 家族性高コレステロール血症（familial hypercholesterolemia：FH）

著しい高LDL-C血症を呈し，皮膚ならびに腱黄色腫，および早発性冠動脈硬化症を呈する常染色体優性遺伝性疾患である．日本においては，FHヘテロ接合体患者は500人に1人，ホモ接合体患者は100万人に1人以上と想定されている．わが国のFH総数は25万人以上と推定されているが，その診断率は1％未満であると推定されており，多くの患者が未診断のまま不十分な治療を受けている可能性がある．主としてLDL受容体の遺伝子変異によって起こるが，アポリポタンパクB100（アポB100），proprotein convertase subtilisin/kexin type 9（PCSK9）の変異なども原因となる．

LDL受容体

FHの77％がLDL受容体の遺伝子変異によると言われ，これまでに世界で1,000種類以上の変異が報告されている．LDL受容体変異によるFHはアポBやPCSK9の変異によるFHと比べて症候が強いことが多い．

アポB100

日本人における報告は未だない．

PCSK9

PCSK9のgain-of-function変異の存在下ではLDLとLDL受容体の結合力が強くなり，LDL受容体の分解が促進され，LDL受容体の肝における発現が低下するためFHを呈する．日本人FHの5％程度がPCSK9の変異によると報告されており，また，LDL受容体変異との複合ヘテロ変異も報告されている．

2. 常染色体劣性高コレステロール血症（autosomal recessive hypercholesterolemia：ARH）

FH様の症候を呈するが常染色体劣性遺伝

の形式をとる例はARHと呼ばれ，2001年に LDL受容体アダプタータンパク質1（LDL-RAP1）の突然変異によって起こることが判明した．ARHでは，LDLとLRL受容体の複合体がinternalizeできないため高コレステロール血症を呈する．ARHの患者はスタチンへの反応性は良好であると言われている．

3. 家族性Ⅲ型高脂血症

アポE遺伝子はE3/3型が野生型であるが，家族性Ⅲ型高脂血症はおもにアポE2/2，まれにアポE4や異常アポE3を基盤として高レムナント血症を呈し，早期に冠動脈疾患を呈する疾患である．E2/2型ではLDL受容体への結合能が低下することからレムナントリポタンパクの蓄積を来すと考えられている．Broad β 病と呼ばれ，リポタンパク電気泳動で β 位にVLDLとLDLが癒合した幅広いバンドが観察される．わが国でのE2/2型は人口の0.2％程度と言われるが，家族性Ⅲ型高脂血症は0.01～0.02％と報告されていることから，アポE2/E2のみでは症状を呈することは少なく，メタボリックシンドロームや肥満が合併することで脂質異常症が顕在化すると考えられる．冠動脈疾患発症リスクは健常人の5～8倍と報告されている．

4. 早老症を背景とした動脈硬化症

ウェルナー（Werner）症候群（WS）

WSは代表的な早老症の1つで，第8染色体短腕上に存在するRecQ型のDNAヘリカーゼ（WRN）の変異が原因で起こる常染色体劣性遺伝性疾患である．わが国におけるWSの患者数は約2,000名と推定され，世界の症例報告のうち約6割が日本人である．以前は，近親婚の多い地域で報告されていたが，近年は近親婚によらない報告例が約40％と増加傾向にある．臨床症状として，20歳代以降より白髪・脱毛などの毛髪の変化や，両側の白内障，かん高くかすれた声などの症状が起こる．腕や脚の筋肉ならびに皮膚が萎縮し，しばしば難治性皮膚潰瘍，脂肪肝，悪性

腫瘍を認める．高頻度に内臓脂肪の蓄積，インスリン抵抗性を背景として糖尿病や脂質異常症を来し，心筋梗塞や狭心症に至る．平成22（2010）年に実施されたWSの全国疫学調査においては，脳出血が1.1％，脳梗塞が2.7％，虚血性心疾患が10.3％，閉塞性動脈硬化症が17.3％の患者に認められた．さらに，危険因子については，境界型を含む糖尿病（有病率62.2％），脂質異常症（同51.6％），高血圧（同25.9％）を高率に合併していた[2]．一方，平成29（2017）年に行われた患者登録調査においては，上記いずれの疾患も減少傾向にあり，スタチンを含む代謝疾患の管理により，WSの予後が改善していることが示唆されている．

Hutchinson Gilford Progeria syndrome (HGPS)

400～800万人に1人というまれな病気である．生後6～12か月頃から発育遅延が出現し，次第に禿頭や脱毛，小顎，皮下脂肪の減少などを来し，老人様の顔貌を呈する．核膜ラミナのタンパクであるラミンの変異により生じ，多くの患者は*LMNA*遺伝子エクソン11の点突然変異（G608G，GGC＞GGT）を有する．この変異によりスプライシングの異常が起こり，N末の50アミノ酸が欠損した変異lamin Aタンパクであるprogerinが生成され，dominant negativeとして作用する．結果として，核形態が変化し，遺伝子発現制御が障害され，DNA修復機構が破綻し，細胞の早期老化へとつながると考えられている．本疾患の患者はきわめて強い動脈硬化を呈し，若年期から脳卒中による麻痺などの症状が現れる．死因もおもに心血管系疾患であり，心筋梗塞および心不全の頻度が高く死因の8割を占める．そのほかに頭蓋内出血や痙攣，感染症，心血管手術による合併症などが死因として報告されている．

ゲノムワイド関連解析（genome wide association study: GWAS）によって同定された冠疾患関連遺伝子

上記の疾患はいずれも1遺伝子の変異によって疾患の発症が決定されるが，このような遺伝子のほかに，疾患への寄与度が低い，しかし高頻度の遺伝子変異が冠動脈疾患の発症に寄与することが判明している．GWASはヒトゲノム全体に分布する一塩基多型（single nucleotide polymorphism：SNP）の一部を決定し，病気との関連を同定する方法であり，2007年に3つのグループからGWASによって同定された冠動脈疾患リスクアリールの報告がなされている．その後，多くの遺伝子が同定され，Nelsonらは，304のアリルで冠動脈疾患の遺伝素因の21.2%を説明できると報告している[3]（表1）．前述のLDL受容体や，PCSK9，アポEなど多くの脂質代謝関連遺伝子もこの中に含まれており，冠動脈疾患と脂質異常症の関連を明確に示している．また，NOS3（eNOS），VEGFA，FLT1，TGFB1，SMAD3，PDGFD，CXCL12，EDN1などの血管作動性因子，RHOAなどのシグナル伝達分子，FN1，TNS1，COL4A1，A2などの細胞外マトリックス因子が捕捉されており，血管壁の恒常性維持に関与する遺伝子のSNPが，心血管イベントリスクと関連していることが分かる．

冠動脈疾患の最大の起因物質はLDL-Cであるが，一方で家族歴は冠疾患リスクを2倍以上に上昇させるなど，遺伝素因が強く関わっている．さらに近年のGWASを用いた解析により，遺伝素因の構成要素の詳細が明らかになりつつある．このような検討により，動脈硬化の機序についてのより詳細な理解がもたらされ，新たな治療標的が発見されることが期待される．

表1 GWASで同定された心血管イベントリスクローカス

染色体	SNP	遺伝子名	オッズ比	p値
1	rs11591147	PCSK9	1.25	$2.8 \times 10-10$
1	rs56170783	PPAP2B	1.11	$2.1 \times 10-12$
1	rs7528419	SORT1	1.11	$3.8 \times 10-27$
1	rs11810571	TDRKH	1.06	$4.24 \times 10-8$
1	rs6689306	IL6R	1.05	$1.5 \times 10-9$
1	rs67180937	MIA3	1.07	$8.5 \times 10-14$
2	rs16986953	AK097927	1.11	$4.8 \times 10-10$
2	rs585967	APOB	1.07	$2.8 \times 10-8$
2	rs4299376	ABCG5–ABCG8	1.06	$5.7 \times 10-10$
2	rs7568458	VAMP5–VAMP8–GGCX	1.06	$2.4 \times 10-13$
2	rs17678683	WDR12	1.13	$1.2 \times 10-7$
2	rs114123510	ZEB2–AC074093.1	1.08	$2.9 \times 10-19$
2	rs1250229	FN1	1.07	$2.77 \times 10-13$
2	rs13003675	KCNJ13–GIGYF2	1.04	$1.7 \times 10-6$
3	rs7623687	RHOA	1.08	$3.44 \times 10-10$
3	rs142695226	UMPS–ITGB5	1.07	$1.53 \times 10-9$
3	rs139016349	MRAS	1.08	$9.2 \times 10-12$
3	rs12493885	ARHGEF26	1.07	$3.16 \times 10-8$
4	rs72627509	REST–NOA1	1.06	$8.1 \times 10-8$
4	rs10857147	PRDM8	1.05	$5.66 \times 10-9$
4	rs7678555	MAD2L1	1.05	$1.32 \times 10-8$
4	rs6841581	EDNRA	1.07	$4.6 \times 10-10$
4	rs2306556	GUCY1A3	1.07	$1.2 \times 10-9$
5	rs77335401	SLC22A4–SLC22A5	1.05	$7.6 \times 10-5$
6	rs742115	ADTRP–C6orf105	1.04	$2.9 \times 10-5$
6	rs9349379	PHACTR1	1.11	$1.0 \times 10-35$
6	rs6909752	HDGFL1	1.05	$2.19 \times 10-9$
6	rs3130683	C2	1.08	$2.8 \times 10-8$
6	rs4472337	ANKS1A	1.06	$2.4 \times 10-6$
6	rs56015508	KCNK5	1.06	$1.1 \times 10-7$
6	rs12202017	TCF21	1.07	$6.0 \times 10-14$
6	rs10455872	SLC22A3–LPAL2–LPA–PLG	1.31	$1.7 \times 10-49$
7	rs2107595	HDAC9	1.08	$3.4 \times 10-13$
7	rs112370447	7q22	1.05	$9.6 \times 10-7$
7	rs11556924	ZC3HC1	1.07	$6.3 \times 10-13$
7	rs3918226	NOS3	1.13	$1.6 \times 10-12$
8	rs2083636	LPL	1.05	$6.4 \times 10-8$
8	rs2954029	TRIB1	1.06	$5.2 \times 10-13$
9	rs2891168	CDKN2BAS	1.19	$1.3 \times 10-101$
9	rs111245230	SVEP1	1.12	$8.3 \times 10-7$
9	rs507666	ABO	1.06	$1.3 \times 10-12$

（次頁に続く）

II章　動脈硬化を識る

（表1続き）

10	rs1887318	KIAA1462	1.06	4.1×10^{-12}
10	rs1870634	CXCL12	1.06	5.5×10^{-13}
10	rs2246942	LIPA	1.08	3.5×10^{-16}
10	rs11191416	CYP17A1–CNNM2–NT5C2	1.08	5.6×10^{-9}
11	rs10840293	SWAP70	1.05	6.9×10^{-9}
11	rs201267813	11p15_MRVI1–CTR9	1.05	1.2×10^{-3}
11	rs3993105	ARNTL	1.05	4.77×10^{-8}
11	rs2839812	PDGFD	1.06	2.0×10^{-11}
11	rs964184	ZNF259–APOA5–APOA1	1.05	4.7×10^{-6}
12	rs2229357	LRP1	1.05	3.4×10^{-6}
12	rs2681472	ATP2B1	1.07	7.6×10^{-11}
12	rs10774625	SH2B3	1.07	9.2×10^{-14}
12	rs11830157	KSR2	1.03	1.7×10^{-3}
12	rs2244608	HNF1A	1.05	7.74×10^{-10}
12	rs11057830	SCARB1	1.07	4.2×10^{-9}
13	rs1924981	FLT1	1.05	1.9×10^{-7}
13	rs11617955	COL4A1–COL4A2	1.09	4.1×10^{-10}
14	rs10139550	HHIPL1	1.05	1.8×10^{-9}
15	rs72743461	SMAD3	1.07	4.8×10^{-12}
15	rs7164479	ADAMTS7	1.07	6.4×10^{-18}
15	rs2083460	MFGE8–ABHD2	1.07	1.4×10^{-7}
15	rs2071382	FURIN–FES	1.06	7.1×10^{-13}
16	rs247616	CETP	1.04	1.0×10^{-6}
16	rs7500448	CDH13	1.06	4.76×10^{-10}
17	rs113348108	SMG6	1.05	5.8×10^{-8}
17	rs9897596	RAI1–PEMT–RASD1	1.04	3.1×10^{-6}
17	rs4643373	UBE2Z	1.05	1.2×10^{-6}
17	rs8068952	BCAS3	1.07	1.4×10^{-9}
18	rs35614134	PMAIP1–MC4R	1.04	1.7×10^{-5}
19	rs116843064	ANGPTL4	1.17	2.9×10^{-7}
19	rs6511720	LDLR	1.14	7.9×10^{-22}
19	rs10417115	ZNF507–LOC400684	1.07	2.3×10^{-5}
19	rs8108632	TGFB1	1.05	4.04×10^{-8}
19	rs7412	ApoE–ApoC1	1.15	2.2×10^{-19}
19	rs1964272	SNRPD2	1.05	2.46×10^{-8}
21	rs28451064	Gene desert–KCNE2	1.14	2.6×10^{-23}
22	rs180803	POM121L9P–ADORA2A	1.18	7.1×10^{-10}

（Nelson CP, *et al*: *Nat Genet* 2017; 49: 1385-1391 より改変）

［COI開示］本論文に関して筆者に開示すべきCOI状態はない

●文献

1) Lloyd-Jones DM, Nam BH, D'Agostino RB Sr, *et al*: Parental cardiovascular disease as a risk factor for cardiovascular disease in middle-aged adults: a prospective study of parents and offspring. *JAMA* 2004; 291: 2204-2211.

2) Takemoto M, Mori S, Kuzuya M, *et al*: Diagnostic criteria for Werner syndrome based on Japanese nationwide epidemiological survey. *Geriatr Gerontol Int* 2013; 13: 475-481.

3) Nelson CP, Goel A, Butterworth AS, *et al*: Association analyses based on false discovery rate implicate new loci for coronary artery disease. *Nat Genet* 2017; 49: 1385-1391.

B. 危険因子・関連疾患とその予防・治療

9 高尿酸血症

● 藤森　新

高尿酸血症は急性関節炎を主徴とする痛風の基礎疾患であるが，古くから痛風患者には虚血性心疾患や脳梗塞などの動脈硬化性疾患の合併が多いことが知られていた．高尿酸血症・痛風は高血圧や，慢性腎臓病（CKD），メタボリックシンドローム，糖尿病などといった動脈硬化の危険因子として認識されている病態を合併していることが多いため，高尿酸血症・痛風患者における動脈硬化性疾患の発症はこれら合併症の関与が大きいと考えられていたが，最近では疫学研究，基礎的研究を通じて高尿酸血症自体が動脈硬化性疾患のみならず，これら合併症の発症に関しても重要な役割を担っているとする報告が多くなっている[1]．

高尿酸血症と動脈硬化関連疾患との疫学

冠動脈疾患の発症ないしは冠動脈疾患死と尿酸の関係を検討した26論文（総数402,997人）のメタアナリシスによると，血清尿酸値が高いと冠動脈疾患の発症リスクは1.09倍高まり，冠動脈疾患死のリスクは1.16倍高まる．脳卒中の発症ないしは脳卒中死と尿酸の関係を検討した16論文（総数238,449人）のメタアナリシスでも血清尿酸値が高いと脳卒中の発症リスクは1.47倍高まり，脳卒中死のリスクは1.26倍高まることが示されている．既知の動脈硬化性疾患の危険因子である高血圧やCKD，メタボリックシンドローム，糖尿病などの発症と尿酸の関係についても多くの報告がある．高血圧の発症と尿酸の関係を検討した18論文（総数55,607人）のメタアナリシスでは，血清尿酸値が高いと高

血圧の発症リスクは1.41倍上昇することが示されており，尿酸とCKDとの発症を検討した15論文（総数99,205人）のメタアナリシスでは，血清尿酸値1.0 mg/dLの増加はCKDの発症リスクを1.22倍上昇させる．また，血清尿酸値1.0 mg/dLの増加はメタボリックシンドロームと2型糖尿病の発症リスクをそれぞれ1.3倍，1.06倍高める．このように観察研究では高尿酸血症が動脈硬化性疾患さらにはその病因となる疾患に対しても独立した危険因子であるとする報告が多いが，尿酸降下療法を導入してこれらの病態に対して高尿酸血症が原因となりうるかを検討した介入研究は規模の小さなものが数件あるに限られ，その見解も一定ではなく，高尿酸血症が動脈硬化関連疾患の病因となりうるかは，検討中の研究も含めて今後の課題と言わざるをえない．

高尿酸血症と血管内皮機能

動脈硬化は血管内皮細胞の機能障害を第一段階として発症し，さらに進行すれば冠動脈疾患や脳卒中などの心血管障害を引き起こすと考えられている．高尿酸血症患者では血管内皮機能の指標である血流依存性血管拡張反応（FMD）が有意に低下しており，尿酸降下薬投与でFMDの低下は改善されることから[2]（図1），高尿酸血症は血管内皮機能障害を引き起こして，動脈硬化の発症に関与している可能性が示唆される．

高尿酸血症による動脈硬化の促進機序

高尿酸血症が血管内皮機能障害を引き起こすメカニズムとして，活性酸素増加による酸

Ⅱ章　動脈硬化を識る

試験 / サブグループ	XO 阻害薬群			コントロール群			割合	平均差 IV,Rabdom,95%CI	年	平均差 IV,Rabdom,95%CI
	平均	SD	合計	平均	SD	合計				
Doehner 2002	10.43	4.30	14	6.57	4.67	14	17.4%	3.86 [0.53,7.19]	2002	
Guthikonda 2004	9.2	6.24	12	4.3	3.46	12	14.9%	4.90 [0.86,8.94]	2004	
El Solh 2006	10.4	3.2	12	7.4	2.8	12	20.9%	3.00 [0.59,5.41]	2006	
Eskurza 2006	2.62	1.59	9	3.41	1.27	9	24.7%	−0.79 [−2.12,0.54]	2006	
Yiginer 2008	11.8	3.17	28	8.8	4.22	22	22.0%	3.00 [0.88,5.12]	2008	
合計 95%CI			75			69	100.0%	2.50 [0.15,4.84]		

不均一性：τ^2=5.32；χ^2=19.21, df=4 (p=0.0007)；I^2=79%
統合効果検定：Z=2.09(P=0.04)

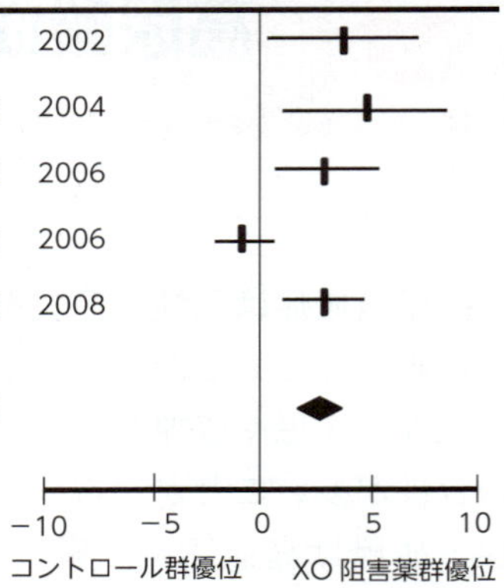

（コントロール群優位　XO 阻害薬群優位）

図1　キサンチン酸化酵素阻害薬投与による血管内皮機能（FMD）の改善

（Higgins P, *et al*: *Cardiovasc Ther* 2012; 30: 217-226 より改変）

化ストレスが重要な役割を果たしていると考えられている．尿酸はアスコルビン酸に勝るとも劣らない抗酸化作用があることが知られており，細胞外においては尿酸自体が血管内皮細胞機能に悪影響を及ぼさないと推察されるが，尿酸がプリン体の最終代謝産物としてキサンチン酸化酵素によって産生する際に，同時に発生する活性酸素が血管内皮細胞の機能障害に関与すると考えられる．キサンチン酸化酵素は血管内皮細胞上にグリコサミグリカンによって結合して存在していることが知られており，このキサンチン酸化酵素から発生した活性酸素によって血管内皮細胞における一酸化窒素（NO）の不活性化や炎症反応が惹起されて内皮機能障害を引き起こす可能性が推定されている（図2）．さらに，キサンチン酸化酵素反応によって増加した尿酸は血管内皮細胞に発現している尿酸トランスポーターの1つであるURATV1によって内皮細胞内に取り込まれ，分裂促進因子（MAPキナーゼ）や核内転写因子を活性化し，シクロオキシゲナーゼ（COX2）や単球走化性タンパク質（MCP1）を誘導して炎症を惹起させる（図2）．また，内皮細胞内に取り込まれた尿酸は内皮細胞NO合成酵素のリン酸化

を阻害してNO産生の低下をもたらす．これら炎症やNOの生物学的活性の低下は内皮細胞の老化やアポトーシスを亢進させて血管内皮機能障害をもたらし，動脈硬化が促進すると考えられる（図2）．

高尿酸血症の治療

多くの観察研究によって尿酸と種々の臓器障害との相関性が示され，動脈硬化の第一段階としての血管内皮機能障害に及ぼす尿酸の役割についても基礎的研究によって解明が進んでいるが，尿酸と臓器障害との因果関係が証明されているものは，介入研究はないものの臨床実績から痛風関節炎に限られている．最近では，腎障害と尿路結石も尿酸降下療法によってイベント抑制がもたらされることが示されており，2018年年末に発行された『高尿酸血症・痛風の治療ガイドライン（第3版）』においては，痛風関節炎を発症していない無症候性高尿酸血症の薬物療法の適応については，第2版と同様に尿路結石を含む腎障害や心血管障害のリスクと考えられる高血圧，虚血性心疾患，糖尿病，メタボリックシンドロームなどの合併症を有する場合は血清尿酸値8.0 mg/dL 以上で考慮し，合併症を有しな

S132

い場合は血清尿酸値9.0 mg/dL以上で考慮するとする，限定的な適応基準となっている[3]（図3）．

無症候性高尿酸血症の対応では，肥満を解消するための過剰な摂取エネルギー制限，プリン体や果糖の過剰摂取制限，アルコール制限，十分な飲水の奨励などの生活指導を優先して，薬物治療適応については，現時点で得られているエビデンスや薬剤の副作用について情報を患者に示し納得のうえで尿酸降下薬を投与することが望ましい．

[COI開示] 本論文に関して筆者に開示すべきCOI状態はない

●文献
1) 藤森　新：無症候性高尿酸血症. 日臨 2017；75：1888-1892.
2) Higgins P, Dawson J, Lees KR, et al: Xanthine oxidase inhibition for the treatment of cardiovascular disease: a systematic review and meta-analysis. Cardiovasc Ther 2012; 30: 217-226.
3) 日本痛風・核酸代謝学会，ガイドライン改訂委員会編：高尿酸血症・痛風の治療ガイドライン．第3版，診断と治療社，東京，2018．

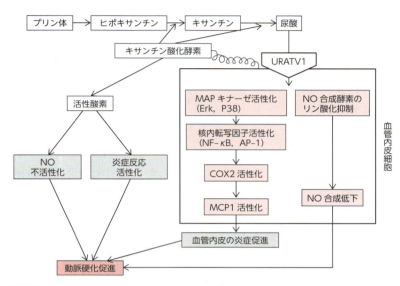

図2 高尿酸血症による動脈硬化の促進機序

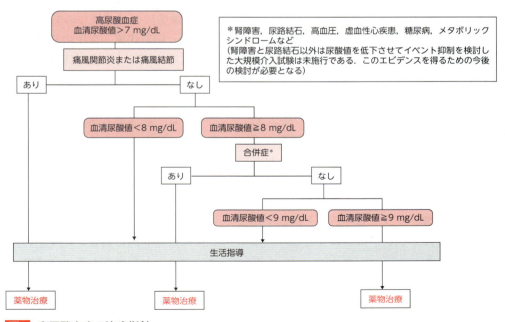

図3 高尿酸血症の治療指針
（日本痛風・核酸代謝学会，ガイドライン改訂委員会編：高尿酸血症・痛風の治療ガイドライン第3版，診断と治療社，2018；116）

Ⅱ章　動脈硬化を識る

B. 危険因子・関連疾患とその予防・治療

10 肥満・メタボリックシンドローム

● 船橋　徹

メタボリックシンドロームの概念

メタボリックシンドロームは，インスリン抵抗性，動脈硬化惹起性リポタンパク異常，血圧高値を個人に合併する動脈硬化疾患の易発症状態で，運動不足や過食に陥りやすい社会環境で増加してきた病態である．

高コレステロール血症は動脈硬化疾患の主要危険因子で，LDL受容体経路の発見や酸化LDLを主とした動脈硬化成因研究の進歩，スタチンの発見と臨床導入により，その対策は広く一般診療に普及した．難治性とされていた家族性高コレステロール血症（FH）の治療も可能になった．その後マルチプルリスクファクターの考え方が広がって，現在では糖尿病，高血圧診療においても，血圧，血糖値，脂質値を総合的に評価しコントロールすることが定着してきた．近年の動向として，過栄養を背景にしたマルチプルリスクファクター合併病態が世界的に増加し，その対策が必要になってきた．

スタンフォード大学のReavenは，beyond cholesterolの概念で"シンドロームX"という，インスリン抵抗性，耐糖能異常，高トリグリセリド（TG）・低HDLコレステロール（HDL-C）血症，高血圧を個人に合併する動脈硬化疾患好発症候群を提唱した．その後，循環器領域のシンドロームXと区別するためメタボリックシンドロームXとなり，ついで単に"メタボリックシンドローム"と呼ばれるようになった．これは，複合リスクを1つの病態と捉えた点で画期的であったが，なぜこのような病態が起こるのか，何を目標に予防対策を講じるかは明確でなかった．

欧米では動脈硬化疾患の背景として肥満が注目されてきた．しかし高血糖，高脂血症，高血圧の関与を除いた（つまりこれらを合併しない）肥満の危険度は高くなく，マルチプルリスクファクターの基盤として注目されるようになった．その過程で体脂肪の蓄積部位が着目されるようになった．古くはマルセイユ大学のVagueが，男性型肥満（女性でも男性型肥満はある）が女性型肥満より動脈硬化疾患の合併が多いことを報告した．1980年代になってKissebahやBjörntorpらがウエスト・ヒップ比という指標を用い，腹部肥満が糖代謝異常，脂質代謝異常，高血圧を合併しやすい動脈硬化疾患のハイリスク肥満であることを示した．大阪大学の松澤は，CTスキャンを用いた体脂肪分析法で，皮下脂肪よりも腹腔内の大網・腸間膜周囲の脂肪組織蓄積（画像によってはじめて診断できる）が，糖代謝，脂質代謝，血圧の異常と密接に関連することを明らかにし内臓脂肪と名付けた．非肥満（BMI＜25）であっても内臓脂肪蓄積があると動脈硬化危険因子の合併数が多いことから，肥満の有無にかかわらず内臓脂肪蓄積を上流として血糖，脂質，血圧の異常を合併し動脈硬化疾患に至る内臓脂肪症候群と呼ぶべき病態が存在し，これはシンドロームXと合致する病態と考えられた（図1）．

2000年代になって，メタボリックシンドロームは世界的に動脈硬化疾患の重要な予防ターゲットと認識されるようになり，診断基準が求められるようになった．米国NIHと欧州WHOは独自の診断基準を策定していたが，2005年に腹部肥満に加え，2つ以上の危険因子を持つ場合をメタボリックシンド

S134

ロームとする診断基準を発表した．わが国でも内臓脂肪蓄積（ウエスト周囲長の増大で表す）を必須項目とし，危険因子を2項目以上に異常を有する場合をメタボリックシンドロームとする定義とその診断基準を示した（表1）[1]．メタボリックシンドロームを単なる偶然の危険因子の合併ではなく，1つの疾患概念と捉えている．これを確立する目的は，過食と運動不足を基盤に増加してきた動脈硬化疾患易発症状態に対して効率の良い予防対策を立てることにある[2]．

メタボリックシンドロームの病態と診断基準

内臓脂肪蓄積はメタボリックシンドロームの中心的な役割を担っており必須項目となっている（表1）．内臓脂肪は脂肪合成・分解活性が高く，脂肪分解により生じた遊離脂肪酸，グリセロールが門脈を介して肝臓に流入する．内臓脂肪蓄積時には多量の遊離脂肪酸が肝臓に運ばれ，超低比重リポタンパク（VLDL）合成の亢進が起こる．肝臓やさらに筋肉への脂肪蓄積はインスリン抵抗性を増大させる．代償性の高インスリン血症は腎から

らの食塩排泄低下を起こし血圧上昇につながる．

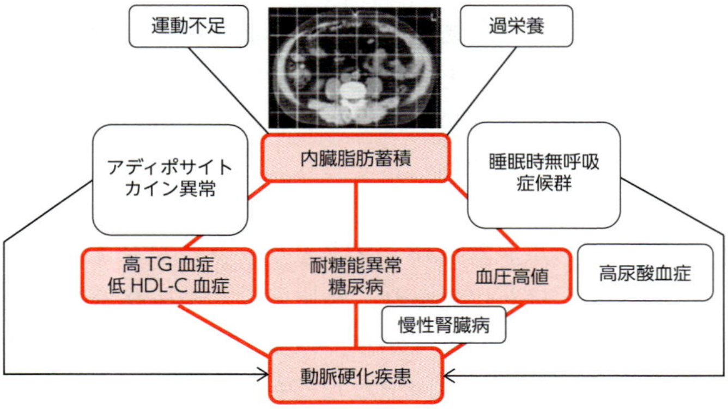

脂肪組織の生物学的研究の進歩により，多彩な生理活性物質（アディポサイトカインと呼ぶ）を循環血中に放出する内分泌機能が注目されるようになった．プラスミノーゲンアクチベーターインヒビター（PAI-1）や腫瘍壊死因子（TNF）-αを含む炎症性サイトカインの過分泌は易血栓性や易炎症性に関与する．アディポネクチンは抗動脈硬化・抗糖尿病作用を有するが，内臓脂肪蓄積時には血中濃度低下が起こる．低アディポネクチン血症はメタボリックシンドロームのバイオマーカーとなっている．

内臓脂肪面積は年齢と共に増加し，女性でも55歳を超えると急激に増加するが，男性でも女性でも内臓脂肪面積が100 cm²を超えると平均危険因子数は1を超える．メタボリックシンドローム診断基準では男女共通で内臓脂肪面積100 cm²以上を蓄積ありとし，一般診療や健診で簡便に使えるよう，これに相当する臍レベルのウエスト周囲長，男性85 cm以上，女性90 cm以上を用いている．

VLDL合成亢進のため高TG血症となる．リポタンパクリパーゼ活性低下のためレムナントリポタンパクが増加しHDL-C値は低下する．LDLは粒子径が小さく密度が高くなる（small dense LDL）．これらは動脈硬化惹起性の脂質異常（dyslipidemia）とされている．欧米の基準では高TG血症，低HDL-C血症をそれぞれ1項目としているが，わが国では脂質の基準として1項目にまとめられている．HDL-C値は欧米では男性40 mg/dL未満，女性50 mg/dL未満であるが，日本では絶対リスクの考え方に基づき男女共通で40 mg/dL未満としている．これらの脂

図1 メタボリックシンドロームの概念と病態

メタボリックシンドロームは運動不足や過栄養による内臓脂肪蓄積を上流とし，脂質代謝・糖代謝・血圧の異常を個人に合併する動脈硬化疾患の易発症状態である（色枠）．脂肪細胞機能異常によるアディポサイトカイン異常による直接的な動脈硬化発症機序も想定されている．睡眠時無呼吸症候群や高尿酸血症，慢性の腎障害も伴いやすい病態である．

Ⅱ章 動脈硬化を識る

| 表1 | メタボリックシンドロームの診断基準 |

わが国の診断基準2005	グローバル基準2005	グローバル基準2009
内臓脂肪蓄積（必須）	腹部肥満（必須）	以下のうち3項目以上
ウエスト周囲長：男性 85 cm以上 　　　　　　　　女性 90 cm以上 内臓脂肪面積100 cm²以上 （男女共通）に相当	ウエスト周囲長の増大 各国の基準に基づく	1. 腹部肥満 　 ウエスト周囲長の増大 　 各国の基準に基づく*
上記に加え以下のうち2項目以上	上記に加え以下のうち2項目以上	
1. 高TG血症：150 mg/dL以上 　　かつ／または 　低HDL-C血症：40 mg/dL未満 　　（男女共通）	1. 高TG血症：150 mg/dL以上 2. 低HDL-C血症： 　　　男性 40 mg/dL未満 　　　女性 50 mg/dL未満	2. 高TG血症：150 mg/dL以上 3. 低HDL-C血症： 　　　男性 40 mg/dL未満 　　　女性 50 mg/dL未満
2. 収縮期血圧：130 mmHg以上 　　かつ／または 　拡張期血圧：85 mmHg以上	3. 収縮期血圧：130 mmHg以上 　　かつ／または 　拡張期血圧：85 mmHg以上	4. 収縮期血圧：130 mmHg以上 　　かつ／または 　拡張期血圧：85 mmHg以上
3. 空腹時高血糖：110 mg/dL以上	4. 空腹時高血糖：100 mg/dL以上	5. 空腹時高血糖：100 mg/dL以上

わが国の診断基準（メタボリックシンドローム診断基準検討委員会：日内会誌，2005；94：188-203），2005年のグローバル基準（Alberti KG, et al: Lancet 2005; 366: 1059-1062）は，内臓脂肪蓄積あるいは腹部肥満を必須として，これに関連した動脈硬化疾患の危険因子を，軽度であっても複数合併している場合をメタボリックシンドロームとしている．2009年のグローバル基準（Alberti KG, et al: Circulation 2009; 120: 1640-1645）では5項目が並列となっている．多くはBMI 30に相当するウエスト周囲長を用いている．

質異常の改善には，まず適度の運動と食事療法による減量指導を積極的に行う．

メタボリックシンドロームの多くの人はインスリン抵抗性を持ち，2型糖尿病発症リスクも高い．このようにして発症した糖尿病は動脈硬化疾患のハイリスク状態として注意が必要である．空腹時血糖値が正常範囲内であっても食後高血糖や耐糖能異常を示す頻度が高く，これらは動脈硬化疾患の危険因子と考えられている．糖尿病学会の基準に基き空腹時血糖値110 mg/dL以上を用いている（特定健診では正常高値に当たる100 mg/dL以上を用いている）．メタボリックシンドロームと診断された場合は，その後の糖尿病発症予防や動脈硬化疾患の予防のためにヘモグロビンA1c（HbA1c）や耐糖能を評価しておくことが勧められる．

高血圧もメタボリックシンドロームに合併しやすい病態で，食塩感受性の高血圧，non-dipper型高血圧，早朝高血圧の要因となる．食塩摂取制限だけでなく，蓄積した内臓脂肪を減少させる指導を継続的に行う．血圧基準値としては当時の正常高値血圧であった収縮期血圧130 mmHgかつ／または拡張

期血圧85 mmHg以上が採用された．

上記以外に，診断項目とはなっていないがメタボリックシンドロームにしばしば見られる病態として微量アルブミン尿があった．糸球体内圧上昇によるものと考えられている．メタボリックシンドロームには糖尿病腎症，腎硬化症，高尿酸血症による腎障害，虚血腎など様々な慢性腎臓病（CKD）病態を合併する可能性がある．推算糸球体濾過量（eGFR）の算出とタンパク尿の両方を併せて評価することにより心血管死亡リスクを予測することができると言われている．保険診療上は微量アルブミン尿の評価は糖尿病腎症でのみ認められており，非糖尿病性の場合は尿中総タンパク定量で評価する．

高尿酸血症もメタボリックシンドロームにしばしば見られ，痛風関節炎や尿路結石症の成因となるばかりではなく腎障害や動脈硬化疾患の危険因子としても関心が寄せられている．心血管疾患イベントと関連するとする多くの疫学的報告があるが，薬剤介入によるイベント抑制試験は十分でない．動脈硬化の成因にいかにかかわるかの研究と併せて今後の課題である．減量治療により血清尿酸値は低

下するが，急激な減量や過度の運動では一時的に血清尿酸値が上昇することがあり注意を要する．

睡眠時無呼吸症候群は，居眠りによる事故リスクだけでなく動脈硬化疾患の危険因子としても注目されている．夜間発症する急性冠症候群例は内臓脂肪蓄積があり，かつ睡眠呼吸障害を伴っている場合が多い．睡眠検査で無呼吸・低呼吸指数が20以上の睡眠時無呼吸症候群は持続陽圧呼吸療法の保険適用があるが，肥満がある場合は減量を必ず励行すべきである．

以上のように，メタボリックシンドロームは内臓脂肪蓄積を上流とし，脂質，血糖，血圧の異常を合併し，加えて腎機能障害，高尿酸血症，睡眠時無呼吸症候群を伴いやすい．またアディポサイトカイン異常による直接的な血管障害メカニズムも想定されている動脈硬化疾患の易発症病態で，このような病態であるため，運動と食生活の改善によって蓄積した内臓脂肪を減少させることが必要である（図1）．

メタボリックシンドロームの治療と対策

メタボリックシンドロームは脂質異常症のみでなく高血圧症，糖尿病などで内服加療を必要とし医療機関を受診する中に存在している．わが国の11の学会と日本医師会，日本医学会は脳心血管病に関する包括的リスク管理チャートを作成している．高LDL-C血症があった場合はガイドラインに沿って診療する．高LDL-C血症以外の脂質，血糖，血圧の異常を総合的に評価する．その中で，複数の危険因子に加えてウエスト周囲長の増大があり内臓脂肪蓄積が疑われた場合はメタボリックシンドロームであり，内臓脂肪を減らすための運動・食事指導を徹底的に行う．そのうえで，必要な場合は薬剤治療により危険因子をコントロールする（図2）[3]．欧米ではマルチプルリスクファクター合併例のほとんどが肥満をベースにしたメタボリックシンドローム・タイプであるが，わが国は欧米に比べると内臓脂肪蓄積がなくても血圧，血糖，脂質値の異常を合併する場合が少なからず存在し，この場合は個々の危険因子に対する薬剤治療が必要になる場合が多い．一方メタボリックシンドロームでは運動・食事指導を積極的・継続的に行う必要がある．

一方，医療機関を受診する前の健診の段落でも大きな変化が起こった．欧米では2009年に腹部肥満を必須としない基準に変更され，メタボリックシンドロームに特化した対策も講じられなくなっていた．これに対し，わが国では従来から職域においては，2001年の労災二次健診給付事業により肥満，高血圧，

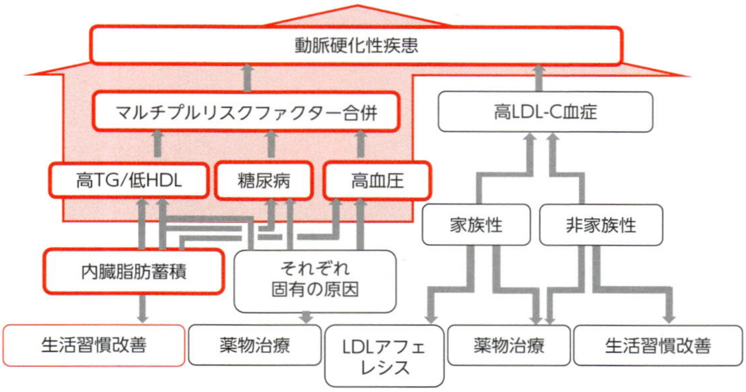

図2 動脈硬化性疾患予防のための包括的危険因子管理におけるメタボリックシンドロームの位置付け

動脈硬化性疾患予の危険因子管理の基本コンセプトは，生活習慣の包括管理による危険因子の改善が基本であるが，マルチプルリスクファクターが合併している場合は薬剤介入を含めた包括管理が必要である．遺伝性や二次性の場合は，それぞれ固有の原因の検索と治療が必要である．メタボリックシンドロームは色枠・矢印で囲む部分に相当している．

高血糖，脂質異常の4項目が揃った場合は，循環器疾患予防のため保健指導，頸動脈エコー検査，運動負荷心電図検査，尿アルブミン，HbA1c検査などを選択で受けることができるようになっていた．2005年にメタボリックシンドロームの診断基準が定められた後は，個人事業主や主婦層にも内臓脂肪蓄積に着目した動脈硬化疾患予防対策が広まった．さらに2008年からは特定健診・特定保健指導制度が開始され，国民的な動脈硬化疾患対策となった．

メタボリックシンドロームは過栄養時代に増加してきた動脈硬化疾患の好発病態で，一般診療で診断することは，効率的な動脈硬化疾患の予防に重要である．

［COI開示］本論文に関して筆者に開示すべきCOI状態はない

●文献

1) メタボリックシンドローム診断基準検討委員会：メタボリックシンドロームの定義と診断基準．日内会誌 2005；94：188-203.
2) 日本動脈硬化学会編：動脈硬化性疾患予防ガイドライン2017年版．日本動脈硬化学会，東京，2017.
3) 脳心血管病予防に関する包括的リスク管理合同会議：脳心血管病に関する包括的リスク管理チャートについて．日内会誌 2015；104：824-864.

B. 危険因子・関連疾患とその予防・治療

11 睡眠時無呼吸症候群

● 巽浩一郎

動脈硬化の危険因子としての睡眠時低酸素/再酸素化

睡眠時無呼吸（sleep apnea）に関する大規模疫学研究の結果，睡眠時無呼吸と種々の心血管系障害にはそれぞれ独立した因果関係があることが示されている．睡眠時無呼吸と高血圧症には特に強い関係があり，虚血性心疾患・心不全・心房細動そして心臓突然死にはある程度の関係があることが示唆されている．

睡眠時無呼吸における心血管系障害の病因は単一ではなく多くの因子が関与している．繰り返す低酸素/頻回の覚醒反応の結果として交感神経系の活性化，炎症に関係する分子機序の選択的活性化，血管内皮障害，血液凝固能の亢進，インスリン抵抗性/脂質代謝異常（耐糖能異常を含む）などの多因子が関係している．

心血管系障害のほとんどは動脈硬化を基盤として発症する．睡眠時低酸素/再酸素化（intermittent hypoxia/reoxygenation）が動脈硬化に直接関係する分子機序は必ずしも解明されているわけではない．しかし，睡眠時無呼吸における繰り返す低酸素/再酸素化が，血管病変の形成を促進する分子機構を活性化していることが最も考えられる．低酸素/再酸素化が生体に与える影響として，持続性低酸素との違いは繰り返す再酸素化であり，再灌流障害（reperfusion injury）機序と似ており，転写因子NF-κB活性化などの炎症機序を惹起すると考えられる（図1）．

①生理学的な室内気吸入下では，90%以上の酸素は細胞のミトコンドリアでエネルギー産生などのために消費され，残り

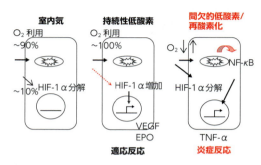

図1 低酸素/再酸素化における想定される細胞の分子反応

(Ryan S, et al: Circulation 112: 2660, 2005より改変)

10%の酸素は酸素の存在に依存している特別な残基の水酸化（HIF-1αの分解など）のようなミトコンドリア以外の機能に使用される．

②持続性低酸素下では，利用可能な酸素はミトコンドリアシトクロムC酸化酵素との親和性が高いため，ほぼミトコンドリアで消費される．細胞の酸素不足のため，この時同時にHIF-1αの安定化が起こり，HIF-1α活性化に関係するタンパクであるエリスロポエチン（EPO）の産生増加が起こる．

③低酸素/再酸素化の状態では，一部の酸素はHIF-1αの分解などに利用されると推定される．この状態では，ミトコンドリアに対する酸化ストレスがNF-κB活性化などの炎症機序を惹起，その結果炎症性タンパクであるTNF-αの増加などが生じる．

内臓肥満と睡眠時無呼吸の相乗効果

内臓肥満の存在（インスリン抵抗性の存在）

に加えて高血圧，耐糖能異常，脂質異常症の存在は心・脳血管障害（動脈硬化）の危険因子となる．危険因子が複数存在する危険因子重複症候群は動脈硬化につながる．肥満症とは，単なる肥満の存在を意味するのではなく，肥満に起因する何らかの病態が生じていることである．肥満症は，高血圧症，糖尿病，高脂血症，そして睡眠時無呼吸の原因になりうる．これまでの疫学研究は，睡眠時無呼吸は，肥満の影響を除いても高血圧症，糖尿病，脂質異常症の独立した危険因子であることを示している．日本における睡眠時無呼吸患者の1/4はBMI＜25であり肥満を伴っていないが，生活習慣病併存頻度は高い．内臓肥満にはじまる生活習慣病と動脈硬化の関係を図で示す（図2）．

睡眠時無呼吸の臨床

睡眠時無呼吸に伴う低酸素血症の頻度は3％ODI（oxygen desaturation index）で判断する．3％ODIとは，1時間当たり酸素飽和度がベースラインから3％以上低下した回数の平均値である．

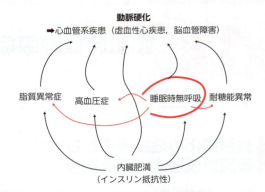

図2 内臓肥満，生活習慣病から動脈硬化へ

日本では睡眠検査（PSG）にて無呼吸・低呼吸指数（AHI）20以上，簡易睡眠検査でAHI 40以上が持続陽圧呼吸療法（CPAP）の保険適用である．AHI 30以上では心血管系疾患の合併が明らかに増加するというエビデンスが示されているため（図3），積極的に治療を行う必要がある．AHIあるいは3％ODIが15以上で，自覚的に過眠がない場合でも，高血圧症などの循環器疾患のある場合には治療を考慮する．

［COI開示］本論文に関して筆者に開示すべきCOI状態はない

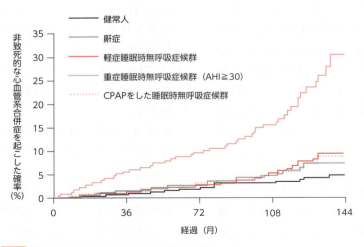

図3 重症睡眠時無呼吸と心血管系合併症
（Marin JM, et al: Lancet 2005; 365: 1046 より改変）
スペインから報告された12年間の追跡による予後調査では，AHI≧30の重症の睡眠時無呼吸症候群は，適切なCPAP治療をすると心血管系の合併症が正常化することを示している．

B. 危険因子・関連疾患とその予防・治療

B. 危険因子・関連疾患とその予防・治療

12 | NASH/NAFLD

● 太田嗣人

NAFLD：
心血管疾患のハイリスク病態

　脂肪性肝疾患は，肝細胞に主としてトリグリセリド（TG）が沈着して肝障害を来す疾患の総称である．その病因として過剰飲酒，肥満・2型糖尿病などのインスリン抵抗性，内分泌疾患，低栄養，薬物などが挙げられる[1]．脂肪性肝疾患はアルコール性と非アルコール性脂肪性肝疾患（NAFLD）に大別され，NAFLDはさらに非アルコール性脂肪肝（NAFL）と，肝硬変および肝細胞がんへ進展しうる非アルコール性脂肪肝炎（NASH）に分けられる．

　NAFLDはメタボリックシンドロームの肝臓における表現型とされ，肥満や糖尿病，脂質異常症を合併する頻度が高く，全身疾患として捉えるべき病態である．肝細胞にTGが過剰に蓄積したNAFLDでは，肝臓のみならず全身のインスリン抵抗性が増大し，2型糖尿病の発症リスクが増加する．また，2型糖尿病の肝臓では，超低比重リポタンパク（VLDL）の産生が亢進しTGに富むリポタンパク（TRL）の血中への分泌が増加し，動脈硬化惹起性のリポタンパク異常が生じる．一方，高インスリン血症により，肝臓では新規脂肪酸合成が増加し，TGが過剰に蓄積される．すなわち，インスリン抵抗性では高TG血症とNAFLDが共存し，総じて，心血管疾患（CVD）リスクを高めている[2]．実際，NASHを背景とした肝硬変では，C型肝炎ウイルスによる肝硬変に比し，心血管関連死が有意に高い．NASH/NAFLDは2型糖尿病の発症リスクを増加させ，また，CVDハ

イリスク病態を形成する全身疾患として捉える必要がある．NAFLDでは，肝臓の脂肪蓄積に伴い，インスリンクリアランスの低下，インスリン抵抗性，糖産生の亢進，TRLの増加を併存しやすい病態と言える．そのため，高インスリン血症，2型糖尿病，動脈硬化症のリスクを増大させ，総じて，心血管イベントのリスクを高めている（図1）.

NASH/NAFLDの
食事・運動療法

　NAFLDの治療の基本は，メタボリックシンドロームの制御と肝病変の進展阻止である．なかでもNASHは5〜10年でその5〜20%が肝硬変に進展することが知られており，積極的な介入が必要である．

　食事療法では，肥満を伴う場合は3%の減量により肝脂肪化が改善することが示されている．身体活動量に合わせて標準体重当たりのエネルギーは25〜35 kcal/kg，タンパクは1.0〜1.5 g/kgとし，脂質を20%以下に制限する．米国や欧州のガイドラインでは1日当たり500〜1,000 kcalの摂取カロリー減少が推奨されている．

　運動療法は肝脂肪化の改善に有効とされる．単独ではなく食事療法との組み合わせでより効果的に体重減少効果が得られる．また，日本人は，欧米人に比し脂肪組織に貯蔵できる脂肪容量が小さいとされ，BMI 25未満の非肥満例におけるNAFLDの頻度が高いという特徴があり，かくれ肥満やサルコペニアとNAFLDとの関連性が指摘されている．したがって，有酸素運動に加え，レジスタンス運動との組み合わせが推奨される．

II　動脈硬化を識る

S141

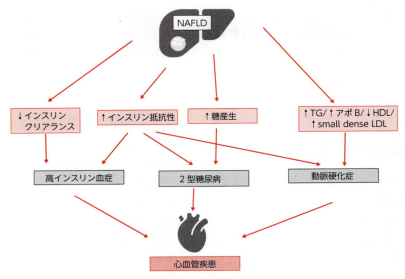

図1 心血管疾患ハイリスク病態を形成するNAFLD

表1 NASH/NAFLDに対する薬物治療

薬剤	おもな作用	インスリン抵抗性	ALT	肝組織
ビタミンE	脂質の連鎖的酸化の阻害	→	↓	改善
チアゾリジン誘導体	脂肪細胞の分化促進	↓	↓	改善
ビグアナイド薬	肝糖放出の抑制	↓	↓	不変～改善
GLP-1受容体作動薬	血糖依存性のインスリン分泌促進 視床下部における食欲抑制	→	↓	改善
SGLT2阻害薬	腎での糖再吸収の抑制	↓	↓	—
エゼチミブ	小腸でのコレステロールの吸収抑制	→	↓	不変～改善
スタチン	コレステロールの合成抑制	→	↓～→	不変
フィブラート	肝での脂肪酸β酸化の促進 トリグリセリド産生の抑制	↓～→	↓～→	不変
選択的PPARαモジュレーター	肝での脂肪酸β酸化の促進 トリグリセリド産生の抑制	↓～→	↓	—
アンジオテンシンⅡ受容体拮抗薬	アンジオテンシンⅡ1型受容体の阻害	→	↓～→	不変～改善

併存する生活習慣病を標的とした薬物治療

食事療法，運動療法による効果が不十分の場合，薬物療法や外科治療（減量手術）を考慮する．現在，保険収載されているNASH/NAFLDの治療薬はなく，特に，肝病変の進展を阻止するNASHの薬物治療は確立されていない．2型糖尿病，脂質異常症，高血圧などの生活習慣病の合併頻度が高いNASH/NAFLDでは，既存の糖尿病薬や脂質異常症治療薬の中に，NASH/NAFLDに対する有効性が示されているものがある．併存する生活習慣病を考慮したNASH/NAFLDの薬物治療の選択が望まれる．表1にNASH/NAFLD治療において有効性が期待される治療薬についてまとめた．

[COI表示] アストラゼネカ（株），小野薬品工業（株），興和創薬（株），サノフィ（株），大正富山医薬品（株），大日本住友製薬（株），武田薬品工業（株），田辺三菱製薬（株），MSD（株），日本イーライリリー（株），日本ベーリンガーインゲルハイム（株），ノバルティスファーマ（株），大正製薬（株），協和発酵キリン（株），アステラス製薬（株），バイエル薬品（株）

◎文献

1) 日本肝臓学会：NASH・NAFLDの診療ガイド．文光堂，東京，2015.

2) Cusi K: Role of obesity and lipotoxicity in the development of nonalcoholic steatohepatitis: pathophysiology and clinical implications. *Gastroenterology* 2012; 142: 711-725.

3) Sanyal AJ, Banas C, Sargeant C, *et al*: Similarities and differences in outcomes of cirrhosis due to nonalcoholic steatohepatitis and hepatitis C. *Hepatology* 2006; 43: 682-689.

Ⅱ章　動脈硬化を識る

B.　危険因子・関連疾患とその予防・治療

13　内分泌疾患

● 吉田知彦

内分泌疾患と動脈硬化

動脈硬化リスク増加と関連する内分泌疾患として，甲状腺機能低下症，原発性アルドステロン症，クッシング（Cushing）症候群，多囊胞性卵巣症候群，先端巨大症，原発性副甲状腺機能亢進症などがあり，以下に詳細を述べる．

甲状腺機能低下症と動脈硬化

顕性の甲状腺機能低下症では冠動脈疾患発症リスクが増加することが様々な報告で示されている．また顕性甲状腺機能低下症ではLDLコレステロール（LDL-C），アポBが上昇するが，この理由としてLDL受容体のプロモーター領域には甲状腺ホルモン応答配列が存在し，甲状腺ホルモン欠乏によりLDL受容体合成が低下することから，肝臓からのLDL-C，アポBの取り込みが減少するためと考えられている．また，LDL受容体分解に関与するproprotein convertase subtilisin/kexin type 9（PCSK9）と甲状腺機能が負の相関を示すという報告や，甲状腺ホルモンにより胆汁酸合成が増加し食事性コレステロール吸収が抑制されたとの報告もある．さらに甲状腺ホルモンは，コレステロール逆転送系に関与するコレステロールエステル転送タンパク（CETP）を活性化させ，マクロファージからHDLへのABCA1輸送体を介したコレステロール引き抜きも促進する．以上のことから顕性の甲状腺機能低下症に対するホルモン補充療法は抗動脈硬化という観点からも推奨される一方で，潜在性甲状腺機能低下症に対しては否定的な意見もある．最近の報告でも潜在性甲状腺機能低下症に対する平均18か月のレボチロキシン（LT_4）治療は内膜中膜複合体厚（IMT）に変化を与えなかったとされ，潜在性甲状腺機能低下で動脈硬化リスクが上昇するかについては未だ結論が出ていない．しかし一般的には併存疾患などの理由でLDL-C改善が望まれる潜在性甲状腺機能低下症患者では，少量のLT_4投与で甲状腺機能を正常化したうえで必要に応じてスタチン投与を考慮するのが望ましい[1]．

原発性アルドステロン症と動脈硬化

原発性アルドステロン症（primary aldosteronism：PA）は高血圧症患者の5～13%に認められ，二次性高血圧の原因として最も頻度の高い疾患である．PA患者では心血管/脳血管イベント危険率が有意に増加しており，本態性高血圧症（essential hypertension：EH）患者に比べて脳卒中リスクが4.2倍高く，非致死性心筋梗塞リスクは6.5倍高かったとの報告もある．またEH患者に比べて総頸動脈IMT（CCA-IMT），ならびに大動脈脈波伝導速度（aortic-PWV）が有意に高値で血流依存性血管拡張反応（FMD）値は有意に低かったことが示されている．この原因としてアルドステロンの過剰産生によるミネラルコルチコイド受容体（MR）を介した腎糸球体上皮細胞におけるナトリウム再吸収・カリウム排泄亢進，循環血漿量の増大と，MR非依存性の血管収縮作用による血圧上昇などが考えられている[2]．

クッシング症候群と動脈硬化

生理量を超えたグルココルチコイドへの曝露では，高血圧症，脂質異常症［高LDL-C血症，高Lp（a）血症，低HDL-C血症］や耐糖能異常が認められ心血管合併症リスクが高まることが知られている．またクッシング症候群における総死亡率は健常人の2〜4倍高く，その原因の多くが心血管合併症によるものと考えられている．また，健常人に比べて非石灰化プラークや冠動脈石灰化スコアが有意に高く，心血管合併症リスク上昇の原因の1つにグルココルチコイド過剰による動脈硬化性プラークへのマクロファージ動員促進，血栓形成促進作用，血管内皮増殖因子（VEGF）増加などが考えられている．さらに，コルチゾールはアルドステロンと同様にMRを活性化することから，MRを介する動脈硬化進展作用も病態を悪化させている可能性がある[3]．

多嚢胞性卵巣症候群と動脈硬化

多嚢胞性卵巣症候群（PCOS）患者では耐糖能障害（IGT）やメタボリックシンドローム（MBS）などの心血管病危険因子の有病率が高く，オッズ比4：1との報告もある．また30歳代ではPCOS患者の40%でIGTや2型糖尿病が見られるとされている．さらに，米国の報告ではPCOS患者の70%までに様々な脂質代謝異常（低HDLコレステロール血症，高TG血症，高LDLコレステロール血症など）が見られ，おもにインスリン抵抗性によるものと考えられている．PCOS患者で実際に心血管イベント発症率や心血管イベント死亡率が上昇するかどうかについては結論が出ていない部分もあるが，WISE研究（Women's Ischemia Evaluation Study）のサブ解析においてPCOS患者を遊離テストステロン値などで補正して対照群と比較した場合，心血管病有病率オッズ比1.7であった

とする報告もある．

先端巨大症と動脈硬化

先端巨大症ではFMDの低下と頸動脈IMT（carotid IMT）の増加が見られるが，成長ホルモン（GH）産生腫瘍摘出術後にGH値が寛解基準を満たした患者ではFMD値の改善が見られるとする報告がある．先端巨大症では高血圧が認められ，GHの腎におけるナトリウム再吸収作用・IGF-Iによる心房性ナトリウム利尿ペプチド（ANP）作用の抑制による循環血漿量の増加，GH/IGF-I作用による血管平滑筋増殖促進作用，インスリン拮抗ホルモン増加による高インスリン血症に伴う交感神経系の緊張亢進，レニン・アンジオテンシン・アルドステロン系（RAAS）刺激，さらに軟部組織の腫大による睡眠時無呼吸症候群の合併などが血圧上昇に寄与していると考えられる．また，GHはリポタンパクリパーゼ（LPL）や肝性トリグリセリドリパーゼ（HTGL）の活性を低下させることから，先端巨大症ではnon-HDLコレステロール値の上昇，TGの上昇，さらにアポリポタンパクB（アポB），アポB/アポAI比，遊離脂肪酸値などの上昇や，Lp（a）や酸化LDLならびにレムナントリポタンパクの上昇が見られるとされている．

原発性副甲状腺機能亢進症と動脈硬化

原発性副甲状腺機能亢進症ではcarotid IMTやプラーク厚の増加ならびに，動脈壁硬化度（carotid stiffness：CS）や大動脈弁石灰化が進むとされている．大動脈弁石灰化については副甲状腺ホルモン（PTH）と有意な正の相関があるとの報告もある．また，軽度の原発性副甲状腺機能亢進症患者（血中カルシウム濃度10.5 ± 0.7 mg/dL）に対して副甲状腺腺腫摘出術施行2年後に再評価した報告では，頸動脈エコーにて評価された

CSについて，特にもともと心血管系に異常があった患者で術後に有意な改善が認められたとの報告がある．

[COI開示] 本論文に関して筆者に開示すべきCOI状態はない

◉文献

1）Barbesino G: Thyroid function changes in the elderly and their relationship to cardiovascular health: A mini-review. *Gerontology* 2019; 65: 1-8.

2）Ambrosino P, Lupoli R, Tortora A, *et al*: Cardiovascular risk markers in patients with primary aldosteronism: a systematic review and meta-analysis of literature studies. *Int J Cardiol* 2016; 208: 46-55.

3）Neary NM, Booker OJ, Abel BS, *et al*: Hypercortisolism is associated with increased coronary arterial atherosclerosis: analysis of noninvasive coronary angiography using multidetector computerized tomography. *J Clin Endocrinol Metab* 2013; 98: 2045-2052.

B. 危険因子・関連疾患とその予防・治療

14　血管炎症候群

● 中岡良和

■ 血管炎症候群とは？

血管炎症候群（原発性血管炎）は一次性に血管壁に炎症が生じる病態を言う．血管炎症候群の分類基準の1つであるChapel Hill Consensus Conference 2012年版（CHCC2012）では，炎症の主座の部位により，大型血管炎（large vessel vasculitis：LVV），中型血管炎（medium vessel vasculitis：MVV），小型血管炎（small vessel vasculitis：SVV）へと分類される（図1）[1]．LVVは大動脈とその1次分枝（または2次分枝）の血管炎で高安動脈炎（Takayasu arteritis：TAK）と巨細胞性動脈炎（giant cell arteritis：GCA）を含む．MVVは各内臓臓器に向かう主要動脈とその分枝の血管炎で，結節性多発動脈炎と川崎病を含む．SVVは細動脈，毛細血管，細静脈とときに小動脈を侵す血管炎で，ANCA関連血管炎と免疫複合体性血管炎に分けられる（図1）[1]．血管炎症候群の中で"動脈硬化"との鑑別を要する疾患では，LVVの頻度が高く重要と考え

られ，本項目ではLVVを中心に概説する．血管炎症候群の詳細については，合同班による「血管炎症候群の診療ガイドライン」（ガイドライン）が2018年3月に改訂・出版されており，そちらを参照されたい[2]．

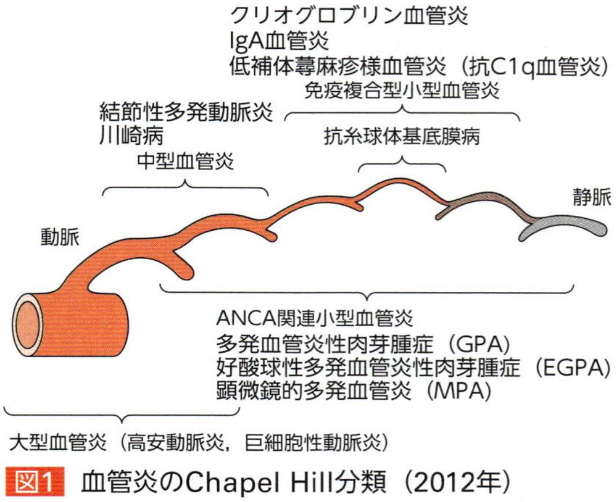

■ 大型血管炎（LVV）とは？

大型血管炎（LVV）はTAKとGCAの2疾患からなる（図1）[1]．TAKは1908年に日本人の眼科医・高安右人により報告され，呼称には高安動脈炎，大動脈炎症候群，高安病，脈なし病など様々なものがあったが，2015年に「高安動脈炎」に統一された．TAKは厚生労働省の指定難病で，6,000名強の患者数がおり，男女比は約1：9である．女性の初発年齢は20歳前後にピークがある[2]．TAKはアジア，中近東に多く，TAK発症と関連するHLA-B*52も日本，インドなどのアジアに多い．TAKの初期症状は非特異的で感冒に類似する症状を呈することから，長い間診断されず経過することもしばしばある．TAKでは大動脈とその第1分枝に狭窄，閉塞または拡張を来して，脳虚血発作，大動脈弁閉鎖不全，大動脈瘤，心不全，失明，腎不全などの重篤な合併症を来す[2]．

GCAは1890年にHutchinsonが最初に側頭動脈炎（temporal arteritis：TA）として報告して，1931年にHortonらがTAの臨床像や病理学的特徴を発表したことに端を発する．その後，1941年にGilmoreが病理学的に巨細胞を認めることを報告して"giant cell arteritis"の概念が確立された．GCAは50歳以上の高齢者の疾患で，年齢と共に発症率は増加する指定難病である．疫学的には

図1　血管炎のChapel Hill分類（2012年）

（Jennette JC, et al: Arthritis Rheum 2013; 65: 1-11 より改変）

やや女性に多く，わが国ではまれな疾患とされていたが，わが国のGCA患者数はTAKと同等である可能性が最近の調査で指摘されている．GCAは多くの症例で，頸動脈の頭蓋外動脈枝が侵されて，患者は強い拍動性頭痛を訴え，浅側頭動脈の怒張・圧痛を認める．最も重要な臓器障害は眼動脈病変で，3割前後の症例で初期から一過性黒内障を認める．失明は迅速な診断・治療によってのみ予防され，眼科的緊急疾患とされる．また，GCAの約3割にリウマチ性多発筋痛症の合併が見られる．

LVVの内科的治療

1. ステロイド

TAKの内科的治療はステロイドによる治療が基本である[2]．ガイドラインではTAKでの初期投与量はプレドニゾロン（PSL）換算で重症度に応じて0.5〜1 mg/kg/日が推奨されている．TAKは再発しやすいため，PSLの減量は①症状，②血液炎症マーカー，③画像所見で寛解状態にあることを確認しながら慎重に行う（図2)[2]．再発を防ぐ必要最小限のPSL維持量は，5〜10 mg/日を目指すことが多い．

GCA治療での第一選択薬もステロイドで，初期投与量は以下が推奨される（図3)[2]．

1) 眼症状, 神経症状がない症例では, PSL 0.5 〜1 mg/kg/日

2) 急激に眼症状，神経症状が出現した症例では，ステロイドパルス療法［メチルプレドニゾロン（mPSL）0.5〜1 g/日, 3日間］を先行させ，その後PSL 1 mg/kg/日（最大60 mg/日）の投与が推奨される．

初期投与量を2〜4週間継続後，臨床症状が軽快して，GCAによる赤血球沈降速度（ESR）やC反応性タンパク（CRP）が正常化したら減量する．PSL投与量20 mg/日までは2週ごとに10 mgずつ，10 mg/日までは2〜4週ごとに2.5 mgずつ，それ以降は1か月ごとに1 mgのペースで減量する[2]．

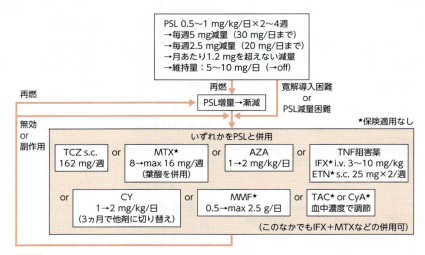

図2 高安動脈炎の治療フローチャート

［日本循環器学会：血管炎症候群の診療ガイドライン（2017年改訂版）．2018; 21. http://www.j-circ.or.jp/guideline/pdf/JCS2017_isobe_h.pdf（2019年7月1日閲覧）］

PSL：プレドニゾロン, TCZ：トシリズマブ, MTX：メトトレキサート, AZA：アザチオプリン, TNF：腫瘍壊死因子, IFX：インフリキシマブ, ETN：エタネルセプト, CY：シクロホスファミド, MMF：ミコフェノール酸モフェチル, TAC：タクロリムス, CyA：シクロスポリン, mPSL：メチルプレドニゾロン

B. 危険因子・関連疾患とその予防・治療

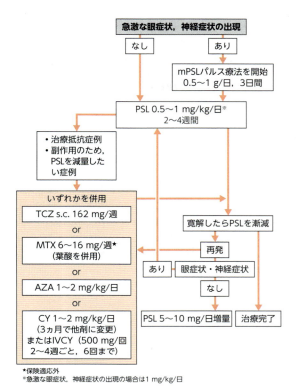

図3 巨細胞性動脈炎の治療フローチャート
[日本循環器学会：血管炎症候群の診療ガイドライン（2017年改訂版）. 2018; 37. http://www.j-circ.or.jp/guideline/pdf/JCS2017_isobe_h.pdf（2019年7月1日閲覧）]

2. 免疫抑制薬

TAKのステロイド治療抵抗性症例，または副作用で減量を余儀なくされる症例では，免疫抑制薬のシクロホスファミド（CY），メトトレキサート（MTX），アザチオプリン（AZA），シクロスポリン（CsA），ミコフェノール酸モフェチル（MMF）などの併用がガイドラインでも推奨されているが（図2），これらの免疫抑制薬の効果は十分とは言えず，限定的とされる[2]．

GCAに対する免疫抑制薬の治療効果もTAKと同様に限定的とされ，副作用でPSLの十分量の使用が難しい，または早期減量が必要な症例には，免疫抑制薬としてMTXが推奨され，状況によりAZAやCYが使用される（図3）[2]．

3. 腫瘍壊死因子（TNF）-α阻害薬

TAKに対するTNF-α阻害薬のランダム化比較試験（RCT）はなされておらず，有効性の結論は出ていない．GCAに対するTNF-α阻害薬のインフリキシマブ（IFX）の有効性は第Ⅱ相臨床試験で示されず，GCAに対してTNF-α阻害薬をステロイドに併用することは推奨されていない[2]．

4. 抗インターロイキン-6（IL-6）受容体抗体

抗IL-6受容体抗体トシリズマブ（TCZ）は国産初の生物学的製剤で，わが国では2017年夏まで関節リウマチ，キャッスルマン病，若年性特発性関節炎の3疾患に保険適用を有していた．

TAKに対するTCZの治験（TAKT試験）が，2014年からステロイド治療抵抗性を示す症例を対象としてわが国で行われた[3]．再発患者を対象にして，ステロイド（PSL）の増量で寛解を誘導してから，TCZ皮下注製剤を毎週投与する群とプラセボ群にランダムに二重盲検割り付けして，PSLを毎週10％ずつ減量した．登録患者が36例と少なかったこともあり，主要評価項目の再発までの期間において統計学的な有意差を示せなかったが，プラセボ群に比べてTCZは再発を抑制する傾向は推察された[3]．

GCAに対してTCZの有効性を検討する2つのRCTが欧米で施行された（そのうちの1つのRCTがGiACTA試験）[4,5]．いずれのRCTでも再発率はステロイド治療単独（プラセボ）群に比してTCZをステロイドに併用した群で有意に低い結果が得られ，TCZをGCAの治療初期から使用すると寛解維持率は高い結果が得られた．

わが国ではTAKT試験とGiACTA試験の結果をもとに厚労省へ保険承認の申請がなされて，TCZはTAKとGCAに2017年に追加承認された．

また，LVVに対する画像検査として

^{18}F-FDG-PETが2018年4月にわが国では追加承認されて，TAKとGCAの疾患活動性，病変の局在を検討する検査として使用可能となった．TCZ治療中の患者では，炎症マーカーのCRPやESRが陰性化してマスクされるが，^{18}F-FDG-PETはLVVの疾患活動性をそのような状況でも可視化できると期待されている．

[COI開示] 中外製薬（株），バイエル薬品（株）

●文献

1）Jennette JC, Falk RJ, Bacon PA, *et al*: 2012 revised international chapel hill consensus conference nomenclature of vasculitides. *Arthritis Rheum* 2013; 65: 1-11.

2）日本循環器学会：血管炎症候群の診療ガイドライン（2017年改訂版）. http://www.j-circ.or.jp/guideline/pdf/JCS2017_isobe_h.pdf（2019年7月1日閲覧）

3）Nakaoka Y, Isobe M, Takei S, *et al*: Efficacy and safety of tocilizumab in patients with refractory Takayasu arteritis: results from a randomised, double-blind, placebo-controlled, phase 3 trial in japan (the TAKT study). *Ann Rheum Dis* 2018; 77: 349-354.

4）Villiger PM, Adler S, Kuchen S, *et al*: Tocilizumab for induction and maintenance of remission in giant cell arteritis: A phase 2, randomised, double-blind, placebo-controlled trial. *Lancet* 2016; 387: 1921-1927.

5）Stone JH, Tuckwell K, Dimonaco S, *et al*: Trial of tocilizumab in giant-cell arteritis. *N Engl J Med* 2017; 377: 317-328.

Ⅲ章

動脈硬化の診断

Ⅲ章　動脈硬化の診断

A 　医療面接と診察診断

●磯部光章，秦野　雄

疾患にかかわらず診察の基本は患者の訴えや症状を聞くことから始まる．はじめの診断的アプローチは身体診察である．診断の契機となるのは主訴を中心とした自覚症状である．医療面接と身体診察の情報を総合して，最新の機能検査や画像検査が行われることになる．医療面接については，今後の医療に求められる患者本位の医療あるいは全人的医療を遂行するに当たって必要な医師と患者のコミュニケーションの場であるという点でも重要である．身体所見では，脈拍の触診，血管雑音の聴取，血圧測定，皮膚の色調などの所見が動脈硬化症診断のきっかけとなる．診察診断は長い歴史と経験に基づいた学問的基盤を持つ技術である．何より簡便であり，非侵襲，低コストである．また，ていねいな身体診察は，医師患者間の信頼関係を増すことにつながる手法であることも臨床的に重要な要素である．本項では，動脈硬化症，および動脈硬化に起因する疾患に関連する症状や身体所見について概説したい．

医療面接

1. 既往歴，生活歴，家族歴

一般的な既往歴の聴取に加えて，動脈硬化診断の観点から重要なのは，様々な危険因子にかかわる病歴の詳細である．糖尿病，高血圧，脂質異常症に加えて，高尿酸血症なども含まれる．これまでの治療歴，薬物・非薬物治療を受けたことがあれば，その経過と詳細な内容は必要な情報である．経口避妊薬は血栓症発症のリスクであり，動脈硬化性疾患患者での使用には注意が必要であるため，服用歴についても確認する．

生活習慣としては運動，食事の嗜好，飲酒，喫煙が重要である．運動については頻度，運動強度，時間を聞く．食生活では摂取カロリー，食塩摂取量，動物性脂肪，植物性脂肪，ミネラルの摂取状況を聴取する．喫煙については，現在の喫煙状況だけでなく，過去の喫煙量を喫煙指数（1日当たりの本数×年数）で表す．アルコールは必ずしも動脈硬化の直接的な危険因子ではないが，高血圧を惹起する因子となる．職場や家庭など日常生活上のストレスは動脈硬化から心筋梗塞など血栓性疾患発症に関係すると考えられている．

家族歴としては，まず遺伝性動脈硬化の有無あるいは可能性について，さらに体質的危険因子として家族内での動脈硬化性疾患についての確認が必要である．代表的な遺伝性疾患としては家族性高コレステロール血症がある．まれであるが，ホモ型では若年での心筋梗塞発症が多い．ヘテロ型はしばしば見逃されており，まず家族歴の詳細な聴取が必要である．特に血縁者における若年での動脈硬化性疾患の発症，死亡は重要な情報となる．動脈硬化は多因子性疾患であり，体質的素因も重要である．両親や兄弟における動脈硬化性疾患の有無の確認を行う．

女性では閉経後に動脈硬化が進行することが知られており，月経歴についても聴取する．

2. 自覚症状

下肢痛

閉塞性動脈硬化症に典型的な下肢痛は間欠性跛行である．歩行時の痛みであり，安静によりすみやかに軽減する．狭窄がより高度になると安静時にも疼痛が生じるようになり，側副血行路の乏しい下腿の動脈病変や多領域

S152

にわたる複合病変を合併している場合は，潰瘍や壊死が生じる．疼痛部位は，血管の狭窄病変の部位を反映し，腹部大動脈から腸骨動脈病変では，腰臀部から大腿部にかけて，大腿から膝窩動脈では腓腹部，下腿動脈では足底部に疼痛が生じる．脊柱管狭窄症に伴う症状との鑑別がときに問題となるが，血管病変に伴う下肢痛の場合，安静によって直ちに軽減することがその特徴であり，体位による影響が乏しい（脊柱管狭窄症では腰椎の屈曲で症状が軽減する）ことなどを参考に鑑別を行う．

胸　痛

循環器救急疾患である急性冠症候群，急性大動脈解離，肺血栓塞栓症の3疾患の可能性をまず考える必要がある．急性大動脈解離は突然発症の激しい持続性の痛みが特徴である．肺血栓塞栓症については症状のみで診断することが難しい場合が多く，血液検査でD-ダイマーを測定することが除外診断に有用である．急性冠症候群については，前胸部を中心とした比較的広い範囲の圧迫感，絞扼感が特徴であり，心電図や血液検査のトロポニン値などを参考に早期診断を行うことが重要である．対照的に，狭い範囲のチクチクとした痛み，呼吸や体位で変動する痛み，圧痛を伴う痛みなどは非心臓性の胸痛を示唆する症状とされる．

腹　痛

動脈硬化性疾患として重要なものは，大動脈瘤破裂，大動脈解離，腸間膜動脈狭窄や閉塞に伴う腸管虚血症状などである．慢性の腸間膜動脈閉塞症の症状としては，食後の上腹部痛が特徴的である．急性の腸間膜動脈閉塞症は急激な腹痛で発症する救急疾患であり，造影CTなどの画像診断を用いることで早急に診断する必要がある．このほかに，脾梗塞，腎梗塞なども腹痛の原因となる．大動脈は背部椎体の傍を下行しているため，大動脈瘤の破裂や解離については，腰背部痛として自覚

されることもあり注意が必要である．

嗄声・血痰・嚥下障害

嗄声の原因の多くは耳鼻咽喉科疾患であり，まずは耳鼻咽喉科での診察を行い，片側の反回神経麻痺が認められた場合，胸部大動脈瘤の有無をチェックする必要がある．血痰についても原因の多くは呼吸器疾患であるが，胸部大動脈瘤による周囲組織の圧迫，高安動脈炎に合併した肺動脈病変，肺血栓塞栓症などが原因となることもある．嚥下障害についても，咽喉頭，食道の疾患が原因となることが多いが，ときに胸部大動脈瘤による圧迫が原因となることがある．

身体所見

［家族性高脂血症に伴う身体所見］

本疾患による動脈硬化症は家族歴と共にまず身体所見でスクリーニングする．上眼瞼に見られる黄色腫（xanthoma）は本疾患に伴って見られるが，高脂血症がなくてもしばしば加齢とともに見られる所見である．より特異性の高い所見は，アキレス腱の肥厚である．さらに，手指などの関節に見られる結節状で無痛性の硬結も本症による腱黄色腫を疑う．50歳以下の若年者で見られる角膜輪と言われる白濁も同様の所見として重要である．

1. 視　診

救急疾患患者での第一印象は重症度の判定に重要であり，大動脈解離などの緊急性の高い疾患では苦悶状顔貌を呈していることが多い．下肢の腫脹は静脈疾患やリンパ管疾患によって生じることが多いが，胸痛と下肢の腫脹を見た場合は深部静脈血栓症に肺血栓塞栓症を合併している可能性を考える必要がある．後述のように，皮膚の色調変化や潰瘍，壊死についても視診で確認する．

2. 皮膚色調異常

循環障害で見られる色調異常には，白色，紫色，赤色の3色が特徴である．白色とは蒼白色となることを意味し，乏血の重要な兆候

である．おもに動脈血の供給低下に伴い，細動脈，細静脈が収縮し，細静脈叢に血液が乏しい状態である．紫色はいわゆるチアノーゼの色であり，静脈血のうっ滞によって生じるものである．赤色は反応性の充血を示唆し，虚血からの回復時などに見られる．上記3色のうち，2色以上が同時または経時的に現れるものをレイノー現象と呼ぶ．原疾患が不明な一次性のレイノー病と，閉塞性動脈硬化症，閉塞性血栓血管炎，膠原病，胸郭出口症候群などで生じる二次性のレイノー症候群がある．

3. 聴診

血管雑音は動脈の狭窄を疑う所見であるが，高度狭窄や閉塞している場合には聴取されないことがあり，触診と合わせて判断する必要がある．頸動脈，鎖骨下動脈，腹部（大動脈，腸間膜動脈，腎動脈，腸骨動脈），両鼠径部といった部位をルーチンで聴診するのが良い．頸動脈，鎖骨下動脈は，呼吸を止めた状態で聴診を行う．大動脈弁狭窄症などの心疾患がある場合，頸動脈に放散音が聴取され，局所の血管雑音と混同してしまう可能性があるため，心雑音がないかを同時に確認する．

4. 触診

皮膚温の変化，動脈拍動の減弱，消失あるいは増強，腫瘤などを触診で確認する．動脈の閉塞や狭窄の末梢部では，しばしば皮膚温の低下が生じるが，相対的な変化が大事であり，左右差などに注意して診断する．動脈拍動の触知は動脈疾患診断の基本であり，頭部（浅側頭動脈），頸部（頸動脈），上肢（上腕動脈，橈骨動脈，尺骨動脈），下肢（大腿動脈，膝窩動脈，足背動脈，後脛骨動脈）を左右差に注意しながら触知する．頸動脈に血管雑音を聴取した場合は，触診によりプラークが剝離する可能性があるため，触診は慎重に行う．高安動脈炎では頸動脈に圧痛を認めることがある．頭部や上肢の動脈は坐位で，下肢の動脈は臥位で行うと触知しやすい．腹部血管の

診察は下肢を伸ばして腹壁を進展した状態で行う．腹部の拍動性腫瘤は腹部大動脈瘤の存在を示唆する．

5. 血圧

胸痛で受診した患者に著明な高血圧や，血圧の左右差（左右上肢で20 mmHg以上異なる）を認めた場合は，大動脈解離の存在を疑う．またコントロール不良の高血圧患者に腹部血管雑音を聴取した場合は腎動脈狭窄に伴う腎血管性高血圧の可能性がある．逆に低血圧の場合は，肺血栓塞栓症，急性冠症候群に伴う心原性ショック，大動脈解離に合併した心タンポナーデ，大動脈瘤破裂など重篤な疾患の可能性を考える必要がある．左右上下肢の血圧測定は，動脈の狭窄病変のスクリーニングに有用である．詳細は他項に譲る．

医療面接，身体所見による情報収集は動脈効果疾患診断の基本である．症状や身体所見を大事にすることで，適切な検査の選択（あるいは検査をしないという選択）が可能となり，最新の検査に関する知識を深めることで，より低侵襲な検査での診断が可能となる．また，症状，身体所見，検査所見はいずれも単独で診断に用いるものではなく，総合して患者の問題点の抽出に用いることで，最終的に患者の利益につながるものと考える．また患者からの信頼感を得るためにも有用な診療手段である．

[COI開示] 磯部：中外製薬（株），第一三共（株），大塚製薬（株），田辺三菱製薬（株），小野薬品工業（株），バイオトロニック・ジャパン（株），帝人ファーマ（株）

● 文献

1) 磯部光章：循環器病診療における医療面接．循環器研修ノート．第2版，永井良三監修，診断と治療社，東京，2016；78-81．
2) 磯部光章：循環器系の身体診察．循環器病学　基礎と臨床．西村書店，東京，2010；141-165．

B 血圧測定とその評価

● 石田明夫，大屋祐輔

血圧測定は，動脈硬化の危険因子である高血圧を評価するうえで日常診療には欠かせない．血圧測定のもう1つの重要な意義に血圧の左右差や上下差（比）を検出し，動脈閉塞性疾患を発見することがある．初診時には左右の上腕血圧を測定し，左右差を評価することが推奨されている．血圧の左右差が大きい患者で低いほうのみを測定した場合，高血圧を見逃したり過小評価したりすることになる．逆に，高いほうのみを測定すると粥状動脈硬化や大動脈炎症候群，大動脈解離などの鎖骨下動脈の閉塞性病変を診断する機会を逃してしまう．足関節上腕血圧比（ankle brachial index：ABI）だけでなく，上腕および足関節血圧の左右差は，無症候性の粥状動脈硬化病変を発見する契機となり，簡便で有用なスクリーニング検査である．本項では動脈硬化診断のツールとしての血圧に関して最近の知見も含めて概説する．

血圧左右差が生じる機序・疾患

安静時の血圧低下は動脈の有意狭窄病変の指標である．動脈硬化病変は左右・上下非対称性に進行し，頸動脈，腎動脈，下肢動脈，鎖骨下動脈では狭窄病変に左右差を生じることが多い．そのため上腕や足関節血圧の左右差や上下差は狭窄病変が進行した状態の指標となる．血圧左右差と上下肢差を示す疾患を表1に示す．上腕血圧の左右差が生じるのは，鎖骨下動脈や腕頭動脈の狭窄が最も多い．粥状動脈硬化症やバージャー病などの上肢末梢動脈疾患や大動脈炎症候群は慢性に経過する．鎖骨下動脈起始部の狭窄は鎖骨下動脈盗血症候群を引き起こすこともあり，血圧の左右差を契機に脳虚血症状を診断できる症例もある．新たな血圧左右差の出現は大動脈解離などの急性発症を示唆する所見である．下肢血圧の左右差も粥状動脈硬化による片側の動

表1 上腕および足関節血圧左右差・上下差を生じる疾患

1. 上腕血圧左右差を生じる疾患
    a. 上肢末梢動脈疾患（粥状動脈硬化症，バージャー病）
    b. 大動脈炎症候群
    c. 大動脈解離
    d. 放射線治療後
    e. そのほか：カテーテル操作による動脈損傷，膠原病，梅毒関連大動脈炎など
2. 足関節血圧左右差を生じる疾患
    a. 下肢末梢動脈疾患（粥状動脈硬化症，バージャー病）
3. 上下肢血圧差を生じる疾患：上肢＞下肢，ABI＜1.0
    a. 下肢末梢動脈疾患（粥状動脈硬化症，バージャー病）
    b. 大動脈縮窄症（左鎖骨下動脈分岐部より遠位側の大動脈縮窄）
    c. 大動脈炎症候群
    d. ルリッシュ症候群（Leriche's syndrome）
4. 上下肢血圧差を生じる疾患：上肢＜＜下肢，ABI＞1.3（または1.4）
    a. 中膜動脈石灰化（下肢動脈）による偽性足関節高血圧：透析患者，糖尿病患者など
    b. 大動脈炎症候群，末梢動脈疾患：両上肢動脈狭窄
    c. 大動脈弁閉鎖不全症：ヒル徴候（Hill's sign）

脈狭窄を示唆する所見であり，足関節収縮期血圧の左右差が15 mmHg以上の場合，ABIよりも感度が高い可能性が示唆されている．大動脈縮窄症は，左鎖骨下動脈分岐より遠位側の狭窄を生じる疾患である．先天性心疾患を合併しない単純型の場合，幼少期を無症状で過ごし，青年期以降に高血圧を指摘されることがある．上半身だけ高血圧を呈し，足関節血圧は上腕よりも低下するためABIが1.0未満となり，左右差は小さい．若年発症の高血圧患者を診療する際は，一度は四肢血圧を測定し鑑別する必要がある．ルリッシュ症候群は慢性血栓性大動脈分岐の閉塞疾患で，腎動脈分岐部より遠位側の腹部大動脈が閉塞するため両側ABIが低下する．

順次測定と同時測定

実地診療では，初診時に左右の血圧を順次に測定することが一般的であろう．血圧は心拍一拍ごとに変動するため，順次測定は同時測定よりも血圧の左右差を正確には評価できない．実際，順次測定した研究のほうが，同時測定した研究より上腕収縮期血圧の左右差が10 mmHg以上を呈する対象者数が多い．ただし，順次測定でも10 mmHg以上の収縮期血圧左右差があれば低いほうの動脈狭窄を疑う必要があり，15 mmHg以上の左右差は有意な鎖骨下動脈狭窄を有する可能性が高い．初診時には左右の上腕血圧を順次に測定し，収縮期血圧の左右差が10 mmHg以上ある場合は，再現性を確認するか，四肢血圧の同時測定とABI検査を行う．同時測定で10 mmHg以上の左右差があれば表1に示す疾患を鑑別する．左右差が10 mmHg以下では，高いほうの上腕で高血圧の評価と管理を行う．

血圧左右差の疫学

肥満，高脂血症，糖尿病，高血圧など古典的動脈硬化危険因子があると血圧の左右差は大きくなる．一般住民を対象とした報告では，同時測定で評価した上腕収縮期血圧の左右差の平均は3.7〜4.9 mmHg程度である．日本人を対象とした研究を含むシステマティックレビューでは，上腕収縮期血圧の左右差が10 mmHg以上を呈したのは一般住民で3.6％，糖尿病患者で7.4％，高血圧患者で11.2％，15 mmHg以上は高血圧と糖尿病を除外すると0.7％，糖尿病患者で2.3％，高血圧患者で4.0％であった[1]．年齢や性別で調整しても収縮期血圧が高いほど血圧の左右差は大きい．欧米人と比べると日本，韓国，中国を含む東アジア人は血圧の左右差が小さい．日本の複数のコホート研究で得られた11,000名あまりの個人レベルのデータを統合したメタアナリシスでは，同時測定による上腕収縮期血圧の左右差は5 mmHg以上が22％，10 mmHg以上が5％，15 mmHg以上が1％であった[2]．足関節収縮期血圧の左右差は6.3 mmHg程度で，足関節収縮期血圧の左右差が15 mmHg以上は男性が8.2％，女性は7.7％であった．

血圧左右差と脳心血管事故・生命予後との関連

ABI≦0.9は，足関節収縮期血圧が上腕収縮期圧の10％以上低下しており，下肢動脈に50％以上の有意狭窄病変を有する可能性が高い．高齢者や高リスク患者では，ABIが低いほど下肢動脈の狭窄病変が高度で予後が悪い．さらに，ABIが低い患者は症候の有無にかかわらず，虚血性心疾患や脳血管障害を合併する頻度が多く，心血管死を含めた全死亡が多い．そのためABIが低い症例では，虚血性心疾患や脳血管障害のスクリーニング検査を考慮する．

上肢動脈は下肢動脈と比べると粥状動脈硬化による狭窄病変は生じにくい．そのため上肢動脈に有意狭窄病変があれば下肢末梢動脈疾患が存在する可能性を考える．順次測定で

も同時測定でも上腕収縮期血圧の左右差が10 mmHg以上あれば，下肢末梢動脈疾患を有する可能性が高く，脳心血管死亡や全死亡のリスクが高い[3]．ほかにもアルブミン尿，頸動脈内膜中膜肥厚，左室肥大，冠動脈石灰化スコアなどの臓器障害や認知症との関連が報告されている．

日本人を対象とした研究のメタアナリシスでもABI≦0.9は心血管事故発症と全死亡のハザード比が高い．同時測定では上腕収縮期血圧の左右差が5 mmHgでもABI＜0.9のオッズ比が高く，上腕収縮期血圧の左右差が5 mmHg, 10 mmHg, 15 mmHgでは，末梢動脈疾患（ABI＜0.9）の有病率はそれぞれ2.5％，5.4％，10.5％で，上腕血圧の左右差が大きいほど下肢末梢動脈疾患の有病率が高かった[2]．さらに，心血管疾患の既往がなく上腕収縮期血圧の左右差が15 mmHg以上ある場合は，古典的動脈硬化危険因子とは独立して心血管疾患の発症，特に脳卒中発症のハザード比が高かった．

症例（図1）

日本国内ではオシロメトリック法で上腕と同時に足関節血圧を測定し，ABIと脈波伝播速度を算出する検査が広く普及している．血圧の左右差やABIだけでなく，容積脈波記録（pulse volume recording：PVR）も動脈狭窄の指標となる．

症例は55歳の女性．17歳のときに大動脈炎症候群と診断され，50歳時に大動脈弁逆流症に対する弁置換術を受けた．血管造影検査で両側鎖骨下動脈狭窄が確認されていた．四肢血圧，ABI，PVRの所見を示す．高いほうの上腕収縮期血圧は124 mmHgで左右差は7 mmHg，足関節収縮期血圧の左右差も5 mmHgで血圧に異常はない．ABIは両側ともやや高いが正常範囲を示している．本症例のように両側鎖骨下動脈狭窄のため左右の上腕血圧が同程度に低下した場合は，動脈

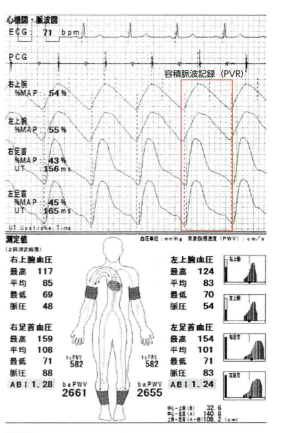

図1 両側鎖骨下動脈狭窄例の四肢血圧・ABI・容積脈波記録

狭窄病変だけでなく高血圧も見逃す可能性がある．しかし，上腕のPVRをみると両側とも脈波の立ち上がりが緩やかで狭窄後波形（三角波型）を呈しており，両側の鎖骨下動脈狭窄により血圧が低下している可能性が確認できる．本症例では次第に心電図の高電位差が顕著になってきたため，降圧治療を開始した．動脈狭窄がない場合のABIを1.1と想定し，足関節収縮期血圧を1.1で除した値を上腕収縮期血圧と考えて治療の指標とした．上腕収縮期血圧は159/1.1＝144 mmHgで，測定値は狭窄がない場合より20～30 mmHg低いと推定して治療を行っている．

新たな指標

最近，上腕動脈にカフを巻いてオシロメト

リック法による血圧測定と同時に上腕動脈の脈波解析を行い，大動脈や上腕動脈のスティフネスおよび反射波を推定する新たな測定機器が開発され，臨床研究が行われている．粥状動脈硬化との関連が今後明らかにされ，血圧測定と同時に複数の血管指標で粥状動脈硬化のリスク評価ができるようになることを期待したい．

[COI開示] 本論文に関して筆者らに開示すべきCOI状態はない

●文献

1) Clark CE, Taylor RS, Shore AC, *et al*: Prevalence of systolic inter-arm differences in blood pressure for different primary care populations: systematic review and meta-analysis. *Br J Gen Pract* 2016; 66: e838-e842.

2) Tomiyama H, Ohkuma T, Ninomiya T, *et al*: Simultaneously measured interarm blood pressure difference and stroke. An individual participants data meta-analysis. *Hypertension* 2018; 71: 1030-1038.

3) Clark CE, Taylor RS, Shore AC, *et al*: Association of a difference in systolic blood pressure between arms with vascular disease and mortality: a systematic review and meta-analysis. *Lancet* 2012; 379: 905-914.

C 眼底検査

● 寺﨑浩子

眼底検査の種類

　眼底検査においては，網膜血管を直接観察することができ，血管の反射や動静脈の交叉部を見ることによって動脈硬化の状態を評価することができる．これには，一般には眼底カメラによる眼底写真かデジタル画像が用いられる（図1）．最近は，一般眼科に普及している光干渉断層計（optical coherence tomography：OCT）によって動静脈交叉部の状態を縦方向にみて静脈狭窄率を計算することなども報告されており[1]，血管の評価は定量的にもできるようになってきている（図2）．また，高価ではあるが，市販されている補償光学付きの眼底カメラでは血管そのものを観察することができ，口径不同の観察や血管壁の厚みも測定することができる（図3上）．また，レーザースペックルを用いた眼底カメラでは，視神経乳頭から出たところの網膜血管血流量なども測定することができる（図3下）．

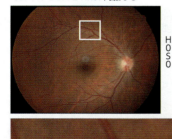
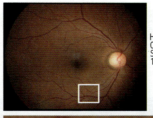
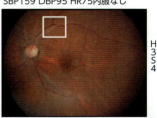
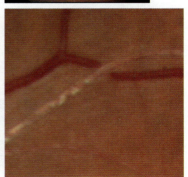

31歳男性，DM-HT-HL-
SBP117 DBP72 HR87内服なし　H0S0

38歳女性，DM-HT-HL-
SBP111 DBP77 HR70内服なし　H0S1

86歳女性，DM-HT-HL-
SBP159 DBP95 HR75内服なし　H3S4

図1 3症例の眼底写真とその拡大

網膜動脈の反射と交叉部を拡大した観察により，シェイエの分類で動脈硬化を判定したもの．
眼底カメラで撮影した状態からかなり拡大しないと判定できない．左から，動静脈交叉部における，静脈の先細りにより交叉部現象があるかどうか判定される．
左図では，交叉部において静脈は同じ幅で通過している（S0）．
中図では，交叉部において静脈はやや細くなってくぐっている（S1）．
右図では，交叉部手前で先細り消えていて，交叉部現象が強いことを示す．右図では血管の反射は強くなり，写真右側では血管は銅線色に見え，写真左側は白線化している（S4）．本症例の反対眼は網膜静脈閉塞症である．

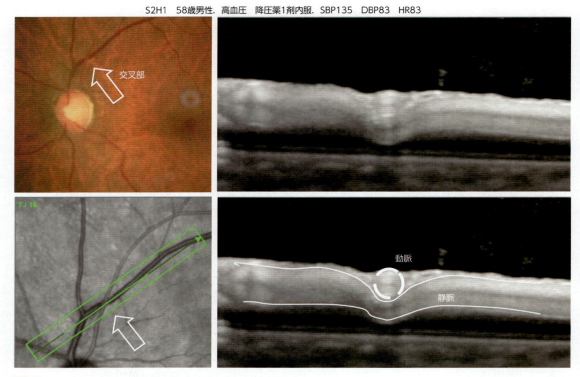

図2 光干渉断層計による動静脈交叉部の縦方向の観察
左上図：矢印の交叉部について，左下図に静脈に沿った断層撮影部位を示す．中心の緑の矢印線が断層部位．右上図：断層像．交叉している動脈の輪切りと，交叉部で圧迫されて狭窄している静脈（線状の黒い部分が静脈壁）が観察される．右下図：同じ図で内壁を線で囲ったもの．交叉前後の静脈径の平均と交叉部と比較し，狭窄率を求めると約20％の狭窄率である（正常眼では10％程度）．

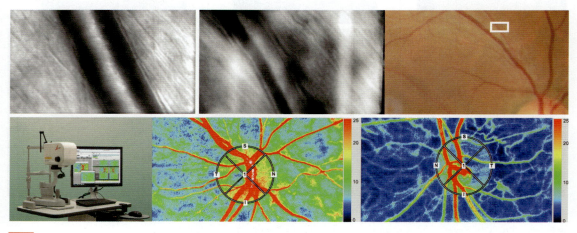

図3
上：補償光学付き眼底カメラ（市販）による血管撮影．左：健常人，中：高血圧．動脈の狭細化と壁の肥厚と不正を認める．右：同患者眼底血管の撮影部位．
下：レーザースペックル血流計（左：市販）による血流測定．暖色なほど血流量が多い．中：健常人，右：糖尿病患者では網膜血流が低下している．

眼底カメラによる評価

動脈硬化が進むと血管鞘を共有している動静脈交叉部では，静脈の狭窄が起こり，眼底所見では交叉部現象と言われ，静脈の口径が先細っているように見える（図1）．シェイエ（Scheie）分類では動脈硬化をその程度により，S1，S2と分けている．さらに，眼底動脈硬化が進んだ場合には，交叉現象は著明で交叉部での静脈は途切れたようになり，血管の表面の反射が強く銅線様（S3），さらに進むと白線化する（S4）．

眼底検査では血管の太さにより高血圧性変化も観察することができ，シェイエ分類ではその狭細化によりH1，H2と分けており，動脈硬化の分類と合わせてS1H1などと表現する．重症例では小さい血管の閉塞である綿花様白斑が（H3），さらにはうっ血乳頭が見られ（H4），生命予後にも関係してくる．

動脈硬化の合併症

交叉部で静脈の流れがせき止められると網膜静脈は閉塞し，静脈内の血流はうっ滞して組織の中に漿液性成分が漏出し，視力低下の原因となる（網膜静脈閉塞症：図4上）．高齢者の慢性高血圧患者では網膜細動脈瘤が見られることがあり，破裂により大きな視力低下を来す（図4下）．

内頸動脈狭窄においては急性または慢性に眼虚血状態となり，下半分の視野欠損を来す虚血性視神経症や，虹彩に新生血管を発生し失明に至る難治な緑内障となることがある．

［COI開示］（株）ニデック

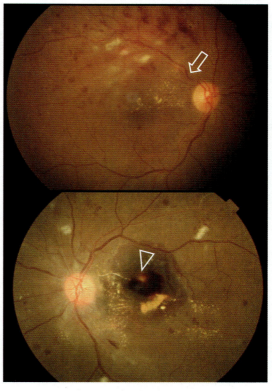

図4
上：耳上側の網膜静脈閉塞症．交叉部（⇨）で静脈が閉塞しそれ以遠の網膜に出血や虚血による白斑が見られている．黄斑部には浮腫があり視力が低下している．
下：銅線動脈や白線化した動脈が見られ，黄斑部近くに網膜細動脈瘤（▷）からの網膜下出血がある．周囲には出血や白斑など高血圧による変化が認められる．

●文献
1) Kumagai K, Tsujikawa A, Muraoka Y, *et al*: Three-dimensional optical coherence tomography evaluation of vascular changes at arteriovenous crossings. *Invest Ophthalmol Vis Sci* 2014; 55: 1867-1875.

一般的な血液検査

● 宇野健司, 寺本民生

　現代社会では，飽食ゆえに摂取カロリーの増加と，多忙な社会生活での運動不足を背景に，体格指数（BMI）25以上で示される肥満を呈する人は増加して久しい．特に，肥満に関連した健康障害を合併しているために医学的に減量を必要とする患者を，肥満症として取り扱う．この肥満症の定義に挙げられる11の疾患・健康障害には，たとえば耐糖能障害（2型糖尿病），脂質異常症，高血圧も含まれ，これらは別途メタボリックシンドロームの主兆候と捉えられている[1]．

　こうした肥満症・メタボリックシンドロームの患者では，原疾患の諸病態とその管理状態に基づいて，合併症としての血管内皮の動脈硬化性変化が非常に重要な問題となる．そして，そうした原疾患を管理できていない場合，動脈硬化に基づく心血管・脳血管イベントの発症リスクが特に高率となることから，適切な早期治療介入が必要と考えられる．

　そこで，本項では動脈硬化の診断に際して，おもに『動脈硬化性疾患予防ガイドライン2017年版』を基にして，動脈硬化抑制を目指して日常診療を行ううえで，重要かつ一般的な血液検査について述べる．

糖代謝系検査

　糖尿病は動脈硬化性疾患の重要な危険因子であり，古くは久山町研究において多因子調整後の冠動脈疾患発症率は健常人に対して約3.1倍（5.0/1,000人年 vs. 1.6/1,000人年），脳梗塞発症率は約3.4倍（6.5/1,000人年 vs. 1.9/1,000人年）といずれも高率であった．わが国での疫学研究でもすでに証明されているが，こうした心血管疾患の発症リスクは，糖尿病発症前の耐糖能障害の時期から増加する．

　したがって，日常診療においては適宜血液検査により，患者の糖代謝を評価することが必要である．次に，現時点で日本糖尿病学会が考える糖代謝評価に必要な一般的検査を述べる[2]．

1. 血糖値

　測定した血糖値を判断する際には，採血時間が空腹時か食後経過時間を念頭に置く．糖尿病の診断に際しては，75 gブドウ糖負荷試験（OGTT）を行い，負荷後2時間の血糖値を判断に用いる．

　空腹時血糖値は，正常型は110 mg/dL未満であり，100〜109 mg/dLは正常域の中で正常高値とし，126 mg/dL以上は糖尿病型と考えられる．75 g OGTTの2時間後血糖値は，正常型は140 mg/dL未満，200 mg/dL以上は糖尿病型と考えられる．

　また，空腹時血糖値の110〜125 mg/dLと75g OGTTの2時間後血糖値の140〜199 mg/dLは境界型と考えられる．

2. HbA1c（グリコヘモグロビン）

　HbA1cは赤血球ヘモグロビンの中のグルコースと非酵素的に結合した割合（%）を示している．ヘモグロビンの半減期が約60〜90日であることから，約2か月程度の血糖推移を反映している．正常型は5.8%以下であるが，糖尿病型と判断されるのは6.5%以上である．

　また，HbA1cは高値でなくとも，5.6〜5.9%の場合は，将来的に糖尿病に進展するリスクが高いと考えられている．

3. 糖尿病の診断基準

糖尿病の診断は，基本的に下記に示す糖尿病型を2回確認する必要がある．

①空腹時血糖≧126 mg/dL

②75 g OGTT 2時間値≧200 mg/dL

③HbA1c≧6.5%

ただし，血糖値の成分とHbA1cの基準を同一採血において満たした場合も糖尿病と判断する．

4. そのほかの血液検査

グリコアルブミン（GA）

GAは，血液中アルブミンとブドウ糖とが非酵素的結合した糖化タンパクのことである．ヘモグロビンの半減期が約17日であることから，約2週間程度の血糖推移を反映している．基準値は，11.6〜16.4%である．

1,5-アンヒドロ-D-グルシトール（1,5AG）

1,5-AGは，グルコース誘導体の一種のポリオールで，食物から経口摂取された成分である．

腎糸球体で濾過された1,5-AGは，本来は尿細管で99.9%再吸収され，血中濃度は一定に保たれている．しかし，その構造が類似したグルコースが存在すると，尿細管での再吸収は競合阻害を受ける．すなわち，糖尿病状態で尿中グルコースが増加すると，尿糖の排泄量に反比例して1,5-AGの再吸収は低下し，血中1,5-AGの濃度も低下する．

血中1,5-AGの濃度は，尿糖排泄量の増減

に鋭敏に反応するため，HbA1cやGAよりも短期間の血糖変動の指標となりうる．したがって，血糖コントロールの短期間での推移を把握するのに有用と考えられる．基準値は，14 μg/mL以上で，上限の目安は男性では45 μg/mL，女性では30 μg/mLである．

インスリン

血中インスリンは正常血糖を維持するために，膵β細胞から分泌され生理的範囲内で増減する．耐糖能障害の初期段階では，食後過剰分泌が現れ，2型糖尿病に進展する段階では初期分泌の低下が認められる．また，肥満のインスリン抵抗性を背景とした糖尿病の場合は，比較的長期間にわたって高インスリン血症の状態が持続する．この高インスリン血症は，単独で動脈硬化の危険因子であると考えられる．

脂質代謝系検査

一般的にLDLコレステロールおよびトリグリセリドが高いほど，またHDLコレステロールが低いほど冠動脈疾患の発症リスクは上昇する．このような脂質代謝の異常，すなわち脂質異常症として，日本動脈硬化学会では空腹時採血検査を基に，表1のように設定している[3]．

これまでは，脂質異常症が持つ動脈硬化性疾患の発症・死亡リスクを評価するための指標としては，相対リスクが用いられてきた．

表1 脂質異常症診断基準（空腹時採血）*

LDLコレステロール	140 mg/dL以上	高LDLコレステロール血症
	120〜139 mg/dL	境界域高LDLコレステロール血症**
HDLコレステロール	40 mg/dL未満	低HDLコレステロール血症
トリグリセリド	150 mg/dL以上	高トリグリセリド血症
non-HDLコレステロール	170 mg/dL以上	高non-HDLコレステロール血症
	150〜169 mg/dL	境界域高non-HDLコレステロール血症**

* 10時間以上の絶食を「空腹時」とする．ただし水やお茶などのカロリーのない水分の摂取は可とする．
** スクリーニングで境界域高LDLコレステロール血症，境界域高non-HDLコレステロール血症を示した場合は，高リスク病態がないか検討し，治療の必要性を考慮する．
● LDLコレステロールはFriedewald式または直接法で求める．
● トリグリセリドが400 mg/dL以上や食後採血の場合はnon-HDLコレステロールかLDLコレステロール直接法を使用する．ただしスクリーニング時に高トリグリセリド血症を伴わない場合はLDLコレステロールとの差が+30 mg/dLより小さくなる可能性を念頭においてリスクを評価する．

（日本動脈硬化学会編：動脈硬化性疾患予防ガイドライン2017年版．日本動脈硬化学会，東京，2017; 14）

しかし近年では，米国のフラミンガムスコアや欧州のSCOREリスク評価チャート，2013年からはNew Pooled cohort ASCVD Risk評価などに代表されるように，諸外国では脂質異常症の絶対リスクを診療ガイドラインで用いられている．わが国でも『動脈硬化性疾患予防ガイドライン2017年版』では，脂質異常症の管理を一般成人集団の動脈硬化性疾患の一次予防に最適な絶対リスク評価法として，吹田スコアが選定された．様々な臨床研究を検討する過程で，候補として吹田スコアと久山スコアが挙げられたが，LDLコレステロールレベル別の分類をより細分できる観点から，吹田スコアが選ばれている．

1. 吹田スコア

日本人の動脈硬化性疾患の発症・死亡を予測する評価法として，吹田研究に基づくスコアを指標として層別化を行った．吹田スコアの算出は非常に煩雑であることから，日常診療の場で簡便に使用できるように，性・年齢・危険因子の個数による層別化のチャートも作成されている（図1）．このカテゴリー分類に応じた脂質管理目標値が設定されており，一次予防では原則的に生活習慣改善を一定期

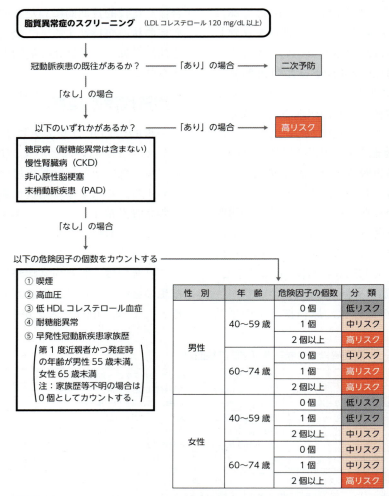

図1 冠動脈疾患予防からみたLDLコレステロール管理目標設定のためのフローチャート（危険因子を用いた簡易版）

（日本動脈硬化学会編：動脈硬化性疾患予防ガイドライン2017年版．日本動脈硬化学会，東京，2017；16）

間行い，その後に効果を判定，薬物療法の必要性を判断することになる．二次予防においては，生活習慣改善と共に薬物療法を行い，管理目標値を目指すことになる（表2）．

次に，現時点で日本動脈硬化学会が考える脂質代謝評価に必要な一般的検査を述べる．

2. トリグリセリド（TG）

TGは，食物から摂取される外因性と肝臓で合成される内因性からなり，生体のエネルギーの貯蔵（おもに脂肪組織）と運搬を担っている血清脂質である．TGは食事の影響を受けやすいため，空腹時採血で評価する場合が多く，そのときの基準値は30～149 mg/dLの範囲である．

わが国での疫学調査では，空腹時TG 150 mg/dL以上で冠動脈疾患発症が増加し，非空腹時TG 165 mg/dL以上で心筋梗塞，狭心症，突然死もしくは虚血性心血管疾患リスクが増加することが報告されている．そこで，日本動脈硬化学会の脂質異常症の診断では，TG 150 mg/dL以上で判断する．

3. HDLコレステロール（HDL-C）

血液中のコレステロールは，タンパク質と結合してリポタンパクの形で存在し，タンパク質分の量により数種のリポタンパクに分類される．その中で高比重リポタンパク（high-density lipoprotein：HDL）とする分画中のコレステロール量をHDL-Cと呼ぶ．

一般的に，HDL-Cの低値は冠動脈疾患や脳梗塞発症リスクとなり，逆に高値であればそのリスクは減少する．疫学調査から，HDL-C 40 mg/dL未満でこれらのリスクが増加することが報告されており，ガイドラインではこの値で低HDL-C血症の基準とした．

4. LDLコレステロール（LDL-C）

血液中に存在するリポタンパクのうち，低比重リポタンパク（low-density lipoprotein：LDL）とする分画中のコレステロール量をLDL-Cと呼ぶ．

わが国，諸外国で行われた疫学調査から，LDL-Cの上昇に伴い冠動脈疾患発症や死亡に対するハザード比は上昇する．LDL-Cの値を細分化して検討した調査にCIRCSが挙げられるが，LDL-C 80 mg/dL未満に比して，80～99 mg/dLの群では1.4倍，100～119 mg/dLの群では1.7倍，120～139 mg/dLの群では2.2倍，140 mg/dL以上の群では2.8倍と冠動脈疾患発症リスクが増加することが如実に示された．これらを踏まえて，ガイドラインではスクリーニング基準をLDL-C 140 mg/dL以上とし，さらに他の危険因子との関係を慎重に判断すべき境界域と

表2 リスク区分別脂質管理目標値

治療方針の原則	管理区分	脂質管理目標値（mg/dL）			
		LDL-C	non-HDL-C	TG	HDL-C
一次予防	低リスク	<160	<190	<150	≧40
生活習慣の改善を行った後，薬物療法の適用を考慮する	中リスク	<140	<170		
	高リスク	<120	<150		
二次予防 生活習慣是正とともに薬物治療を考慮する	冠動脈疾患の既往	<100 (<70)*	<130 (<100)*		

＊家族性高コレステロール血症，急性冠症候群のときに考慮する．糖尿病でも他の高リスク病態［非心原性脳梗塞，末梢動脈疾患（PAD），慢性腎臓病（CKD），メタボリックシンドローム，主要危険因子の重複，喫煙］を合併するときはこれに準ずる．
●一次予防における管理目標達成の手段は非薬物療法が基本であるが，低リスクにおいてもLDL-Cが180 mg/dL以上の場合は薬物療法を考慮するとともに，家族性高コレステロール血症の可能性を念頭においておくこと（ガイドラインの第5章参照）．
●まずLDL-Cの管理目標を達成し，その後non-HDL-Cの達成を目指す．
●これらの値はあくまでも到達努力目標であり，一次予防（低・中リスク）においてはLDL-C低下率20～30％，二次予防においてはLDL-低下率50％以上も目標値となりうる．
●高齢者（75歳以上）についてはガイドラインの第7章を参照．
（日本動脈硬化学会編：動脈硬化性疾患予防ガイドライン2017年版．日本動脈硬化学会，東京，2017；16）

してLDL-C 120〜139 mg/dLを設定した.

5. non-HDLコレステロール (non-HDL-C)

non-HDL-Cはレムナントリポタンパクなどの動脈硬化惹起性リポタンパクを含むため,LDL-Cよりも動脈硬化性疾患発症予測に優れているという考えもある.また,冠動脈疾患との関連性はわが国での疫学調査でもすでに報告されている.これらより,ガイドラインではスクリーニング基準をnon-HDL-C 170 mg/dL以上とし,さらに他の危険因子との関係を慎重に判断すべき境界域としてnon-HDL-C 150〜169 mg/dLを設定した.

6. LDL/HDL比

糖尿病やメタボリックシンドロームの患者では高TG血症と低HDL血症があり,small dense LDLが増加してもLDLが高値とならないことがある.このLDL/HDL比が動脈硬化の進展・プラーク形成と相関する報告があり,LDL/HDL比が有用な指標とされる.動脈硬化の進展抑制・退縮を目的とした管理目標値は,冠動脈疾患の発症予防する場合(一次予防)では2.0以下,冠動脈疾患既往がある場合(二次予防)では1.5以下が推奨とされる.

一方で,こうした報告は欧米諸国での成績に基づいており,現時点ではわが国における管理目標値は,前述の各脂質値の絶対値で行う必要がある.

血液検査を指標にした包括的治療の重要性

これまで述べてきた血液検査とそれ以外の検査成績にも注目し,動脈硬化性疾患の予防から健康寿命の延伸を目指した包括的な薬物治療が必要である.このエッセンスは,たとえば糖尿病患者を対象とし多面的に治療介入したSteno-2試験とわが国での大規模臨床試験J-DOIT3試験の中で示されている.

Steno-2試験では,微量アルブミン尿を呈する2型糖尿病患者160例を対象とし,生活習慣改善および薬物治療による多因子(血糖,脂質,血圧)を厳格に管理することで,心血管複合イベントの発症率は約50%も低下した.その後の約13年に及ぶ追跡調査でも,厳格管理群では心血管死,心血管イベントリスクは約60%低下し,持続的効果が示された.

J-DOIT3試験では,45〜69歳の日本人2型糖尿病患者で脂質異常症,高血圧を合併している2,542例を対象とした.血糖(HbA1c),血圧,脂質の3因子に対する統合的強化療法と標準療法とに分け,心血管複合イベントに及ぼす影響を比較した.統合的強化療法では,3因子の到達度においてすべて低下していた.しかし,心血管複合イベントの発症率には,両治療群間での有意差は認めなかったが,一方で脳血管イベントでは統合的強化群で有意な低下が観察された.

これらのわが国および諸外国の臨床試験からは,メタボリックシンドロームの患者に対する包括的治療が,動脈硬化性血管障害に予防的に働く重要性が示された.

以上から,日々の日常診療において,一般的な血液検査を観察し治療の指標にすることで,将来の動脈硬化性疾患の予防につなげることができるといえよう.

[COI開示] 宇野:(公財)鈴木謙三記念医科学応用研究財団,(公財)持田記念医学薬学振興財団,寺本:第一三共(株),サノフィ(株),バイエル薬品(株),武田薬品(株)

● 文献
1) 日本肥満学会編:肥満症診療ガイドライン2016. ライフサイエンス出版,東京,2016.
2) 日本糖尿病学会編:糖尿病診療ガイドライン2016. 南江堂,東京,2016.
3) 日本動脈硬化学会編:動脈硬化性疾患予防ガイドライン2017年版. 日本動脈硬化学会,東京,2017.

E. 機能検査

1 ABIとPWV

● 加賀山知子, 工藤敏文

動脈硬化の機能評価として, 足関節上腕血圧比 (ankle brachial index: ABI) と脈波伝播速度 (pulse wave velocity: PWV) がある. 現在, ABIとPWVを同時に測定可能な自動測定装置が普及し, 広く知られている (図1). ここでは, ABIとPWVの原理や検査方法, 検査や結果の解釈をするうえでの注意点などについて症例を交えながら述べる.

1. ABI

末梢動脈疾患 (peripheral arterial disease: PAD) の治療指針である trans atlantic inter-society consensus (TASC) の改訂版 TASC II にも明記されているが, ABIはPAD診断の基本となる. TASC II によると 0.9以下を異常値としているが, 0.9以上であってもPADを有する症例もあるため, 結果の解釈が重要となる[1]. ABIは足関節の血圧 (後脛骨動脈と足背動脈の高いほうの値) を左右の上腕血圧の高いほうの値で除することで求めることができる.

血圧の測定方法にはいくつかあり, ドプラ聴診器を用いるドプラ法, レーザードプラを用いるレーザードプラ法, 光電容積脈波 (photoplethysmograhy: PPG) を用いるPPG法, 脈波の振動の振幅から血圧を算出するオシロメトリック法などがある[2].

ドプラ法が基本となるが, 手技が煩雑で, 測定技術に修練が必要である. レーザードプラ法, PPG法, オシロメトリック法は自動測定装置での測定が可能であり簡便であるが, センサが足趾やカフ内にあるため, 後脛骨動脈と足背動脈を別々に計測することはできない. また, ドプラ法, レーザードプラ法, PPG法はカフを加圧した後減圧し, 拍動が再開する圧を収縮期血圧としているが, オシロメトリック法では, 脈波の振幅をグラフ化し, 機械が振幅の最高点を認識しそれをもとに収縮期血圧を算出している (図2). そのため, 不整脈症例や体動が多い症例, 足関節血圧が著しく低下している症例 (図3), 上腕に狭窄などの病変がある症例 (図4), 長期間の糖尿病罹患患者や透析症例 (図5) では測定不能や正しい値が出ない場合もあるので注意が必要である.

また, わが国ではオシロメトリック法を原理とした装置が主流となっているが, 欧米ではレーザードプラ法やPPG法を原理とした装置が主流であることも念頭に置く必要がある.

2. PWV

PWVは血管の硬さの指標である. PWVには頸動脈大腿動脈間脈波伝播速度 (cfPWV) と上腕足首間PWV (baPWV) がある.

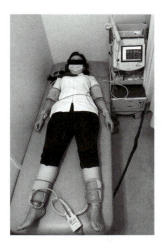

図1 ABI/PWV自動測定装置
左右の上腕と足首にカフを巻き, 両手首には心電図, 胸には心音図を装着している.

a. レーザードプラ法を原理としたABI測定

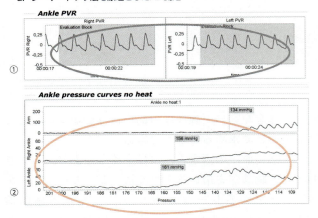

b. オシロメトリック法を原理としたABI測定

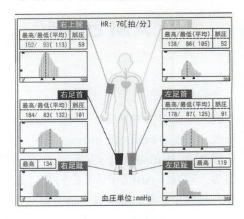

図2 ABIの測定

a：ABIは右1.2左1.2である．左右共に足首の脈波は正常波形を示している（①）．カフにて駆血し，減圧することで拍動が再開する血圧を収縮期血圧としている（②）．
b：脈波振幅がグラフ化され，機械が最高点を認識している（点線）．それを基に収縮期血圧と拡張期血圧を算出している（▲）．

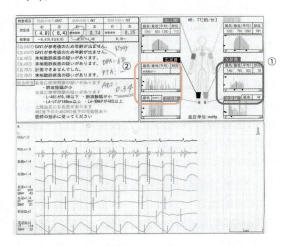

図3 オシロメトリック法の限界

左足首の振幅は何とか山のピークが認識可能で，オシロメトリック法にて測定できているが（①），右足首の振幅は山を描けておらず，測定不能となった（②）．ドプラ法にて測定すると，右足背動脈は68 mmHg，右後脛骨動脈は測定不能となり，ABIは0.34となった．オシロメトリック法ではその原理から，ABIが著しく低い症例は測定できない．その場合は，そのほかの原理での測定を推奨する．

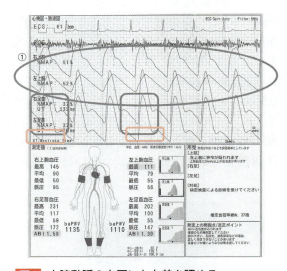

図4 上腕動脈の血圧に左右差を認める

左右ともにABIは1.4以上と正常範囲を逸脱しているが，左右足首の脈波は正常である．しかし，右上腕血圧145 mmHg，左上腕血圧111 mmHgと20 mmHg以上の左右差と，脈波の左右差を認めたため（①），CT検査を施行し左鎖骨下動脈の狭窄を認めた．この症例のように，上肢の動脈に異常を認める場合，ABIが正しく測定されない場合がある．

PWVは2か所で測定した脈波の立ち上がりの時間と測定部位間の距離で求める．たとえば，baPWVでは上腕の脈波と足首の脈波を測定し，それぞれの脈波の立ち上がりの時間差を上腕から足首までの距離で除する．また，

心臓足首血管指数（CAVI）もほぼ同様の意義で使われている．cfPWVは検査が煩雑なため，現在では自動測定装置で測定可能なbaPWVとCAVIが普及している．PWVは血圧，脈拍の影響を受けるが，CAVIは血圧

E. 機能検査

a. ABI結果   b. TBI結果

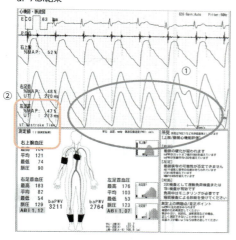
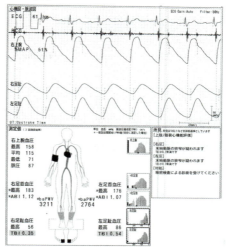

図5 石灰化が強くABIが正しく測定できない
a：ABIは右1.12左1.07と正常範囲内だが，左右の足首の脈波を見ると，上腕に比べて切痕の消失と（①），UTの延長（立ち上がりの鈍化）（②）を認める．
b：足趾上腕血圧比（TBI）は右0.35左0.54と左右共に低下を認める．オシロメトリック法ではABIとTBIの結果に乖離を認めたため，ドプラ法にて足関節血圧を測定すると，右足背動脈（DPA）40 mmHg，右後脛骨動脈（PTA）250 mmHg以上の加圧でも駆血されず，左DPA 250 mmHg以上の加圧で駆血されず，左PTA 136 mHgであった．動脈の石灰化が強く，駆血されないために正しいABIの評価ができていないことが示唆された．この症例のように，長期の糖尿病罹患患者や透析症例では，強い石灰化の影響で正しくABIが測定できないことがある．その場合は，石灰化の影響が受けにくいTBIの測定が重要である．

の影響を受けない．PWV，CAVI共に心血管疾患の予後予測指標と言われている[2]．

検査の注意点

1. ABI

血圧は変動しやすく，またPAD患者は歩行が負荷となり足関節の血圧が低下してしまうため，10分以上の安静臥位が必要である．

また血圧は外気温にも左右され，気温が低下すると血管も収縮してしまうため，室温は25℃が適している．室温が保たれていても，外気温が低く体温が低い場合も正しく測定できない場合があるので，結果の判断に注意が必要である．

2. PWV

baPWVは身長を基に2点間の距離を自動計算しているため，正しく入力する必要がある．

また，心音図のⅡ音や心電図のR波を認識するため，検査時に話をしたり，激しい体動に気を付け，機械が正しく認識しているか確認が必要である．不整脈や瘤の存在，PAD患者，治療後の場合，PWVは正しく測定できないため，既往歴などの確認も大切である．

［COI開示］本論文に関して筆者らに開示すべきCOI状態はない

●文献

1) Dormandy JA, Rutherford RB: Manegement of peripheral arterial disease（PAD）. TASC Working Group. Trans Atlantic Inter-Society Consensus （TASC）. *J Vasc Surg* 2000; 31: S1-S296.
2) 日本循環器学会：循環器病の診断と治療に関するガイドライン（2014年度合同研究班報告）末梢閉塞性動脈疾患の治療ガイドライン（2015年改訂版）．http://www.j-circ.or.jp/guideline/pdf/JCS2015_miyata_h.pdf（2019年5月23日閲覧）

Ⅲ章　動脈硬化の診断

E. 機能検査

2　内皮機能検査

● 東　幸仁

動脈硬化における血管内皮機能測定の意義

　多くの知見により，高血圧，脂質異常症，糖尿病，加齢，喫煙，肥満，閉経，運動不足といった冠危険因子によって血管内皮機能が障害されることが明らかになった．血管内皮機能測定は動脈硬化自体の評価だけではなく，病態の理解，治療効果の評価や予後の予測など多くの局面において有用である．現在，臨床において血流依存性血管拡張反応（flow-mediated dilation：FMD），reactive hyperemia index（RHI），enclosed zone flow-mediated dilation（ezFMD），ストレインゲージ式プレチスモグラフィーやケミカルバイオマーカーなど，様々な血管内皮機能評価が行われている（表1）．

血管内皮機能の測定法

　現在，わが国においても，世界的にも，汎用されているのは，FMDとRHIである．有効に血管内皮機能を利用するためにも，それぞれの測定法の長所・短所を十分に理解して活用したい．血管内皮機能測定は，2012年に保健診療となった．血管内皮機能測定の詳細に関しては，日本循環器学会の『血管機能の非侵襲的評価法に関するガイドライン』を参照されたい．2018年に，血管不全学会が中心となって，FMDとRHIの正常値，異常値の設定を行った[1]（図1）．

1. FMD

　FMDは，超音波を用いて四肢の虚血反応

表1 臨床で用いられている血管内皮機能検査

部　位	測定方法	刺　激	長　所	短　所
前腕動脈下肢動脈	プレチスモグラフィーによる血流量測定	血管作動物質	血管作動物質を直接動脈内投与するため特異性が高い	被験者の負担が大きい（検査時間が長い，侵襲的である）手技が煩雑である
		反応性充血	被験者の負担が小さい（検査時間が短い，非侵襲的である）簡便である	やや特異性に欠ける
前腕動脈	超音波による血管径測定（FMD）	反応性充血	被験者の負担が小さい（検査時間が短い，非侵襲的である）簡便である	やや特異性に欠ける
	オシロメトリック法による血管径測定（ezFMD）	反応性充血	被験者の負担が小さい（検査時間が短い，非侵襲的である）簡便である	やや特異性に欠ける
指尖動脈	トノメトリー法による測定（RHI）	反応性充血	被験者の負担が小さい（検査時間が短い，非侵襲的である）簡便である	やや特異性に欠ける
冠動脈	フローワイヤーによる血流量測定血管造影による血管径測定	血管作動物質	血管作動物質を直接動脈内投与するため特異性が高い	被験者の負担が大きい（検査時間が長い，侵襲的である）手技が煩雑である
腎動脈	クリアランス法による血流量測定	血管作動物質	被験者の負担が比較的小さい	静脈内投与のためやや特異性に欠ける手技が煩雑である
血液／尿	血管内皮関連物質（バイオマーカー）の濃度測定	—	簡便である	特異性が低いため，上記測定法の補助的役割

S170

性充血後の血管径変化を測定することで算出される．7.5 MHz以上のプローブを用いれば，通常の超音波装置でもFMDは測定可能であるが，血管径自動追随システムを搭載したFMD測定専用装置（図2a）が使用可能である[2]．FMDは導管血管レベル（血管径2〜6 mm）での血管内皮機能を反映している．簡便かつ非侵襲的で，検査時間も比較的短時間であり，被検者への負担も少ない．FMD-J研究により，FMD正常値は，7％以上，4〜7％を境界域，4％未満を異常値と定義した（図1a）[1]．しかし，同法は再現性の問題をはじめとしてまだ多くの課題，問題点が残っている．

血管が一過性の虚血から解放されると，ずり応力の増加を介して血管内皮細胞から一酸化窒素（NO）をはじめとした様々な生理活性物質が放出される．前腕血流量は駆血解除後5〜10秒程度で最大（300〜600％の増加）を示し，前腕血管径はそれに遅れて駆血解除45〜60秒後に最大（5〜15％の増加）となる（図2a）[2]．

FMD測定の際には，できる限り内皮非依存性血管拡張反応を測定することが望ましい．通常はニトログリセリンの舌下投与による血管拡張性を内皮非依存性血管拡張反応として評価する．

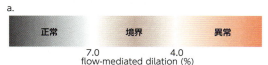

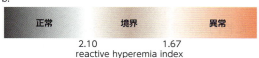

図1 血管内皮機能測定の正常値，異常値
flow-mediated dilation (a), reactive hyperemia index (b).
（Tanaka A, et al : *Hypertension* 2018 ; 72: 1060-1071 より改変）

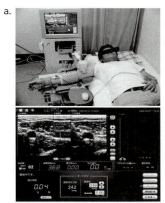
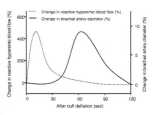
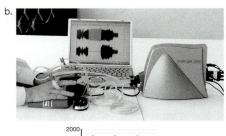
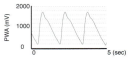
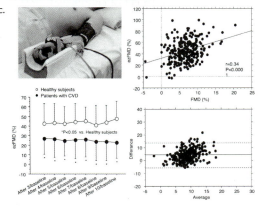

図2 血管内皮機能測定の実際
flow-mediated dilation (a), reactive hyperemia index (b), enclosed zone flow-mediated dilation (c) による測定．
（Higashi Y : *Int Heart J* 2015 ; 56 : 125-134 より改変）

2. RHI

RHIは，反応性充血後の指尖容積脈波を測定することで，血管機能を測定する方法である（図2b）[2]．RHIは指の皮膚血管の内皮機能を反映していると考えられる．現状では最も簡便な方法であり，非侵襲的で手技による差も少ない．RHIの正常値は，2.10以上，1.67〜2.10を境界域，1.67未満を異常値と定義した（図1b）[1]．ほかの測定法との比較検討，冠危険因子との関連，治療介入による検討，測定値自体が予後規定因子となりうるのかなど，多くの検討課題が残っている．

3. ezFMD

最近，オシロメトリック法を用いた新規血管内皮測定法（ezFMD）を開発した（図2c）[3]．同法は，検者の測定技術によらない，非常に簡便で，再現性の高い測定法である．これまで，筆者らは，ezFMDが冠危険因子と相関すること，心血管イベントの予後規定因子となりうることを報告してきたが[3]，正常値の設定など，今後，さらなる知見の集積が待たれる．

4. プレチスモグラフィー

現状では，ストレンゲージ式プレチスモグラフィーを用いた測定法が最も良く血管内皮機能を反映している．NO産生刺激物質あるいはNO阻害薬を末梢動脈に選択的に投与することにより血流量変化を測定することで血管内皮機能を評価する方法である．同法の特異性は非常に高いが，カテーテルを四肢の動脈や冠動脈に挿入しなければならず，検査時間も長時間にわたるため被検者への負担が大きい．同法は部位，測定原理より抵抗血管レベルでの血管内皮機能を反映していると考えられる．正常値の設定などはなされていない．筆者らはHokanson社の測定機器を基に，様々な補助デバイスを組み合わせて測定システムを構築している[2]．侵襲的であるため，

表2	血管内皮機能を反映する可能性のあるケミカルバイオマーカー

血管内皮前駆細胞，内因性一酸化窒素阻害物質，血管内皮由来粒子，窒素酸化物，サイクリックGMP，窒素酸化物，Rhoキナーゼ活性，フォンウィレブランド因子，接着分子ICAM-1，接着分子VCAM-1，E-セレクチン，高感度CRP，インターロイキン-6，エンドセリン-1，トロンボモジュリン，プラスミノーゲンアクチベーターインヒビター1，アディポネクチン，ホモシステイン，終末糖化産物，終末糖化産物受容体，8-ヒドロキシ-デオキシグアノシン，F2-イソプロスタン，酸化LDL，微量アルブミン尿

同法は臨床の場でほとんど使用されていない．

5. ケミカルバイオマーカー

血管内皮機能を評価するうえで，最も簡便で非侵襲的な方法は，血中あるいは尿中のバイオマーカーを測定することである．しかし，現状では，評価に耐えうるだけのバイオマーカーが存在していない．血管内皮機能を反映する可能性のあるケミカルバイオマーカーを表2に示した．

[COI開示] アステラス製薬（株），アストラゼネカ（株），MSD（株），武田薬品工業（株），サノフィ（株），田辺三菱製薬（株），塩野義製薬（株），日本ベーリンガーインゲルハイム（株），帝人ファーマ（株），花王（株），日本シグマックス（株），サラヤ（株），日本光電（株），恒和会松石病院，（公財）先進医療研究振興財団

●文献

1) Tanaka A, Tomiyama H, Maruhashi T, et al : Physiological diagnosis criteria for vascular failure. *Hypertension* 2018; 72: 1060-1071.
2) Higashi Y : Assessment of endothelial function : history, methodological aspects, and clinical perspectives （review）. *Int Heart J* 2015 ; 56 : 125-134.
3) Morimoto H, Kajikawa M, Oda N, et al: Endothelial function measured by enclosed zone flow-mediated vasodilation is an independent predictor of cardiovascular events. *J Am Heart Assoc* 2016 ; 5 : e004385.

E. 機能検査

3 RI検査（PET）

● 田原宣広，甲斐久史，福本義弘

近年，わが国では脂質摂取量の増加と車社会の発達などにより生活習慣が大きく変化し，肥満，脂質異常，高血圧，耐糖能異常が増加している．これらの因子の重積は動脈硬化を基盤とする脳血管疾患や冠動脈疾患の発生リスクを高め，両疾患の死亡率はわが国の死亡率の1/4を占めている．しかしながら，すべての動脈硬化から脳梗塞や急性冠症候群が発症するわけではない．炎症活動性の高い，脆弱な不安定プラークが突然破綻し，プラーク内容物が血流に接触することで引き続き血栓が形成され，血管内腔の血流が急激に制限されることで心血管イベントが発症することが認識されている．従来の動脈硬化の診断には血管エコー，CT，MRIなどが用いられ，経カテーテル的，もしくは外科的治療を行うか否かの評価には血管造影が行われているが，動脈硬化プラークに活動性炎症が存在しているかの評価は困難である．^{18}F-fluorodeoxyglucose（FDG）をトレーサーとしたPETは炎症病変を描出することが可能なモダリティであり，不安定プラークの検出にも応用されている．本項では，FDG-PETを用いて動脈硬化における炎症活動性を評価する試みについて概説する．

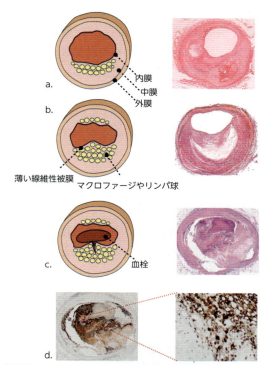

図1 安定プラーク，不安定プラーク，破裂プラーク
a：安定プラーク
b：薄い線維性被膜を有し，脂質成分が多く，マクロファージやリンパ球などの炎症細胞が豊富に浸潤している不安定プラーク
c：破裂プラーク
d：破裂プラークにCD68陽性の炎症細胞が集簇している．

炎症と動脈硬化

動脈硬化病変から直接的に得られた試料を用いて病理学的解析が行われ，脆弱な不安定プラークは薄い線維性被膜を有し，脂質成分が豊富でマクロファージやリンパ球などの炎症細胞が豊富に浸潤していることが明らかにされている（図1）．動脈硬化プラークの安定性が脂質含量や炎症細胞などに依存していることが明らかになり，動脈硬化の診断・治療において動脈硬化プラークの大きさや血管内腔の狭窄度よりもプラーク内の構成成分の重要性が論じられている．

FDG-PETを用いた炎症活動性評価

FDGはブドウ糖誘導体であり，細胞膜上に発現するブドウ糖輸送体を介して細胞内へ

取り込まれる．細胞内へ取り込まれたブドウ糖は解糖系へ代謝されるが，FDGは細胞内に取り込まれても解糖系へ進まず，細胞内へとどまる性質を有している．FDGは細胞のブドウ糖代謝に応じて集積し，FDG-PETは生体内のブドウ糖代謝を示す画像として広く臨床応用されている．炎症細胞は大量のブドウ糖を消費しており，FDGが高集積することが知られている．ウサギの動脈硬化モデルやヒト頸動脈狭窄の剝離病変において，炎症細胞密度とFDG活性には密な関連があり，動脈硬化病変におけるFDG集積は炎症活動性を反映したものであることが証明されている．

かしながら，これらの炎症性マーカーは全身の非特異的な炎症所見であり，血管局所の炎症活動性を正確に表していない可能性がある．PETは，細胞局所の代謝機能を外部から可視化することができる．また，PETとCTを同時に撮影することにより解剖学的位置関係などの多彩な情報を得ることができ，FDG-PETとCTを用いて血管局所の炎症活動性を評価することが可能である（図2）．

FDG-PET/CTを用いた血管局所の炎症活動性評価

動脈硬化性疾患において，高感度C反応性タンパクや炎症性サイトカインなどが血液中の炎症性マーカーとして用いられている．し

FDG-PETを用いた動脈硬化の炎症活動性評価

FDG-PETと頸動脈エコーを対比させた検討では，無症候性動脈硬化プラークの約30％はFDGが高集積し，約70％はFDGが低集積していた[1]．また，血管内皮機能が低下している例では，動脈硬化プラークを認めなくても血管にFDGが高集積する例があり，動脈硬化病変が発症する以前から起こる血管内皮機能障害に血管炎症が強く関連している

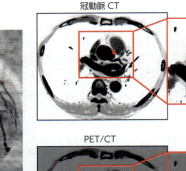
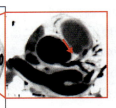

図2 急性冠症候群例のFDG-PET/冠動脈CT画像

心筋逸脱酵素の上昇は認めず，発作時に一過性ST上昇を示す症例．
冠動脈造影：左冠動脈主幹部の遠位部〜前下行枝の近位部にかけてプラーク破裂を示唆する所見と高度狭窄を認める（白➡）．
冠動脈CT：左冠動脈主幹部の遠位部〜前下行枝の近位部にかけて高度狭窄を認める（➡）．
FDG-PET/冠動脈CT：高度狭窄部位のプラークにFDGの高集積を認める（白➡）．

(Koiwaya H, Tahara N, Tahara A, et al: JACC Cardiovasc Interv 2016; 9: e113-e115より改変)

ことが示されている[2]．さらに，健康診断の目的でFDG-PET検査を施行した症例において，血管壁にFDGが高集積した例ほど血管イベントが多いことが報告されている．

冠動脈病変における炎症活動性評価

FDG-PET検査は不安定プラークの有力な診断法であるが，心筋の生理的なFDG取り込みや空間分解能の問題から冠動脈病変への応用は困難であった．最近では，長時間の絶食や高脂肪・低炭水化物食などの前処置，多列化CTとFDG-PETの融合画像により冠動脈におけるプラークやステント留置部におけるFDG活性を評価することが可能になってきた．冠動脈CTとFDG-PETを用いて安定狭心症例と急性冠症候群例に挿入したステントや冠動脈近位部プラークのFDG集積は急性冠症候群例のほうが高いこと，急性冠症候群の責任病変にFDGが高集積し，血管内イメージングにより不安定プラークが確認されたことが報告されている[3]．

FDG-PETを用いた薬物治療の抗炎症効果評価

メタボリックシンドローム関連因子の重積により動脈硬化におけるFDG活性が高くなることが示されている．脂質異常症に対するスタチン治療や糖尿病に対するインスリン抵抗性改善薬治療はLDLコレステロールや血糖値を下げるだけでなく，HDLコレステロールを増加させ，HDLコレステロールが増加した例ほど頸動脈，大動脈，冠動脈病変のFDG活性が軽減したことが報告されている[4,5]．FDG-PETは，これまで評価が困難であった動脈硬化病変に対する薬物治療の抗炎症効果を評価することも可能である．

PET検査は，従来の検査法では分からなかった血管壁や動脈硬化プラークにおける炎症活動性を非観血的に描出することができ，活動性や範囲の評価のみならず，治療法の選択や治療効果の判定にも有用である．危険な不安定プラークの同定には，動脈硬化の質的評価を行うことができる画像診断法の確立が必要であり，FDG-PET検査は血管病変の炎症病態を把握する新しい分子イメージングとして有望と考えられる．また，種々のモダリティを組み合わせることにより，ハイリスク病変の早期発見や病変リスクの層別化を評価することが可能になることが期待される．

［COI開示］本論文に関して筆者らに開示すべきCOI状態はない

●文献

1) Tahara N, Kai H, Nakaura H, et al: The prevalence of inflammation in carotid atherosclerosis: analysis with fluorodeoxyglucose-positron emission tomography. *Eur Heart J* 2007; 28: 2243-2248.

2) Honda A, Tahara N, Nitta Y, et al: Vascular inflammation evaluated by ^{18}F-Fluorodeoxyglucose-positron emission tomography/computed tomography is associated with endothelial dysfunction. *Arterioscler Thromb Vasc Biol* 2016; 36: 1980-1988.

3) Koiwaya H, Tahara N, Tahara A, et al: In Vivo molecular imaging of ruptured coronary atherosclerotic plaque using IVUS, OCT, and FDG-PET/CT. *JACC Cardiovasc Interv* 2016; 9: e113-e115.

4) Tahara N, Kai H, Ishibashi M, et al: Simvastatin attenuates plaque inflammation: evaluation by fluorodeoxyglucose positron emission tomography. *J Am Coll Cardiol* 2006; 48: 1825-1831.

5) Nitta Y, Tahara N, Tahara A, et al: Pioglitazone decreases coronary artery inflammation in impaired glucose tolerance and diabetes mellitus: evaluation by FDG-PET/CT imaging. *JACC Cardiovasc Imaging* 2013; 6: 1172-1182.

Ⅲ章　動脈硬化の診断

F. 形態検査

1 血管エコー

●松尾　汎

■動脈硬化を診る意義

近年の人口の高齢化に伴い「生活習慣病」（糖尿病, 高血圧, 脂質異常症など）が増加し, 全身の動脈に「動脈硬化」が生じ, 全身の重要臓器の虚血性障害（脳血管障害, 心筋梗塞, 腎不全など）が著しく増加した. それら「虚血性臓器疾患」の診療を行うことが重要であることはもちろんだが, 「動脈自体」を評価することも有用である. すなわち, 動脈硬化性動脈疾患の危険因子とされる「生活習慣病の診療」を行う際, 動脈硬化の「早期発見・早期治療」ができれば, 発症を阻止または遅らせること（予防）が可能となる. その「動脈硬化性病変の早期発見」およびそれら「病変の観察」や「治療効果の判定」にも用いられている検査法（表1）の中でも,「血管エコー（US）」が頸動脈や末梢動脈などの「血管」を無侵襲かつリアルタイムに, 直接観察できる点で有用である.

■血管エコーによる血管の評価

血管USは, 超音波本来の無侵襲性と, 近

表1 「動脈硬化」の評価法

- 機能評価：flow-mediated dilation（FMD）
- 動脈壁弾性の評価：壁硬化度（スティフネス β），pulse wave velocity（PWV），cardio-ankle vascular index（CAVI）
- 大動脈硬化度：経食道心エコー
- 石灰化病変の検出：CT（冠動脈, 大動脈）
- 動脈硬化性変化の評価：眼底検査
- 動脈壁性状の評価：頸動脈エコー（IMT, プラーク）
- 狭窄/閉塞, 血流の評価：ABI（足関節上腕血圧比）US（体表, 血管内など），CT, MR, 動脈造影検査

（下線はエコー検査, 色字は機能検査を示す）

年の機器・技術の進歩も相まって, 今や日常の臨床でも必須の検査法の1つとなった. USは「断層法」と「ドプラ法」を用いて,「形態診断」と「機能診断」との両方が可能である. また, 超音波が到達できれば, 頭部（頭蓋内）, 頸動脈, 心臓（冠動脈）, 大動脈, 臓器動脈（腎動脈・腹腔動脈・上腸間膜動脈など）, 末梢動脈, 末梢静脈などを検査対象として評価できる.

なお, USの実施に当たっては, その目的に応じて, 用いるプローブの種類や装置の設定条件にも工夫が必要であり, 検査前の準備, アプローチ部位, 解剖・生理の理解なども必須の事項である. また, 血管US領域での用語や提示法に不統一性も認めていたが, 最近, その標準化が日本超音波医学会を中心になされたので, 各領域での詳細は, 日本超音波医学会のホームページや筆者らの編纂した成書を参照いただきたい[1~4]. さらにそれら検査法を習得するには, その実技研修や講習（「エコー淡路」,「診断技術向上セミナー」など）が役立つ.

■動脈硬化進展の評価法

動脈硬化は, 徐々に進行し, 心血管病を発症させるが, 生活習慣病が動脈硬化を惹起・進展・増悪させ, その治療で進展・増悪は抑制される. 最近は生活習慣病の治療と共に, 動脈硬化進展程度を, 機能検査［血流依存性血管拡張反応（flow mediated dilation：FMD）や脈波伝搬速度（pulse wave velocity：PWV）など］や画像診断（US, CT, MRなど）で評価して, 診療に役立てることができる（図1）.

S176

動脈硬化の進展過程は，まず「内皮機能」が傷害されて血管拡張能が低下する．ついで動脈の「弾性」が低下して硬くなるが，これらは「機能的変化」として評価が可能で，内皮機能検査のFMD検査，動脈の硬度を評価するPWVやスティフネスβ（β値）などが用いられている．さらに動脈硬化が進行すると「形態」が変化し，まず内膜が肥厚し，動脈の「内膜中膜複合体」（intima-media complex：IMC）の厚み＝内膜中膜複合体厚（intima-media thickness：IMT）が肥厚する．さらに進展すると，「プラーク」が出現し，そして「狭窄，閉塞」へと動脈硬化性病変は進行する[1～3]．その病変の進展（または血栓性閉塞）によって全身の臓器「循環障害」が生じ，また中膜の脆弱化で「瘤形成」を来す．これらの形態的変化は，USをはじめとする画像診断で評価できる（図1）．

血管エコー応用の概説

USでは動脈硬化による「機能変化」と「形態変化」の両方が評価できるが，本項では「形態評価」についてのみ概説する．

1. 頭頸部

経頭蓋・頸動脈USで狭窄性（虚血性）・拡張性（瘤）疾患が診断できる（図2）．経頭蓋ドプラ検査は，おもにドプラ法を頭蓋内動脈の血流評価に用いる．頸動脈USでは，動脈硬化による形態変化の初期変化のIMT肥厚，進行したプラーク形成や狭窄・閉塞への進行過程が評価できる（図2）．

IMTは，動脈硬化の進展度を示しており，肥厚するほど全身の動脈硬化も進行していると推定される．また，生活習慣病治療の意義（生活習慣病はIMTを肥厚させ，治療は進展を抑制する）も明確になったが，動脈硬化危険因子を持たない一般住民には勧められず，危険因子を有する例でも病変がない例には毎年実施する意義はない（図3）．また，生活習慣病の治療法による差異やその意義は確認されたが，IMT進展抑制とイベントとの関連は未だ明らかになっていない．

プラーク（1.1 mm以上の限局性隆起性病変）が1.5 mm以下では臨床的意義が少ないことから，「1.5 mm超」プラークを評価する（図2）．その評価は，a）存在部位と共に，その最大厚と隆起部の範囲を含めたb）プラークサイズ（プラークを含めた最大計測値がmax IMT），c）表面の形態（整，不整，潰瘍），d）内部性状（輝度，均質性），e）

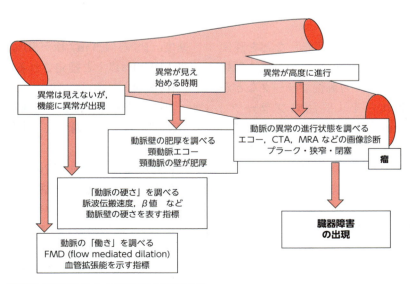

図1 「動脈硬化」の進行度を評価する

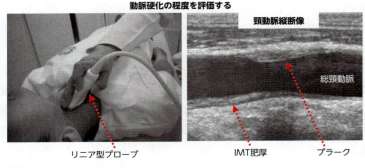

図2 右頸動脈の超音波像

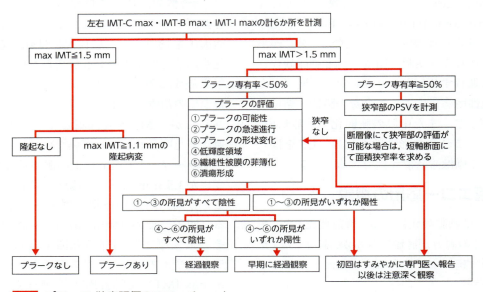

図3 プラーク・狭窄評価のフローチャート

［日本超音波医学会：超音波による頸動脈病変の標準的評価法2017. http://www.jsum.or.jp/committee/diagnostic/pdf/jsum0515_guideline.pdf（2019年7月24日閲覧）］

可動性（USでのみ評価が可能）などを評価する．脳梗塞との関連からは潰瘍形成，低輝度，不均質プラーク，可動性プラークなどが注目され，それらを「要注意プラーク」（warning plaque）として，注意喚起している（図3）[3,4]．

症候の有無にかかわらず，狭窄程度が50％を越えたらドプラ法による病変の評価を行い，一度は専門医へ相談し，治療方針（侵襲的治療適応の有無）を確認する（図3）．USでの内頸動脈の評価は，画像形態からではなく「ドプラ法」を用いたNASCET狭窄率の推定が推奨されており，収縮期最大血流速度（PSV）1.3 m/秒が50％狭窄，2 m/秒以上が70％以上と推定される．

2. 大動脈

拡張性（瘤）・狭窄性（狭窄・縮窄）および解離の診断，経過観察（術後も含む）などに用いる．

大動脈瘤は「大動脈壁の全周，または一部が生理的限界を越えて拡張した状態」とされ，部位（胸部，胸腹部，腹部）や形態から分類される[5]．瘤の治療は①瘤破裂（解離の心タンポナーデも含む），②瘤拡大による周囲臓器の圧迫および③瘤末梢の血行障害（分枝血管閉血による臓器虚血）を予防または改善す

ることである．

形態別では，「仮性瘤」は積極的に手術適応（破裂として対処）である．「真性瘤」は形状や瘤径を参考に決定され，最も多い"紡錘状"腹部大動脈瘤（図4）は，USで「瘤径」を計測し（図5）[1]，瘤径4 cm以上で待機手術を検討し，それ未満は降圧療法で経過観察する．平均拡大率は3～4 mm/年と報告され，拡大が著しい例は注意する．また，瘤の術後評価にも，USが応用され，おもに，吻合部の状態（仮性瘤）や人工血管やステントグラフトの拡大や血栓形成の有無を観察する．ステントグラフト術後ではエンドリークの有無やその評価を行う．

解離とは「動脈壁が，中膜のレベルで動脈走行に沿って二層に剥離し二腔となった状態」を称し，拡大して"瘤化"した場合にのみ「解離性瘤」と称される（大動脈解離と解離性大動脈瘤の違い）[5]．剥離した隔壁（フラップ）を証明し，亀裂（tear：真腔から偽腔への入口部，偽腔から真腔への再入口部）を検出することが，解離の診断に必要である．急性解離では心嚢液貯留や臓器虚血などの解離合併症の判定も必要で，迅速な診断が要求される．USが，心タンポナーデ，大動脈弁逆流，瘤破裂などの判定には最も迅速かつ簡便な評価法である．すなわち，解離診断には造影CTが最も有効であるが，「第一選択の検査法」として胸写，心電図，血液検査などと共に，USを用いる．

3. 腎動脈

腎虚血の診断は，今や日常診療でも可能となった．腎動脈狭窄（renal artery stenosis：RAS）が高血圧や腎機能障害の原因となること，さらに繰り返す心不全とも関連することなどが知られ，RASに関心が集まった．従来，RASの頻度は高血圧患者の1～5％と低いことや，発見の契機が腹部血管雑音やレニン活性（PRA）などでやや不明確であること，および確定診断法がやや侵襲的な造影CTや血管造影検査などであったことなどから，あまり注目されなかった．しかし，頻度は高齢者や他の動脈硬化性疾患［心筋梗塞，閉塞性動脈硬化症（ASO）など］を合併した例などでは合併頻度が高いこと（25～50％で合併），また「無侵襲なUS」が狭窄病変の検出に有効であること，さらに治療で経カテーテル的治療法（percutaneous transluminal renal angioplasty：PTRA）が実施できるようになったことなども関連して，RASへの関心が高まった．最近は薬物治療が有効で，PTRAでの明確な優越性が未

自覚症状：	非破裂症例のほとんどは無症候
	腹部：拍動性腫瘤
問診：	危険因子の有無
	（男性，加齢，喫煙，高血圧，高脂血症，家族歴，食生活）
他覚所見：	拍動性腫瘤の触知
スクリーニング：	腹部エコーにて大動脈瘤の判定

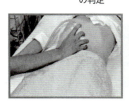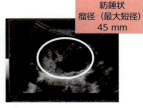

紡錘状
瘤径（最大短径）
45 mm

図4 腹部大動脈瘤の診断

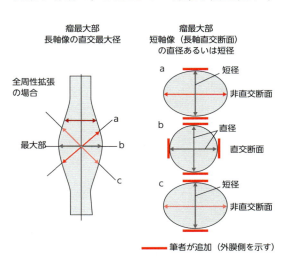

図5 瘤径の計測

［日本超音波医学会：超音波による大動脈・末梢動脈病変の標準的評価法．J Med Ultrasonics 2014；41：408 より改変．https://www.jsum.or.jp/committee/diagnostic/pdf/doumyaku-hyouka_41-3.pdf（2019年7月24日閲覧）］

だ認められていないなどの課題もあるが，一方でRASは徐々に進行することも判明し，早期発見は必要である．腎動脈USもドプラ法での評価が中心で，無侵襲かつリアルタイムに腎動脈血流（PSV＞1.8〜2 m/秒）はもちろん，腎内血流の評価も確実に検査できるため，ぜひ実施していただきたい[2]．

4. 四肢動脈

瘤（仮性瘤では治療も可能）や血管弾性などによる動脈硬化の早期診断やASOでの狭窄病変の診断に応用できる．閉塞性疾患診断の第一選択は足関節上腕血圧比（ankle brachial pressure index：ABI）であるが，USが無侵襲に狭窄部位の検出（形態診断）と共に，血流評価（機能診断）もできるので有用である．病変部位の評価，経過観察（治療後も含む），病態の詳細な評価（炎症，囊腫，走行異常，瘤閉塞など）などに応用される．

［COI開示］本論文に関して筆者に開示すべきCOI状態はない

●文献

1) 日本超音波医学会用語・診断基準委員会，大動脈・末梢動脈超音波診断ガイドライン小委員会：超音波による大動脈・末梢動脈病変の標準的評価法．*J Med Ultrasonics* 2014；41；405-414.

2) 日本超音波医学会用語・診断基準委員会，腎動脈超音波診断ガイドライン小委員会：超音波による腎動脈の標準的評価法（案）．*J Med Ultrasonics* 2014；41；389-404.

3) 日本超音波医学会用語・診断基準委員会，頸動脈超音波診断ガイドライン小委員会：超音波による頸動脈病変の標準的評価法2017．http://www.jsum.or.jp/committee/diagnostic/pdf/jsum0515_guideline.pdf（2019年5月23日閲覧）

4) 松尾　汎監修：標準頸動脈エコー：テクニックと意義．日本医事新報社，東京，2018.

5) 日本循環器学会：循環器病の診断と治療に関するガイドライン（2010年度合同研究班報告）．大動脈瘤・大動脈解離の診療ガイドライン（2011年改訂版）．http://www.j-circ.or.jp/guideline/pdf/JCS2011_takamoto_h.pdf（2019年5月23日閲覧）

F. 形態検査

2 CT（冠動脈・大動脈・末梢動脈）

● 井口信雄

　MDCT（多列検出器型CT）が登場し，ガントリー回転速度の高速化，検出器性能の向上によって時間分解能，空間分解能が飛躍的に向上し，冠動脈CT検査が標準のものとなった．またワークステーションの進歩は3D画像の作成を容易にし，よりリアルで分かりやすい画像が提供されている．

　本項においては，冠動脈，大血管，末梢血管の動脈硬化をCTでいかに見るかについて述べる．

CTが有用とされる血管評価

1．冠動脈

　冠動脈CT検査は非侵襲的に冠動脈の器質的狭窄病変の有無を知ることが可能である．

　また非造影による石灰化スコアもスクリーニングとして有用であるが，急性冠症候群を疑うような場合には，たとえ石灰化スコアがゼロであっても冠動脈にハイリスクな病変が存在することがあり，要注意である．冠動脈の表示方法には以下の方法がある．

VR（volume rendering）法

　周囲組織との位置関係などが理解しやすく，リアルな表示が可能である（図1a）が，条件によって狭窄形態も変化するため，注意が必要である．

MIP（maximum intensity projection）法

　投影方向における最大のCT値を示すものを表示する方法である．冠動脈造影に模した画像作成も可能であり，石灰化の分布が分かりやすい（図1b）．

MPR（multiplanar reconstruction）法

　血管を延ばしたような画像で狭窄度の定量評価に用いられる（図1c）．不安定プラークに見られるpositive remodelingやplaqueも見やすい[1]．

2．大血管

　大動脈における動脈硬化性変化は，石灰化，解離や瘤形成などの変化として現れる．これらの診断および外科的手術を含めた治療方針

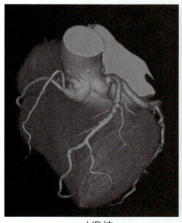
a. VR法

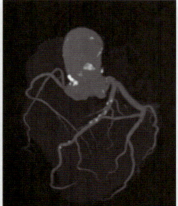
b. MIP法

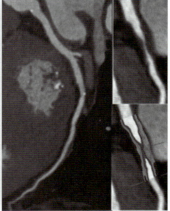
c. MPR法

図1　冠動脈CTの表示方法

の決定にCT検査は必須である.

大動脈瘤
① 紡錘状なのか囊状なのか？
　囊状のものは壁が脆弱であり，大きさにかかわらず手術適応となる．また紡錘状のものは径の大きいものや拡大傾向が早いものが手術の適応となる．
② 大動脈ステント内挿術 (TVAR/EVAR) の適応と術後評価
　大動脈ステントグラフト内挿術前にはCTデータを基にした詳細な計測が必要である．また新たな瘤形成を来す可能性もあり，術後も定期的なフォローが必要である．一方，ステントグラフト内挿術後にはしばしばエンドリークが見られることが問題となっている[2]．エンドリークのタイプによって治療方針が異なるが，これもCT所見が重要である．

大動脈解離
① 急性期の治療方針〜
　急性大動脈解離の場合，解離の形態によって治療方針が大きく異なる．特に上行大動脈に解離が存在するか否かは重要であり，スタンフォードTypeAとBに分類される[3]．また主要分枝血管への解離の進展もCTで評価されることが多い．特に3D表示画像は患者にとっても病態が理解されやすい（図2）.
② 亜急性期および慢性期
　降圧治療が解離の進展を抑制しているか，外科的治療が効を奏しているかなど，亜急性期，慢性期のフォローもCTが重要である．さらに偽腔開存例の拡大傾向や，偽腔の血栓化に伴う分枝血管の血流障害の有無も重要な評価項目である.

3. 末梢動脈
　四肢末梢動脈の評価もCTで行われるが，病態が急性のもの（acute limb ischemia：ALI）と慢性のもの（critical limb ischemia：CLI）に分けて述べる．

ALI
　急性期の閉塞部位の確認に関してもCTが有用である．閉塞部位が確認されれば，緊急の血栓除去手術が行われる．

CLI
　これは慢性的な重症虚血により，安静時の疼痛，下肢の潰瘍・壊死などを伴い，血行再建の適応となるものである．血管形成術を含めた血行再建術前には閉塞部位の同定，閉塞長，石灰化の分布および側副血行路の存在などが重要な情報となるが，血管撮影のみではなく，CTによる情報も有用である（図3）.

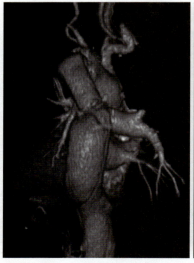
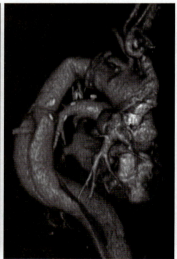

図2　急性大動脈解離のCT像

F. 形態検査

■CT読影における注意点

1. 石灰化の過大評価

部分容積効果によって，CT値の高い石灰化は実際よりも大きく描出されることが多く，また血管径の小さな冠動脈においては評価が困難となることがある．

2. ビームハードニング効果

CT値の高いものに接して暗く描出されることがある．プラークと誤認されることがあり注意が必要である．

3. モーションアーチファクト

拍動する心臓によって，大血管の基部が二重に見え，解離と誤認されることが報告されている．近年の時間分解能の高いCT機器では起こりにくくなっているが，疑われた場合には心電図同期撮影を行うなどの対処が必要である．

■被曝低減への配慮

CT検査はきわめて有用なモダリティであるが，被曝低減に留意することは重要である．

被曝低減のための技術開発は，かつて64列MDCTによる冠動脈CTにおいて15 mSv前後であった有効実効線量を1～2 mSv前後にまですることが可能となった．より精度の高い撮像を目指すことと相反するものであるが，これらを両立させることが求められている．

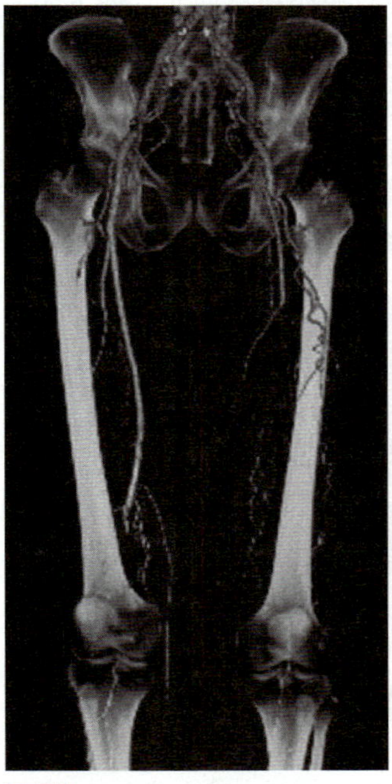

［COI開示］本論文に関して筆者に開示すべきCOI状態はない

◉文献

1) Motoyama S, Kondo T, Sarai M, et al: Multislice computed tomographic characteristics of coronary lesions in acute coronary syndromes. *J Am Coll Cardiol* 2007; 50: 319-326.

2) JCS Joint Working Group: Guidelines for diagnosis and treatment of aortic aneurysm and aortic dissection (JCS 2011): digest version. *Circ J* 2013; 77: 789-828.

3) Daily PO, Trueblood HW, Stinson EB, et al: Management of acute aortic dissections. *Ann Thorac Surg* 1970; 10: 237-247.

図3 閉塞性動脈硬化症の末梢血管CT像

F. 形態検査

3 CT（脳・脳血管）

● 金丸晃大, 豊田一則

　頭部CTは脳血管障害診療における重要な画像診断法である．特に急性期脳卒中診療においては，臨床症候のみで脳梗塞か脳出血かを区別することは不可能であり，遺伝子組換え組織型プラスミノーゲンアクチベーター（rt-PA）による静注血栓溶解療法（rt-PA静注療法）の適否の判断や機械的脳血栓回収療法の適否の判断，急性期の血圧管理などその後の全身管理も大きく異なってくる．

　本項においては，急性期脳卒中診療で行われる頭部CTとCT血管造影，CT灌流画像について述べる．

脳卒中の頭部CT

　CTは特に出血性疾患の鑑別に威力を発揮する．脳出血例では，発症早期からCT上で高吸収域として描出（図1a）され，脳出血を容易に鑑別することができる．一方，脳梗塞例ではCT上で低吸収域として描出される（図1b）が，6時間以内の発症早期ではCTで明らかな異常を示す症例は少なく，early CT signsと呼ばれる微細な所見を見極める必要がある．

　early CT signsとは，脳虚血部位を示す「レンズ核構造の消失」，「島皮質の消失」，「皮髄境界不鮮明化」，「脳溝の消失」（図2a）と頭蓋内血管の異常を示す「hyperdense MCA（middle cerebral artery）sign（中大脳動脈主幹部閉塞）」や「dot sign（中大脳動脈分枝閉塞）」（図2b）が知られている．この中で虚血部位を示す早期虚血性変化（early ischemic change：EIC）は，「灰白質の軽微な濃度低下」と「大脳皮質の軽微な腫脹」に伴う変化としてまとめられる．「レンズ核構造の消失」は，中大脳動脈水平部が閉塞することでレンズ核が高度虚血に陥りやすく，そのX線吸収値が極早期から低下することで生じる．島皮質は，内頸動脈・中大脳動脈が閉塞した場合，前大脳動脈と後大脳動脈からの側副血行から最も遠く分水嶺となるため，虚

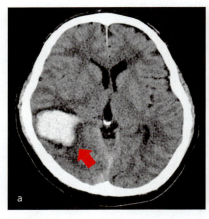 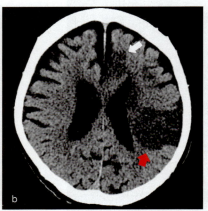

図1 CTによる脳梗塞と脳出血の鑑別
a：右皮質下出血例
b：左中大脳動脈領域と左前大脳動脈領域の広範な梗塞例

F. 形態検査

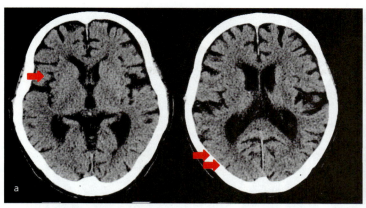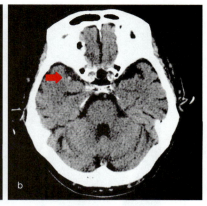

図2 CT上の早期虚血性変化
a：(左) 島皮質の不明瞭化．(右) 皮髄境界の消失，脳溝の消失
b：dot sign

血性変化が早期から出現しやすい．一般にこれらの変化は不可逆性と考えられる．また，「レンズ核構造の消失」，「島皮質の消失」，「皮髄境界不鮮明化」のうち2つ以上を有する場合，転帰不良との関連が強いとされている[1]．これらの微細な変化を効率的に検出するためには，通常のCT撮像法より管電流を上げ，表示ウインドウ幅を十分狭くする（80以下を推奨）などの撮像条件で行われることが推奨されている．また，マルチスライスCTは，明度の差が付きにくく注意を要する．

早期虚血性変化の半定量評価法としてAlberta Stroke Program Early CT Score（ASPECTS）が用いられる．これはCTでレンズ核と視床を通る軸位断と，それより約2cm頭側のレンズ核が見えなくなった最初の断面の2断面にて，中大脳動脈領域を尾状核（C），島皮質（I），レンズ核（L），内包（IC），前下方皮質（M1），中下方皮質（M2），後下方皮質（M3），前上方皮質（M4），中上方皮質（M5），後上方皮質（M6）の10か所に区分し，減点法で病変範囲を表す手法である（図3）．一般にASPECTS 7が中大脳動脈領域の1/3に相当するとされる．ASPECTSで評価した早期虚血性変化の拡がりは，虚血部の残存脳血流量と有意な相関関係を示し，広汎な早期虚血性変化の存在は転帰不良や頭蓋内出血の予測因子となる可能性がある．

脳血管の評価

CT血管造影（CT angiography：CTA）を用いることで，脳血管の狭窄または閉塞部位と血栓サイズが評価できる．脳主幹動脈の狭窄または閉塞病変の診断は，臨床病型の診断や治療方針の決定上重要である．近年，MR angiography（MRA）が普及し，脳動脈病変の非侵襲的な評価が可能となった．CTAは，造影剤の静脈投与を必要とするものの，MRAより空間分解能に優れ，かつ三次元の血管画像を提供する．また，動脈壁の石灰化の有無などの情報も得ることができる．また，急性期脳梗塞症例では，造影剤投与後のCTA-SI（CT angiography source image）を用いることで，ASPECTSに比べ早期虚血性変化評価の精度が向上し，CTA-SI ASPECTS＞7が良好な転帰を予想することが示されており[2]，欧米ではこれを用いる場合も多い．

脳血流の評価

CT灌流画像（CT perfusion：CTP）はCTを用いた代表的な機能画像の1つである．

III章 動脈硬化の診断

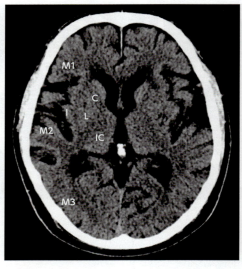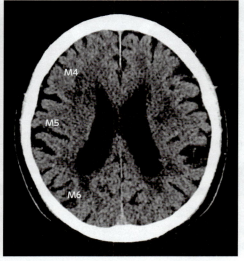

図3 Alberta Stroke Program Early CT Score（ASPECTS）
2断面（基底核-視床レベル、側脳室レベル）で中大脳動脈領域を10部位に分けて所見の有無を評価し、10点満点からの減点法で虚血範囲を判定する．

灌流評価にはシンチグラフィを用いる手法がスタンダードであるが、CTPと^{123}I-IMP（N-isopropyl-p-^{123}I-iodoamphetamine）脳血流シンチグラフィを比較した検討では、全脳において両者で良好な相関が得られていると報告[3]されており、現在ではCTやMRIを用いた灌流画像が広く臨床応用されている．CTPは、造影剤を静脈内投与しながら同一部位を連続撮影し、得られた時間濃度曲線から局所脳血流動態を解析し、CBF（cerebral blood flow）、CBV（cerebral blood volume）、MTT（mean transit time）、TTP（time to peak）、T_{max}（time to maximum）などのおもなパラメータを画像化したものである．虚血性疾患では一般的にCBFは低下、MTT、TTP、Tmaxは延長するため、単純CTで識別できない超急性期の灌流異常域を簡便に短時間で判定できる診断法として、CTPの有用性が評価されている．

頭部CT、CTA、CT灌流画像とrt-PA静注療法、機械的血栓回収療法

頭部CTで、頭蓋内出血や1か月以内の発症と考えられる脳梗塞を認めた場合は、rt-PA静注療法の適応外である．また、広汎な早期虚血性変化や圧排所見（正中構造偏位）を認める場合にもrt-PA静注療法の適応外である．しかしながら「広汎」の基準は定められておらず、早期虚血性変化の拡がりと患者の他の条件を考え合わせて、rt-PA静注療法の適否を慎重に判断する必要がある．一方、rt-PA静注療法前のCTAによる脳血管評価は必須ではないが、rt-PA静注療法の効果は、血管閉塞部位ごとに再開通率や転帰に差があることが示唆されている．したがって、慎重投与例などでは血管閉塞部位の情報を加味して最終的な適応を決める必要があり、その際に重要な情報となる．

一方で、機械的血栓回収療法の適否には、ASPECTSによる早期虚血性変化の拡がりの評価と閉塞血管の評価が必要であり、機械的血栓回収療法を企図する際には、治療前のCTA（またはMRA）での血管評価が必須となる．また、CTPは急性期脳梗塞において、灌流異常域の範囲、分布、程度を簡便に短時間で判定できるため、機械的血栓回収療法の

適否判断要因の1つとして有用である.

[COI開示] 金丸：本論文に関して筆者に開示すべきCOI状態はない. 豊田：第一三共（株），バイエル薬品（株），日本ベーリンガーインゲルハイム（株），ブリストルマイヤーズ・スクイブ（株）

◉文献

1) Leys D, Pruvo JP, Godefroy O, *et al*: Prevalence and significance of hyperdense middle cerebral artery in acute stroke. *Stroke* 1992; 23: 317-324.

2) Coutts SB, Lev MH, Eliasziw M, *et al*: ASPECTS on CTA source images versus unenhanced CT: Added value in predicting final infarct extent and clinical outcome. *Stroke* 2004; 35: 2472-2476.

3) Murayama K, Toyama H, Hayakawa M, *et al*: Voxel-based correlation between whole-brain CT perfusion with 320-row area detector CT and iodine 123 iodoamphetamine brain perfusion spect in patients with cerebrovascular disease. *J Comput Assist Tomogr* 2014; 38: 639-646.

F. 形態検査

4 MRI（冠動脈・大動脈・末梢動脈）

● 後藤義崇, 佐久間肇

　近年の心臓の非侵襲的画像診断法の発展は著しく, CTによる冠動脈を含む血管の評価は, 日常診療において広く用いられている. 一方, MRIはCTと異なり放射線被曝がなく, 石灰化の影響を受けずに動脈の評価が可能である特徴を持っており, 血管評価の一役を担える画像診断法である.

　本項では, MRIによる冠動脈, 大血管, 末梢血管の動脈硬化評価について解説する.

MRIによる冠動脈評価

　MRIによる冠動脈評価方法である冠動脈MRAは, 心拍数の調節が不要であり, 放射線被曝を伴わず, 冠動脈高度石灰化のある症例でも狭窄病変の診断が妨げられず, 造影剤投与を行わない非造影検査も可能であるなど, 冠動脈CTAにはない特徴を有する. 日本循環器学会のガイドラインでは, 冠動脈高度石灰化症例, 造影剤が使用できない腎不全症例, 冠動脈奇形や川崎病冠動脈瘤の診断およびフォローに第一選択となりうる診断法であると示されている[1]（図1）.

　冠動脈MRAの撮影には, 3D whole-heart coronary MRAと呼ばれる心臓全体を含む

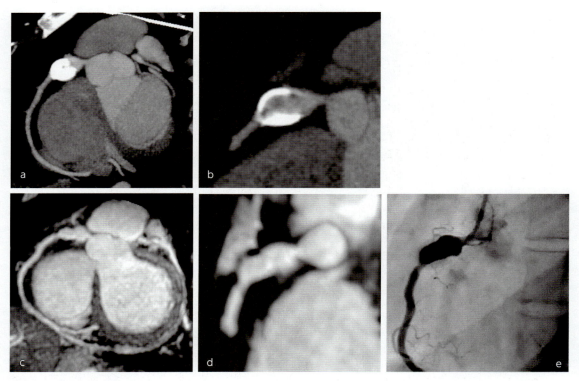

図1　川崎病冠動脈瘤の評価
冠動脈CT（a, b）では, 冠動脈瘤を指摘できるが高度石灰化により詳細な評価は困難である. 冠動脈MRI（c, d）では, 石灰化の影響を受けずに冠動脈瘤の形態および狭窄の評価が可能であり, 侵襲的冠動脈造影（e）と良好に一致している.

体軸横断三次元画像を一度に収集する方法が広く用いられている．冠動脈MRAは数分〜十数分ほどの間の複数心拍データから画像を再構成するために，心電図同期法と呼吸同期法を併用し自由呼吸下に撮影が行われる．

　1.5T MRI装置による冠動脈MRAではsteady-state free precession（SSFP）法が用いられ，造影剤を使用せずにコントラストの高い画像を得ることができる．わが国における1.5T MRI装置を用いた多施設共同研究では，高い検査成功率（92％）と共に，侵襲的冠動脈造影検査との比較において感度88％，特異度72％，陽性的中率71％，陰性的中率88％という十分に高い診断能が示されており[2]，冠動脈高度石灰化症例を含めた実臨床における冠動脈CTAの診断能と比較し大差ないレベルであり，冠動脈疾患の除外診断においては，日常診療に十分使用できる診断法であると言える．現在臨床で使用されることが増えてきている3T MRI装置においては，gradient echo（GRE）法が用いられることが多く，非造影で撮影すると冠動脈のコントラストが不十分であり，画質や診断能を向上させるためには，ガドリニウム造影剤投与後に冠動脈MRAの撮影を行うことが望ましい（図2）．

　冠動脈MRAの欠点として，ステント留置領域で金属アーチファクトの影響により狭窄の有無が評価不能なこと，石灰化を含めた血管壁の情報が得られないこと，検査時間が比較的長いことが挙げられる．撮影時間短縮に関しては，撮影技術の発展により近い将来大幅な検査時間短縮が可能になると期待される．

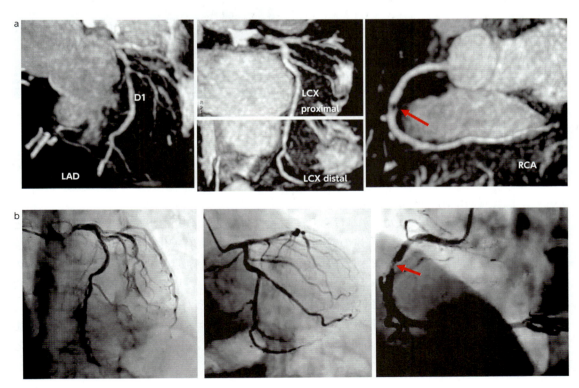

図2 3T MRIによる冠動脈評価
冠動脈MRA（a）にて，右冠動脈に有意狭窄が指摘され（➡），侵襲的冠動脈造影（b）においても同様の狭窄病変が確認された（➡）．

MRIによる冠動脈不安定プラーク評価

急性冠症候群と関連の高い不安定プラーク，いわゆるvulnerable plaqueを発症前に非侵襲的に検出することは，循環器画像診断の目標の1つであると言える．最近，わが国から心臓MRIによる冠動脈プラーク評価の臨床利用に関する報告が相次いでなされ，危険なプラークの早期発見へ期待が寄せられている[3]．冠動脈プラークを描出するためには，通常の冠動脈MRAとは異なるblack blood法により血流信号を抑制した撮影が行われ，冠動脈プラークの不安定性をモニタリングできる可能性が報告されている．本撮影は造影剤を必要とせず，当然放射線被曝もないために，繰り返し撮影を行うことも可能であり，今後，撮影方法の標準化や大規模試験での検証が待たれる．

MRIによる大動脈評価

大動脈における動脈硬化性変化は，現在CTが第一選択として広く用いられている．CTによる評価は比較的簡便であり，検査時間も短く，高い診断能を有している一方で，造影剤や被曝が欠点であると言える．大動脈解離，大動脈瘤の評価においてはMRIでも可能であるが，通常CTと比較し空間分解能が低い，検査時間が比較的長い，緊急での対応が困難な場合が多いなどの欠点が挙げられる．MRIによる撮影の利点は，前述の通り，非造影での検査も可能であり，当然被曝はないことである．繰り返し評価が必要な場合や若年者など被曝を低減すべき症例や腎機能やアレルギーの影響でヨード造影剤を使用しにくい症例においては，MRIによる評価が適しているといえる（図3, 4）．

MRIによる末梢動脈評価

末梢血管における動脈硬化性変化において

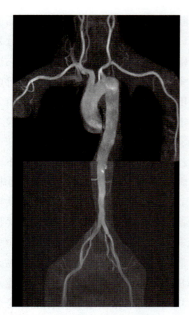

図3 非造影MRIによる大血管評価

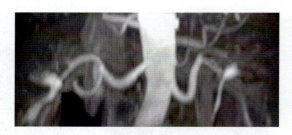

図4 非造影MRIによる腎動脈評価

も，非侵襲的な評価として，通常CTが用いられている．MRIに関しては，大動脈同様に被曝とヨード造影剤が問題となる症例において代替的に使用されている．狭窄の診断としては，高度石灰化病変でも内腔評価が可能であることが利点であるが，血行再建などの治療を考慮した場合には，石灰化の情報が得られないことが欠点にもなりうる．通常，3～4回の寝台移動により撮影範囲を変え撮影することにより下肢動脈全体を描出する（図5）．

[COI開示] 佐久間：ゲルベ・ジャパン（株），バイエル薬品（株），シーメンスヘルスケア（株），第一三共（株），富士製薬（株），富士フイルムRIファーマ（株），エーザイ（株）

F. 形態検査

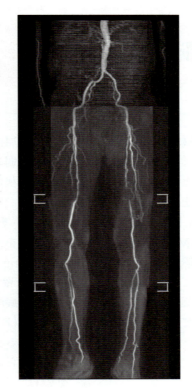

図5 非造影MRIによる下肢動脈評価；左浅大腿動脈高度狭窄例

●文献
1) 山科　章，上嶋健治，木村一雄他：循環器病の診断と治療に関するガイドライン（2007－2008年度合同研究班報告）冠動脈病変の非侵襲的診断法に関するガイドライン．Circ J 2009; 73（Suppl Ⅲ）: 1019-1089.
2) Kato S, Kitagawa K, Ishida N, et al: Assessment of coronary artery disease using magnetic resonance coronary angiography: a national multicenter trial. J Am Coll Cardiol 2010; 56: 983-991.
3) Noguchi T, Kawasaki T, Tanaka A, et al: High-intensity signals in coronary plaques on noncontrast T1-weighted magnetic resonance imaging as a novel determinant of coronary events. J Am Coll Cardiol 2014; 63: 989-999.

F. 形態検査

5 MRI（脳・脳血管）

● 飯島　健，德丸阿耶

　頭蓋内動脈の評価方法は多岐にわたるが，それぞれの検査について血管の「何を見ているのか」を理解して読影することが重要である．ここでは，動脈硬化性病変を主体に，頭蓋内動脈の各画像診断法の概説し，time of flight MR angiography（TOF-MRA）を中心に，動脈硬化病変，および動脈硬化と鑑別を要するピットフォールについて述べる．なお，紙数の関係上，各検査の詳細な原理については省くため，成書を参照していただきたい．

脳血管の評価法

　脳血管の評価方法は多岐にわたるが，「血管壁」「血流の状態」，「内腔の状態」のいずれを評価しているのか，またそれらの重畳がないかという観点で考えて，評価方法を選択し，読影することが肝要である（図1）．

　最も頻用される非造影のTOF-MRAは「血流」を見る画像であり，「血管壁」を反映する画像ではない．また，CT血管造影（CT angiography：CTA）などの造影検査と比較すると，屈曲や体動をはじめとするアーチファクトに弱く，その信号の欠損が必ずしも閉塞や高度狭窄を意味しないことに留意が必要である．

　「血管壁」を見る画像としては血管と平行な斜冠状断を撮像するbasi-parallel anatomical scanning（BPAS）が良く知られる．短時間で血管壁の俯瞰像を得ることができるが，椎骨脳底動脈を一枚に収めることは必ずしも容易ではなく，撮像範囲に限界があることを理解する必要がある．また，「血流，内腔」の情報は得られないため注意を要する．

　そのほかに3D variable flip angle turbo spin echo法によるT1強調像（3D T1WI SE）やbalanced steady-state free precession（bSSFP）法も「血管壁」の情報が得られる．前者は「プラークの性状」など一部内腔情報も得られ，後者は比較的信号雑音比が少なく，分解能が高い画像を得るられることから「形態の評価」に優れている．三次元画像であるため任意の断面で再構成像を得られるのも利点である．また，図2で示すように頸動脈のプラークが不安定であるかどうかの評価にも有用である．

　また，turbo spin echo（TSE）法によるT2強調像でのflow void（血流信号の消失），FLAIR像におけるintraarterial sign[注]，T2*強調像におけるsusceptibility signなど血管閉塞または流速低下を示唆する間接所見も臨床的には重要である．

　　注：FLAIR像上で，血管が高信号を呈すること．血流遅延，停滞を反映しており，閉塞または高度狭窄状態で見られることがある．必ずしも閉塞を意味するわけではなく，塞栓子そのものを描出しているわけではないことに留意する．

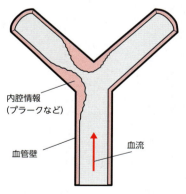

図1 血管イメージングを構成する要素

F. 形態検査

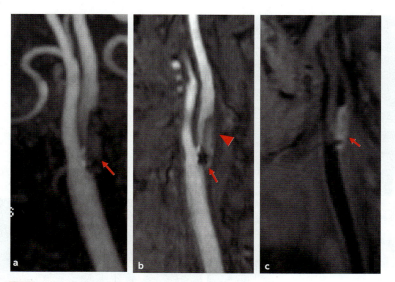

図2 70歳代男性，左内頸動脈狭窄精査
a：TOF-MRA MIP像では内頸動脈起始部にTOF効果の消失が認められる（➡）．
b：TOF-MRA元画像の再構成像では，起始部に石灰化プラークを示唆する低信号域（➡）．とその上方にripid richな不安定プラークを示唆する高信号域が認められる（▶）．
c：3DT1WI SE法ではより不安定プラークを示唆する高信号域が明瞭となり（➡），内腔が高度狭窄しているのが分かる．

表1 頭蓋内血管のおもな診断法

	造影	観察対象	利点	欠点
MRA	無	血流，内腔	非侵襲	アーチファクトに弱い
CT angiography	有	血流，内腔	血流情報が高分解能で得られる	侵襲性がある
BPAS	無	血管壁	短時間で血管壁情報が得られる	撮像範囲に限界がある
3DT1WI SE法	無	血管壁，内腔の一部	血管壁やプラークなど内腔評価に優れる	血流情報に乏しい
bSSFP法	無	血管壁	血管壁の形態変化を良質な画像で得られる	血流情報に乏しい．磁化率アーチファクトに弱い

MRA: MR angiography
BPAS: basi-parallel anatomical scanning
bSSFP : balanced steady-state free precession

これらの診断法はそれぞれ利点，欠点，観察対象が異なる（表1）ため，これらを併用したマルチモダリティによる診断が有用である．複数のシークエンスによって診断した椎骨動脈解離の症例を図3に示す．

動脈硬化の画像診断（TOF-MRAを中心に）

脳血管に動脈硬化性変化が起こると，血管の石灰化やプラーク形成による内腔の狭小化が起こる．それらの変化を反映し，TOF-MRAでは血流に依存して血管内腔を描出するため，初期には径不整，進行すると信号の低下〜消失が認められる．また，慢性的に狭窄〜閉塞が起こると側副血行路の発達が起こるため，ときに病態の鑑別に有用である．特にMIP（maximum intensity projection）像ではこれらの像を俯瞰することができ，ス

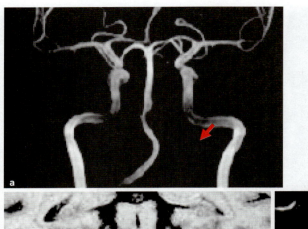
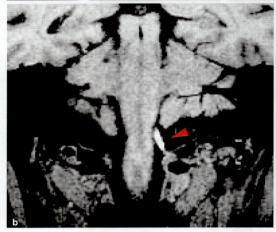
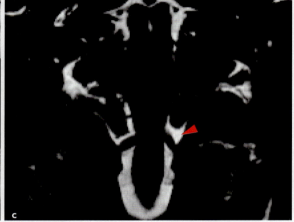

図3 50歳代男性,小脳梗塞を伴った左椎骨動脈解離症例
a: TOF-MRAでは左椎骨動脈V4に信号の低下がある(➡)が「血流の低下」なのか「閉塞」なのか,または「アーチファクト」なのか判別がしがたい.
b, c: 3DT1WI SE法では閉塞部に血腫を示唆する高信号域(▶)があり,bSSFP法では血管外径が保たれていることから(▶),「血管径の狭小化」ではなく「血管内腔の狭小化」が本態であり,左椎骨動脈解離と診断された.

クリーニングに大変有用である.典型例を図4に示す.

ただし,表2に示したピットフォールがTOF-MRAには存在するため,前述の複数の撮像法と相補的に判断することが望まれる.

[COI開示] 德丸:富士フイルムRIファーマ(株)

●文献
1) Townsend TC, Saloner D, Pan XM, et al: Contrast material-enhanced MRA overestimates severity of carotid stenosis, compared with 3D time-of-flight MRA. *J Vasc Surg* 2003; 38: 36-40.
2) Ota H, Yarnykh VL, Ferguson MS, et al: Carotid intraplaque hemorrhage imaging at 3.0-T MR imaging: comparison of the diagnostic performance of three T1-weighted sequences. *Radiology* 2010; 25: 551-563.

F. 形態検査

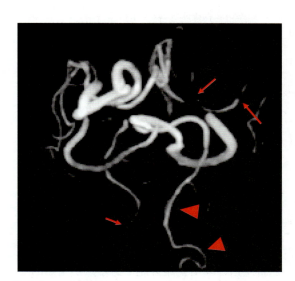

図4 71歳代男性．左中大脳動脈狭窄，同側の側副血行路発達例

TOF-MRAでは脳主幹動脈に多発する狭窄（➡）があり，動脈硬化による狭窄の所見である．特に左中大脳動脈では対側に比して血流が低下しているため，側副血行路として左後大脳動脈の対側に比した発達が認められる（▶）．

表2 非造影TOF-MRAのピットフォール

1. 狭窄部を過大評価すること
2. 閉塞と高度狭窄は区別できないこと
3. 複雑な血流は描出されないこと
4. 屈曲部，乱流部，slow flowの部分では信号が低下する
5. 元画像の高信号がそのまま高信号になる
6. 金属アーチファクトによる信号の欠損
7. 内腔の狭小化と血管径の狭小化を区別できない

III 動脈硬化の診断

Ⅲ章　動脈硬化の診断

F. 形態検査

6 血管造影

● 岸野充浩

血管造影は各種の画像モダリティの中でも早い時期から臨床使用されてきた検査である．特に，セルジンガー（Seldinger）法の開発による経皮的アプローチの確立と非イオン性造影剤やデジタルサブトラクション血管造影（digital subtraction angiography：DSA）の一般化は検査の安全性と精度の向上に大きく寄与し，主要な画像診断技術として発展した．しかし近年は様々な非侵襲的な検査方法の進歩により，動脈穿刺・X線被曝・造影剤使用を必須とする血管造影は検査のみを目的として行われることは減少し，血管内治療を行うために必要な画像情報を得ることが主目的となっている．

本項においては医療者が血管造影検査の概要を理解し，適応を検討するうえで重要となる事項について述べる．

機　器

血管造影に用いられるX線検出器は旧来の蛍光増倍管を用いたイメージ増倍管から，X線を直接電荷に変換するflat panel detector（FPD）に進化し，より高精細・コンパクトになり，画像処理の高速化が進んでいる．画像検査としての血管造影の揺るがない長所はその高い空間分解能と時間分解能にある．最新の撮影装置の1画素サイズは100 μm以下であり，一般的なCT（500 μm）と比較し高精細な画像が得られ，加えて血流を視覚的に確認することができる．このため動脈硬化の画像診断/治療を行う際に，詳細な形態のみならずリアルタイムで血流変化や側副路の状況まで容易に診断可能であるところが大きな長所である．

動脈穿刺

現在は常識的となったセルジンガー法は，穿刺針にワイヤーを通しこれを介して血管の針孔を押し広げながらより太いシースやカテーテルに交換するため，デバイス抜去後は通常圧迫のみで止血可能である点が画期的な手法である．穿刺部位は総大腿動脈か橈骨動脈が選択される．肘部の上腕動脈も使用される場合はあるが，神経損傷や虚血リスクのため避けられる傾向にある．デバイス抜去後は通常10分程度の用手圧迫で一次止血が得られ，その後圧迫帯などを用いて数時間の圧迫と安静で完全な止血が得られる．ただし，止血に関する手法は施設や患者側因子により様々である．止血困難となる要因として，抗凝固薬や合併疾患による出血傾向，肥満，安静不能な患者はしばしば経験するものであるが事前にリスクを把握し対処することにより，多くの場合は安全に検査施行可能である．穿刺部位を機械的に塞ぐ止血デバイスも複数市販されており，適応症例には使用することができる．

患者被曝

近年X線機器の普及や治療の複雑化に伴い医療被曝が増加傾向にあり対策が望まれている．X線による人体への悪影響には発がんなど線量増加に従いリスクの増大する確率的影響と，皮膚障害や白内障など一定の閾値を超えた時点で急激に発生確率が上昇し最終的に必発となる確定的影響があるが，血管造影においては後者がおもな課題となる．表1に水晶体と皮膚に対する閾線量（1％の人々に影

S196

表1 水晶体と皮膚に対する閾線量

	閾線量 （Gy）	*透視時間 （概算）	*撮影時間 （概算）
白内障	0.5～2	50分	47秒
一次的脱毛	4	400分	6.3分
皮膚紅斑	6	600分～	9.5分～
皮膚潰瘍	24	2400分～	38分～

*透視条件10 mGy/分，撮影条件1.5 mGy/フレームかつ7フレーム/秒として単純化した概算値．

響が出現する線量）を記載する．実際の血管造影の際にどの程度の透視時間と撮影時間で閾線量に到達するか，付記の撮影条件における概算値を参考として加える．実際には機種や撮影方法などにより大きく変化し，肥満・斜入撮影・拡大撮影・フレームレートの上昇などの要因で，より短時間で閾線量に達しうる．また多くの症状は遅発性であり，皮膚潰瘍は被曝から6週以降に出現するため，基準を超過した可能性がある場合には長期の経過観察が必要である．

術者被曝

血管造影従事者の発がんリスク上昇などの確率的影響についてまだ確実なデータはないが，白内障については血管造影従事者におけるリスク上昇がすでに報告されており，医療従事者の被曝防護対策の必要性が注目されている．放射線防護の3大原則は距離・時間・遮蔽であるが，有効に実行するためには術者の教育だけでなく設備の充実とメディカルスタッフの協力が必須である．

造影剤

有機ヨード化合物である非イオン性のヨード造影剤が使用される．使用による有害事象として腎毒性とアレルギー様症状が知られているが，新たな知見によりガイドラインに若干の修正がされており注意が必要である．基本的には腎機能不良症例には補液のうえで造影剤の使用量減少，あるいは一時的な血液透析導入や検査中止が考慮される．造影剤によ

るアレルギー様症状については未だに機序の不明なところがあるが，頻回の造影剤使用例や喘息患者におけるリスク上昇が知られている．予防策としてステロイド前投薬が行われてきたが，近年は効果に否定的な報告もある．ヨード造影剤の中でも製剤により分子構造の違いがあり，既往の薬剤と異なる種類を使用することはリスク低減となる．

二酸化炭素DSA（図1）

造影剤使用に問題がある症例に対して，二酸化炭素を陰性造影剤として使用する手法がある．二酸化炭素のX線吸収値の低さと，窒素の54倍に及ぶ高い溶解度を利用したものである．ただし脳脊髄領域での使用は禁忌であり，大動脈での大量の使用は腸管虚血のリスクがあるため注意が必要である．

カテーテル操作によるリスク

カテーテルに生じた血栓や血管に付着した血栓による末梢塞栓のリスクがある．特に頸部や上行大動脈，冠動脈などでの操作においては脳や心臓に虚血を来すリスクが少ないながらも存在する．リスクを上昇させる血管病変としては高度の動脈硬化，動脈瘤や解離などのほか，大動脈壁に大量に蓄積したコレステロール結晶を主体とする粥腫によるshaggy Aortaなどが知られており，検査前の把握が必要である．リスクとベネフィットを考慮し適応を決定し，検査前に患者に十分な説明のうえで同意を得る必要がある．

［COI開示］本論文に関して筆者に開示すべきCOI状態はない

●文献
1) ICRP publication 118: ICRP statement on tissue reactions and early and late effects of radiation in normal tissues and organs—threshold doses for tissue reactions in a radiation protection context. *Ann ICRP* 2012; 41: 1-322.
2) European Society of Urogenital Radiology（ESUR）: Contrast Media Safety Guidelines 10.0. http://

www.esur.org/esur-guidelines/（2019年5月28日閲覧）

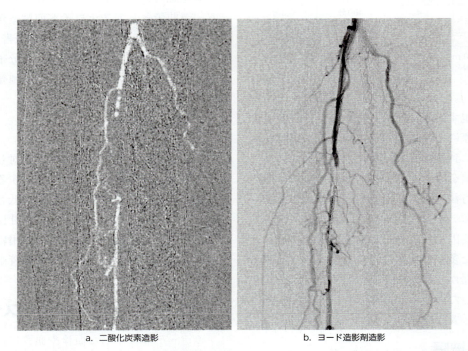

a. 二酸化炭素造影　　　　　　b. ヨード造影剤造影

図1 腓骨動脈閉塞例に対する二酸化炭素造影（a）とヨード造影剤造影（b）の比較

F. 形態検査

7 冠動脈造影

● 李　哲民

冠動脈造影検査は1958年にSonesによって最初になされたと言われている．彼は右冠動脈へ偶然選択的にカテーテルが挿入・造影されたのを見て，選択的冠動脈造影検査のアイデアを思い付いたのである．その後冠動脈造影検査は半世紀以上にわたり全世界で施行され，現在においても冠動脈疾患における形態検査でゴールデンスタンダードであり続けている．本項において動脈硬化の形態検査の観点から冠動脈造影検査について述べる．

冠動脈造影画像所見

冠動脈造影検査で得られる画像は内腔を造影で満たした像であり，図1に冠動脈造影検査画像を提示する．冠動脈造影検査における狭窄度は，前後の血管と比べて25％，50％，75％，90％，99％と診断し，完全閉塞の場合100％とする．形態学的には動脈硬化を起こしているプラークそのものを見ているわけではないが，冠動脈造影形態から動脈硬化の進行度をある程度推測することができる．米国心臓協会（American Heart Association：AHA）が1988年に病変部位の狭窄の重症度を形態学的にA，B，Cに分類した（図2）．経皮的冠動脈形成術の成功度を予測する指標として分類されたが，現在においても病変の重症度を示す指標として広く用いられている．

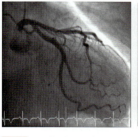
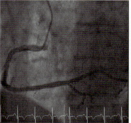

図1 冠動脈造影検査画像

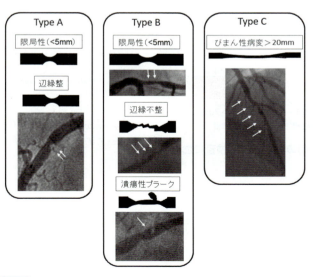

図2 冠動脈造影検査での病変形態による分類

冠動脈造影検査所見とリスク評価

以前より急性心筋梗塞による冠動脈の閉塞・亜完全閉塞は，軽度〜中等度狭窄から急激に進行するため予測が困難なことが多いとわが国や海外で報告されてきた[1]．"急性心筋梗塞発症前に施行されていた冠動脈造影検査を後ろ向きに振り返り，狭窄度50％未満（平均36％）の軽度〜中等度狭窄から発症していたこと"がその根拠である（図3）．しかしながら，これらの報告の多くは心筋梗塞発症から3か月以上前に施行された冠動脈造影所見を患者背景としており，急性心筋梗塞発症から3か月以内の冠動脈造影検査を施行された患者群を用いた報告によると，平均68％と高度狭窄病変から進行していたと報告されている[2]．母集団としての絶対数は軽度〜中等度狭窄病変が大多数であるため，軽度狭窄病変から発症する場合が多いのは確かだが，実際は高度狭窄病変から急性心筋梗塞などの心血管イベントを発症する確率がより高いのである．また，冠動脈病変を1つの分枝だけでなく複数みられる多枝病変患者においてより死亡率が高いことも報告されており（図4）[3]，動脈硬化の進行の最終段階である冠動脈造影検査で高度狭窄病変が見られた場合，特に複数の病変を認めた場合は，薬物治療はもちろんのこと，PCIやCABGといった血行再建を含め適切な治療の選択肢を提示する必要があると思われる．

[COI開示] 本論文に関して筆者に開示すべきCOI状態はない

●文献

1) Falk E, Shah PK, Fuster V: Coronary plaque disruption. *Circulation* 1995; 92: 657-671.
2) Ahmadi A, Leipsic J, Blankstein R, *et al*: Do plaques rapidly progress prior to myocardial infarction? The interplay between plaque vulnerability and progression. *Circ Res* 2015; 117: 99-104.
3) Doenst T, Haverich A, Serruys P, *et al*: PCI and CABG for treating stable coronary artery disease: JACC review topic of the week. *J Am Coll Cardiol* 2019; 73: 964-976.

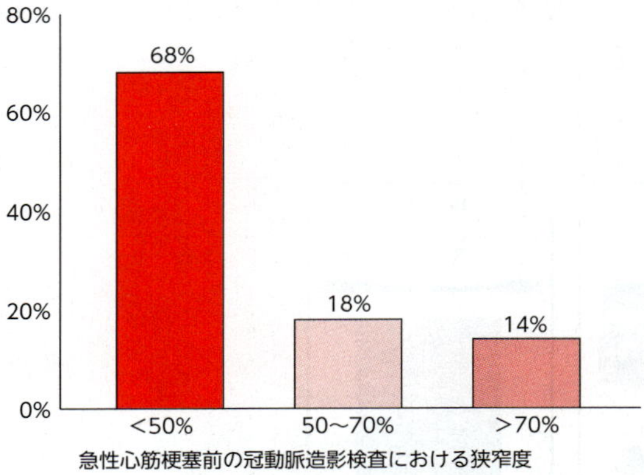

図3 急性心筋梗塞発症前の冠動脈造影検査における狭窄度

（Doenst T, *et al*：*J Am Coll Cardiol* 2019；73：964-976）

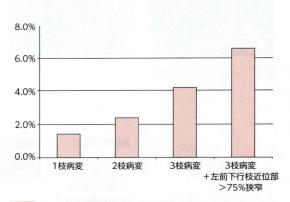

図4 冠動脈狭窄度ごとの薬物治療での年間死亡率

（Doenst T, *et al*：*J Am Coll Cardiol* 2019；73：964-976より改変）

F. 形態検査

8 脳血管造影

小野寺康暉, 栗田浩樹

　CT angiography（CTA）やMR angiography（MRA）が広く普及した近年でも，頭蓋内および頸部の動脈硬化性疾患の評価において，詳細な血管構造の把握や血行動態，側副血行路の評価に優れた脳血管造影はゴールドスタンダードである．特に，頭蓋内外の血管狭窄・閉塞症の外科治療に際しては，現在でも必須の検査である．

頭蓋内主幹動脈狭窄・閉塞症

　症候性の内頸動脈や中大脳動脈の狭窄・閉塞症に関しては，詳細な狭窄率や他部位のtandem lesionの評価，側副血行の発達程度の把握が脳血管撮影で可能である（図1）．狭窄率や閉塞部位にかかわらず，抗血小板療法が適応されるが，SPECTでmisery perfusionが確認された場合は脳梗塞の再発・進展の予防のため，頭蓋外-頭蓋内（extracranial-intracranial：EC-IC）バイパス術が考慮される[1]．

頭蓋外（頸部）内頸動脈狭窄

　狭窄率の評価としてはNASCET（North American Symptomatic Carotid Endarterectomy Trial）法が広く臨床に普及している（図2）．50％以上の狭窄があれば抗血小板療法や脂質異常症に対する内科治療が推奨され，症候性の70％以上の高度狭窄に関しては，内科的治療に加え，外科的な頸動脈内膜剥離術（carotid endarterectomy：CEA）や血管内治療である頸動脈ステント留置術（carotid artery stenting：CAS）が適応となる（図3）[1]．

脳血管撮影の合併症

　中枢神経性合併症として一過性虚血発作（約2.5％）や脳血栓塞栓症（約1％）が報告されている．穿刺部位として大腿動脈，橈骨動脈，上腕動脈などが選択されるが，アクセスルートに関連する合併症としては血腫形成

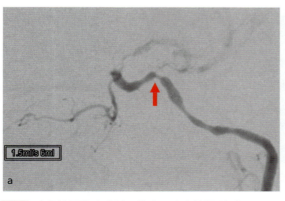 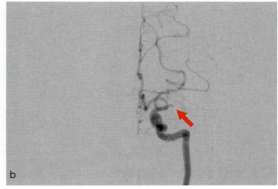

図1 症候性頭蓋内動脈硬化症の脳血管撮影所見
a：右内頸動脈傍前床突起部（C2：➡）高度狭窄
b：左中大脳動脈水平部（M1：➡）閉塞

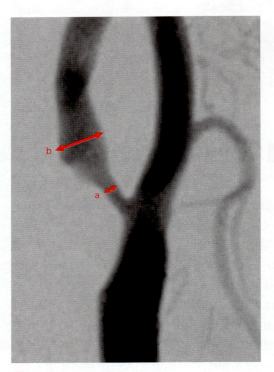

図2 NASCETの測定方法
狭窄率＝$\frac{b-a}{b} \times 100$（%）

（約1.7%），血管閉塞（約0.76%），仮性動脈瘤や動静脈瘻（約0.1%），感染（約1%）などがあり，また，造影剤使用によるアナフィラキシー，腎機能障害（0.1%）などのリスクがある．合併症の頻度は少ないが，検査に際しては慎重なインフォームドコンセントが必要である[2]．

［COI開示］栗田：HOYA technosurgical（株），日本ストライカー（株），バイエル（株），日本特殊陶業（株），大塚製薬（株），ファイザー（株），CSLベーリング（株）

● 文　献

1) Ishihara H, Suzuki M: Japanese Guidelines for the Management of Stroke 2015: overview of the chapter on Subarachnoid Hemorrhage. *Nihon Rinsho* 2016; 74: 677-680.
2) Alakbarzade V, Pereira AC: Cerebral catheter angiography and its complications. *Pract Neurol* 2018; 18: 393-398.

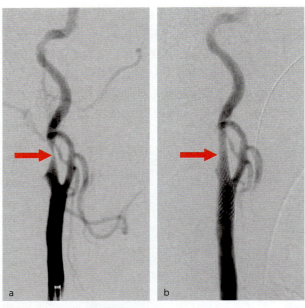

図3 症候性頸部内頸動脈治療例
a：治療前．NASCET 81%の高度狭窄を認める（➡）
b：CAS後．狭窄は解除されている（➡）

G 包括的なリスク評価

● 石垣　泰

動脈硬化の発症・進展には様々なリスク因子が関与しており，これらのリスクを包括的に管理していくことが重要である．そのためには，動脈硬化診療を開始するに当たって，患者がどういったリスクを有しているか評価し，動脈硬化性疾患の発症を予測する必要がある．さらに診療開始後もそれらのリスクの状態を定期的に確認し，不十分な場合は介入に努めなければならない．

日本内科学会が中心となり，日本医師会や関係学会と協同して，脳心血管病予防に関する包括的リスク管理チャートを2015年に発表した[1]．診療にあたって評価すべき動脈硬化性疾患に関する様々なリスクを整理し，管理不良のリスクに対しては包括的に治療していくことの重要性を，総合的かつ分かりやすく実地医家に提示したものである．本項では，このリスク管理チャートに則った形で包括的な動脈硬化リスク評価について解説していきたい．

脳心血管病予防に関する包括的リスク管理チャート

このリスクチャートの目的は，動脈硬化のリスク因子を確認・評価し，生活習慣改善や薬剤介入を含めた包括的リスク管理の下に動脈硬化性疾患を予防することである．関連学会から発表されている複数のガイドラインの整合性を取り，総合的に活用できる形式になっているため簡便で有用性が高い．対象症例としては検診などで動脈硬化性疾患リスクを指摘され来院する患者を念頭においており，二次予防を対象としたものではないが，すでに加療中の患者に対しても管理状態の評価ツールとして活用できる．

1. スクリーニングと専門医への紹介

患者に対して最初に行うのは（Step 1a）危険因子のスクリーニングである（表1）．動脈硬化性疾患のリスクを包括的に評価するには危険因子を網羅的にスクリーニングすることが重要で，血液生化学検査だけでなく注意深い病歴聴取や診察を行う．採血は可能な限り空腹が望ましいが，非空腹であってもスクリーニングの目的は達せられるので検査を延期せずとも良い．糖代謝指標のHbA1c，血糖のいずれかのみが「糖尿病型」（HbA1c $\geq 6.5\%$，または空腹時血糖 ≥ 126 mg/dL，または随時血糖 ≥ 200 mg/dL）を示した場合には，別の日に再検査を予定する．また脂質に関しては，原則としてTC，HDL-C，

表1 Step 1a：スクリーニング

問診	年齢・性，自覚症状，家族歴，合併症・既往歴，服薬歴 生活習慣（喫煙・受動喫煙・アルコール），運動習慣 睡眠，家庭血圧
身体所見	身長，体重，BMI（体重kg/身長m²），ウエスト周囲長 診察室血圧，脈拍，胸部雑音，四肢動脈触知，頸部血管雑音 腹部血管雑音，黄色腫
基本的検査項目 （空腹時採血が 望ましい）	血算，TC・HDL-C・TG（LDL-Cとnon-HDL-Cを算出），血糖， HbA1c，尿酸，カリウム，eGFR（血清クレアチニン） ALT，γ-GT，尿一般，心電図

（脳心血管病予防に関する包括的リスク管理合同会議：日内会誌 2015；104：824-864）

TGを空腹時に同時に測定したうえで，フリードワルド（Friedwald）の式（TC － HDL-C － TG/5）を用いてLDL-Cを算出し（ただし空腹時TG＜400 mg/dLの場合），TG 400 mg/dL以上の場合にはLDL-C直接法またはnon-HDL-Cを用いる．

こうしたスクリーニングから重症例や診断・治療に専門性を要する症例が拾い上げられる可能性がある．表2にStep 1bとして専門医への紹介の必要性の判定基準を示す．一方で，基準に該当したすべての症例を直ちに専門医に紹介できる環境の整った医療機関は多くないと思われる．こうした症例を実地医家で診療する場合には，短い間隔でリスクの状態変化を注意深く評価する必要があり，改善しない場合にはすみやかに専門医，もしくは当該分野の診療経験が豊富な内科医療機関に紹介すべきである．

2. 各危険因子の診断と追加評価項目

Step 1のスクリーニング結果を基に，Step 2として高血圧，糖尿病，脂質異常症，慢性腎臓病（CKD），メタボリックシンドロームといった各危険因子の診断を行う（表3）．

これらの疾患と診断された場合に，追加して評価すべき項目を同じ表に記載した．高血圧の診療には家庭血圧の情報が有用であるた

表2 Step 1b：専門医などへの紹介必要性の判断

①脳卒中/一過性脳虚血発作（TIA）・冠動脈疾患・心房細動などの不整脈・大動脈疾患や末梢動脈疾患（PAD）の既往や合併が疑われる場合	
②高血圧	二次性高血圧疑い（若年発症，急激な発症など），妊娠高血圧症候群，高血圧緊急症・切迫症疑い（未治療で拡張期血圧≧120 mmHg），治療中ではあるが≧180/110 mmHgまたは3剤併用でも高圧目標未達成
③糖尿病	1型糖尿病，HbA1c≧8.0％，空腹時血糖≧200 mg/dL（または随時血糖≧300 mg/dL），急性合併症（高血糖緊急症），妊娠糖尿病
④脂質異常症	LDL-C≧180 mg/dL，HDL-C＜30 mg/dL，空腹時TG≧500 mg/dL non-HDL-C≧210 mg/dL，原発性高脂血症疑い，治療抵抗性脂質異常症
⑤慢性腎臓病（CKD）	高度タンパク尿（尿タンパク/クレアチニン比≧0.5 g/gCr，または試験紙法で≧2＋），タンパク尿と血尿がともに陽性（試験紙法で≧1＋），eGFR＜45 mL/分/1.73 m²
⑥肥満	高度肥満（BMI≧35），二次性肥満（症候性肥満）疑い

（脳心血管病予防に関する包括的リスク管理合同会議：日内会誌 2015；104：824-864より一部改変）

表3 Step 2：各危険因子の診断と追加評価項目

高血圧	診察室血圧≧140/90 mmHgまたは家庭血圧≧135/85 mmHg．必要に応じて24時間血圧（夜間高血圧・職場高血圧の鑑別）を測定
糖尿病	1）糖尿病の疑いが否定できない場合（HbA1c 5.6〜6.4％・空腹時血糖100〜125 mg/dL・随時血糖140〜199 mg/dLのいずれか，または濃厚な糖尿病の家族歴や肥満が存在するもの） 　→　75 g OGTTを実施 2）糖尿病と診断された場合* 　→　眼底検査，尿アルブミン/クレアチニン比（随時スポット尿定量）を実施
脂質異常症	LDL-C≧140 mg/dL，HDL-C＜40 mg/dL，空腹時TG≧150 mg/dL non-HDL-C≧170 mg/dLのいずれか 家族歴，身体所見，血清脂質プロファイルより原発性脂質異常症が疑われる場合，リポタンパクアガロース電気泳動，ポリアクリルアミド電気泳動，アポリポタンパク（AⅠ，AⅡ，B，CⅡ,CⅢ，E）を考慮する．
CKD	eGFR＜60 mL/分/1.73 m²またはタンパク尿が3か月以上持続
メタボリックシンドローム	腹囲≧85 cm（男性）または90 cm（女性），かつ血清脂質異常（HDL-C＜40 mg/dLまたは空腹時TG≧150 mg/dL）・血圧高値（≧130/85 mmHg）・高血糖（空腹時血糖≧110 mg/dL）の2項目以上

＊同一採血でHbA1cと血糖値がともに糖尿病型や，血糖値が糖尿病型で典型的な症状（口渇・多飲・多尿・体重減少）を有するか確実な糖尿病性網膜症を有する場合．または，別の日に行った検査で糖尿病型が再確認できた場合（ただし，初回検査と再検査の少なくとも一方で，必ず血糖値が糖尿病型であること）．

（脳心血管病予防に関する包括的リスク管理合同会議：日内会誌 2015；104：824-864より一部改変）

め，可能な限り家庭血圧の測定を患者に勧める．糖尿病と診断された場合には，その時点での細小血管症の評価として眼底検査と尿アルブミン定量を行う．また糖尿病診療では，インスリン分泌やインスリン抵抗性の評価が重要であることから，一度は空腹時の血中インスリン濃度（もしくは血中Cペプチド濃度）を測定することが望ましい．脂質異常症と診断された例では原発性高脂血症，特に家族性高コレステロール血症を見逃さないことが重要で，詳細に脂質異常症の家族歴を確認すると共に，アキレス腱肥厚や黄色腫の有無について診察する．

また，これらの危険因子の診断がついた場合，頸動脈エコーや，四肢血管エコー，baPWV（脈波伝播速度），CAVI（心臓足首血管指数）といった非侵襲的な動脈硬化検査を行い，血管の状態を評価することが望ましい．

3. 治療開始前に確認すべき危険因子

Step 3に示す危険因子（表4）について確認しておくべきで，特に危険因子の重複状態は厳格な管理を要することを常に念頭に置く．家族歴に関しては，二親等以内の動脈硬化性疾患や生活習慣病について聴取し，有病者がいる場合は若年発症の有無や治療内容についても調査する．

4. 危険因子と個々の病態に応じた管理目標の設定

各学会のガイドラインに準拠する形で，Step 4として各危険因子の管理目標を設定する（表5）．最近は高齢者については別個に危険因子管理基準を設けるガイドラインが増えている．

高血圧の管理においては，血圧管理目標値は75歳未満で140/90 mmHg未満であるのに対して，75歳以上では150/90 mmHg未満と収縮期血圧値に差が設けられている．糖尿病患者のHbA1cコントロール目標は高齢者であっても基本的には7.0%未満であるが，重症低血糖が危惧される薬剤［インスリン製

表4 Step 3：治療開始前に確認すべき危険因子

①喫煙
②高血圧
③糖尿病（耐糖能異常を含む）
④脂質異常症
⑤CKD
⑥肥満（特に内臓脂肪型肥満）
⑦加齢・性別（男性または閉経後）
⑧家族歴

（脳心血管病予防に関する包括的リスク管理合同会議：日内会誌 2015；104：824-864 より一部改変）

表5 Step 4：危険因子と個々の病態に応じた管理目標の設定

高血圧	75歳未満＜140/90 mmHg（家庭血圧＜135/85 mmHg） 75歳以上＜150/90 mmHg（家庭血圧＜145/85 mmHg） 糖尿病合併または蛋白尿陽性のCKD合併＜130/80 mmHg（家庭血圧＜125/75 mmHg）
糖尿病	血糖正常化を目指す際のコントロール指標　HbA1c＜6.0% 合併症予防のためのコントロール指標　HbA1c＜7.0% 治療強化が困難な場合のコントロール指標　HbA1c＜8.0% *高齢者については別途基準
脂質異常症	一次予防：低リスク　LDL-C＜160 mg/dL（non-HDL-C＜190 mg/dL） 　　　　　中リスク　LDL-C＜140 mg/dL（non-HDL-C＜170 mg/dL） 　　　　　高リスク　LDL-C＜120 mg/dL（non-HDL-C＜150 mg/dL） 二次予防：LDL-C＜100 mg/dL（non-HDL-C＜130 mg/dL） 　　　　　家族性高コレステロール血症，急性冠症候群（ACS），糖尿病*ではLDL-C＜ 　　　　　70 mg/dL（non-HDL-C＜100 mg/dL） 　　　　　すべてのリスクカテゴリーで，HDL-C≧40 mg/dL，空腹時TG＜150 mg/dL
肥満	3〜6か月での体重あるいはウエスト周囲長の3%以上の減による高血圧，糖尿病，脂質異常症の改善

*糖尿病で非心原性脳梗塞，PAD，CKD，メタボリックシンドローム，主要危険因子の重複，喫煙継続などを合併する場合

（脳心血管病予防に関する包括的リスク管理合同会議：日内会誌 2015；104：824-864 より一部改変）

剤，スルホニル尿素（SU）薬，グリニド薬など］を使用している場合，HbA1cの管理目標値の上限が高く設定されると共に下限値が提示されている（「Ⅱ-B．4　糖尿病」の項参照）．また認知障害や日常生活活動（ADL）低下の度合いに応じて管理目標値が高めに設定されていることも特徴的である．こうした目標値設定の背景には，低血糖に伴う心血管イベント発症や認知症増悪に関する報告の増加があり，このため特に高齢者においてはできるだけ低血糖を避けることが重要視されている．

本チャートではさらに管理目標に向けた生活習慣改善（Step 5），薬物療法（Step 6）について記載されているが，ここでは治療については割愛する．

吹田スコアによる包括的リスク評価

日本動脈硬化学会が示した『動脈硬化性疾患診療ガイドライン2017年版』[2]および『動脈硬化性疾患予防のための脂質異常症診療ガイド2018年版』では，吹田スコアを基礎データとして日本人の冠動脈疾患一次予防の絶対リスクを算出している（図1）．対象は35～74歳の一次予防に限定されており，さらに単独で高リスクと判定される糖尿病（耐糖能異常は含まない），CKD，非心原性脳梗塞，末梢動脈疾患（PAD）を有さない症例となる．年齢，性別，喫煙，血圧，HDL-C，LDL-C，耐糖能異常，早発性冠動脈疾患の家族歴の8種類の危険因子をスコア化して，その合計点

	範囲	点数	得点
①年齢	35～44	30	
	45～54	38	
	55～64	45	
	65～69	51	
	70～	53	
②性別	男性	0	
	女性	−7	
③喫煙*	あり	5	
④血圧**	至適血圧 SBP＜120かつDBP＜80	−7	
	正常血圧 SBP 120～129 かつ/または DBP 80～84	0	
	正常高値血圧 SBP 130～139 かつ/または DBP 85～89	0	
	Ⅰ度高血圧 SBP 140～149 かつ/または DBP 90～99	4	
	Ⅱ度高血圧 SBP≧160 かつ/または DBP≧100	6	

* 禁煙後は非喫煙として扱う
** 治療中の場合現在の血圧値で考える

	範囲	点数	得点
⑤HDL-C	＜40	0	
	40～59	−5	
	≧60	−6	
⑥LDL-C	＜100	0	
	100～139	5	
	140～159	7	
	160～179	10	
	≧180	11	
⑦耐糖能異常***	あり	5	
⑧家族歴***	早発性冠動脈疾患家族歴あり	5	

*** 不明の場合は0点として計算する

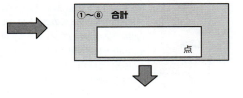

吹田スコア ①～⑧合計40以下	低リスク（2％未満）
吹田スコア ①～⑧合計41～55	中リスク（2～9％）
吹田スコア ①～⑧合計56以上	高リスク（9％以上）

図1　吹田スコアによる各危険因子の得点とリスク評価（35～74歳）
（日本動脈硬化学会編：動脈硬化性疾患予防のための脂質異常症診療ガイド2018年版．日本動脈硬化学会，東京，2018；37）

数で10年間の冠動脈疾患発症を予測する．前項まで紹介してきた脳心血管病予防に関する包括的リスク管理チャートとの整合性も図られており，現時点で最も適切に包括的リスク評価の考え方を現しているモデルと考えられる．

包括的リスク管理による動脈硬化抑制効果

包括的リスク管理の重要性を示したのがデンマークのSteno-2研究で[3]，生活習慣改善と血糖，脂質，血圧，血栓傾向に対する積極的な薬物介入を行うことで，大幅に大血管障害発症が抑制され，その効果は治療内容を統一後も維持された（図2）．動脈硬化性疾患の予防に向けて集学的に多因子に介入していくためには，診療開始時に的確に包括的リスク評価を行うことが重要である．

［COI開示］本論文に関して筆者に開示すべきCOI状態はない

●文献
1) 脳心血管病予防に関する包括的リスク管理合同会議：脳心血管病予防に関する包括的リスク管理チャートについて．日内会誌 2015；104：824-864．
2) 日本動脈硬化学会編：動脈硬化性疾患診察ガイドライン2017年版．日本動脈硬化学会，東京，2017：49-57．
3) Gaede P, Lund-Andersen H, Parving HH, et al: Effect of a multifactorial intervention on mortality in type 2 diabetes. N Engl J Med 2008; 358: 580-591.

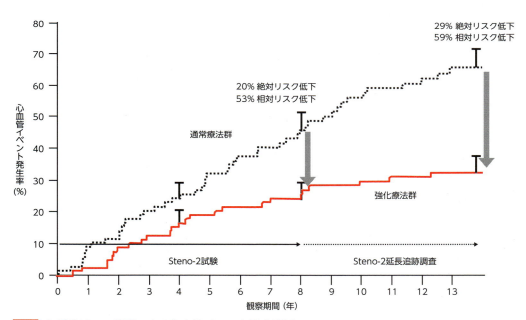

図2 包括的リスク管理による心血管イベント発症抑制

(Gaede P, et al: N Engl J Med 2008; 358: 580-591 より改変)

IV章

動脈硬化と心血管疾患の予防

IV章　動脈硬化と心血管疾患の予防

A. 生活習慣の改善

1 一次予防と二次予防

● 岡村智教

予防の段階として一次予防や二次予防の用語がよく用いられるが，その定義が臨床研究と公衆衛生で異なっていてやや混乱している．また動脈硬化性疾患を含む脳・心血管疾患の場合，予防の考え方ががんや感染症とは異なるため，本項ではその点も含めて解説する．

■ 臨床における一次予防と二次予防

臨床研究における「一次予防」と「二次予防」の考え方はシンプルである（表1）．すなわち予防の対象となる疾患の既往歴のない者の初回の発症を予防するのが「一次予防」，既往歴のある者の再発を予防するのが「二次予防」である．特に脳・心血管疾患の領域においては既往歴がある者とない者で発症リスクが大きく異なるため，この区分は非常に重要である．たとえば日本人を対象とした臨床試験でも，冠動脈疾患の既往歴のない者の冠動脈疾患発症率は1,000人・年当たり0.9〜2.1であるのに対して，既往歴のある者は4.5〜15と明らかに高い[1]．したがって「二次予防」の対象者はより厳格な危険因子の管理が必要とされる．

表1　臨床研究における予防
「一次予防（Primary Prevention）」 　初回発症を予防． 　　例）冠動脈疾患の既往歴のない高コレステロール血症 　　　患者にスタチンを処方する． 「二次予防（Secondary Prevention）」 　再発を予防（再々発以降も含む）． 　　例）冠動脈疾患の既往歴のある高コレステロール血症 　　　患者にスタチンとエゼチミブを処方する．

■ 公衆衛生における一次予防と二次予防

一方，公衆衛生の領域では疾患そのものを予防するのが一次予防，疾患の早期発見・早期治療が二次予防，再発予防などが三次予防という考え方となり，医学教育（医師国家試験のブループリント）でもこれを教えることとされている（本項では臨床研究の一次予防，二次予防は「　」内に標記して紛れないようにした）．がん予防の場合，一次予防が喫煙対策，二次予防が肺がん検診，結核予防の場合，一次予防が栄養や衛生環境の改善，二次予防が結核検診となり，公衆衛生上の一次予防と二次予防の定義に合致している．しかし脳・心血管疾患の予防の場合，それぞれの定義付けは難しい．すなわち一般的に脳・心血管疾患は救急疾患であり，健診（健康診査）でこれらの疾患を早期発見するという戦略は意味をなさない．そのため特定健診などで行われている危険因子（高血圧や脂質異常症など）の評価と管理を，公衆衛生上のどのレベルの予防に位置付けるのかが分かりにくい．通常，公衆衛生上，またわが国の予防医療政策の流れから，健診による脳・心血管疾患の危険因子の評価と管理は表2に示すように二次予防に位置付けられる．これはがんや結核と足並みを揃えるために「検診・健診」という括りに二次予防を位置付けたという側面もある．脳・心血管疾患の発症予防という観点からは，公衆衛生上の一次予防と二次予防は同じレベルであり，両方を合わせて臨床研究でいうところの「一次予防」に該当すると考えることもできる．しかし一次予防の対象で

表2 公衆衛生における予防の定義

- 一次予防
  - 健康増進：生活環境の改善，健康教育，衛生教育，栄養改善，身体活動量の増加，ストレス軽減など
  - 予防対策：予防接種，感染症経路対策，病原微生物からの防護，病原物質の除去（職業曝露，発がん物質，タバコ，アルコール，環境汚染など），放射線からの防護など
- 二次予防
  - 早期発見・早期治療：
    - がん検診，各種スクリーニング
    - 特定健診・循環器健診（厳密にはハイリスク者のスクリーニング）
    - （脳・心血管疾患の危険因子への保健指導や治療介入）
  - 重症化予防
- 三次予防
  - 再発防止
  - 機能回復訓練（リハビリ）

ある栄養や身体活動などの生活習慣の要因が，二次予防の対象である高血圧などの原因となることから，この一次から二次という流れは時間の順序や因果関係を包含している．また健診で早期発見されるのは，脳・心血管疾患そのものではなく，将来これらを発症する可能性が高いハイリスク者である．

がんと脳・心血管疾患の予防手法の相違

図1にがん検診と対比して，脳・心血管疾患予防のための健診（特定健診など）制度の構造を示した．がん検診は母集団からがんを見つける（スクリーニング）という単純なモデルであるのに対し，健診の場合，母集団からハイリスク者を見つけ出して階層化を行い，発症確率などに合わせて異なる対処法を取って将来の発症を阻止することが目的となる．このシステムが有効に機能するためには，誰がハイリスクであるかをきちんと評価していることと危険因子に対する適切な介入戦略があることが前提となる．またがん検診の場合，検診で誰が助けられたかを明確に示すことができるが，特定健診などでは誰の発症を阻止できたかを個別に示すことは不可能である．

なお「検診」は特定の疾患を見つけるスクリーニングのことであり，がん検診や個々の検査項目はこちらに該当する．一方，「健診（健康診査）」は健康状態を総合的に判定するものであり，前述のハイリスクであるかどうかの評価はここに包含される．

脳・心血管疾患の一次予防と二次予防の歴史

わが国の脳・心血管疾患予防対策は，脳卒中予防のための高血圧対策として開始された．血圧測定自体は医療行為として古くから行われていたが，これが脳卒中の予防対策と結び付くためには疫学研究による因果関係の証明（血圧が高いと脳卒中になりやすい）と有効な降圧手段が必要であった．国内では久山町研究（1961年〜）や秋田県井川村（現，井川町）での疫学調査（1963年〜）が開始され，その後十数年の追跡調査を経て，高血圧と脳卒中の因果関係の証明，高血圧管理を主体とした脳卒中予防対策の有効性が明らかにされた．また1970年代末〜1980年代初頭にかけてβ遮断薬やカルシウム拮抗薬，アンジオテンシン変換酵素（ACE）阻害薬などが次々に開発された．

このような流れの中で1982年に制定され翌年から施行された老人保健法では，保健事業として6つの事業が実施されていた．このうち「健康教育」および「健康相談」が一次予防，「健康診査」が二次予防，「機能訓練」および「訪問指導」が三次予防としての役割を担い，さらに連携媒体として「健康手帳の交付」があった．なお健診自体にはリスク評価の役割しかないため健診を受けるだけでは意味がなく，ハイリスク者は早期受診，中等度以下のリスクの者は生活習慣の改善を行うことが必要である．老人保健法の開始当初は

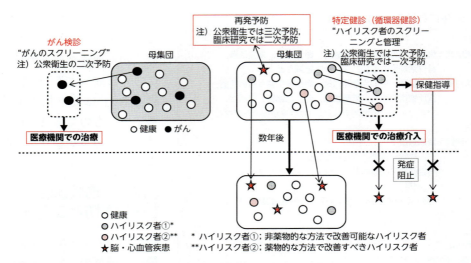

図1 がん予防のための検診と脳・心血管疾患予防のための健診

ハイリスク者（例：重症高血圧）を見つけ出して医療機関へ送るというモデルだけで十分に対策が機能したが，時代の変化とともに中等度以下の者の割合が増えてこの層へのきちんとしたアプローチが必要になってきた．そこで2000年以降は，健診所見などに基づいて「健康度評価（ヘルスアセスメント）」および「個別健康教育」を行い，対象者個人のニーズを評価してサービスを提供することで脳・心血管疾患を予防することが試みられた．

老人保健事業では，市町村の業務量としては二次予防である健康診査に重点が向けられていたものの，地域単位での減塩対策や環境の改善（冷蔵庫の普及や流通網の整備による塩蔵食品摂取量の低減）などの一次予防も活発に行われ，脳卒中死亡率の減少に寄与した．また国の組織的な一次予防対策の考え方としては，国民健康づくり対策が設定され，1983年の第一次から第四次までほぼ10年ごとに改訂されてきた．第三次はいわゆる「健康日本21」であり，科学的なエビデンスが重視され，初めて具体的な目標の設定が行われるようになった．これは健康格差の縮小や生活習慣病の重症化予防という新たな目標を取り込みながら現在の第四次（「健康日本21（第二次）」）に至っている．

脳・心血管疾患の一次予防と二次予防の現状

現在，脳・心血管疾患予防の二次予防の主体を担うのは2008年度から開始された特定健診・特定保健指導である（勤務者の場合は労働安全衛生法の定期健康診断に包含して実施）．2018年度からの第三期特定健診・特定保健指導の見直しに当たっては，「将来の脳・心血管イベントの防止」が特定健診・特定保健指導の大きな目的の1つであることが改めて確認されている．厚生労働省の第三期に向けての健診項目の見直しに関する検討会では，12コホートの統合縦断研究のデータを基にウエスト周囲長（腹囲長）とリスク数は正の相関をすること，男女共リスク数が多いほど心血管イベントの発症率は高いことが示されたが，非肥満者からも肥満者とほぼ同数の脳・心血管疾患が発症することが示された[1]．したがって，危険因子を有する非肥満者への対策も重要である．またハイリスク者の選定をメタボリックシンドロームに基づいて行うのが適切かどうかという点についても今後検証が必要である．

国の一次予防の基本戦略である「健康日本21」（第二次）[2]では，循環器疾患の主要な危険因子として，高血圧，脂質異常症，糖尿病，喫煙を設定し，それぞれの目標として，①収縮期血圧（SBP）平均値の4 mmHg低下，②高コレステロール血症（総コレステロール値240 mg/dL以上またはLDLコレステロール160 mg/dL以上）の25％減少，③喫煙率の減少（男女20歳以上で19.5％から12％へ），④糖尿病有病者の増加抑制を挙げている．このうち血圧の目標値は，①減塩2.6 g，②カリウム摂取量173 mg（約4.43 mmol）の増加（野菜と果物の摂取量の増加による），③肥満者割合の減少（性別・年代別の目標を設定），④運動量の増加（1日1,500歩程度の増加，1週間で5メッツ強），⑤ハイリスク飲酒者の15％減少，⑥降圧薬服用率の10％上昇（これは厳密には二次予防の範疇に入る），を達成した結果として設定された．全体の流れ図を図2に示した．これらの危険因子の改善によって，脳・心血管疾患の齢調整死亡率は，男性で約15％，女性で約10％減少することが期待されている（2022年）．

一次予防の困難さ

一次予防の場合，具体的な医療費や検査費をイメージしなくて良いため，以前から安易に唱えられすぎているきらいがある．たとえば国民の歩行数を1,500歩増やすという目標を示すことはできるし，これに反対を唱える人もほとんどいない．しかし，たとえば夫婦のうち夫が何もしなければ，妻が3,000歩も増やさないと平均で1,500歩にはならない．全量を対象とする目標は実行しない人の割合が多いとほぼ達成は困難となる．すなわち一次予防の場合，一部の患者ではなく国民全体

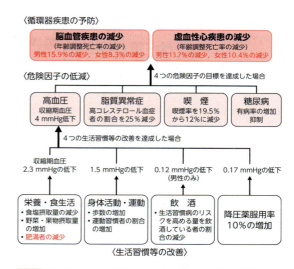

図2 健康日本21（第二次）の循環器疾患の目標設定
［厚生労働省：健康日本21（第2次）の推進に関する参考資料］

を対象としなければならないため，非常に達成が難しい目標であることが分かる．これは減塩などにも当てはまる．一次予防の推進のためには，余暇の取り方，食品メーカー・外食産業への働きかけなど多くの課題があり，その多くは保健医療関係者だけでは解決できないため国民的な理解と支援が不可欠である．

［COI開示］本論文に関して筆者に開示すべきCOI状態はない

● 文献
1) 厚生労働省健康局健康課：第6回 特定健康診査・特定保健指導の在り方に関する検討会（平成28年5月11日）．資料3「腹囲（ウエスト周囲長）に関するエビデンス（門脇孝構成員）．https://www.mhlw.go.jp/stf/shingi2/0000123821.html（2019年5月29日閲覧）．
2) 厚生労働省：健康日本21（第2次）．https://www.mhlw.go.jp/stf/seisakunitsuite/bunya/kenkou_iryou/kenkou/kenkounippon21.html（2019年7月8日閲覧）

IV章　動脈硬化と心血管疾患の予防

A. 生活習慣の改善

2 食生活の改善

● 藤岡由夫

　動脈硬化性疾患の予防と治療において食事を含めた生活習慣の是正は基本である．食事療法は薬物療法に比べ介入試験が困難でランダム化比較試験（RCT）とコホート研究の結果の相違もあるが，長年の臨床研究を整理した『動脈硬化性疾患予防ガイドライン2017年版』[1]（以下，ガイドライン）を中心に動脈硬化予防の食事について解説する．なお文中のRCTやコホート研究の文献はガイドラインを参照されたい．

生活習慣と食事の改善の基本方針

　生活習慣の食事における改善としては，過食に注意し適正な体重を維持すること，肉の脂身，動物脂，鶏卵，果糖を含む加工食品の大量摂取を控えること，魚，緑黄色野菜を含めた野菜，海藻，大豆製品，未精製穀類の摂取量を増やすこと，糖質含有量の少ない果物を適度に摂取すること，アルコールの過剰摂取を控えることが勧められる[1]．動脈硬化性疾患予防のための食事指導を**表1**に示す[1]．以下に，それぞれの脂質を中心に解説する．

総エネルギー摂取量

　これまで総エネルギー摂取量を減らすことだけで動脈硬化性疾患発症を直接的に抑制したエビデンスはない．しかしRCTのメタアナリシスなどから減量を含めた生活改善と適正な体重維持は血清脂質を含む危険因子の改善に有効であることが報告されており，その結果として疾患発症を抑制できると考えられる．もちろん高齢者や

術後回復期などでサルコペニアや低栄養状態が考えられる場合には総エネルギー摂取量をむやみに減らすべきでなく，適正な栄養素の比率と摂取量を考慮する．

脂質エネルギー比

　これまで，総エネルギー摂取量に対するタンパク質：脂質：炭水化物のエネルギー比率の違いだけで動脈硬化性疾患発症の抑制を示した直接的なエビデンスはない．しかしRCTのメタアナリシスなどからエネルギー制限が最も重要であり，さらにLDLコレステロール（LDL-C）の低下には脂質エネルギー比率を制限すること，高トリグリセリド（TG）血症や低HDLコレステロール（HDL-C）血症では，肥満や糖尿病など合併症を考慮したうえで炭水化物の比率をやや低めに設定することが推奨される．なお高タンパク質食は短期間で血清脂質への効果があるかもしれないが，長期間では認められない可能性がある．

表1 動脈硬化性疾患予防のための食事指導

- 総エネルギー摂取量（kcal/日）は，一般に標準体重［kg，（身長 m）^{2}×22］×身体活動量（軽い労作で25〜30，普通の労作で30〜35，重い労作で35〜）とする
- 脂質エネルギー比率を20〜25％，飽和脂肪酸エネルギー比率を4.5％以上7％未満，コレステロール摂取量を200 mg/日未満に抑える
- n-3系多価不飽和脂肪酸の摂取を増やす
- 工業由来のトランス脂肪酸の摂取を控える
- 炭水化物エネルギー比を50〜60％とし，食物繊維の摂取を増やす
- 食塩の摂取は6 g/日未満を目標にする
- アルコールの摂取を25 g/日以下に抑える

（日本動脈硬化学会編：動脈硬化性疾患予防ガイドライン2017年版．日本動脈硬化学会，東京，2017：58）

S214

飽和脂肪酸（SFA）

肉，乳製品，卵，ココナッツなどに含まれるラウリン酸，ミリスチン酸，パルミチン酸などである．RCTのメタアナリシスでは2年以上SFAの摂取を減らすことで総死亡率と心血管死亡率において有意な低下は認められなかったが，心血管イベントは17％減少した．またSFAを多価不飽和脂肪酸（PUFA）に置換することで心血管イベントは27％減少し，一価不飽和脂肪酸（MUFA）への置換の効果は明らかでなかった．またSFAの低値と脳内出血の増加の関連は否定できず，SFAの摂取において従来の脂質異常症患者に推奨する総エネルギー摂取量の4.5％以上7％未満は妥当と考えられる．血清脂質に対しては，SFAは総コレステロール（TC）とLDL-Cを上昇させ，HDL-Cに関しては一定でなく，TGには有意な変化を認めていない．以上，適正な総エネルギー摂取量の下でSFAを減らすこと，またはSFAをPUFAやMUFAに置換することは血清脂質の改善に有効である．

n-3系多価不飽和脂肪酸

魚に含まれるエイコサペンタエン酸（EPA）とドコサヘキサエン酸（DHA）や，亜麻仁油，大豆油などに含まれる α -リノレン酸などである．RCTのメタアナリシスでは，魚（EPA，DHA）の摂取量の増加により血管死（心筋梗塞死，脳卒中死，突然死）の有意な抑制が認められたものの，総死亡率や複合心血管イベントの抑制は認められなかった．しかし高TG血症，高LDL-C血症のRCTに分けて解析すると心血管イベントの有意な低下を示した報告もある．コホート研究のメタアナリシスでは心血管イベントが有意に減少した報告が複数あり，魚の摂取は，その摂取量が多い群で心血管イベントの抑制が期待できる．血清脂質に対しては，健常人および脂質異常者におけるRCTのメタアナリシスで魚の摂取を増やすことはTGの低下に有効である．ただし α -リノレン酸では十分にコントロールされたRCTが報告されていない．

n-6系多価不飽和脂肪酸（n-6PUFA）

大豆油，ごま油，コーン油などに含まれるリノール酸などである．SFAをn-6PUFAに置換するRCTおよびコホート研究のメタアナリシスでは，心血管イベントの27％の有意な減少を認めているが，別の解析ではn-6PUFA摂取の増加は心血管疾患発症の抑制と関連しなかった．総じてn-6PUFAの摂取を増やすことによる動脈硬化性疾患発症の予防効果は未だ明らかでない．しかし血清脂質への影響は，n-6PUFAの摂取を増やすことでTC，LDL-C，TGの低下が期待できる．

一価不飽和脂肪酸（MUFA）

なたね油，オリーブ油などに含まれるオレイン酸が主であるが，生体内ではSFAはオレイン酸に変換され，その結果としてオレイン酸は植物だけでなく肉や魚，乳，卵類にも多く含まれている．RCTのメタアナリシスでは，SFAをMUFAに置換することは，総死亡率，心血管イベント，心筋梗塞発症，脳卒中発症，冠動脈死に影響を及ぼさなかった．コホート研究のメタアナリシスではSFAをMUFAに置換することと心血管イベントや心血管死との関連において一定の見解が得られていない．血清脂質への影響を見たRCTのメタアナリシスでは，炭水化物をMUFAに置換した場合にTCとLDL-Cの低下傾向，有意なTG低下とHDL-C上昇の効果が認められた．一方，別のRCTのメタアナリシスでは12％Eを超えるMUFA摂取は12％E以下と比べて，体重，体脂肪量，収縮期血圧，拡張期血圧を改善したが，血清脂質には有意

な影響を示さなかった．以上，MUFA摂取の増加で，血清脂質の改善の可能性があるが，過剰摂取ではその効果がなくなることが考えられる．

トランス脂肪酸

肉，乳製品などに天然に含まれるバクセン酸など，工業的に油脂を加工（水素添加）および精製（脱臭または高熱処理）する過程で生成されるエライジン酸などである．

工業由来トランス脂肪酸は他の脂肪酸と比較してLDL-Cを上昇させ，リポタンパク質(a)［Lp(a)］を上昇させ，HDL-Cを低下させ，コホート研究およびそのメタアナリシスで冠動脈疾患を増やすことが示されている．天然由来トランス脂肪酸を工業由来のものと同様に扱うべきかどうかについてのコンセンサスは得られていない．日本人のトランス脂肪酸摂取量は，WHOの目標を下回っているが，脂質の多い菓子類や食品の食べすぎなど偏った食事をしている場合は平均値を上回る摂取量となる可能性があるために注意し，トランス脂肪酸の摂取を控える．

コレステロール

コレステロールが血清脂質に及ぼす影響を知るためには，コレステロールの吸収・合成・排泄の調節を理解する必要がある（図1）．近年，「肝臓が体内のコレステロールを70〜80％合成する」という誤解が広まっているが，正しくは「肝臓は血中リポタンパクの70％を調節している」である．ヒトでは肝臓が担う合成量の割合は身体全体の10％前後（およそ10 mg/kg/日）とされている[2]．有核細胞はすべてコレステロール合成経路を有しており，再生能の高い皮膚や腸管上皮では細胞膜の原料として自らコレステロールを合成している．また，食事由来コレステロールのうち平均で約50％が吸収されるが，吸収率には個人差があり，約20〜80％程度の幅がある．さらに肝臓はコレステロールから胆汁酸を合成し，脂質吸収のために十二指腸に放出され，また再吸収される．ヒトではおよそ摂取コレステロール300〜500 mg/日で，胆汁コレステロール合成は800〜1,200 mg/日とされている[3]．すなわち血清コレステロールの調整は食事由来，新規合成，リポタンパクの分泌と取り込み，胆汁酸の再吸収，便中排泄に依存しており，単に食事摂取量と肝臓の新規合成だけでなされているわけでない．実臨床では個人差が大きいものの食事で血清コレステロールが変動することが実際である．

食事への影響では，RCTおよび非RCTを合わせた解析でコレステロール摂取量の増加はTC，LDL-C，HDL-Cを上昇させたが，900 mg/日を超える場合には，さらなる有意な上昇は認められなかった．また異質性が大きく統計処理は困難であるが，冠動脈疾患発症と正に関連する結果が多かった．

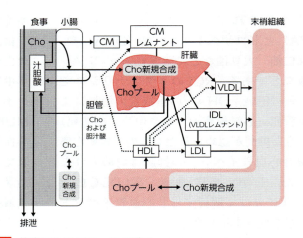

図1 体内コレステロールの動き

Cho：コレステロール, CM：カイロミクロン, VLDL：超低比重リポタンパク, IDL：中間比重リポタンパク, LDL：低比重リポタンパク, HDL：高比重リポタンパク．
破線はコレステリルエステル転送タンパクによる．

摂取量（200〜300 mg/日未満）制限を見たRCTでは，TC，LDL-C，HDL-Cの有意な低下が認められている．脂肪酸の血清脂質への影響を見ているRCTの多くは，コレステロール摂取量を200〜300 mg/日未満に調節して実施されている．ちなみに地中海食（1,947 kcal）では203 mg/日，DASH食（2,100 kcal）では150 mg/日，日本人の1日平均摂取量（平成29年国民健康・栄養調査 20歳以上）は男性347 mg/日，女性303 mg/日である．

以上から，高LDL-C血症患者では平均摂取量よりは少ないコレステロールを200 mg/日未満とSFAを総エネルギー摂取量の7%未満にすることによりLDL-C低下効果が期待できる．そして血清脂質の改善により動脈硬化性疾患を予防できる可能性がある．最近の米国や英国のガイドラインも200 mg/日未満もしくは300 mg/日未満を提示し，合わせてSFAも総エネルギー摂取量の7%未満を提示している．高LDL-C血症を呈していない人でも，コレステロール摂取量が増加すればLDL-Cが上昇する可能性があるため過剰摂取は控える．

野菜，海藻，果物，果糖を含む加工食品，大豆・大豆製品

野菜はその摂取量が多いと全死亡，脳血管疾患死および脳血管疾患，冠動脈疾患の発症リスクが低いことが，コホート研究のメタアナリシスで示されている．海藻はその摂取頻度が男女共に総死亡，および女性で脳血管疾患死の低リスクと関連する報告が日本人を対象としたコホート研究でなされている．果物では摂取量が多いほど，全死亡，心血管疾患死，冠動脈疾患リスク，脳卒中リスク，2型糖尿病リスクが低く，特に柑橘類とリンゴ，ナシの摂取量との関連が強いとの報告があるが，オレンジジュースを高TC血症患者に付

加したRCTでは多量飲用期間後に血中TG濃度が30%増加した．砂糖入り飲料と心血管疾患の関連を検討したコホート研究では冠動脈疾患あるいは脳卒中の発症について一致した結果が得られていないが，日本のJPHCコホート研究では，ソフトドリンクの摂取量が多いほど脳梗塞発症リスクが女性では多く，男性では低い傾向がある．またJPHC研究では，大豆を5回以上/週の摂取群は，0〜2回/週の摂取群と比べて，女性で脳梗塞発症リスクが36%，心筋梗塞リスクが45%低いと報告している．分離大豆タンパクの摂取に関するメタアナリシスでは，高TC血症者で分離大豆タンパクの摂取によりLDL-Cの低下が認められている．

医療機関，特に管理栄養士が中心となって，個々の身体活動量，病態，栄養状態を把握し適正な栄養食事指導を行う．指導を受ける側に分かりやすい内容にして，継続できる献立や組合せを考える．段階を踏んで指導することも可能である．そして肉の脂身や動物脂（牛脂，ラード，バター）を控え，大豆，魚，野菜，海藻，きのこ，果物，未精製穀類を取り合わせて食べる減塩した日本食パターンの食事は，動脈硬化性疾患予防に推奨される．

［COI開示］本論文に関して筆者に開示すべきCOI状態はない

●文献

1) 日本動脈硬化学会編：動脈硬化性疾患予防ガイドライン2017年版．日本動脈硬化学会，東京，2017：61-77.

2) Dietschy JM, Turkey SD, Spady DK: Role of liver in the maintenance of cholesterol and low density lipoprotein homeostasiss in different animal species, including humans. *J Lipid Res* 1993; 34: 1637-1659.

3) Grundy SM, Metzger AL: A physiological method for estimation of hepatic secretion of biliary lipids in man. *Gastroenterology* 1972; 62: 1200-1217.

A. 生活習慣の改善

3 運動療法

● 山崎　望, 田村好史

身体活動・体力の定義

　身体を動かすことを一般的に身体活動というが，厳密には骨格筋の収縮によって生じる身体の動きで，エネルギー消費を増加させるものとして定義される．身体活動は運動と生活活動に分けられる．運動とは，体力を維持・向上させるために実施される身体活動を指す．生活活動は，運動以外の身体活動（通勤や買い物など）を指す．近年では，運動だけではなく生活活動も健康の維持に重要な要素であることも認識され，それらの総和である身体活動量を高めることが重要視されてきている．

　身体活動は強度によって分けられ，メッツ（metabolic equivalents：METs）は強度を記述するのに簡便な方法であり，安静時代謝の何倍に相当するかを示す活動強度の単位である．通常歩行などの軽度の身体活動は3 METs未満，速歩などの中等度の身体活動は3〜6 METs，ジョギングなどの身体活動は6 METs以上となる．また，体力とは，ヒトが保有，獲得した特性あるいは特徴と定義され，身体活動を行う能力と関係しており，最大酸素摂取量といった有酸素的な運動能力で評価されることが多い．

身体活動量の目標値と指導の実際

　1995年に米国スポーツ医学会（American College of Sports Medicine：ACSM）と疾病対策センター（Centers for Disease Control and Prevention：CDC）が合同で身体活動と健康に関する報告書を出し，短時間で強度の低い身体活動（たとえば1回20分未満で最大酸素摂取量の50％未満）が総死亡率，CVD（colonary vascular disease）発症リスクなどと関連していることが示された[1]．その後施行された年間約132万人を観察した23の性別コホート研究のメタアナリシスの結果では，各研究それぞれの身体活動，体力をまとめた指標と心血管系疾患のリスクとの間に量-反応関係が認められた[2]（図1）．身体活動と慢性疾患との関連性はその後も蓄積され，現在までに多くの身体活動のガイドラインでは中等度の運動を少なくとも1週間

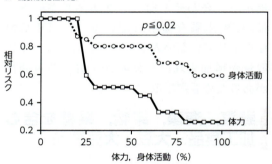
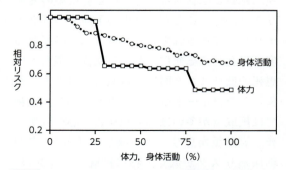

図1　体力および身体活動と動脈硬化性疾患（a），冠動脈疾患（b）の相対リスクの推定量-反応曲線

(William PT: *Med Sci Sprts Exerc* 2001; 33: 754-761)

表1 運動療法指針

種　類	有酸素運動を中心に実施する（ウォーキング，速歩，水泳，エアロビクス，サイクリングなど）
強　度	中等度以上を目標にする
頻度・時間	1週間に150分以上を目標に実施する（少なくとも週に3日は実施する）
そのほか	運動療法以外の時間もこまめに歩くなど，できるだけ座ったままの生活を避ける

（日本動脈硬化学会編：動脈硬化性疾患予防ガイドライン2017年版，CDC：Physical Activity Guidelines for American, 2nd ed, 2018などを参考に作成）

に150分以上行うことが勧められている（**表1**）．

　近年では座位時間の増加も，身体活動とは独立して心疾患イベントの危険因子であることが報告されているほか，最近ではNEAT（non-exercise activity thermogenesis）と呼ばれる，いわゆる身体不活動が肥満の増加に結び付いていることが示唆されていることからも，座位時間を減らし，少しでも体を動かすことを促すべきであろう．実際に2015年度から米国糖尿病学会（American Diabetes Association：ADA）の身体活動の指針において，食後高血糖の改善のため30分に一度の座位行動の中断と身体活動の推奨が加えられているほか，CDCの身体活動のガイドラインにおいても，座位時間を減少し身体活動を増加させることで死亡率が低下することが示されている．

　有酸素運動の開始に当たっては，厚生労働省のアクティブガイドでも示されているとおり，「いつでもどこでも＋10分」と，生活の中などでも体を動かし始めることを勧める．強度や量，頻度に対する目標値は，現在の生活状況，体力，合併症を考慮し，段階的に設定し指導することが必要である．歩数に置き換えた場合，週150分の運動は1日に2,000歩を超える程度の歩行量の増加で達成できるほか，最終的な1日の身体活動量の目安としては8,000〜10,000歩程度が目安となる．

運動による動脈硬化危険因子の改善メカニズム

　栄養過多や身体活動不足によりメタボリックシンドロームになると，全身の動脈硬化が徐々に進展し，脳梗塞，心筋梗塞などへといたるリスクが高まる．メタボリックシンドロームは内臓脂肪蓄積とインスリン抵抗性を基盤とした動脈硬化性疾患の病態の中心であり，疫学調査では肥満，高血圧症，脂質異常症，耐糖能異常といった危険因子保有数の増加に伴い，冠動脈疾患や脳卒中による死亡の相対危険度が上昇していることが示されている[3]．

　これに対して習慣的な運動，活発な生活活動は動脈硬化危険因子を改善し，動脈硬化性疾患の発生や再発を予防することが多くの疫学研究から明らかとなっており，運動療法は動脈硬化症の予防手段として有効であることが確立されてきた．運動による動脈硬化危険因子の改善メカニズムを以下に述べる．

1. 高血圧症

　わが国の『高血圧治療ガイドライン2019』では，高血圧の予防や治療には定期的な有酸素運動が推奨されている．運動による血圧低下のメカニズムには様々な要因が関与していると考えられており，運動による血流増加で血管内膜から一酸化窒素（NO）が分泌され，血管平滑筋に作用し血管拡張がもたらされることや，運動の継続による筋肉内の新生血管の増加，動脈伸展性の改善などが挙げられる．後述するが，高血圧患者では運動時の血圧上昇には注意が必要で，180/110 mmHgを超えないようにする．

2. 脂質異常症

　運動の血清脂質値に対する効果の1つはHDL-Cの増加であり，HDL-Cの増加は総運動時間と正相関することが示唆されている．運動によって骨格筋のリポタンパクリパーゼ（LPL）活性が増大することで，VLDLの増

加を抑制し，TG（カイロミクロン）から HDL-Cへの変換が促進されることで，HDL-Cの増加，TGの分解・低下に寄与すると考えられている．インスリン感受性の増加や抗炎症作用を発揮するアディポネクチンが，週2～3回の有酸素運動（60分）を16週以上続けると有意に上昇することも報告されている[4]．

3. 耐糖能異常

2型糖尿病の病態としてインスリン抵抗性があるが，運動はインスリンシグナル伝達に関わるタンパクの発現増加や筋繊維タイプの変化など，様々な効果で骨格筋のインスリン抵抗性を改善して血糖値を降下させる．骨格筋での糖取り込みは糖輸送担体であるグルコーストランスポーター4（GLUT4）により行われる．インスリンが骨格筋の細胞膜上にあるインスリン受容体に結合することで insulin receptor substate-1（IRS1）などの様々な分子を活性化し，GLUT4が細胞質から細胞膜へトランスロケーションされ，糖取り込みが促進される．運動による筋収縮では，AMPキナーゼが活性化し，その下流で GLUT4のトランスロケーションが起こり，細胞内への糖取り込みが促進され血糖が降下する．このような効果を運動の急性効果と呼ぶ．その一方で，運動をある一定の期間継続すると運動をしていないときにもインスリン感受性が高まることが知られている．たとえば，骨格筋細胞内脂質の蓄積によりインスリンシグナル伝達の阻害が生じ，インスリン抵抗性が惹起される可能性が示されてきたが，継続的な有酸素運動は骨格筋細胞内脂質を低下させインスリン抵抗性を改善する可能性が示されている[5]．また，骨格筋において，タイプⅠ線維は遅筋線維と呼ばれ，インスリン感受性が高い．タイプⅡ線維は速筋線維と呼ばれ，Ⅱa，Ⅱbの2種類がある．タイプⅡb線維は，タイプⅠ線維に比べ，インスリン感受性が低い．タイプⅡa線維は，タイプⅠ線維とタイプⅡb線維の中間的な性質を持っている．運動により，タイプⅡb線維からタイプⅡa線維への変化が認められるため，これも運動療法の慢性効果の1つと考えられる．

■ 運動療法を実施する場合の注意点

実際に運動療法を始める前には問診（既往歴や運動時の症状，痛みの有無など），診察（視診，胸部聴診，関節痛の可動域・運動性など），血圧測定，血液検査，尿検査，身体計測（肥満度の算出），心電図，運動負荷心電図，X線検査といったメディカルチェックを行う．

注意して進める対象者は高度肥満，糖尿病でインスリン治療中や罹病期間10年以上の場合，膝や腰椎などの変形性関節症がある場合，軽症高血圧（収縮期血圧140 mmHg，拡張期血圧90 mmHg以上）の場合などである．また降圧薬によっても注意が必要で，β遮断薬は脈拍数を抑制するため，運動強度の把握は脈拍数ではなく自覚的運動強度（rating of perceived exertion：PRE）を基準とする．利尿薬内服者は熱中症に，また，α遮断薬，Ca拮抗薬は運動後の一過性の低血圧にそれぞれ注意が必要である．

運動を禁止すべき対象者は虚血性心疾患や心肺機能に障害がある場合，重症高血圧症（収縮期血圧180 mmHg，拡張期血圧110 mmHg以上），糖尿病で代謝コントロールが極端に悪い場合（空腹時血糖値250 mg/dL以上，または尿ケトン体中等度陽性）や増殖性網膜症による眼底出血がある場合，腎不全（血清クレアチニン男性2.5 mg/dL以上，女性2.0 mg/dL以上）の場合などである（表2）．

無症候性の心血管疾患をどこまで検査するかはリスクに応じて判断する．複数の危険因子を有する場合や脳血管または末梢動脈硬化性疾患を有する場合，心電図で虚血の可能性がある場合，中～高強度の運動を行う場合には運動負荷心電図によるスクリーニングが勧

A. 生活習慣の改善

表2 運動療法開始時の注意事例

注意して進める例	肥満，高齢者 インスリン治療中，スルホニル尿素薬内服中 糖尿病罹病期間10年以上 軽症高血圧（収縮期140 mmHg，拡張期90 mmHg以上） 降圧薬内服中（β遮断薬，利尿薬，α遮断薬，Ca拮抗薬） 変形性関節症
禁止すべき例	虚血性心疾患や心肺機能に障害がある場合 重症高血圧症（収縮期180 mmHg，拡張期110 mmHg以上） 空腹時血糖値250 mg/dL以上，尿ケトン体中等度陽性 増殖性網膜症による眼底出血がある場合 腎不全

（日本肥満学会編：肥満診療ガイドライン2016，日本糖尿病学会編：糖尿病診療ガイドライン2016などを参考に作成）

められる．

　高齢者では膝関節や股関節，腰椎の変形性関節症などを合併している場合も多いため，関節の可動性や痛みの有無，筋力などのチェックも行い，必要があればMRI検査なども行う．

［COI開示］本論文に関して筆者に開示すべきCOI状態はない

◉文献

1) Pate RR, Pratt M, Blair SN, *et al*: Physical activity and public health. A recommendation from the Centers for Disease Control and Prevention and the American College of Sports Medicine. *JAMA* 1995; 273: 402-407.

2) William PT: Physical fitness and activity as separate heart disease risk factors: a meta-analysis. *Med Sci Sprts Exerc* 2001; 33: 754-761.

3) Nakamura T, Yamamoto T, Okamura T, *et al*: NIPPON DATA 80, 1980-1994. *Circ J* 2006; 70: 960-964.

4) Yoshida H, Ishikawa T, Suto M, *et al*: Effects of supervised aerobic exercise training on serum adiponectin and parameters of lipid and glucose metabolism in subjects with moderate dyslipidemia. *J Atheroscler Thromb* 2010; 17: 1160-1166.

5) Tamura Y, Tanaka Y, Sato F, *et al*: Effects of diet and exercise on muscle and liver intracellular lipid contents and insulin sensitivity in type 2 diabetic patients. *J Clin Endocrinol Metab* 2005; 90: 3191-3196.

Ⅳ　動脈硬化と心血管疾患の予防

B. 薬物療法

1 スタチン
a) 薬効

● 磯尾直之, 塚本和久

1980年代後半に製品化されてから今日に至るまで, スタチン系薬剤 (以下スタチン) は動脈硬化性疾患の治療のために最も使用され, また最も多大な貢献をしてきた薬剤の1つであると言える. 種々の動脈硬化リスクの中でも高LDL血症は重要であるが, スタチンによる強力なLDL低下と心血管イベント減少を示す多くの臨床試験によりこのことが裏付けられてきた. 本項ではスタチンの薬効 (作用機序, 脂質低下作用の実際) をふまえ, これまで行われてきたおもな臨床試験につき概説する.

■ スタチンの作用機序

1. 脂質低下・改善作用

アポBを含む内因性リポタンパクは, まずVLDLのかたちで肝細胞から分泌され, 血管内皮に存在するリポタンパクリパーゼ (LPL) によりトリグリセリド (TG) 部分を順次加水分解され, IDLないしVLDLレムナントを経て, 最終的にLDLに至る.

スタチンは肝細胞においてコレステロール生合成の律速段階であるHMG-CoAからメバロン酸への変換を阻害することにより, 肝細胞内でのコレステロール量を低下させる. すると細胞質内のSREBP2の核内への移行が促進され, LDL受容体プロモーターに結合することによりLDL受容体の発現が亢進し, 血清LDL濃度が低下する (図1). これがスタチンのLDL低下作用の主たる機序であると考えられている.

しかしながら, 機能的LDL受容体を欠くような家族性高コレステロール血症ホモ接合体の症例においても, スタチンによる血清LDL低下は認められており, これは肝細胞におけるVLDL産生抑制, ひいてはLDL産生抑制を介した作用であると考えられている.

TG低下作用も認められているが, これもおもにTGに富むリポタンパクであるVLDLやIDLないしVLDLレムナントの産生抑制によると考えられている.

近年, 脂質異常症の中でも, 高LDL血症のみでは説明できない動脈硬化リスクが「残余リスク」として注目されている. 特にインスリン抵抗性と関係が深く重視されているのが, レムナントリポタンパクやsmall dense LDL (sdLDL) の増加である.

肝細胞におけるインスリン作用低下はTG

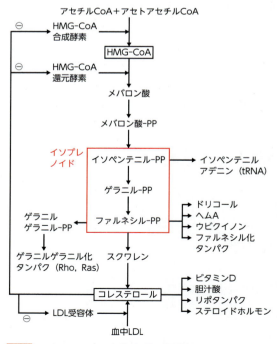

図1 コレステロール生合成の経路

含有量の多い大型のVLDL産生を増加させる．一方，インスリン作用低下はLPL活性を抑制し，VLDLやVLDLレムナントのクリアランス低下と蓄積を招く．特に大型VLDLは通常のVLDLより代謝速度が遅く，これが最終的にsdLDLのサブフラクションになりやすいことが知られている．

スタチンは上記の理由により，LDL全体を減らすだけでなく，VLDLレムナントの減少，LDLサブフラクションの改善効果が期待できる．これは特にメタボリックシンドロームや肥満を伴う2型糖尿病など，インスリン抵抗性を伴う症例において抗動脈硬化戦略を考えるうえで重要である．

2. pleiotropic effects（多面的作用）

スタチンは脂質そのものに対する作用だけではなく，血管内皮機能の改善，動脈硬化プラークの安定化作用，抗酸化作用，抗炎症作用など多面的な作用（pleiotropic effects）を有し，それらが総合的に抗動脈硬化作用を発揮していると考えられている．

pleiotropic effectsの作用機序の中でも興味深いのは，イソプレノイドとこれに由来するゲラニルゲラニルの減少，これによるRho，RasなどGTP結合タンパクの機能抑制である（図1）．これらのGTP結合タンパクは炎症や細胞増殖のシグナル分子として機能しており，スタチンの抗炎症作用，抗動脈硬化作用の一部を説明するものと考えられている[1]．また，スタチンの細胞増殖抑制による抗がん作用が期待される所以でもあるが，現在のところ臨床的にスタチンの抗がん作用を示したエビデンスはない．

そのほか，スタチンの下記の作用が知られている．

- 血管内皮機能の改善
  一酸化窒素合成酵素（eNOS）の発現亢進，一酸化窒素（NO）産生亢進，エンドセリン-1産生抑制による血管拡張が示されている．

- 動脈硬化プラークの安定化作用
  プラークを不安定化するマトリックスメタロプロテアーゼ（matrix metalloproteinases：MMPs）の活性抑制，プラーク内のコラーゲン集積増加によると考えられている．

- 抗酸化作用
  上記NO産生亢進に加え，NADH oxidaseの抑制によりフリーラジカルを減少させるとされている．

- 抗血小板作用，抗血栓作用

スタチンの分類

現在わが国では，プラバスタチン，シンバスタチン，フルバスタチン，アトルバスタチン，ピタバスタチン，ロスバスタチンの6種類のスタチンが販売されている．前3者は20％程度のLDL-C低下作用があり「スタンダードスタチン」と称される一方，後3者は30〜50％程度のLDL-C低下作用があり「ストロングスタチン」と呼ばれることが多い．

これとは別に，プラバスタチンとロスバスタチンは化学構造上親水性が高く「水溶性スタチン」と称されることがあり，おもに肝臓で作用する薬剤である．一方ほかの4者は脂溶性が高く「脂溶性スタチン」と呼ばれることが多く，動脈硬化巣を含め肝臓以外の部位でも作用し，上記のpleiotropic effectsが付加価値として期待される．

しかしまた，脂溶性スタチンはチトクロムP450（CYP）で代謝されるものが多く，併用薬剤との代謝競合がしばしば問題となる．この点，水溶性スタチンはCYP代謝の競合がほとんど問題にならないので有利であるとされる．

スタチンを用いたRCTについて

1994年に発表された4Sを皮切りとして，これまで国内外でスタチンを用いた数多くのRTCが行われてきた．それらの一次エンド

ポイントは多くが冠動脈イベントや死亡を含むもので，また冠動脈イベントに対する一次予防を目標としたもの，二次予防を目標としたものがある．また2型糖尿病患者を対象としたもの，サブ解析により2型糖尿病患者におけるエビデンスを示したものも散見される．

表1においては，歴史的に意義が大きいと思われるものを選んで掲載した．これ以外にもスタチンと他剤（エゼチミブ，フィブラート，ナイアシン，PCSK9阻害薬）との併用の有用性の有無を検証したRCTも多いが，本項で詳細は割愛する．

日本動脈硬化学会が『動脈硬化性疾患予防のための脂質異常症診療ガイド2018年版』において示した「リスク管理区分別の脂質管理目標値」は，75歳未満の症例を対象としており[2]，したがってスタチン使用の有用性も原則として75歳未満に限って検証されたものである．最近後ろ向きコホートではあるが，心血管イベントと総死亡の一次予防を目的とした臨床試験で，スタチン使用は「75歳以上の非2型糖尿病患者では有用性なし，75〜84歳の2型糖尿病患者では有用性あり，85歳以上の2型糖尿病患者では有用性なし」

との結論が示されている[3]．

動脈硬化性疾患におけるスタチンの有用性は数多の基礎研究，臨床研究に支えられた揺るぎのないものである．スタチンの高用量投与による糖尿病発症のリスク，糖尿病症例における血糖コントロール増悪のリスクについてはcontroversialな面もあるが，おのおのの糖尿病症例での脂質管理目標を達成するために必要であれば積極的にスタチンを投与すべきであるのは，種々のRCTが示すとおりである．

日本動脈硬化学会が示した「リスク管理区分別の脂質管理目標値」は，特にLDL-Cの管理目標値は，既出のスタチンを用いたRCTの結果もふまえて作成されたものである．したがって実臨床では多くの場合，まずLDL-C管理目標値をスタチンを用いて達成することが優先される．スタチンはいわゆる残余リスクにもある程度は有効であるが，スタチン投与のみでは残余リスクが管理不十分である場合，他剤を併用すべきか否かが問題となる．たとえばカイロミクロンレムナントが非常に多い場合はいかがであろうか．こうした問題を検証するためのRCTが待たれる

表1 スタチンを用いたおもなRCT

試験名	4S	WOSCOPS	CARDS	MEGA	PROVE-IT
薬剤名	シンバスタチン 20〜40 mg	プラバスタチン 40 mg	アトルバスタチン 10 mg	プラバスタチン 10〜20 mg	アトルバスタチン 80 mg/ プラバスタチン40 mg
試験のタイプ	二次予防	一次予防	一次予防	一次予防	二次予防
冠動脈疾患死 (RR)	0.58 $p < 0.0001$	0.72 $p < 0.001$	0.76	0.51 $p = 0.21$	—
脳卒中発症 (RR)	0.70 $p = 0.024$	1.00 $p = 0.57$	0.52 $p < 0.01$	0.83 $p = 0.33$	—
発表年	1994	1995	2004	2007	2004
特徴	冠動脈疾患既往のある脂質異常症患者で，スタチンによる冠動脈再発リスクの低下が初めて示された	脂質異常症患者でスタチンによる冠動脈疾患一次予防効果を初めて検証	2型糖尿病患者でスタチンにより心血管疾患一次予防効果を初めて検証．総急性心血管イベントは42％減少（p=0.001）．図2参照	日本人データ．総冠動脈イベントは有意低下（p=0.01）．図3参照	急性冠症候群（ACS）においてアトルバスタチンによる強力脂質低下治療とプラバスタチンによる標準的治療を比較．ACS発症直後において，強力脂質低下治療は死亡あるいは主要心血管イベントを有意抑制

（日本動脈硬化学会編：動脈硬化性疾患予防のための脂質異常症診療ガイド2018年版．日本動脈硬化学会，東京，2018より作成）

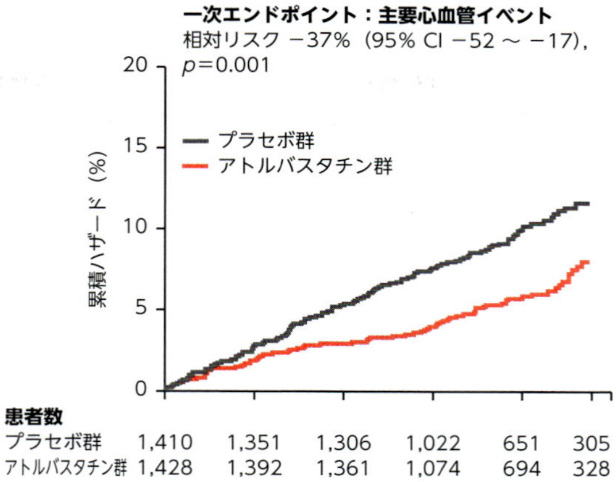

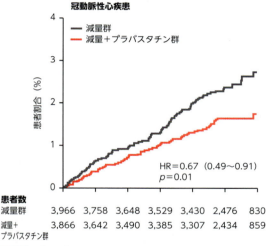

図2 アトルバスタチンによる心血管イベントの一次予防効果（CARDSより）

(Colhoun HM, et al: Lancet 2004; 364: 685-696)

図3 プラバスタチンによる冠動脈イベントの一次予防効果（MEGAより）

(Nakamura H, et al: Lancet 2006; 368: 1155-1163)

ところである．

[COI開示] 塚本：バイエル薬品（株），MSD（株），サノフィ（株），武田薬品工業（株），田辺三菱製薬（株）

● 文献

1) Libby P, Aikawa M: Stabilization of atherosclerotic plaques: New mechanisms and clinical targets. *Nature Med* 2002; 8: 1257-1262.

2) 日本動脈硬化学会編：動脈硬化性疾患予防のための脂質異常症診療ガイド2018年版．日本動脈硬化学会，東京，2018.

3) Ramos R, Comas-Cufí M, Martí-Lluch R, et al: Statins for primary prevention of cardiovascular events and mortality in old and very old adults with and without type 2 diabetes: retrospective cohort study. *BMJ* 2018; 362: k3359.

IV章　動脈硬化と心血管疾患の予防

B. 薬物療法

1 | スタチン
b）適応と副作用

● 梶波康二

　日本において遠藤 章博士により発見されたスタチンは，肝臓のコレステロール生合成を阻害し，LDL受容体増加を介して血中LDLコレステロール（LDL-C）を低下させ，狭心症や心筋梗塞に代表される動脈硬化性心血管疾患（ASCVD）の一次および二次予防に有用な薬剤である[1]．疾患予防を主眼とする薬剤であるがゆえに長期投与が基本となるが，投与中の有害事象への対応については，未だ主治医の判断にゆだねられる場面が少なくないのが実情であろう．本項では，スタチン投与の適応について簡単にまとめるとともに，投与中の有害事象へのアプローチを紹介し，服薬アドヒアランス維持への対策を紹介したい．

スタチン投与の適応[1]

　すでにASCVDを有する場合は，その二次予防を目的に，発症早期からの積極的LDL-C低下療法の有用性が証明されている．LDL-C低下療法の主体はスタチン投与であり，1990年代にスタチンを用いた大規模臨床試験の長期追跡結果では，LDL-C値にかかわらず高リスク者（家族性高コレステロール血症，急性冠症候群，糖尿病）における早期からのスタチンによる強力なLDL-C低下療法が，長期的な心血管イベントの予防や総死亡の低下に有用であることが立証されている．またがんの新規発症や非心血管疾患死亡は増加せず，スタチンによるLDL-C低下療法の安全性が再確認されている．二次予防におけるLDL-C管理目標値は100 mg/dL未満であり，前述の高リスク群では70 mg/dLもさらなる目標になろう．

　これに対し，一次予防においては，LDL-C以外のリスク状態から高リスクと判断される場合は，生活習慣の改善による効果が不十分な場合には早期からスタチン投与が考慮される．重要な概念として生涯累積LDL-CとASCVD発症閾値が挙げられる．若年期から著明な高LDL-C血症を呈し早発性冠動脈疾患を高率に発症する家族性高コレステロール血症では，一次予防であっても早期かつ強力なスタチン療法が不可欠である根拠となっている．管理目標値の設定も，併存する追加リスクの状態によって設定される．

スタチン投与時の有害事象

　スタチン投与に伴う有害事象の中で，頻度が高くかつ科学的エビデンスを備えたものとして，筋障害，肝酵素上昇，新規糖尿病発症が挙げられる．筋障害には，筋痛や筋力低下といった自覚症状と，血清クレアチンキナーゼ（creatine kinase：CK）値上昇に代表される検査値異常が含まれる．さらに，米国における実臨床での10万人余りの後ろ向き大規模調査によると，スタチン関連有害事象による服薬中断は全体の17.4％で，服薬継続困難理由は，筋障害（7.2％），全身症状（2.3％），肝障害（2.1％）の順に高頻度であったという（表1）[2]．日本における同種の情報は十分とは言えず，公表された論文を対象としたシステマティックレビューおよびスタチン関連製薬企業からの市販後調査を中心とした提出資料の分析からは，継続服用困難な頻度は0〜10％/年と推測される．しかし開発治験を含むランダム化研究と市販後調査とでは，スタチン投与に関連するこれら有害事象の発生頻

S226

度には大きな開きがあり，これは欧米も日本も同じである．筋症状は主観的な要素が小さくないこと，CK値は投与薬剤以外の種々の要因によって変動しやすい臨床検査値であることが，この頻度の差に寄与していると推測されよう．本項では筋障害と肝酵素上昇についてまとめた．

スタチン治療に伴う筋有害事象への対応として統一されたものはない．また日本人における標準的な基準は存在せず，これまでは主治医の判断によりスタチンの中止，減量，再開が行われ，結果として軽度な筋有害事象を理由にスタチン継続服用困難（これを「スタチン不耐」と呼ぶ）と判断されている症例が少なくないと推測される．昨年末，日本動脈硬化学会は，このような症例の診療の一助とすべく「スタチン不耐に関する診療指針2018」を公表した[3]．それによると，スタチンによる筋有害事象の評価は，スタチン関連筋症状の有無と血清CK値から4つの区分に分けた対策が提唱されている．筋症状の評価の仕方，CK値評価に際しての注意点など，実臨床に即したチェックポイントが列挙されている．加えて，時系列での対処法がフローチャートとして用意されており，患者に示しながら診療を進めて行く際に有用であろう（図1，2）．なお，筋症状を考えるうえで重要なエビデンスとして，①その遺伝的背景は欧米人と日本人とでは異なること，②筋症状の1/3は再現性に乏しく，一部には逆偽薬効果（ノセボ効果）が関与することに注目する必要がある．診療指針のフローチャートをふまえた診療成績の蓄積から，次なる課題が見出され，不耐の病態解明とその克服へ前進することを期待したい．

肝機能障害について

は，投与開始3か月以内に0.5〜2.0％に見られたとの報告があるが，プラセボ対照研究ではプラセボ群との間に頻度の差は認められず，また多くの場合治療継続しても低下することが多いため臨床的には問題になる場面は多くない．とは言え，使用頻度の増えている高用量ストロングスタチンでは留意せねばならない事象の1つであり，薬物性肝障害一般のアプローチが「診療指針2018」では提唱されている（図1，3）．すなわち，ALT≧基準値上限の3倍と総ビリルビン値≧2.0 mg/dLとに着目して判断するものである．詳細は指針を参照していただきたい．

「スタチン不耐に関する診療指針2018」では，「スタチン服用に伴って見られる有害事象により，服用者の日常生活に許容困難な障害が生じ，その結果服薬中断や減量に至るもの」をスタチン不耐と定義している．また，スタチンには複数種の薬剤があることを考慮し，どのスタチンのいかなる投与量でも継続困難な「完全不耐」と，特定のスタチンのある用量でのみ継続困難な「部分不耐」を区別している．ASCVD予防を目的としたLDL-C低下療法の導入と継続に当たり，スタチンの継続服用が困難な「不耐」について正しく認識し，治療対象である各個人に最も適した治療手段を選択できる道筋を示すことが求められており，unmet medical needsと認識した対応が望まれよう．

表1 スタチン継続服用困難となった理由およびそれらの頻度

		% of patients
1	No longer necessary, ineffective, change requested by insurance	16.0
2	Inadequate coverage by insurance, too expensive, switch to another drug, rejected by patient	4.8
3	Adverse events attributed to statins	11.9
	Myalgia or myopathy	4.71
	Other musculoskeletal problems (cramps, arthralgia, extremity pain, other)	2.54
	General medical (asthenia, pain fatigue, other)	2.31
	Hepatobiliary	2.10
	Gastrointestinal	1.60

（Zhang H, *et al*: *Ann Intern Med* 2013; 158: 526-534 より一部改変）

IV章 動脈硬化と心血管疾患の予防

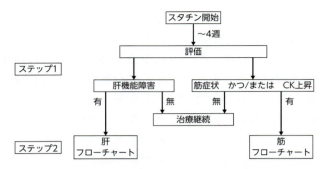

ステップ1：臨床的適応に従ってスタチンの投与が開始された場合，4週間後を目安に自覚症状ならびに検査値（脂質，肝機能，CKなど）を評価する．
ステップ2：筋症状かつ／またはCK値上昇が認められた場合は「筋フローチャート」を，肝機能異常が認められた場合は「肝フローチャート」に進む
スタチン投与の適応ならびに投与量などについては，日本動脈硬化学会編「動脈硬化性疾患予防ガイドライン2017年版」ならびに「動脈硬化性疾患予防のための脂質異常症診療ガイド2018年版」，さらには各薬剤の添付文書を参照されたい．

図1 初回スタチン投与時の有害事象（筋障害，肝機能障害）に対する推奨アプローチ

（スタチン不耐診療指針作成ワーキンググループ：スタチン不耐に関する診療指針2018）

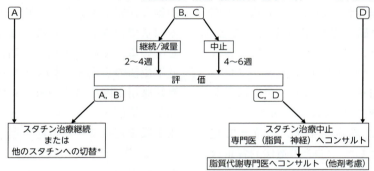

＊についての注釈
・2剤目のスタチン選択に際しては，薬物代謝系の異なるスタチンを，低用量から投与することが望ましい
・高リスク症例では3剤目のスタチンへの切替も検討する
・隔日投与により，筋症状やCK値上昇が抑制されたとの報告がある

・筋障害については，筋症状（SAMS）の有無とCK値に従って，表に記載したA，B，C，D群に分類する．なおCK値は激しい運動や筋肉内注射では上昇し，数日間は影響が残ることから，血清CKが上昇した場合には，採血前にこのようなエピソードがあったかどうか確認するとともに，後日可能な限り安静を保ってもらい，再検を行うことが望ましい．この以外の筋障害発症の危険因子としては，高齢女性，小柄な体格，アジア人，腎機能障害，甲状腺機能低下症，アルコール多飲，外科手術などが知られている．また注意すべき併用薬としては薬物代謝系が拮抗するアゾール系抗真菌薬，マクロライド系抗菌薬，プロテアーゼ阻害薬（抗ウイルス薬），ベラパミル，ジルチアゼム，アミオダロン，ワルファリン，シクロスポリンが知られている．
・それぞれのフローに従って対応を行う．各カテゴリーに対する具体的対応は「診療指針」の本文参照．なおカテゴリーBおよびCに記載した観察期間（2〜4週，4〜6週）は目安であり，より頻回に経過観察を行うことが適切である．

図2 初回スタチン投与時の有害事象（筋障害）に対する推奨アプローチ

（スタチン不耐診療指針作成ワーキンググループ：スタチン不耐に関する診療指針2018）

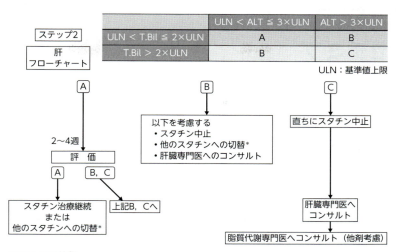

図3 初回スタチン投与時の有害事象（肝機能障害）に対する推奨アプローチ

（スタチン不耐診療指針作成ワーキンググループ：スタチン不耐に関する診療指針2018）

今後の課題

　第一には，スタチン不耐の主因である筋障害の成因解明が挙げられる．従来はスタチン不耐の定義が不統一であったため症例集積の大きなハードルとなっていた．指針作成によって，臨床像の揃った不耐例の集積が期待できよう．第二には，スタチン投与例のコホート調査研究，特に最近のビッグデータ研究手法を用いた分析結果も期待されるアプローチである．日本では心血管イベント発生率が欧米に比べて低く，またいくつかの国で実現している国内医療データ統一も未達成であり，即時の実現は困難であるが，実現に向けた体制整備の意義は大きい．先行研究ではスタチンによる筋障害発症にアジア人特異的HLA遺伝子型が関与することが明らかになっており，アジア諸国との共同調査研究のテーマとしても期待される．第三には，スタチン関連筋症状（SAMS）で明らかになったノセボ効果（逆偽薬効果）に関する知識の普及と啓発が望まれる．真のスタチン関連有害事象の正確な把握には不可欠のステップであろう．

［COI開示］ブリストル・マイヤーズ スクイブ（株），武田製薬（株），第一三共製薬（株），アステラス製薬（株），バイエル薬品（株），大日本住友（株），富士フイルム（株），日本ベーリンガーインゲルハイム（株），セントジュードメディカル（株），大塚製薬（株），日本ライフライン（株）

●文献

1) 日本動脈硬化学会編：動脈硬化性疾患予防ガイドライン2017年版．日本動脈硬化学会，東京，2017．
2) Zhang H, Plutzky J, Skentzos S, et al: Discontinuation of statins in routine care settings: a cohort study. Ann Intern Med 2013; 158: 526-534.
3) スタチン不耐診療指針作成ワーキンググループ：スタチン不耐に関する診療指針2018. http://www.j-athero.org/publications/pdf/statin_intolerance_2018.pdf（2019年04月1日閲覧）

IV章 動脈硬化と心血管疾患の予防

B. 薬物療法

2 エゼチミブ

● 辻田賢一

エゼチミブの作用機序と脂質低下効果

血中コレステロールはLDLなどのリポタンパクの中に組み入れられて運搬されるが，その由来は①小腸から吸収される食事由来のもの（約400〜500 mg/日）および②胆汁由来のもの（約800〜2,000 mg/日）と③肝臓において合成されるもの（約400 mg/日）からなる．おもに小腸細胞の刷子縁膜に存在するニーマンピックC1-like 1（NP-C1L1）が小腸壁からの吸収過程に関与するが，エゼチミブはこの小腸コレステロールトランスポーターであるNPC1L1と結合し，食事由来および胆汁由来のコレステロール吸収を選択的に阻害することで，肝臓のコレステロール含量を低下させ，血中コレステロールを低下させる．薬物動態上，エゼチミブは小腸上皮細胞で吸収された後グルクロン酸抱合化され腸肝循環を繰り返すことで，強力かつ持続的なコレステロール吸収抑制作用を発揮する．

エゼチミブの脂質低下効果は10 mg/日の単独投与で血中LDL-Cを約18%低下させる．また，各種スタチンへ追加投与するとさらにLDL-Cを約25%低下させ，エゼチミブは相加効果を発揮する．このエゼチミブのスタチンへの追加投与によるLDL-C低下作用はスタチン低反応例でより大きく，スタチン効果不十分例におけるコレステロール吸収阻害薬エゼチミブ併用の有用性が報告されている．

エゼチミブの抗動脈硬化作用

高脂肪食負荷のアポEノックアウトマウス

において，エゼチミブ投与は対照群に比し，動脈硬化病変の進展を顕著に抑制した［大動脈弓部：−87%，胸部大動脈：−74%，腹部大動脈：−71%，頸動脈：−91%（対照群比）］．同様に高脂肪食飼育のウサギ大腿動脈における内皮障害誘発動脈硬化プラークモデルでも，エゼチミブの動脈硬化プラーク進展抑制と抗炎症効果が示された．

ではヒト冠動脈ではどうであろうか．PRECISE-IVUS試験では，IVUSガイドPCIを受けた日本人急性冠症候群患者または安定冠動脈疾患患者をアトルバスタチン単独群とアトルバスタチン＋エゼチミブ併用群にランダム割付けし，冠動脈プラーク容積の変化量が追跡された[1]．結果，アトルバスタチン単独群と比較しアトルバスタチン＋エゼチミブ併用群でLDL-C値の有意な低下と冠動脈プラーク退縮が認められた（LDL-C：63.2 mg/dL vs. 73.3 mg/dL，$p<0.001$；冠動脈プラーク容積退縮率：−1.4% vs. −0.3%，$p=0.001$）．また急性冠症候群亜集団解析において，アトルバスタチン＋エゼチミブ併用療法群では，過去のスタチン研究と比較してもLDL-C達成値に対するプラーク退縮率が大きく，急性冠症候群におけるエゼチミブ併用の有用性が示された（図1）．さらに，スタチン前治療の有無で層別化したサブ解析では，スタチン前治療のある患者群においてスタチン増量に比しエゼチミブ上乗せのプラーク退縮効果が大きいことが報告され，二次予防におけるスタチン＋エゼチミブ併用の有用性が示唆された[2]．

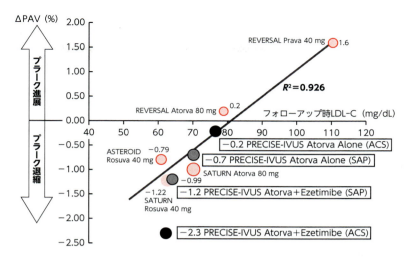

図1 LDL-C達成値と冠動脈プラーク容積退縮率の関係（PRECISE-IVUS試験と他試験との比較）

(Tsujita K, et al: J Am Coll Cardiol 2015; 66: 495-507 より改変)

エゼチミブの心血管イベント抑制効果

　2011年，慢性腎臓病患者におけるエゼチミブとシンバスタチン併用療法の動脈硬化性イベント抑制効果を検討したSHARP試験の結果が報告された．この試験では，エゼチミブ併用は冠血行再建と虚血性脳卒中を有意に減少させた．2015年，非スタチン薬エゼチミブが心血管イベント抑制に有効であることを初めて示したランドマーク試験IMPROVE-IT試験の結果が報告された[3]．この試験は18,144例の急性冠症候群患者をシンバスタチン40 mg/日＋エゼチミブ10 mg/日併用群またはシンバスタチン40 mg/日単独群にランダム化し，エゼチミブの心血管イベント抑制効果を検証した．結果，シンバスタチン＋エゼチミブ併用群ではシンバスタチン単独群と比較し，LDL-C値が24％減少した（53.7 mg/dL vs. 69.5 mg/dL, $p<0.001$）．さらに7年間の追跡期間において，主要心血管イベント（心血管死，非致死性心筋梗塞，不安定狭心症による入院，再血行再建，脳卒中の複合エンドポイント）は併用療法群で有意に抑制された（32.7％ vs. 34.7％, $p=0.016$）．また，心筋梗塞発症率も併用療法群で有意に低値であった（13.1％ vs.14.8％, $p=0.002$）．加えてエゼチミブ併用の長期安全性と忍容性が確認されたことも重要である．さてイベント抑制効果のメカニズムであるが，非スタチン薬エゼチミブを用いてもLDL-C低下率に対する心血管イベント低下率は過去のスタチン研究から導き出された回帰直線上にあり，LDL-Cを下げれば下げる程心血管イベントが抑制されるという「LDL仮説」が再確認された（図2）．これらのデータから『動脈硬化性疾患予防ガイドライン2017年版』でもハイリスク二次予防患者におけるLDL-C＜70 mg/dLが管理目標値として記載され，スタチンを用いてもLDL-Cが目標値を達成しない患者においてはスタチンとエゼチミブの併用を考慮することが示された．

　では，エビデンスが不足している高齢者の一次予防においてエゼチミブの臨床効果はどうだろうか．高LDL-C血症合併高齢患者（75歳以上）に対するエゼチミブの脳心血管イベント発症抑制効果に関する多施設共同ランダ

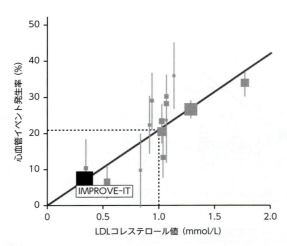

図2 IMPROVE-IT試験におけるLDL-Cの低下と心血管イベント発生率減少との関係

(Cannon CP, et al: N Engl J Med 2015; 372: 2387-2397 より改変)

ム化比較試験：EWTOPIA（ユートピア）75試験の結果が米国心臓協会2018で報告された．結果，エゼチミブによる脂質低下単剤療法は，対照群に比し動脈硬化性イベント発症を強力に抑制し［ハザード比：0.659，95% CI（0.504〜0.862），$p=0.002$］，高齢者一次予防におけるファーストライン治療としてのエゼチミブ単剤療法の可能性が示された．

［COI開示］興和創薬（株），サノフィ（株），第一三共（株），武田薬品工業（株），バイエル薬品（株），MSD（株），アストラゼネカ（株），杉養蜂園，日本医療機器技研，アイティーア（株），アステラス製薬（株），アボットバスキュラージャパン（株），大塚製薬（株），カーディナルヘルスジャパン合同会社，（株）カネカメディックス，（株）グッドマン，ジーエムメディカル（株），田辺三菱製薬（株），中外製薬（株），テルモ（株），日本ベーリンガーインゲルハイム（株），日本メドトロニック(株)，日本ライフライン（株），ノバルティス・ファーマ（株），フィデスワン（株），ブリストル・マイヤーズ スクイブ（株），ボストン・サイエンティフィック ジャパン（株）

●文献

1) Tsujita K, Sugiyama S, Sumida H, *et al*: Impact of dual lipid-lowering strategy with ezetimibe and atorvastatin on coronary plaque regression in patients with percutaneous coronary intervention: The Multicenter Randomized Controlled PRECISE-IVUS Trial. *J Am Coll Cardiol* 2015; 66: 495-507.

2) Tsujita K, Yamanaga K, Komura N, *et al*: Synergistic effect of ezetimibe addition on coronary atheroma regression in patients with prior statin therapy: subanalysis of PRECISE-IVUS trial. *Eur J Prev Cardiol* 2016; 23: 1524-1528.

3) Cannon CP, Blazing MA, Giugliano RP, *et al*: Ezetimibe added to statin therapy after acute coronary syndromes. *N Engl J Med* 2015; 372: 2387-2397.

B. 薬物療法

3 陰イオン交換樹脂

●吉田　博

　陰イオン交換樹脂（レジン）は，LDL-Cが高い脂質異常症，特にIIa型高脂血症が良い適応である．高LDL-C血症に対する第一選択薬はスタチンであるが，副作用などの理由でスタチンに忍容性がない患者のほか，スタチンには催奇形性があるので妊娠中あるいは妊娠の可能性がある女性において薬物療法が必要な場合には，レジンが第一選択薬となりうる．基本的に脂質異常症の薬物治療ではスタチン単剤で開始するが，効果が十分でなければその増量もしくは併用を考慮する．このスタチンとの併用の際に，エゼチミブと同様にレジンの併用は有効である．

　レジンの1つであるコレスチラミンは，世界で初めて大規模臨床試験（Lipid Research Clinics Coronary Primary Prevention Trial：初発予防試験；男性3,806名，コレスチラミン投与量は24 g/日）によって冠動脈疾患の発症抑制効果を証明した脂質異常症治療薬である[1,2]．レジン投与により血清総コレステロールが8.5％低下（LDL-Cは12.6％低下）することにより心血管イベントが19％低下し，その関係が1：2であることを示した（図1）．レジンは，腸管内において胆汁酸を吸着し，その再吸収による腸肝循環を阻害することにより胆汁酸プールが減少し，胆汁酸合成が促進されるために肝臓のコレステロール需要が高まり，肝臓のLDL受容体発現・活性亢進により，血中LDL-Cを低下させる[3]．一方，同時に肝臓のHMG-CoA還元酵素の活性増加によってコレステロール生合成亢進を伴うことがある．したがって，HMG-CoA還元酵素阻害薬であるスタチンとレジンの併用はきわめて合理的であり，ス

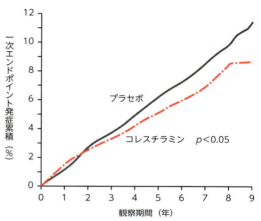

図1　コレスチラミンの冠動脈疾患初発予防効果
(JAMA 1984：251：351-364)

タチンに併用することでLDL-Cがさらに15～30％低下する[4]．また，胆汁酸は核内受容体farnesoid X receptor（FXR）のリガンドとして作用し，sterol regulatory element-binding protein 1c発現抑制とLPL活性亢進によりトリグリセリド（TG）代謝調節に関与しているため，レジン投与によって，胆汁酸吸着による相対的な胆汁酸減少によってFXR活性が低下に傾き，結果的にVLDL合成亢進によって血清TG値が上昇し，ときに300 mg/dL以上の高TG血症が出現する[4]．一方，レジン投与により胆汁酸構成バランスが変化し相対的にコール酸が多い場合は，血清TG値の上昇が軽減する[5]．HDL-C濃度については5％程度上昇する傾向にある．

　レジンには上記のコレスチラミンとコレスチミドが保険承認されており，前者は8～12 g/日の投与で，後者は3～4 g/日の投与でLDL-Cの10～30％低下が期待できる．レジンの副作用としては，便秘，腹部膨満感と

いった消化器症状がときにあるが，非吸収性であることから重篤な有害事象はこれまで認められていない．また，レジンにはスタチン，フィブラート，ジギタリス，ワルファリン，降圧・利尿薬，甲状腺製剤などの併用薬剤の吸着が指摘されているため，併用時には服用間隔をあけて内服するなどの服薬指導が必要である．また，脂溶性ビタミン（A, D, E, K）や葉酸の吸収も阻害される可能性があるため，長期服用する場合には補給も考慮する必要がある．

[COI開示] アステラス製薬（株），バイエル薬品（株），MSD（株），武田薬品（株），デンカ生研（株），興和（株），持田製薬（株）

●文献

1) The Lipid Research Clinics Coronary Primary Prevention Trial results. I. Reduction in incidence of coronary heart disease. *JAMA* 1984; 251: 351-364.

2) The Lipid Research Clinics Coronary Primary Prevention Trial results. II. The relationship of reduction in incidence of coronary heart disease to cholesterol lowering. *JAMA* 1984; 251: 365-374.

3) Rudling MJ, Reihnér E, Einarsson K, *et al*: Low density lipoprotein receptor-binding activity in human tissues: quantitative importance of hepatic receptors and evidence for regulation of their expression *in vivo. Proc Natl Acad Sci USA* 1990; 87: 3469-3473.

4) Grundy SM, Stone NJ, Bailey AL, *et al*: 2018 AHA/ACC/AACVPR/AAPA/ABC/ACPM/ADA/AGS/APhA/ASPC/NLA/PCNA Guideline on the Management of Blood Cholesterol. *Circulation* 2018 Nov 10: CIR0000000000000625.

5) Watanabe M, Houten SM, Mataki C, *et al*: Bile acids induce energy expenditure by promoting intracellular thyroid hormone activation. *Nature* 2006; 439: 484-489.

B. 薬物療法

4 プロブコール

●中村祥子，山口　崇，龍野一郎，武城英明

プロブコールの特徴と薬理学的作用

　プロブコールは，タイヤのゴムの酸化防止剤として使用されていたが，動物実験でコレステロール低下作用が証明され，脂質異常症治療薬として開発された．本薬剤は抗酸化物質である butylated hydroxytOIuene（BHT）が2つ結合した化学構造であるため，LDLコレステロール（LDL-C）低下作用に加えて，強力な抗酸化作用を有する．また，HDLコレステロール（HDL-C）低下作用および黄色腫の著明な退縮効果が特徴的である．HDL-Cを低下させるため欧米では使用されなくなっているが，わが国では継続して本薬が使用され，抗動脈硬化作用をはじめ様々なエビデンスが蓄積されてきた．

　プロブコール500 mg/日の投与によりLDL-Cは10〜20％，HDL-Cは20〜30％低下し，HDL-Cの粒子径は縮小するが，その機序は十分には解明されていない．LDL受容体を欠損した家族性高コレステロール血症（FH）ホモ接合体患者でもLDL-C低下効果を認めることから，LDL受容体以外の経路によるLDL異化促進，特に胆汁へのコレステロール排泄促進が推定されている．HDL-C低下の機序は，コレステロール逆転送系の賦活化が主体である．プロブコール投与によるHDL-C低下は粥腫退縮と相関することが報告されており，動脈硬化抑制的であると考えられている．

　プロブコールによる抗動脈硬化作用はLDL-Cの低下と関連しないことから，その主役は抗酸化作用であると考えられている．

種々の in vitro 実験から，プロブコールが酸化LDLの産生を抑制し，マクロファージによるコレステロール貪食を制御していることが報告されている．そのほかにもプロブコールは，血管内皮機能改善，糖尿病性腎症の進展抑制，脂肪肝改善など，多彩な効果を示すことが報告されている．

臨床におけるプロブコールのエビデンス

　抗動脈硬化作用に関するエビデンスとして，FHヘテロ接合体410例で，プロブコール投与群とプロブコール非投与群とを長期間後ろ向きに調査したPOSITIVE試験が報告されている[1]．一次予防ではプロブコール投与群では非投与群に比べてLDL-Cの前値が有意に高く，両群の心血管イベントには有意差がなかった．しかし，二次予防ではプロブコール投与群で心血管イベントの発生が有意に抑制されていた．

　また，経皮的冠動脈インターベンション形成術後の再狭窄を検討したProbucol Angioplasty Restenosis Trial（PART）では，対照群で58％の再狭窄を認めたのに対し，プロブコール投与群では23％と有意に抑制されていた[2]．

　現在，冠動脈疾患既往のある脂質異常症患者に対して，スタチンなどの標準治療に追加したプロブコールの投与の有無が心血管イベント二次予防や頸動脈の内膜中膜厚減少に有効であるか否かを解明するため，日韓中の国際共同研究であるPROSPECTIVE研究が進められている[3]．

　そのほかに，糖尿病性腎症162例をプロブ

コール500 mg/日投与群，非投与群に分け最大5年間観察した試験において，プロブコール投与群では血清クレアチニン上昇度が小さく，透析導入率が低く，透析導入までの期間が有意に延長されたことが報告されている[4]．糖尿病性腎症患者へのプロブコール投与は酸化ストレスマーカーである尿中8-hydroxy-2'-deoxyguanosine（8-OHdG）を減少させることが報告されており，抗酸化作用が腎症進展抑制の機序であると推定されている．

プロブコールの主な適応患者と副作用

プロブコールのLDL-C低下作用はそれほど強くないため，スタチンに忍容性がない場合やスタチンとの併用療法などその位置付けは限られているが，心血管イベントの抑制を含めた抗動脈硬化作用が期待できることから，より厳格なLDL-C管理が必要なFHや高リスク病態を合併した二次予防では，作用機序の異なるプロブコール併用療法が有効であると考えられる．FH患者ではプロブコール投与によりアキレス腱黄色腫や皮膚・眼瞼黄色腫の縮小〜消退効果が期待できる．

副作用は消化器症状や肝障害，発疹など以外に，QT延長やtorsade de pointesなどである．torsade de pointesは致死的不整脈であり，QT延長症候群の患者には禁忌である．

［COI開示］龍野：武田薬品工業（株），ノバルティスファーマ（株），アストラゼネカ（株），小野薬品工業（株），ファイザー（株），持田製薬（株）

◉文献

1) Yamashita S, Bujo H, Arai H, *et al*: long-term probucol treatment prevents secondary cardiovascular events: a cohort study of patients with heterozygous familial hypercholesterolemia in Japan. *J Atheroscler Thromb* 2008; 15: 292-303.

2) Daida H, Kuwabara Y, Yokoi H, *et al*: Effect of probucol on repeat revascularization rate after percutaneous transluminal coronary angioplasty (from the Probucol Angioplasty Restenosis Traial [PART]). *Am J Cardiol* 2000; 86: 550-552.

3) Yamashita S, Matsuda D, Ohama T, *et al*: rationale and design of the prospective trial; probucol toraial for secondary prevention of atherosclerotic events in patients with prior coronaru heart disease. *J Atheroscler Thromb* 2016; 23: 746-756.

4) Endo K, Saiki A, Tatsuno I, *et al*: Probcol suppresses initiation of chronic hemodialysis therapy and renal dysfunction-related death in diabetic nephropathy patients: Sakura Study. *J Atheroscler Thromb* 2013; 20: 494-502.

B. 薬物療法

5 PCSK9阻害薬

● 越坂理也, 横手幸太郎

ポスト・スタチン

　HMG-Co還元酵素阻害薬（スタチン）により，冠動脈血管死が劇的に減少した．しかし家族性高コレステロール血症（FH）の症例では，心血管疾患発症予防のためLDLコレステロール（LDL-C）の治療目標値が100 mg/dL未満に設定されており，スタチンを極量投与し，エゼチミブなどの薬剤を併用しても，目標値を達成しえない症例も多い．FHは，治療目標を達成できない場合，虚血性心疾患の罹患リスクが高い．また筋障害や肝障害により，スタチンを使用できないスタチン不耐性の症例も少なからず存在する．さらに，二次予防の症例ではより厳格な脂質管理が求められる．このような症例に対し，なす術が限られていたが，2016年にPCSK9阻害薬が承認され，福音がもたらされた．PCSK9とは，プロタンパク転換酵素サブチリシン／ケキシン9型（proprotein convertase subtilisin/kexin type 9）というLDL受容体分解促進タンパク質である．スタチンによりLDL-C値は低下するが，同時にPCSK9も増加する．通常LDL受容体は，肝細胞表面でLDL-Cを受容後に肝細胞内に取り込まれるが，再び肝細胞表面へと戻る．しかしPCSK9がLDL受容体に結合し，分解することで，このサイクルが妨げられ，LDL受容体数が減少し，行き場を失ったLDL-Cが血管内で増え，高LDL-C血症となる．PCSK9阻害薬はこのPCSK9を標的とするヒト型モノクローナル抗体製剤である．PCSK9とLDL受容体との結合を阻害することで，LDL受容体の分解を抑え，血中LDL-Cの肝細胞内への取り込みを促進させる作用がある（図1）．

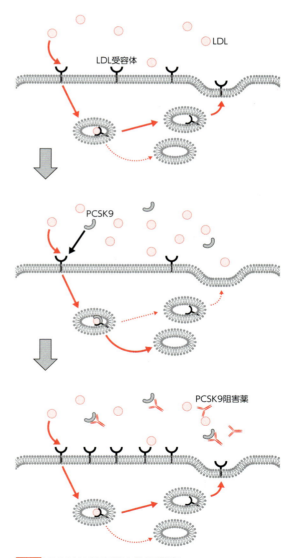

図1 PCSK9阻害薬の作用機序

エボロクマブ

わが国では，2つのPCSK9阻害薬が承認されている．初めに承認されたのがエボロクマブ（レパーサ®）である．

エボロクマブを用いた多施設二重盲検ランダム化比較試験（RCT）であるFOURIER試験[1]において，エボロクマブ群でLDL-C値92 mg/dLが48週後に30 mg/dLとなり，プラセボ群に比し有意に低下した（$p <$ 0.001）．主要評価項目である心血管死，不安定狭心症による入院，心筋梗塞，血行再建術施行からなる複合エンドポイントの発生率はエボロクマブ群がプラセボ群に比べ，有意に低かった［9.8% vs. 11.3%：ハザード比（HR）0.85；95%信頼区間（CI）0.79〜0.92, $p <$ 0.001］．

アリロクマブ

続いて，アリロクマブ（プラルエント®）が承認された．アリロクマブを用いたRCTであるODYSSEY OUTCOMES[2]において，アリロクマブ群でLDL-C値は48か月後に53.3 mg/dLと有意に抑制され，主要評価項目である複合エンドポイントの発生率は，アリロクマブ群がプラセボ群に比べ，有意に低かった（9.5% vs. 11.1%：HR 0.85，95% CI 0.78〜0.93，p=0.0003）．

スタチン不耐性例

PCSK9阻害薬は，単剤使用では効果が減弱するため，スタチンとの併用が原則であるが，スタチン不耐性例に対しても，使用が保険上認可された．

問題点

PCSK9阻害薬はLDL-C値を半減できる有用な薬剤だが，薬価が高く，継続使用を要する．このため経済的負担が大きいことから，導入をためらう症例も多い．限りある国の医療財源を適切に用いる必要もあり，投与が必要な症例を見極める必要もある．また食事・運動療法，禁煙，糖尿病，高血圧症などの他の虚血性心疾患の危険因子の軽減も十分考慮する必要がある．

さらに，日本動脈硬化学会が，PCSK9阻害薬の適正使用に関する声明文を公式ホームページ（http://www.j-athero.org/topics/pdf/seimei_20180302.pdf）で公開している．同声明では，PCSK9阻害薬はFH患者と冠動脈疾患二次予防の高リスク病態を合併する患者を中心に使用されるべきとしている．PCSK9阻害薬の適正使用のための薬物治療フローチャートも掲載されている．

今後の展望

PCSK9を標的とした新薬インクリシラン（inclisiran）の臨床試験が行われている．インクリシランはRNA干渉を利用して肝臓でのPCSK9合成を阻害する薬剤であり，年1〜2回程度の皮下注射で治療可能であるとされる．インクリシランを用いたRCTであるORION-1試験[3]によると，約30%以上のLDL-C値低下率が示されており，心血管イベント抑制作用など今後の研究が待たれる．

PCSK9阻害薬は，ポスト・スタチンの薬剤として，劇的にLDL-C値を改善させ，心血管イベント抑制効果が証明されており，有用な薬剤であるが，薬価の問題もあり，適正な症例に対し，適切に使用する必要がある．

［COI開示］越坂：ファイザーヘルスリサーチ振興財団．横手：アステラス製薬（株），アステラス・アムジェン・バイオファーマ（株），アストラゼネカ（株），MSD（株），小野薬品工業（株），協和発酵キリン（株），興和（株），興和創薬（株），サノフィ（株），塩野義製薬（株），大正富山医薬品（株），第一三共（株），大日本住友製薬（株），武田薬品工業（株），田辺三菱製薬（株），日本イーライリリー（株），日本ベーリンガーインゲルハイム（株），ノバルティスファーマ（株），ノボ ノルディスクファーマ（株），ファイザー（株），ヤンセンファーマ（株），帝人ファーマ（株），持田製薬（株）

◉文献

1）Sabatine MS, giugliano RP, Keech AC, *et al*: Evolocumab and clinical outcomes in patients with cardiovascular disease. *N Engl J Med* 2017; 376: 1713-1722.

2）Schwartz GG, Steg PG, Szarek M *et al*: Alirocumab and cardiovascular outcomes after acute coronary syndrome. *N Engl J Med* 2018; 379: 2097-2107.

3）Ray KK, Landmesser U, Leiter LA, *et al*: Inclisiran in patients at high cardiovascular risk with elevated LDL cholesterol. *N Engl J Med* 2017; 376: 1430-1440.

B. 薬物療法

6 MTP阻害薬

● 野原 淳

　MTP阻害薬は，家族性高コレステロール血症（FH）ホモ接合体のみを適応とする薬剤である．FHホモ接合体は予後不良の病態であり，唯一MTP阻害薬が血中LDL-Cを半減させうる「内服薬」である．薬剤の特性を理解して使用すれば，消化器症状などの副作用を回避し，安全に使用可能な有効性の高い薬剤である[1,2]．

■FHホモ接合体と難病申請

　FHは遺伝的にLDL受容体機能が低下している疾患である[3]．ホモ接合体は遺伝子変異を2つ持つ重症型で，胎児期から重度の高LDL-C血症が持続するため心血管疾患が急速に進行し，十分な治療を行わなければ成人前に死亡することが少なくない[4]．

　FHホモ接合体は指定難病であり，MTP阻害薬は高価なため難病認定が必要である．難病申請には臨床診断・遺伝子診断のいずれかでFHホモ接合体であろうと判断できる情報が必要である．FHホモ接合体が疑われる重症例（指定難病ではLDL-C 370 mg/dL以上を1つの基準としている）や診断に難渋する症例では専門医に早急に相談することが勧められる[1,2,5]．

■MTP阻害薬が適応となるFHホモ接合体の診断

　以下の1）または2）を満たす症例をFHホモ接合体と診断する[6]．詳細は他項を参照されたい．

1) 小児期から皮膚黄色腫もしくは腱黄色腫があり，LDL-C値はFHヘテロである両親や他の家族の約2倍となる（臨床診断）
2) 父親および母親から由来するFH原因遺伝子に2つの病原性変異を有する（遺伝子診断）

遺伝子診断

　ホモ接合体を疑う症例は遺伝子診断を行うべきである．原因変異が分かると治療効果が予想可能である．ホモ接合体は変異を2つ有するが，遺伝子診断には限界もあり，変異が1つしか確認されない症例でも，臨床診断でホモ接合体であればホモ接合体として治療する．

■FHホモ接合体の治療におけるMTP阻害薬

　予後不良であり，FHホモ接合体では診断がつき次第，十分なLDL-C低下が得られるまで可能な限りのLDL-C低下治療を開始し併用する[6]（図1）．

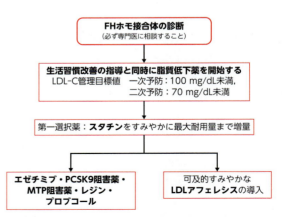

図1　成人（15歳以上）FHホモ接合体の治療

（日本動脈硬化学会編：動脈硬化性疾患予防ガイドライン2017年版．日本動脈硬化学会，東京，2017；123）

1. スタチン，エゼチミブなどの既存薬物

スタチンなどはLDL受容体活性亢進を介してLDL-C低下を得るため，FHホモ接合体ではLDL受容体の残存活性次第である．すみやかにスタチンを最大耐用量まで増量し，エゼチミブなどの他の既存薬も併用効果を判定する．PCSK9阻害薬はLDL受容体活性を最大化する薬剤であり，治療効果が低いことはFHホモ接合体を疑う所見である．

2. MTP阻害薬

ミクロソームトリグリセリド転送タンパク（MTP）は肝臓におけるVLDL粒子形成，小腸におけるカイロミクロン形成に必須のタンパクである．MTPの完全欠損（ホモ接合体）は無βリポタンパク血症を発症し，脂肪吸収障害による消化器症状，脂肪肝，脂溶性ビタミン欠乏症状を呈する．

MTP阻害薬であるロミタピドはLDL受容体に依存しない作用機序であり，内服薬でありながらFHホモ接合体のLDL-Cを半減させる[1,2]（図2）．したがって既存薬で十分にLDL-C低下が得られないFHホモ接合体では有用性が高い．

しかし腸管から脂肪吸収が困難となり下痢が生じやすい状態になり，また肝細胞からトリグリセリドなどがリポタンパクに転送されにくくなり，脂肪肝を生じやすいことからアルコールによる肝酵素上昇も重度になりやすい．このように作用機序から治療効果を得るための安全域は広いとは言い難い薬剤であり，安全な導入には経験のある専門医に相談することが勧められる[1,2]．特に小児例の使用経験は多くない．

内服には脂肪制限（脂肪由来のカロリーが摂取カロリーの20％未満）が必要であるが，単純な脂肪制限では痩せてしまうことも少なくないため，バランスの取れた栄養状態を維持するために栄養士の介在は重要である[7]．また消化器症状を避けるには内服上の注意である「夕食後2時間以上あけて」を守ることも重要である．

本剤導入に当たっては，脂肪摂取制限およびアルコール制限，脂溶性栄養素補充も行い，薬剤は少量からゆっくりと増量することで多くの症例で治療継続可能である[1]．増量にあたっては10 mgから20 mgへの増量で消化器症状が出現する症例が多く，10 mgと20 mgの交互とするなどの工夫が必要なこ

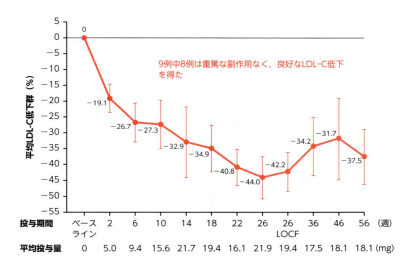

図2 ロミタピド国内3相試験におけるLDL-C低下効果

(Harada-Shiba M, *et al*: *J Atheroscler Thromb* 2017; 24: 402-411)

とがある．本剤に併用すべき脂溶性栄養素としてビタミンE，リノール酸，αリノレン酸，エイコサペンタエン酸およびドコサヘキサエン酸を含む栄養補助食品が製薬メーカーにより準備されている．薬剤への慣れや，患者自身が食事内容のコントロールに慣れてくることもあり，長期継続では消化器症状は回避が容易になってくることが多い．

3. LDLアフェレシス

体外循環を用いて血中LDLを吸着除去するホモ接合体治療の中核をなす治療であり，妊娠中も有効と報告されている[8]．LDL粒子だけではなく，Lp(a)およびPCSK9除去，凝固やサイトカインへの作用など多面的抗動脈硬化作用を持つ．ただし幼児期は導入が容易ではないため経験のある専門医に相談する．多くのホモ接合体ではMTP阻害薬などの内服にLDLアフェレシス併用が必要である．

[COI開示] サノフィ（株），アステラス・アムジェンバイオファーマ（株），エージェリオンファーマシューティカルズ（株）

●文献

1) Harada-Shiba M, Ikewaki K, Nohara A, *et al*: Efficacy and Safety of Lomitapide in Japanese Patients with Homozygous Familial Hypercholesterolemia. *J Atheroscler Thromb* 2017; 24: 402-411.

2) Nohara A, Otsubo Y, Yanagi K, *et al*: Safety and Efficacy of Lomitapide in Japanese Patients with Homozygous Familial Hypercholesterolemia (HoFH): Results from the AEGR-733-301 Long-Term Extension Study. *J Atheroscler Thromb* 2019; 26: 368-377.

3) Mabuchi H, Nohara A, Noguchi T, *et al*: Molecular genetic epidemiology of homozygous familial hypercholesterolemia in the Hokuriku district of Japan. *Atherosclerosis* 2011; 214: 404-407.

4) Mabuchi H: Half a Century Tales of Familial Hypercholesterolemia (FH) in Japan. *J Atheroscler Thromb* 2017; 24: 189-207.

5) 日本動脈硬化学会：家族性高コレステロール血症の紹介可能な施設等一覧．http://www.j-athero.org/specialist/pdf/fh_institution.pdf（2019年7月1日閲覧）

6) 日本小児科学会・日本動脈硬化学会合同小児家族性高コレステロール血症診療ガイド作成ワーキンググループ：小児家族性高コレステロール血症診療ガイド．日小児会誌 2017; 121: 1-8.

7) Kameyama N, Maruyama C, Kitagawa F, *et al*: Dietary Intake during 56 Weeks of a Low-Fat Diet for Lomitapide Treatment in Japanese Patients with Homozygous Familial Hypercholesterolemia. *J Atheroscler Thromb* 2019; 26: 72-83.

8) Ogura M, Makino H, Kamiya C, *et al*: Lipoprotein apheresis is essential for managing pregnancies in patients with homozygous familial hypercholesterolemia: Seven case series and discussion. *Atherosclerosis* 2016; 254: 179-183.

B. 薬物療法

7 フィブラート系薬

● 小林淳二

薬剤の歴史

フィブラート系薬剤は脂質異常症治療薬として最も長い歴史を持つもので，国内では1965年8月にクロフィブラートが承認されたのをはじめとしてクロフィブラート，シンフィブラート，クリノフィブラート，さらに1991年1月にベザフィブラートが，その後フェノフィブラート，最近では2017年にペマフィブラートが承認された．ちなみにスタチンで最も歴史の古いプラバスタチンがわが国で承認されたのは1989年である．

フィブラート系薬剤の適応

フィブラート系薬剤は，強力なLDL-C低下作用を有するスタチンと異なり，血清脂質に及ぼす影響は主としてトリグリセリド（TG）低下とHDL-C増加である．したがって適応も脂質異常症の中でも特に高TG血症となる．ながらくスタチンとの"併用原則禁忌"とされてきたが，2018年10月に解除され文言が"併用注意"となった．実際，高TG血症を合併した高LDL血症の症例に遭遇する機会は多く，スタチンでLDL-C低下を図り残存する高TG血症をフィブラート系薬剤併用により治療する，という方策がとられる機会が今後増えることと考えられる．

わが国で多田らはEMPAHY研究のサブ解析において，スタチン投与中の糖尿病合併高コレステロール血症患者を血清TG値で5つのグループに層別し，イベントリスクとの関係を調べたところTGが最大5分位（TG>185 mg/dL）では最小5分位（TG<79 mg/dL）と比較し，主要心血管イベントと心血管

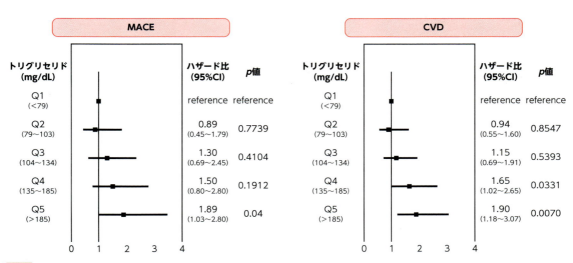

図1 ベースラインTG値とイベントの関係（EMPATHY試験）
MACE：主要心血管イベント（心筋梗塞，脳卒中，心血管死）
CVD：心血管疾患（心筋梗塞，不安定狭心症，虚血性脳卒中，大動脈疾患，末梢動脈疾患）
(Tada H, *et al*: *Eur J Prev Cardiol* 2018; 25: 1852-1860 より改変)

疾患がそれぞれ1.86，1.90倍高かったと報告している（図1）．このことはスタチン残余リスクとしてのTGの重要性を証明している．

フィブラート系薬剤の作用機序

核内受容体の1つであるペルオキシソーム増殖剤応答性受容体（PPAR）α活性化により脂肪酸のβ酸化が促進，TG，VLDLの合成を低下させる．またリポタンパクリパーゼ（LPL）活性増加やHDLの構成タンパク質であるアポAⅠやアポAⅡの転写を促進して，HDLコレステロールの増加にも関与する．また，血管平滑筋増殖抑制作用，フィブリノーゲンや抗炎症作用などにも関与する．ベザフィブラートはさらにPPAR γやδ活性化作用を有する．

ペマフィブラートはこれまでのフィブラート系薬剤よりもPPAR αを活性化して脂質代謝に関与する遺伝子群の発現を調節する選択性が高く，低用量で高いTG低下作用を発揮する．

フィブラート投与により，TG低下とHDL-C増加が観察されるが，LDL-C値への影響が少なく，症例によりむしろ増加する場合がある．これはフィブラート投与によるTG低下に伴うsmall dense LDL粒子から大型LDL粒子への変換によるものであり，必ずしも脂質代謝への悪影響とは考えにくい．副作用としては，肝障害とミオパシーが重要であり，フェノフィブラートではALT値上昇の頻度が比較的多いが一過性のことが多く，投与継続中に前値に戻る．横紋筋融解症は腎機能が低下した症例にまれであるが発症することがあり，ベザフィブラートでは血清クレアチニン値は2.0 mg/dL以上，フェノフィブラートでは血清クレアチニン値は2.5 mg/dL以上の症例には投与禁忌となっている．

フィブラート系薬剤の主なエビデンス（表1）

ここでは，フィブラート系薬での最初の有効性を示したHelsinki Heart Study（HHS），ベザフィブラートを用いたBIP研究，フェノフィブラートを用いたFIELD研究とACCORD LIPID研究について触れる．一次エンドポイントで有効性を示したのはHHSのみであるが，高TG血症（または高TGかつ低HDL血症）に限定したサブ解析では，

表1 フィブラート系薬の代表的な大規模臨床試験

	HHS	BIP	FIELD	ACCORD LIPID
試験のタイプ	一次予防	二次予防	一次＋二次予防	一次＋二次予防
薬剤	ゲムフィブロジル	ベザフィブラート	フェノフィブラート	フェノフィブラート
投与量	1,200 mg	400 mg	200 mg	200 mg
症例数	2,051/2,030 実薬/プラセボ	1,548/1,542 実薬/プラセボ	4,895/4,900 実薬/プラセボ	2,765/2,753 実薬＋シンバスタチン/ シンバスタチン単独
追跡年	5	6.2	5	4.7
イベント抑制率（%）	−34/−1.4 $p<0.02$	−9/−1.4 $p=0.26$	−11/−0.7 $p=0.16$	−8/−1 $p=0.32$
サブ解析		TG＞200の群で抑制効果あり		TG＞204かつHDL-C＜34の群で抑制効果あり
対象症例の特徴	心血管病を有していない男性 40〜55歳	心筋梗塞あるいは安定狭心症患者 45〜74歳	2型糖尿病患者 50〜75歳	高リスク2型糖尿病患者 40〜79歳
発表年	1987	2000	2005	2010

［多田紀夫：日臨 2011；69（増刊号1）：614-620より改変］

BIP研究やACCORD LIPID研究でも有効性が示された．

フィブラート系薬剤と食後高脂血症

24時間のうち，1日3食かつ間食を含めると大部分の時間は食後状態と言える．

TG値は総コレステロール，LDL-C，HDL-Cと異なり食事の影響が大きい．したがって非空腹時TG値の臨床的意義を知る意味は大きい．国内外で非空腹時TGと心血管イベントのリスクであることを示す大規模臨床研究成績がある．さらに，非空腹時TGは空腹時TGと比べより心血管イベントリスクを反映するという，米国人女性を対象とした大規模試験成績もある（図2）．

現在，わが国で発売されているおもなフィブラート系薬剤（ベザフィブラート，フェノフィブラート，ペマフィブラート）では脂肪負荷後TGを改善させることを示す成績がある．動脈硬化症発症と密接に関係する食後TGを明らかに改善させるという点でも今後フィブラートがますます注目されると考える．

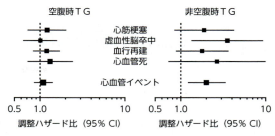

図2 TG値と心血管イベント11.4年間の観察：20,118名の空腹時と6,391名の食後症例（米国人女性）

（Bansal S, et al: JAMA 2007; 298: 309-316 より改変）

［COI開示］本論文に関して筆者に開示すべきCOI状態はない

●文献

1) 多田紀夫：フィブラート系薬．日臨 2011；69（増刊号1）：614-620．
2) Tada H, Kawashiri MA, Nomura A, *et al*: Serum triglycerides predict first cardiovascular events in diabetic patients with hypercholesterolemia and retinopathy. *Eur J Prev Cardiol* 2018; 25: 1852-1860.
3) Bansal S, Buring JE, Rifai N, *et al*: Fasting compared with nonfasting triglycerides and risk of cardiovascular events in women. *JAMA* 2007; 298: 309-316.

B. 薬物療法

8 選択的PPARMαモジュレーター

● 石橋　俊

スタチンの心血管イベント抑制効果は約3割にとどまり，残りの7割をどのように抑制するかが現在の課題である．高TGはその残存リスク改善の有力な治療標的候補である．

選択的PPARαモジュレーター（SPPARMα）は，脂質異常症や脂肪肝への有効性が高く，肝障害，血清クレアチニンやホモシステインの増加などの副作用が少ないPPARαアゴニストであり，ペマフィブラート（K-877，パルモディア®）は，SPPARMα第一号というべき薬剤である．ペマフィブラートはPPARαに対して最も高活性かつ高選択性であり，フェノフィブリン酸に比して，PPARαのリガンド結合ポケットを形成するアミノ酸とより多数の相互作用を示す結果と解釈される．

ペマフィブラートの非臨床試験成績

ペマフィブラートは既存のフィブラート薬に比較して，格段に高いPPARα活性化能とPPARα選択性を有する．CHO細胞を用いたルシフェラーゼレポーターアッセイ系で，ペマフィブラートは1.5 nMという低いEC_{50}でPPARαを活性化し，PPARδやPPARγに比較して2,000倍以上の選択性を示した．

種々の動物モデルにおいて脂質異常症・動脈硬化や脂肪肝の改善効果が示されている．

ペマフィブラートの臨床試験成績

20〜74歳のTG≧200 mg/dL，HDL-C＜50 mg/dL（男性）または＜55 mg/dL（女性）

の脂質異常症（dyslipidemia）の患者において，ペマフィブラート0.05，0.1，0.2，0.4 mg/日（1日2回）は微粉化フェノフィブラート100 mg/日に比して優れたTG低下効果を示した．HDL-C，VLDL-C，カイロミクロン-C，レムナントリポタンパク-C，アポAⅠ，アポAⅡ，アポB，アポCⅢも有意に改善した[1]．一方，ペマフィブラートの副作用発現率はフェノフィブラートの半分程度以下であった．複数の臨床試験から，ペマフィブラートは既存のフィブラートで認められる肝機能検査値の上昇，血清クレアチニンおよびホモシステインの上昇を起こしにくいことが確認された．ALT，γ-GTPなどの肝機能検査値は，ペマフィブラートの投与によりむしろ低下しており，脂肪肝改善効果も期待される．また，生活習慣病改善機能ホルモンとして注目されるFGF21の増加作用がフェノフィブラートに比較して大きかった．24週の長期試験でもほぼ同等の効果が確認され，ペマフィブラート0.2，0.4 mgの有効性・安全性関するフェノフィブラートの最大用量200 mgと比較した非劣性も示された．インスリンクランプ試験において，ペマフィブラートは肝臓でのブドウ糖取り込みを増加させた．脂質異常症を伴う2型糖尿病患者にペマフィブラートを投与しても，従来の試験と同様な脂質異常症や肝機能の改善効果が認められた[2]．

ペマフィブラートはスタチンとの併用でも非併用時と同様の有効性と安全性が示された[3]．限られた臨床試験の成績からではあるが，ペマフィブラートはスタチン併用による筋障害などの臨床上問題となる懸念は認めら

れなかった．また，食後高脂血症の改善作用，HDLによるコレステロール引き抜き能の増加作用なども認められている．

［COI開示］MSD（株），興和創薬（株），小野薬品（株），帝人ファーマ（株）

◉文献

1) Ishibashi S, Yamashita S, Arai H, *et al*: Effects of K-877, a novel selective PPARalpha modulator (SPPARMalpha), in dyslipidaemic patients: a randomized, double blind, active- and placebo-controlled, phase 2 trial. *Atherosclerosis* 2016; 249: 36-43.

2) Araki E, Yamashita S, Arai H, *et al*: Effects of pemafibrate, a novel selective PPAR alpha modulator, on lipid and glucose metabolism in patients with type 2 diabetes and hypertriglyceridemia:A randomized, double-blind, placebo-controlled, phase 3 trial. *Diabetes Care* 2018; 41: 538-546.

3) Arai H, Yamashita S, Yokote K, *et al*: Efficacy and safety of pemafibrate versus fenofibrate in patients with high triglyceride and low HDL cholesterol levels: A multicenter, placebo-controlled, double-blind, randomized trial. *J Atheroscler Thromb* 2018; 25: 521-538.

IV章　動脈硬化と心血管疾患の予防

B. 薬物療法

9 ニコチン酸誘導体

● 木庭新治

ニコチン酸誘導体にはニセリトロール，ニコモール，ニコチン酸トコフェロールがある．欧米で1.5～4.3 g/日投与されるナイアシン徐放製剤はわが国では認可されていない．

ニセリトロールとニコモールの効能は高脂血症および末梢循環障害の改善で，前者は1日量750 mgを食直後3回に分け，後者は1回200～400 mgを1日3回食後に経口投与する．血管拡張作用があり，重症低血圧と出血のある患者では禁忌である．副作用には顔面潮紅，発疹，発赤，皮膚瘙痒感，熱感や消化器症状（食欲不振，嘔気，嘔吐）などがある．

ニコチン酸トコフェロールの効能は高血圧に伴う随伴症状，高脂血症および末梢循環障害の改善である．1日300～600 mgを3回に分け経口投与する．

脂質異常症改善作用

ニコチン酸誘導体の作用は用量依存的にトリグリセリド（TG），LDLコレステロール（LDL-C）およびLp（a）の低下とHDLコレステロール（HDL-C）の上昇である．

ニコチン酸受容体（GPR109A，HCA$_2$）は様々な細胞に発現している[1~3]．ニコチン酸は脂肪細胞の受容体に結合し，アデニル酸シクラーゼの抑制，cAMP/プロテインキナーゼAカスケードの抑制，ホルモン感受性リパーゼ活性化の抑制により，末梢脂肪組織での脂肪分解が抑制され，遊離脂肪酸の肝臓への流入が減少する．肝細胞では，ペルオキシソーム増殖因子活性化受容体（PPAR）γの発現抑制，アポタンパクC3の産生低下とTG合成に必須のジアシルグリセロール

-O-アシルトランスフェラーゼ2の活性抑制によりVLDLおよびVLDL-TGの合成の減少と，血中でのVLDLからLDLへの異化が促進する[1,2]．ニコチン酸は肝細胞でのLp（a）の産生率を低下させる[2]．

ニコチン酸は単球のPPARγを活性化させ，末梢細胞からのコレステロール搬送に重要なATP結合カセット輸送体（ABC）A1およびABC G1の発現を亢進しHDLのマクロファージからのコレステロール引き抜き能が増加する．肝細胞でのHDLの取り込み低下によるクリアランスの低下とこれとは独立してアポタンパクA I の産生増加作用が観察されている．さらにVLDL-TGの減少によるコレステロールエステル転送タンパクの活性低下が加わりHDL-C，特にlarge HDL-Cが増加する[1,2]．

動脈硬化性疾患予防の エビデンス

1975年に発表されたCoronary Drug Projectでは，心筋梗塞の男性患者8,341例を対象にプラセボ群に比しニコチン酸群で6.2年間の非致死性心筋梗塞の発症が27%低値であった．再調査で15年後の総死亡率がニコチン酸群で11%低値であった．

欧米の冠動脈疾患患者を対象にプラセボ群とニコチン酸と他の脂質低下薬併用群との比較試験では，ニコチン酸併用群で冠動脈および頸動脈硬化の進行抑制と冠動脈イベントの有意な低下が観察された[1~3]．

一方，全例スタチン治療患者を対象とした2件の大規模臨床試験（Atherothrombosis Intervention in Metabolic Syndrome with

Low HDL/High Triglycerides; Impact on Global Health Outcomes と Heart Protection Study 2 – Treatment of HDL to Reduce the Incidence of Vascular Events) では，ニコチン酸徐放製剤の心血管イベント発生に対する有益な効果はみられなかった[1~3].

［COI開示］MSD（株），武田薬品工業（株）

◉文献
1) Lukasova M, Hanson J, Tunaru S, *et al*: Nicotinic acid (niacin): new lipid-independent mechanisms of action and therapeutic potentials. *Trends Pharmacol Sci* 2011; 32: 700-707.
2) Julius U, Fischer S: Nicotinic acid as a lipid-modifying drug—A review. *Atherosclerosis Supple* 2013; 14: 7-13.
3) Superko HR, Zhao XQ, Hodis HN, *et al*: Niacin and heart disease prevention: Engraving its tombstone is a mistake. *J Clin Lipid* 2017; 11: 1309-1317.

IV章　動脈硬化と心血管疾患の予防

B. 薬物療法

10 | n-3系多価不飽和脂肪酸

● 龍野一郎

魚油に多く含まれているn-3系多価不飽和脂肪酸（ω3）の抗動脈硬化性作用の研究は1971年，デンマーク領グリーンランドのイヌイット（エスキモー）の疫学調査で，虚血性心疾患の発症頻度が低いイヌイットではpre-β-lipoprotein（VLDL）が低く，トリグリセリド（TG）値が低下しており，その原因として日常的に食している海獣や魚に蓄えられていたエイコサペンタエン酸（EPA，22:5 n-3）やドコサヘキサエン酸（DHA，22:6 n-3）などのω3が原因であることが明らかされたことに始まる[1].

国内においても初めて1980年に千葉県で疫学調査がなされ，その調査を基に高純度EPA製剤（イコサペント酸エチル）が開発，1990年に閉塞性動脈硬化症，その後高脂血症に適応が追加された．そしてJELIS試験によってこの製剤によるスタチン投与中の日本人患者での心血管リスクの低減が証明された．欧米でもほぼ同じ時期からEPA/DHA製剤（オメガ-3脂肪酸エチル）が用いられ，2013年1月からこの製剤も日本国内で発売された．ω3製剤によるTG低下効果はω3の種類より投与量に依存しており，肝臓でのVLDLのTG合成や分泌抑制を介すると考えられる．これ以外にもsmall dense LDLの低下作用なども認められている．また，近年スタチン治療に伴いEPA/アラキドン酸（AA）比が悪化することが内外の研究で報告され，スタチン治療の残余リスクに関与している注目されている．その作用機構としてスタチンによってメバロン酸カスケードのイソプレノイド産生が抑制され，GGPP依存性のRhoキナーゼ活性の抑制により，多価不飽和脂肪酸合成の関連酵素の発現増強が関与する可能性が報告されている[2,3].

疫学研究からはω3の摂取と心血管イベントの低下との関係は明らかであるが，大規模介入試験の結果は必ずしも一致していなかった（表1）．その理由として，対象に高TG血症患者が少ないことや投与量が多くないことがなど指摘されていた．そこで，新たにASCEND，VITAL，REDUCE-IT，STRENGTHという4大規模介入試験が企画され，2018年に3つの結果が報告された（表1）．その中で，スタチン投与中の高TG血症を持つ心血管リスクの高い患者を選んで高純度EPA製剤を高用量4 g/日を投与したREDUCE-IT試験では，心血管イベントがコントロールに比して25％も低下させたという衝撃的な結果が報告され[4]，大変注目されている．

［COI開示］武田薬品工業（株），ノバルティスファーマ（株），アストラゼネカ（株），小野薬品工業（株），ファイザー（株），持田製薬（株）

●文献

1) Bang HO, Dyerberg J, Nielsen AB: Plasma lipid and lipoprotein pattern in Greenlandic West-coast Eskimos. *Lancet* 1971; 1: 1143-1145.

2) Watanabe Y, Tatsuno I: Omega-3 polyunsaturated fatty acids for cardiovascular diseases: present, past and future. *Expert Rev Clin Pharmacol* 2017; 10: 865-873.

3) Tatsuno I, Tanaka S, Ishihara N: Atorvastatin increases fatty acid desaturases (FADSs) and elongation of very-long-chain fatty acids (ELOVLs) through geranylgeranyl pyrophosphate (GGPP)-dependent rho kinase pathway in HepG2 cells. *Diabetes Care* 2018; 67 (Suppl 1).

表1 ω3製剤の大規模介入試験まとめ

介入試験	GISSI-P	JELIS	GISSI-HF	ORIGIN	GISSI-R&P	ASCEND	VITAL	REDUCE-IT	STRENGTH
イベント抑制	Yes	Yes	Yes	No	No	No	No	Yes	進行中
研究期間	1993～1995	1994～2006	2002～2005	2003～2005	2004～2007	2005～2011	2011～2014	2011～2016	2014～2019
論文(発表年)	Lancet 1999	Lancet 2007	Lancet 2008	NEJM 2012	NEJM 2013	NEJM 2018	NEJM 2019	NEJM 2019	進行中
対象者背景	心筋梗塞(3か月以内)	高コレステロール(＞250 mg/dL)(一次予防80.3%, 二次19.7%)	慢性心不全	IGT/IFG/T2DM	高心血管リスク	TDM1, T2DM(既往に心血管歴に心血管障害なし)	中高年の男女(既往歴に心血管障害、がんなし)	中高年の既往に心血管障害ないし糖尿病で心血管リスクを持ち、高TG血症(≥150・500 mg/dL) かつスタチン治療下でLDL-C>40 and ≦100 mg/日の患者	18歳以上の成人で心血管リスクが高く、LDL-C<100 mg/dL かつTG(≥180, <500 mg/dL) および低HDL血症
介入前TG値(mg/dL)	162.1	154.2	NA	ω142：p140	ω150：p150	NA	NA	ω216.5 (last visit 170), p216 (202.0)	進行中
ω3製剤	EPA/DHA	高純度EPA	EPA/DHA	EPA/DHA	EPA/DHA	EPA/DHA	EPA/DHA	高純度EPA	EPA/DHA (carboxylic acid)
投与量(g/日)	1	1.8	1	1	1	1	1	4	4
対象者数	11,324	18,645	7,046	12,612	12,513	15,480	25,871	8,179	進行中
観察期間(年)	3.5	4.6	3.9	6.2	5	7.4	5.3	4.9	進行中
糖尿病	NA	NA	NA	HbA1C (ω6.4%：c 6.4%)	NA	100%	13.70%	ω58.5%：p58.6%	進行中
スタチン	29%	100%	23%	54%	62%	ω74.8%：p75.7%	37.5% (cholesterol-lowering medication)	ω99.7%：p99.5%	進行中
ACE-I/ARB	47%	NA	94%	71%	75%	ω59%：p58%	49.8% (HT treated with medication)	NA	進行中
抗血小板薬	91%	14%	87%	79%	60%	ω35.5%：p35.7%	45.40%	NA	進行中
イベント発生	ω12.7%：c 14.1%, p<0.05	ω2.8%：c 3.2%, p=0.011	ω27%：c 29%, p=0.041	ω9.1%：p 9.3%, p=0.72	ω11.7%：p 11.9%, p=0.58	ω8.9%：p 9.2%, p=0.55	ω2.98%：p 3.24%, p=0.24	ω17.2%：p 22.0%, p<0.001	進行中

CV: cardiovascular, MI: myocardial infarction, CHF: chronic heart failure, IGT: impaired glucose tolerance, IFG: impaired fasting glucose, DM: diabetes mellitus, EPA: eicosapentaenoic acid, DHA: docosahexaenoic acid, ω: omega3, c: control, NA: not available.

IV章　動脈硬化と心血管疾患の予防

4）Bhatt DL, Steg PG, Miller M, *et al*: Cardiovascular risk reduction with icosapent ethyl for hypertriglyceridemia. *N Engl J Med* 2019; 380:11-22.

B. 薬物療法

11 抗血小板薬・抗凝固薬

● 後藤信哉

動脈硬化と心血管病の発症に対する血小板・凝固系の役割

動脈硬化は全身血管の緩徐な炎症と理解されている．直径 $2～5\mu m$ の円盤状の血球細胞である血小板の役割が過大に評価された時代から，血栓症の発症を担うとの妥当な評価に落ち着きつつある．貴重な血液の喪失を最小限とするために，止血システムは高度に発達している．血管壁が損傷されると，血小板は即座に集積して止血に寄与する．赤血球が作り出す揺らぎを利用して，膜糖タンパクGP I b とフォンウィレブランド因子の結合による受動的接着が初期反応である．

血管壁損傷部位に接着した血小板は活性化する．活性化は細胞内カルシウムイオン濃度の上昇に伴う細胞内酵素反応の変化，細胞内蓄積顆粒の放出，細胞骨格タンパクの重合による形態変化，GP II b/ III a の細胞外ドメインの構造と機能の変化を起こす．アスピリンは血栓性のトロンボキサン A_2 産生の律速酵素であるシクロオキシゲナーゼ（COX）を阻害する．チクロピジン，クロピドグレル，プラスグレル，チカグレロールは活性化血小板が放出したADPによる活性化刺激を阻害するP2Y$_{12}$ ADP受容体阻害薬である[1]．

血小板が活性化すると，細胞表面のリン脂質構成が変化する．陰性荷電したリン脂質の周囲に各種凝固因子が集積してプロトロンビナーゼ複合体が形成される．プロトロンビナーゼ複合体の周囲にて高速でトロンビンが産生される．トロンビンはフィブリノーゲンをフィブリンに転換し血液を凝固させる．またトロンビンはトロンビン受容体PAR-1を刺激して血小板を活性化させる．血小板と凝固系がpositive feedbackすると血管を閉塞する大きな血栓が形成される（図1）．

刺激された血小板細胞はケモカイン，CD40リガンド，セロトニンなどの炎症調節物質を局所放出する．活性化血小板周囲に炎症性細胞が集積し，血管壁の炎症の促進，抑制に作用して慢性炎症として動脈硬化に寄与する[2]．

抗血小板薬薬と抗凝固薬

図1に血小板活性化を阻害する抗血小板薬を示す．アスピリンはトロンボキサン A_2 の産生を阻害するCOX-1を非可逆的に阻害するが，COX-1阻害による血小板機能阻害はわずかである．100 mgのアスピリンの投与によりCOX-1は完全に阻害されるが，血栓イベント予防効果，重篤な出血イベントともに日常臨床にて実感するほど強くない．

P2Y$_{12}$ ADP受容体は血小板細胞の活性化継続に重要な役割を演じる．大量投与してP2Y$_{12}$ ADP受容体すべてを阻害しても血栓イベント予防効果，重篤な出血イベント惹起効果ともに抗凝固薬に比較すれば弱い．

血液凝固は液相でも起こる．APTT，PT-INRなど液相の凝固時間は，条件を限局すれば抗凝固薬の効果と関連する．ワルファリンは血液凝固第 II，VII，IX，X因子の活性化血小板膜上への集積を阻害する[1]．大量投与時の抗血栓効果，重篤な出血イベント惹起効果共に個別の臨床医が実感できるほど強い．僧帽弁狭窄症，機械弁，血栓性素因など血栓イベントリスクの高い症例にはワルファリンが抗血栓薬として唯一の選択である．

IV章 動脈硬化と心血管疾患の予防

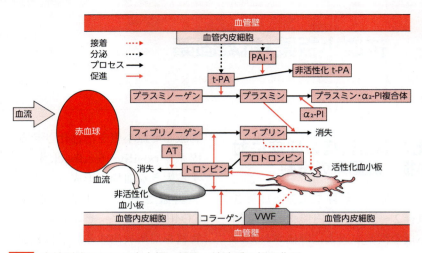

図1 血栓形成における血小板，凝固，線溶系の相互作用

サイズの大きな赤血球の揺らぎは，血管壁に向かう血流成分を作り出す．血管内皮が健常であれば血小板の接着は起こらない．血管内皮が機能的，気質的に損傷されてフォンウィレブランド因子（VWF）が発現すると血小板がGPⅠbaを介して血管壁に接着する．接着した血小板は活性化され，細胞膜上にてトロンビンの産生が加速する．局所産生されたトロンビンはフィブリンを産生する．また，トロンビン受容体刺激を介して血小板細胞を刺激する．血管内皮細胞から放出されるt-PAはPAI-1による阻害を受けなければプラスミノーゲンからプラスミンを産生する．プラスミンはフィブリンを分解して血栓を溶解する．産生と溶解のバランスが崩れると血管を閉塞する大きな血栓が産生されることになる．

活性化血小板上のプロトロンビナーゼ複合体の中核である活性化Ⅹ因子（Ⅹa）の直接的阻害薬にはトロンビン産生抑制効果がある．Ⅹa阻害薬よりも親和性の高い物質を投与すればⅩa阻害薬の効果を中和できる（図2）．Ⅹaの囮（デコイ）を使って中和する薬剤の開発が行われた．結果の解釈は難しい[3]．

トロンビン阻害薬について，日本は世界に先駆けてアルガトロバンを開発した経緯がある[4]．トロンビンの機能を阻害すれば，血栓イベント予防効果と相同の重篤な出血イベント増加が起こる．

動脈硬化と心血管イベントの予防における抗血小板薬，抗凝固薬の役割と将来展望

血小板，凝固系は止血に必須の役割を演じる．その血小板，凝固系を阻害すれば重篤な出血イベントリスクの増加は不可避である．

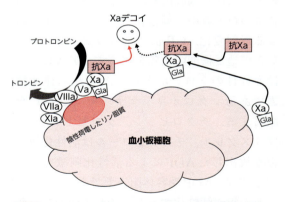

図2 血液凝固におけるⅩaの役割とⅩa阻害薬デコイの作用

血液凝固第Ⅹ因子の活性型Ⅹaの阻害薬使用時に重篤な出血が起こった場合にはⅩa阻害薬の中和が必須となる．液相のⅩaに結合したⅩa阻害薬だけであれば，抗体などにより引き剝すことを期待できる．しかし，活性化血小板などの膜上に集積した各種凝固因子の集積としてのプロトロンビナーゼ複合体中のⅩaに結合したⅩa阻害薬の中和は困難である．Ⅹaに構造が類似し，細胞膜への結合性のないⅩaデコイを使って中和することになる．

現在使用可能な抗血小板薬，抗凝固薬は，薬剤によって惹起される重篤な出血イベントリスクよりも，薬剤によって救うことのできる血栓イベントリスクの大きい症例に限局すべきである．一般に，血栓リスクの高い症例と出血リスクの高い症例は，高齢，高血圧，血管病の既往など共通点が多い．抗血小板薬，抗凝固薬が必要な状態にすでに追い込まれているとの認識を社会にて共通できると良い．

[COI開示] 小野薬品（株），サノフィ（株），ブリストル・マイヤーズスクイブ（株），ファイザー（株）

●文献
1) 後藤信哉：ここが知りたい 理屈がわかる抗凝固，抗血小板療法．中外医学社，東京，2017；p. 134.
2) Hagihara M, Higuchi A, Tamura N, *et al*: Platelets, after exposure to a high shear stress, induce IL-10-producing, mature dendritic cells *in vitro*. *J Immunol* 2004; 172: 5297-5303.
3) Connolly SJ, Milling TJ, Jr., Eikelboom JW, *et al*: Andexanet alfa for acute major bleeding associated with factor Xa inhibitors. *N Engl J Med* 2016; 375: 1131-1141.
4) 岡本彰祐：世界を動かす日本の薬．築地書館，東京，2001.

C | LDLアフェレシス

● 小倉正恒

LDLアフェレシスの適応（ホモ接合体とヘテロ接合体）

　家族性高コレステロール血症（FH）ホモ接合体のLDL-C値を十分に低下させることは，既存の薬物療法のみでは困難であり，幼少期から体外循環装置を用いて血液中のLDLを分離，除去するLDLアフェレシス療法の継続が必要な症例が多い．現在日本においては単純血漿交換，二重膜濾過法，LDL吸着法が用いられている．

　FHヘテロ接合体については，近年，スタチンやエゼチミブ，PCSK9阻害薬などのコレステロール低下薬の開発により，多くの症例がLDL-C管理目標値に到達し，LDLアフェレシスの適応症例が減少しているが，薬剤抵抗性で高度の冠動脈疾患を有する場合には良い適応である．なお，わが国におけるFHヘテロ接合体に対するLDLアフェレシスの保険適用は，TC値が食事療法下の定常状態（体重や血清アルブミンが維持できる状態）において400 mg/dLを超え，250 mg/dL以下に下がらず，黄色腫を伴い冠動脈病変が明らかな場合に認められている．

LDLアフェレシス治療を何歳から開始するか？

　小児においてもLDLアフェレシス治療は安全に実施可能であり，発達や発育に影響がないことから開始年齢は，早ければ早いほど良い．しかし，患児がLDLアフェレシス中に安静が保てるようになるまでは施行は困難である．現実的な治療開始の時期は，ベッド上で臥床し体外循環施行が可能となる4歳〜6歳頃からである．幼少期は体外循環体積の少ない単純血漿交換を施行するか，既存のLDL吸着法を用いて体外循環体積を減少させる工夫を施して施行する．

LDL-C低下作用以外のLDLアフェレシスの多面的な効果

　LDL-Cを低下させるだけでなく，皮膚黄色腫の縮小や消失，大動脈弁狭窄/弁上狭窄，冠動脈などの動脈硬化性病変の進展抑制や改善の報告がある．また，細胞接着分子（ICAM-1，ELAM-1など）の発現抑制，フィブリノーゲン，凝固因子の低下などによる血栓形成の抑制，アフェレシス後のLDLが酸化されにくいこと，LDLのサブタイプが改善することなどを介して抗動脈硬化作用を有することが報告されている．筆者らは血中のPCSK9が二重膜濾過法，LDL吸着法の両法で除去されることを報告している[2]．

LDLアフェレシスの副作用，注意点

　実効循環血液量の減少による血圧低下を認めることが多く，特に大動脈弁疾患や冠動脈疾患を有する患者に対する治療時には細心の注意が必要である．鉄欠乏性貧血も多い副作用であるが，鉄剤の内服により回復する．

　選択的LDL吸着療法は，その陰性荷電にてLDL中のアポB100と結合してLDLを吸着除去する（図1）が，一方でブラジキニン産生が促される．ブラジキニンの代謝を阻害し，重篤なショック症状を引き起こす可能性があるアンジオテンシン変換酵素（ACE）阻害薬の併用は禁忌である．

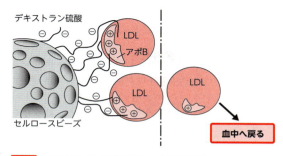

図1 選択的LDL吸着療法の作用機序
LDL中のアポB100は陽性に荷電しているため、陰性荷電しているデキストラン硫酸を固定したセルロースゲル（吸着体）にLDLを吸着させることにより、選択的に除去する．

PCSK9抗体医薬はLDLアフェレシスの代替療法となりうるか？

　LDLアフェレシスの問題点としては患者負担の大きさが挙げられる．1回当たり実費で18万円、3～5時間かかる治療を1～2週間に1回受けなければならず、身体的、経済的あるいは社会的問題のために途中で脱落する患者も多い．またアフェレシスにより動脈硬化の進行を遅らせることはできるが、完全に止めることはできない．そのため冠動脈疾患を発症し、入院治療やさらなる薬剤の治療負担、欠勤などによる社会的不利を余儀なくされている現状がある．

　一方でPCSK9阻害薬の使用によりアフェレシス治療の回数を減らせる患者や完全に離脱できる患者を筆者も経験している．実際、ODYSSEY ESCAPE試験では62名のFHヘテロ接合体患者を対象にアリロクマブを投与し、63.4％の患者がアフェレシスを完全に離脱し、92.7％の患者が少なくともアフェレシスの頻度を減らすことができた[3]．患者の身体的・社会的な負担や医療経済面からは歓迎されるべきことと考えるが、アフェレシス治療はLDL以外の動脈硬化を惹起する分子も除去し、血液の粘性も改善する．アフェレシス離脱後の予後については、今後研究を進めるべきと考える．

妊娠中の重症ヘテロ・ホモ接合体患者

　妊娠を希望するFHホモ接合体症例やすでに冠動脈疾患を発症しているような重症ヘテロ接合体患者については、妊娠は計画的に行うことが重要である．安全な妊娠の継続および出産に備えて、冠動脈疾患や大動脈弁狭窄/弁上狭窄症の合併をスクリーニングし、必要に応じて適切な処置を行う．

　FH患者においては特に妊娠後期にLDL-C値およびTG値がさらに上昇するが[4]、胆汁酸吸着レジン以外の薬剤は使用できない．また妊娠時において血液凝固能、血小板機能が亢進し、血液粘稠度が亢進すること、妊娠中におけるFHホモ接合体の子宮胎盤血流は、正常妊娠に比べて低下すること、さらに、LDLアフェレシス治療により、血流は改善することが報告されている．妊娠後期や分娩時には心血管系に特に大きなストレスがかかるため、ホモ接合体患者やヘテロ接合体二次予防患者では、妊娠中のLDLアフェレシスの施行が望ましい．筆者らは妊娠中にLDLアフェレシスを実施することでFHホモ接合体患者においても複数回の出産に成功した症例がいる一方、妊娠中のアフェレシスに対するアドヒアランスが不良であった患者では妊娠中または出産後に死亡した症例が存在するという国際共同研究結果を報告した[5]．授乳中にも胆汁酸吸着レジン以外の脂質低下薬は中止し、定期的なLDLアフェレシス治療を継続してLDL-C値を適切にコントロールすることが望ましいが、長期のスタチンなどの中断は母体の動脈硬化を進展させるリスクもあるため、患者と断乳の時期をいつにするかについてよく相談しなければならない．

［COI開示］アステラス製薬（株）、アステラス・アムジェン・バイオファーマ（株）、サノフィ（株）

IV章　動脈硬化と心血管疾患の予防

●文献

1) Makino H, Harada-Shiba M: Long-term effect of low-density lipoprotein apheresis in patients with homozygous familial hypercholesterolemia. *Ther Apher Dial* 2003; 7: 397-401.

2) Hori M, Ishihara M, Yuasa Y, *et al*: Removal of plasma mature and furin-cleaved proprotein convertase subtilisin/kexin 9 (PCSK9) by low-density lipoprotein-apheresis in familial hypercholesterolemia: development and application of a new assay for PCSK9. *J Clin Endocrinol Metab* 2015; 100: E41-49.

3) Moriarty PM, Parhofer KG, Babirak SP, *et al*: Alirocumab in patients with heterozygous familial hypercholesterolaemia undergoing lipoprotein apheresis: the ODYSSEY ESCAPE trial. *Eur Heart J* 2016; 37: 3588-3595.

4) Amundsen AL, Khoury J, Iversen PO, *et al*: Marked changes in plasma lipids and lipoproteins during pregnancy in women with familial hypercholesterolemia. *Atherosclerosis* 2006; 189: 451-457.

5) Ogura M, Makino H, Kamiya C, *et al*: Lipoprotein apheresis is essential for managing pregnancies in patients with homozygous familial hypercholesterolemia: Seven case series and discussion. *Atherosclerosis* 2016; 254: 179-183.

Ⅴ章

動脈硬化と心血管疾患の治療

V章　動脈硬化と心血管疾患の治療

A | 急性冠症候群

● 木村一雄

　従来より，おもに冠動脈硬化を基盤とした心筋虚血による疾病群は心筋壊死の有無により心筋梗塞，狭心症と分類されていた．しかし，治療を行ううえでは発症時の病態を念頭に置いた分類のほうがより臨床的有用性が高いと考えられる．このような考えに基づき，1992年Fusterらは冠動脈内膜のプラークの破綻とそれに伴う血栓形成により冠動脈内腔の高度狭窄または閉塞に起因する病態を急性冠症候群と定義し，病歴や心電図を基にした診断・治療を推奨した．急性冠症候群には，急性心筋梗塞，不安定狭心症，心臓突然死が含まれる．実際，狭心症の中で冠動脈内に血栓が存在せず高度な器質的狭窄が心筋虚血の原因となる安定狭心症と，器質的狭窄に加え冠動脈血栓が関与する不安定狭心や急性心筋梗塞とでは予後は大きく異なり，その分類の意義は大きい．

　また，近年きわめて少量の心筋壊死を全血で測定可能で高い特異度を有する心筋トロポニンの測定キットが臨床現場で普及してきた．従来，心筋梗塞の診断にはクレアチンキナーゼ（CK）の正常上限の2倍以上の上昇が必要とされていたが，2014年に提唱されたuniversal definitionでは心筋トロポニン値が健常者の上限値の99％を超える一過性の上昇を認めることで心筋梗塞と定義された．これにより，これまで不安定狭心症と診断されていた多くの例が非ST上昇型心筋梗塞と分類されるようになった．わが国での検討においても，非ST上昇型急性冠症候群の中でCKの上昇なく心筋トロポニンのみ上昇例の長期予後はCK上昇例と差がなく，心筋トロポニンを用いた診断法の妥当性が示される．

急性冠症候群の発症機序

　急性冠症候群は冠動脈硬化を基盤として生じた臨床症候群である．冠危険因子（加齢，喫煙，高血圧，糖尿病，脂質異常症など）に起因した脆弱なプラークが冠動脈壁に形成される．この状況で血圧や心拍数上昇などの関与によりプラークが破綻し，凝固因子を含んだプラークの内容物が冠動脈内腔に放出され血栓が形成されることにより高度狭窄あるいは閉塞を来し，その末梢側の心筋には虚血が生じる．この機序が軽度であれば無症候性に狭窄度が増強するのみのこともあるが，臨床的に心筋虚血による症状や心電図変化を認める場合には，急性冠症候群を疑い診断・治療を開始する．

急性冠症候群の診断の進め方

　急性冠症候群の診断のフローチャートを図1に示す．診断のスタートは症状から急性冠症候群を疑うことから始まる．典型的な症状としては前胸部や胸骨後部の重苦しさ，圧迫感，絞扼感，息がつまる感じ，焼け付くような感じと表現されることが多いが，単に不快感として訴えられることもある．顎，頸部，肩，心窩部，背部，腕への放散や，ときに胸部症状を伴わずこれらの部位にだけ症状が限局することもあるため注意が必要である．たとえば，右胸部痛や右肩痛の訴えでも狭心痛は否定できない．刺されるような痛みやチクチクする痛み，触って痛むものは狭心痛ではないことが多く，また呼吸や咳，体位変換の影響は受けない．

　一方，非典型的な症状や軽微な症状が重篤

A. 急性冠症候群

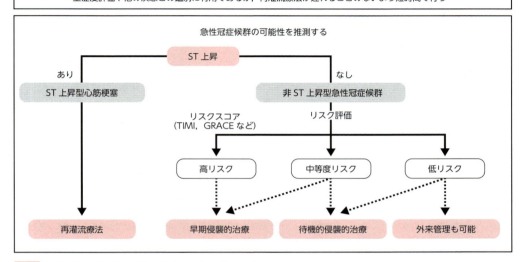

図1 急性冠症候群の診断・治療フローチャート

[日本循環器学会：急性冠症候群ガイドライン（2018年改訂版），p.18．http://j-circ.or.jp/guideline/pdf/JCS2018_kimura.pdf（2019年5月30日閲覧）]

な急性冠症候群の症状であることもまれではなく，症状の性状のみで急性冠症候群を除外してはならない．非典型的な症状は特に高齢者，糖尿病および女性の患者でしばしばみられるとされる．さらに，高齢者では心筋虚血による症状として息切れを訴えることがあり，全身倦怠感，食欲不振，失神や意識レベルの低下などが唯一の症状のこともある．

急性冠症候群の中ではST上昇型心筋梗塞で症状が強いことが多く，再灌流が得られていない場合には症状は20分以上で数時間に及ぶこともある．塩酸モルヒネを必要とするような強い痛みは約半数の例で認められるが，症状の強さと重症度は必ずしも一致しない．また随伴症状として，男性では冷汗が，女性では嘔気，嘔吐，呼吸困難感が多いとされている．顎，頸部，肩，背部，腕への放散

も女性で多く認められる．また，急性大動脈解離や急性肺塞栓症など他の救急を要する循環器疾患においても，症状だけでは急性冠症候群との鑑別は難しいことが少なくない．

次に，身体所見としてバイタルサインのチェックと，重症度評価で重要な心音ではⅢ音，呼吸音では湿性ラ音の有無を評価する．これと並行して急性冠症候群の診断・分類において最も重要な心電図記録を行う．この心電図所見で持続性ST上昇の有無により2つのタイプ（ST上昇型心筋梗塞，非ST上昇型急性冠症候群）に分けられ，同時に並行して心筋バイオマーカーである心筋トロポニンを測定する（図2）．

心電図で心臓の解剖学的に連続した2誘導以上で20分以上のST上昇を認めた場合にはST上昇型心筋梗塞症と診断し，再灌流療法

S261

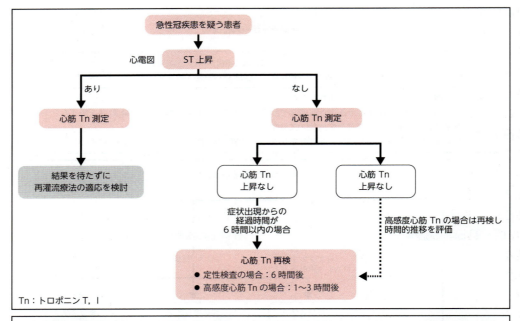

図2 急性冠症候群における心筋トロポニン測定のフローチャート

[日本循環器学会:急性冠症候群ガイドライン（2018年改訂版），p.25. http://j-circ.or.jp/guideline/pdf/JCS2018_kimura.pdf（2019年5月30日閲覧）]

の適応と判断した場合には，心筋トロポニン値の採血結果を待たずにすみやかに再灌流療法を施行する．一方，ST下降またはT波異常を認める例や明らかな心電図異常を認めない例においては心筋トロポニン値を評価する．心筋トロポニンには10〜12分で判定可能な定性キット（point of care system）のほかに，高感度トロポニン定量測定法がある．初回測定で心筋トロポニンが陰性の場合には，症状出現から6時間以内の例では定性検査では6時間後に，高感度測定系では1〜3時間後に再検し診断する．また，高感度心筋トロポニン測定では再検することで，心筋虚血が原因ではなく心筋傷害を示す持続陽性例（腎障害，心不全，心筋炎，急性肺血栓塞栓症など）かを検討する．また，このキットの判定時間を超えて判定すると偽陽性（本来，

心筋壊死を示すラインが心筋壊死とは関係なく出現する）となるため注意が必要である．

ST上昇型急性心筋梗塞の治療

急性心筋梗塞患者では左室駆出率が予後を規定する最も重要な因子であり，左室収縮能を良好に保つためには梗塞サイズを縮小することが必須である．

心筋壊死は心内膜側から心外膜側に向かって進展する（wave-front phenomenon）ので梗塞サイズ縮小目的には発症早期に閉塞した冠動脈の梗塞責任部位を可及的すみやかに再開通することが重要である．再灌流による梗塞サイズ縮小効果は症例により異なるが，一般的には発症3時間以内に行われることでその効果は最も期待できる．理想的には心筋梗塞を疑う患者ではニトログリセリン

（NTG）を1錠舌下すると共に5分以内に119番コールにより救急車を要請することが望ましいが，現実的には胸痛を感じNTG 1錠舌下で改善せず，NTGをさらに1錠必要と感じた場合にはすみやかに救急車を要請する．この点に関しては冠危険因子の治療に当たる医師は症出現時にすみやかに救急要請をすることなどについて常日頃から患者に話しておく必要がある．

患者と接触した救急隊は，現場で症状から急性心筋梗塞を疑った場合にはprimary PCI（経皮的冠動脈インターベンション）の施行可能な施設へ緊急搬送する．搬送先の病院では来院後10分以内に症状およびバイタルサインを確認すると共に，12誘導心電図を記録する．ST上昇型急性心筋梗塞と診断したら短時間で患者家族に病状と再灌流療法の必要性を説明しprimary PCIを行う．

来院後診断が確定するまでの時間に以下に示す一般療法を行う．①酸素投与：従来は，発症6時間以内の酸素投与は推奨クラスⅡa，エビデンスレベルCで推奨されていた．しかし，最近の報告で低酸素血症を認めない症例の酸素投与の有効性は否定され，低酸素血症や心不全兆候の存在する症例には酸素投与すべきであるが，存在しない症例にルーチンに酸素は投与すべきではない（推奨クラスⅢ no benefit，エビデンスレベルA）．ただし，来院後直ちに酸素飽和度を測定することは必要であり，経過中に酸素飽和度の低下が予測される状況においてはすみやかにパルスオキシメーターで測定し，酸素投与を開始することもある．②硝酸薬：心筋虚血による虚血症状のある患者にNTGを舌下またはスプレーによる口腔内噴霧する（推奨クラスⅠ　エビデンスレベルC）．しかし，硝酸薬は静脈および動脈を拡張することで血圧が低下するため，過度に血圧低下した際には下肢挙上で対応する．さらに収縮期血圧90 mmHg未満，通常血圧に比べ30 mmHg以上の低下，徐脈

（50/分以下），頻脈（100/分以上）を認める患者や右室梗塞患者には使用すべきでない（推奨クラスⅢ Harm，エビデンスレベルC）．また，勃起不全治療薬服用24時間以内はNTGの作用が増強されるため，NTGは使用すべきでない（推奨クラスⅢ Harm，エビデンスレベルB）．③鎮痛薬：胸痛は心筋酸素消費量を増強させ，梗塞巣の拡大や不整脈を誘発するため，鎮痛や鎮静はすみやかに行うべきである．塩酸モルヒネは2〜4 mgを投与し効果が不十分であれば5〜15分おきに2〜8 mg投与する（推奨クラスⅠ，エビデンスレベルC）．胸痛が改善しないときにはジアゼパム2.5〜5 mgの静注なども有効であるが呼吸抑制に注意が必要である．④発症12時間以内であれば，できるだけ早くprimary PCIを行う．来院（あるいは救急隊接触）から90分以内にワイヤーやバルーンにより閉塞した冠動脈の血流再開を得ることが目標とされるが，これは最低限の許容時間であり，60分以内を目標とすべきである．

わが国では再灌流療法としてprimary PCIが選択されることが多いが，primary PCIに関しては（1）ステントとしては薬剤溶出性ステント（drug eluting stent：DES）を用いる，（2）経験豊富な術者の場合は，アクセスルートとしては出血性合併症の少ない橈骨動脈の使用が望ましい，（3）心停止後事故心拍再開例でST上昇または新規左脚ブロック例ではprimary PCIを行うべきなどが挙げられる．発症12時間以内で，最初のFMC（first medical contact）から2時間以内にprimary PCIができないと予想される際には，血栓溶解療法は禁忌がないことを確認したうえで施行するが，血栓溶解療法3〜24時間後にはPCIの施行可能な施設へ搬送し，必要に応じてPCIを行う（systematic PCI）．また，ST再灌流療法としてCABG（coronary artery bypass grafting）を行うことは少なく，PCIが不適な病変，PCIが不

成功，また冠動脈穿孔など合併症が生じたときに限られる．一方，左室自由壁破裂，乳頭筋断裂，心室中隔穿孔では，緊急外科的修復が唯一の治療手段であることが多い．

非ST上昇型急性冠症候群の診療

非ST上昇型急性冠症候群では短期ならびに長期予後を改善する目的でリスクの層別が重要であり，これに準じた治療を行う．リスク評価としては，GRACE，TIMI risk scoreなどがある．この疾病群では心電図所見から梗塞責任血管を推測することは難しいことが多いが，血行動態が不安定な高リスク例ほど心臓カテーテル検査を基本とした侵襲的治療を早急に行うことが推奨される．心電図でaVR誘導を除き広範にST下降を認め，特にその程度が高度な例では，IABP（大動脈内バルーンポンプ）挿入下でカテーテル診断治療を行う必要な場合もある．一方で低リスク例では，外来での経過観察となることもある．大事なことは，初診時に虚血所見がない急性冠症候群患者を見落とさないことであり，リスク評価は初診時の1回だけでなく経時的に行い，状況に応じて治療方針を変更すること

が重要である．急性冠症候群患者では安定冠動脈疾患に比べ出血性合併症を生じることも多く，女性，高齢，腎障害，貧血などには注意が必要である．非ST上昇型急性冠症候群患者の治療としては，冠動脈カテーテルデバイスの小径化などの改良，強力な抗血小板療法により侵襲的治療の優越性が示されているが，高齢患者が増加することなどから出血性合併症に対しての注意が必要である．本項では急性冠症候群に対しておもに初期診断，治療について記載した．紙面の都合から薬剤，特に二次予防については他項を参照されたい．

[COI開示] 第一三共（株），サノフィ（株），ブリストル・マイヤーズスクイブ(株)，日本ベーリンガーインゲルハイム（株），アストラゼネカ（株），大塚製薬（株），バイエル薬品（株），生産開発科学研究所，独立行政法人日本医療研究開発機構，日本医師会，武田薬品工業（株），小野薬品工業（株），MSD（株），ファイザー（株）

●文献

1）日本循環器学会 急性冠症候群ガイドライン（2018年改訂版）．http://j-circ.or.jp/guideline/pdf/JCS2018_kimura.pdf．（2019年5月30日閲覧）．

B. 慢性虚血性心疾患

1 薬物療法

● 遠藤裕久, 代田浩之

慢性虚血性心疾患について

　虚血性心疾患とは心筋虚血を生じる疾患の総称であり, 心筋に酸素の需要と供給の不均衡が生まれることで発生する. 心筋虚血を惹起する要因は単に冠動脈の動脈硬化性変化による器質的狭窄 (閉塞) だけではなく, 攣縮・血栓塞栓・貧血や低血圧などの全身の要因など多岐にわたる. 虚血性心疾患はこれらの病態生理から見た分類だけでなく, 症状の経過 (安定狭心症, 不安定狭心症) や誘因 (労作性狭心症, 冠攣縮性狭心症) などによってこれまでにも複数の分類方法が提唱されてきた. 近年では1992年にFusterによって提唱された急性冠症候群 (ACS) の概念と心筋トロポニンを用いた心筋梗塞のuniversal definitionによって疾患概念の分類は明解に変化した[1]. 本項では急性冠症候群以外の慢性期の虚血性心疾患の診断と薬物治療に関して概説する.

慢性虚血性心疾患の診断

1. 症状からのアプローチ

　狭心症の痛みは指で指してチクチクすると訴えることは少なく, 手掌全体を前胸部に当て, 「押し付けられる」「締め付けられる」などと訴えることが多い. 労作性狭心症の出現様式は労作, 特に動き始めたときに出現し, 安静やニトログリセリンで軽快するのが特徴である. 攣縮の関与する心筋虚血は安静時, 明け方や寒冷刺激で誘発されることが多いが, 運動で誘発される攣縮も存在するため断定はしてはならない. 図1に年齢, 性別, 症状の性状 (典型的, 非典型的, 狭心痛らしからぬ痛み) から簡便に冠動脈疾患の検査前確率を推定する方法を示す[2]. ただし, 日本人

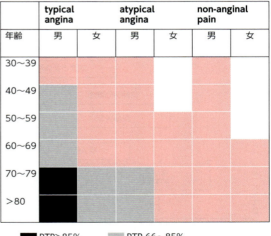

図1 冠動脈疾患の検査前確率の推定

(Members TF, et al: Eur Heart J 2013; 34: 2949-3003)

2. 診察と検査

は欧米人と冠動脈疾患の発生動向は異なり，海外のガイドラインを単純に当てはめることはできないことは注意を要する．

病歴聴取に続き，理学的所見について概説する．重度の心筋虚血が存在し，心機能低下や左室充満圧の上昇が発生すると呼吸困難が生じるが，一般的には狭心症（慢性虚血性心疾患）に特異的な身体所見は乏しい．しかし，系統的な診察を怠ると大動脈弁狭窄症，閉塞性肥大型心筋症，貧血，大動脈解離，肺血栓塞栓症，甲状腺疾患などの見落としや運動負荷検査そのもので危険を伴うことがあるため身体診察はきわめて重要である．

虚血性心疾患を病歴から疑ったら，次に行うべきことはACSの否定である．心筋トロポニンTや心筋トロポニンIはACSの診断に有用な検査である．トロポニンTは定性検査でベッドサイドでも迅速に判定でき，汎用性が高い．症状経過，非侵襲的検査でACSが否定され，慢性虚血性心疾患を疑った場合のフローチャートを示す[2]（図2）．慢性冠動脈疾患では安静時非発作時の心電図や血液検査で異常所見が認められないことが多く，診断のためには負荷試験，画像試験を組み合わせる必要がある．負荷試験は運動負荷心電図，負荷心筋シンチグラフィー，負荷心エコー検査などがある．検査コストや簡便さからわが国では運動負荷心電図が用いられることが多いが，心筋虚血の局在や重症度は判定することは困難であり，陽性所見が認められた場合には冠血流予備量比（FFR）との組み合わせで心筋虚血の局在を調べる必要がある．また，運動負荷試験の最もよい適応は性別，年齢，自覚症状に基づき検査前確率が中等度と推定される症例である．典型的な症状を有し検査前確率が高い患者においては，運動負荷試験の結果が陰性であっても疾患の存在を否定することはできず推奨度は下がる．わが国で広く使用されているマスター2段階法は負荷の程度が定まらないことや，モニタリングが不十分であるため検査前確率が高い患者においては十分な注意を払う必要がある．

慢性虚血性心疾患の治療目標

慢性虚血性心疾患の治療目標は生命予後の改善，心筋梗塞再発の予防，狭心症症状の改善（生活の質の改善），血管病としての動脈硬化の進展抑制など総合的なアプローチが必要である．言い換えれば，単に生命予後を改善させることだけでも，症状を改善させることだけでも，さらに心臓病にのみ着目するこ

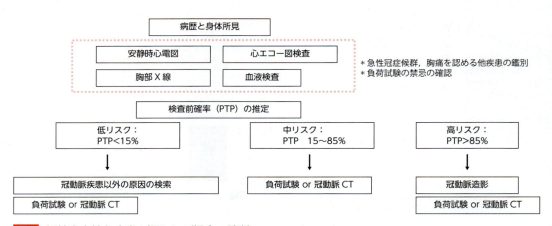

図2 慢性虚血性心疾患を疑われる場合の診断のフローチャート
（Members TF, et al: Eur Heart J 2013; 34: 2949-3003 より改変）

B. 慢性虚血性心疾患

表1	慢性安定狭心症への包括的アプローチ（ABCDEアプローチ）

A：Aspirin and Anti-anginal therapy（アスピリンと抗狭心症薬）
B：Beta-blocker and Blood pressure（β遮断薬と血圧管理）
C：Cigarette and Cholesterol（禁煙と脂質低下療法）
D：Diet and Diabetes（食事療法と糖尿病管理）
E：Education and Exercise（教育と運動）

(Gibbons RJ, *et al: J Am Coll Cardiol* 1999; 33: 2092-2197)

とでは十分ではないということである．その
ためにはインターベンション医，外科医，プ
ライマリケア医，看護師，リハビリテーショ
ン，薬剤師，栄養士など多職種連携がきわめ
て重要である．

　1999年のACC/AHAガイドラインで提
唱されたABCDEアプローチ（**表1**）[3]では，
薬物療法のみならず生活習慣の改善や患者教
育を含む包括的な概念を提唱している．

至適薬物療法の重要性：COURAGE，FAME2試験

　ACSにおける経皮的冠動脈インターベン
ション（PCI）の意義は非常に大きく，適切
な冠血行再建が急性期の予後改善に寄与する
ことは数多くの研究で示されてきた．一方，
2007年に公表されたCOURAGE試験では
PCIが至適薬物療法（OMT）に比べて臨床
転帰（全死亡＋非致死的心筋梗塞）を改善し
ないことが示された[4]．本試験は，慢性虚血
性心疾患患者においてPCIという局所治療だ
けでは十分に予後を改善しないという重要な
エビデンスとなった．ただし，本試験のサブ
解析で心筋シンチグラフィーを施行されてい
る集団において中等度～重度の虚血を有して
いる集団ではPCIによる心筋虚血の解除が良
好な予後につながることが示されており，心
筋虚血の評価が重要であることは言うまでも
ない．COURAGE試験では抗血小板薬，ス
タチン，アンジオテンシン変換酵素（ACE）
阻害薬／アンジオテンシン受容体拮抗薬
（ARB），β遮断薬を軸として血圧，LDL-C，
HDL-C，TG，およびHbA1cを当時のガイ

ドラインに準じてコントロールされた．
OMT群とPCI＋OMT群で目標値の到達割
合（血圧：＜130/85 mmHg，LDL-C：≦85
mg/dL，HDL-C：＞40 mg/dL，TG：＜
150 mg/dL, HbA1c:＜7.0%）に差はなかっ
た．特に5年時にスタチン内服が93%と高率
で，LDL-C値がPCI群で71 mg/dL，OMT
群で72 mg/dLと厳格に脂質低下療法が遂
行されていることが特筆すべき点である．

　また，FAME2試験ではFFR≦0.80の機能
的虚血を伴う冠動脈狭窄病変に対してPCIが
OMT単独に比べ全死亡・非致死的心筋梗塞・
緊急冠血行再建術の複合エンドポイントを有
意に低下させることが示された．本試験では
FFR＞0.80の機能的虚血を有さない患者は
OMTのみで観察され，虚血を有さない集団
ではOMTとPCIで臨床転帰に差は認めな
かった．本試験におけるOMTもまた，
LDL-C値の目標値を70 mg/dLと定められ
厳格な脂質低下療法が行われている．これら
の大規模臨床試験のOMTから読み取れるこ
とは，厳格な脂質低下療法が行われていると
いう点である．

　2018年に公表されたREAL-CAD試験は
わが国で行われた最大規模の大規模臨床試験
であり，安定狭心症（慢性虚血性心疾患）患
者に対してピタバスタチン4 mgと1 mgの
比較が行われた．到達LDL-C値はピタバス
タチン4 mg群で76 mg/dLと強力な脂質低
下療法がなされ，複合心血管イベントの累積
発生率も1 mg群と比較し有意に低値であっ
た（**図3**）[5]．一方で，わが国の実臨床では薬
物療法の目標到達率は十分ではない．2013

V

動脈硬化と心血管疾患の治療

S267

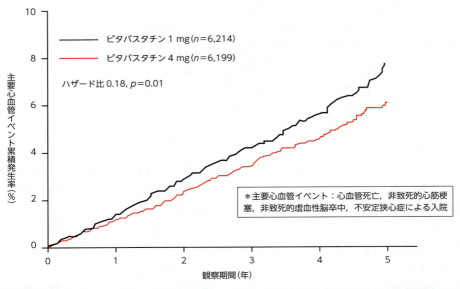

図3 高用量スタチンが心血管イベントを抑制（わが国で施行された大規模臨床試験REAL-CAD Studyより）

(Taguchi I, et al: Circulation 2018; 137: 1997-2009 より改変)

年の急性期医療機関からのデータで作られるメデイカルデータビジョン（MDV）データベースにおいて，直近のACS患者においてもLDL-C＜100 mg/dL（当時のガイドラインのLDL-C目標値）を達成していたのは68％，LDL-C＜70 mg/dLでは27％にとどまるという報告もある[6]．欧米の臨床試験の結果を，心血管イベント発生動向が異なる日本人に直接当てはめることはできないが，高リスク患者においては，より厳格な管理が必要とされる．

抗狭心症薬

抗狭心症薬はβ遮断薬と冠拡張薬に大別される．有症状の虚血性心疾患患者には前述したように適切な評価を進めると共に，症状のコントロールを行い生活の質を向上させることも重要である．

1. β遮断薬

β遮断薬は心拍数，血圧，心収縮力を低下させ心筋の酸素需要を低下させる．β遮断薬は心臓突然死の予防のエビデンスが豊富であり，虚血性心疾患の長期予後を改善する薬剤の1つである．特に左室収縮能が低下した集団における有効性は大きい．ただし，β遮断薬と虚血性心疾患の臨床試験は再灌流療法が広まる以前のものが多いこと，左室収縮能が保たれた心筋梗塞患者では有用性が示されなかったこと（CAPTAL-RCT）など議論は残されている．また，気管支喘息・徐脈患者には適応が限られることや冠攣縮を誘発する可能性もある．

2. カルシウム拮抗薬

冠血管拡張，および体血管拡張による後負荷軽減によって抗狭心症作用を有する．特に長時間作用型カルシウム拮抗薬は攣縮の予防に有効性が高く，硝酸薬の耐性出現を考慮し冠攣縮性狭心症では重要な役割を持つ．ただし，心機能が低下した症例ではジルチアゼム，ベラパミルの投与は循環動態の悪化を招くことがあり注意を要する．

3. 硝酸薬・ニコランジル

硝酸薬は発作時にニトログリセリン，硝酸イソソルビドを用いる方法と，発作予防薬と

して長時間作用型製剤を用いることができる．ただし，長期投与では耐性が形成されるため休薬期間を設けるなどの工夫をする．硝酸薬は冠動脈の拡張効果だけでなく全身の動静脈の拡張作用によって前負荷・後負荷を軽減することができる一方，血圧低下作用が大きい．ニコランジルはKチャネル開口作用により冠動脈拡張をもたらす．血圧低下は軽度であり，硝酸薬の補完的役割を持つ．

▌最近の話題

虚血性心疾患の予後改善に関する最近の話題は豊富である．薬物療法に限ってみてもSGLT2阻害薬（EMPA-REG OUTCOME試験），抗IL-1β抗体薬（CANTOS試験），PCSK9阻害薬（ODYSSEY OUTCOMES試験），さらに直近では高純度EPA製剤の高用量投与が心血管疾患リスクを低下させたことが報告された（REDUCE-IT試験）．すべての薬剤を投与することは難しく，医療経済的にも現実的ではない．家族性高コレステロール血症，直近のACSなど高リスク患者を抽出して使用していくことが必要である．もちろん，薬剤のみではなく禁煙，運動，食事療法といった生活習慣を含め包括的管理が必要である．

［COI開示］代田：MSD（株），アステラス製薬（株），アストラゼネカ（株），サノフィ（株），第一三共（株），武田薬品（株），バイエル薬品（株），アステラス・アムジェン・バイオファーマ（株），興和創薬（株），三和化学（株），セントジュードメディカル（株），アボットバスキュラージャパン（株），大塚製薬（株），大日本住友製薬（株），日本ベーリンガーインゲルハイム（株），ファイザー（株），アクテリオンファーマシューティカル（株），

東芝メディカルシステム（株），日本メジフィジックス（株），塩野義製薬（株），帝人ファーマ（株），田辺三菱（株），東芝メディカル（株），JQVIAサービシーズ（株），フィリップスレスピロニクス（株），フクダ電子（株），レスメド（株）

◉文献

1) Thygesen K, Alpert JS, Jaffe AS, *et al*: Fourth universal definition of myocardial infarction（2018）. *J Am Coll Cardiol* 2018; 72: 2231-2264.

2) Members TF, Montalescot G, Sechtem U, *et al*: 2013 ESC guidelines on the management of stable coronary artery disease: the Task Force on the management of stable coronary artery disease of the European Society of Cardiology. *Eur Heart J* 2013; 34: 2949-3003.

3) Gibbons RJ, Chatterjee K, Daley J, *et al*: ACC/AHA/ACP-ASIM guidelines for the management of patients with chronic stable angina: a report of the American College of Cardiology/American Heart Association Task Force on Practice Guidelines (Committee on Management of Patients With Chronic Stable Angina). *J Am Coll Cardiol* 1999; 33: 2092-2197.

4) Boden WE, O'rourke RA, Teo KK, *et al*: Optimal medical therapy with or without PCI for stable coronary disease. *N Engl J Med* 2007; 356: 1503-1516.

5) Taguchi I, Iimuro S, Iwata H, *et al*: High-dose versus low-dose pitavastatin in Japanese patients with stable coronary artery disease （REAL-CAD） A randomized superiority trial. *Circulation* 2018; 137: 1997-2009.

6) Teramoto T, Uno K, Miyoshi I, *et al*: Low-density lipoprotein cholesterol levels and lipid-modifying therapy prescription patterns in the real world: An analysis of more than 33,000 high cardiovascular risk patients in Japan. *Atherosclerosis* 2016; 251: 248-254.

V章　動脈硬化と心血管疾患の治療

B. 慢性虚血性心疾患

2 インターベンション治療

● 中川義久

　狭心症や心筋梗塞などの冠動脈疾患の治療において，経皮的冠動脈インターベンション（percutaneous coronary intervention：PCI）はすでに確立された治療方法であり広く普及している．虚血性心疾患の治療は古典的には内服薬に限られていた．虚血性心疾患に対して直接に血行再建を行う劇的な効果は，冠動脈バイパス術（coronary artery bypass grafting：CABG）によって初めに示された．CABGに約10年遅れてPCIが導入された．PCIは，当初はバルーンによる拡張しか手段はなく合併症も多く再狭窄も高率で発生した．しかし，道具の進歩・改良，手技の改善によって成績も徐々に安定し普及した．特に2004年から再狭窄抑制効果の高い薬剤溶出性ステントが使用可能となりPCIの治療成績は安定してきている．

■ PCIの基本的デバイスおよび手技

　いずれの手技もガイディングカテーテルを冠動脈入口部にエンゲージした後，ガイドワイヤーを挿入し，各種血管拡張デバイスを挿入し治療する．

1. バルーン拡張術

　バルーンカテーテルを用いて冠動脈の狭窄部を内部から拡張し血行再建する方法である．世界で初めてのPCIは1977年，Gruentzigらによるバルーンを用いた拡張術で幕を開けた．このバルーンのみによる冠動脈形成術をPOBA（plain old balloon angioplasty）と呼ぶものもいる．POBAには克服しなければならない3つの問題点があった．それは，再狭窄，急性冠閉塞，バルーン不適病変，の3つである．再狭窄は拡張部が施行

3〜6か月後に再び狭窄を来すもので，POBAでは約40％にて発生し最大の問題点であった．急性冠閉塞とは，狭窄部分を拡張しようとして逆に病変部の閉塞を引き起こしてしまうことで，急性心筋梗塞という重大な合併症にもつながる問題である．3つ目の問題点はバルーン不適病変で，病変の形態により拡張が不可能であったり，経験によりたとえ行っても良い結果が期待できなかったりするものである．これらの問題点を克服する目的でステントなどの新しい道具が登場してきた．

2. ステント

　ステントは，バルーンカテーテルで拡張された血管が再び狭くならないよう，血管内に筒状の金網を留置する医療機器である．ステントの種類としては，ベアメタルステント（bare metal stent：BMS）と薬剤溶出性ステント（drug-eluting stent：DES）の2種類がある．1990年代の前半に，BMSの使用が国内で開始された．バルーンカテーテルによる治療の約40％の再狭窄率が，BMSの使用により約半分の20％前後まで減少した．再狭窄の最大の原因は血管平滑筋細胞の増殖で，この増殖をコントロールすることが再狭窄の予防につながる．抗がん薬や免疫抑制薬など細胞増殖を抑える薬剤を治療した局所に効率よく到達させ，再狭窄を抑制するデバイスがDESである．日本では，2004年からDESが臨床現場で使用されはじめた．DESはステント表面に細胞の増殖を抑制する薬剤を含んだポリマーなどが塗布されており，血管内に留置後少しずつ薬剤が溶出され，再狭窄率は10％以下に低下した．最近のPCIは

S270

DESの使用が主流であり複数の種類のステントが使用可能である.

3. アテレクトミー（粥腫切除術）

冠動脈内の動脈硬化組織を除去し血行再建を図るデバイスである.ロータブレーター（高速回転冠動脈粥腫切除術）は,人工ダイヤモンドコーティングされた高速回転する特殊なドリルにより病変を削るもので高度石灰化病変に適している.DCA（方向性冠動脈粥腫切除術）は,カッターの付いた特殊なバルーンで方向をコントロールして病変を削るものである.ELCA（エキシマレーザー冠動脈形成術）は,レーザーのエネルギーで病変を焼灼・蒸散させ切除する.

4. 薬剤溶出性バルーン

バルーンに再狭窄を予防する薬剤が塗布してあり,病変部にバルーンを当て塗布するデバイスである.血管内にステントのように金属などの異物が残らず,小血管径の病変の治療や,ステント内再狭窄への治療に適している.

冠動脈インターベンション治療の合併症

冠動脈インターベンション治療では合併症が起こる可能性を内在している.術者は,どのような合併症が起こりうるのか,その対応について熟知している必要がある.以下に特徴的な合併症を記載する.

1. 急性冠閉塞

ガイドワイヤー操作中やバルーンカテーテルによる拡張後に出現することが多く,冠動脈が完全閉塞の状態になる.血圧は低下しショック状態や心室細動のような致死的不整脈を起こす場合もある.

2. 冠動脈穿孔

ガイドワイヤーの無理な操作やバルーンカテーテルによる過度の拡張,アテレクトミーのよる内腔拡大により冠動脈が穿孔する合併症である.心タンポナーデとなり血圧が低下する.この状態はきわめて危険で,出血部の止血を行うと同時に心嚢穿刺により貯留した血液を除去する必要がある.

3. 末梢塞栓

バルーンによる拡張やステント留置,ロータブレーターの手技などにより病変粥腫内容物が末梢血管に塞栓することで,slow flow・no reflowと呼ばれる血流が低下する状態に陥る.

4. ステント脱落,異物遺残

手技に伴い冠動脈内にデバイスの一部が遺残し回収できなくなる状態である.場合によっては心臓外科に相談し,開胸術による異物除去が必要となることもある.

5. 周術期心筋梗塞

PCIの結果として心筋障害を呈し,採血上でトロポニンやCKなどの心筋逸脱酵素が上昇する.原因としては急性冠閉塞,側枝閉塞,末梢塞栓などで生じる.

6. 皮膚障害

手技時間や透視時間が長くなった場合,放射線障害により皮膚潰瘍,発赤,脱毛などを生じることがある.

機能的虚血評価による診断

冠動脈造影は虚血性心疾患診断のゴールドスタンダードとされてきた.しかし,冠動脈造影や冠動脈CTによる解剖学的な狭窄度評価のみでは,個々の冠動脈狭窄病変が心筋虚血の誘因となっているのかどうかの評価には限界がある.プレッシャーワイヤーによって評価される冠血流予備量比（fractional flow reserve：FFR）は高い客観性と再現性を持った機能的心筋虚血の指標である[1].安定狭心症患者の冠動脈病変の診断基準を従来の解剖学的評価に基づいた群とFFRによる機能的評価に基づいた2群に分けて,その予後を比較検討したFAME 2試験のインパクトは大きい[2].すなわち,FFR群においては経皮的冠動脈カテーテル治療の頻度が低くなったば

かりでなく，心筋梗塞を含む予後も有意に良好であった．その後の多くのエビデンスの集積においても，安定狭心症における狭窄病変の機能的評価を非侵襲的あるいは侵襲的評価によって確実に評価することが，患者の予後を改善するためにきわめて重要であることが示されている．安定冠動脈疾患に対して待機的に行う冠動脈インターベンションについて，術前の検査などによる機能的虚血の確認が2018年4月から，診療報酬の算定要件に加えられている．

血管内イメージング法の進歩

血管内エコー検査（intravascular ultrasound：IVUS）や光干渉断層法（optical coherence tomography：OCT）などの血管内イメージング法によるステント植込み手技の最適化も進歩している分野である．冠動脈造影所見ガイド下のステント留置術よりも，IVUSを中心としたイメージングガイド下のステント留置術により，さらに成績が向上する可能性が示されている．

PCIの適応とCABG

2019年3月に開催された第83回日本循環器学会学術集会で，「安定冠動脈疾患の血行再建ガイドライン（2018年改訂版）」が発表された[3]．PCIとCABGの適応について併記したガイドラインである．多枝病変では，糖尿病の有無と冠動脈疾患の進展度のリスク評価指標であるSYNTAXスコアによって推奨が異なるのが特徴である．非保護左冠動脈主幹部（LMT）病変ではSYNTAXスコアに加え，本幹・側枝ともにステントを留置する2ステント法の必要性の有無によって細分される．DESの進歩に伴いPCIの適応は拡大してきている．しかし，CABGによる血行再建が適している病態として，①糖尿病合併，②低心機能［左室駆出率（LVEF）35％以下］，③SYNTAXスコア23以上の多枝病変および主幹部病変，の3つが挙げられる．また，このガイドラインでは，ハートチームアプローチによる議論を推奨している．ハートチームはインターベンション医，心臓外科医，麻酔科医，病棟看護師などで構成される．ハートチーム・カンファレンスを行い最適の治療方針を，個々の患者の状態・施設の状況に合わせて検討すべきである．

至適薬物治療の重要性

PCIだけでなく冠動脈疾患の血行再建の適応を考えるに当たり，糖尿病，高血圧，脂質異常症，肥満，喫煙といった古典的冠危険因子の管理を含めた至適薬物療法（optimal medical therapy：OMT）も重要である．薬物療法だけでなく，禁煙，食事療法などの生活習慣の改善や運動習慣の獲得の実践も必須となる．血行再建後の長期予後はOMTの有無で大きく異なることが示されており，積極的にリスクを管理すると共に，虚血イベント抑制と出血性合併症リスクのバランスを考慮した抗血栓療法が重要となる．このようにPCIの手技のみでなくインターベンション施行医には内科医としての総合力が求められることに留意すべきである．

［COI開示］第一三共（株），バイエル薬品（株），アボットバスキュラージャパン（株），ブリストル・マイヤーズスクイブ（株），興和創薬（株），ボストンサイエンティフィックジャパン（株）

●文献

1) De Bruyne B, *et al*; for the the FAME 2 trial investigators: Fractional flow reserve-guided PCI for stable coronary artery disease. *N Engl J Med* 2014; 371: 1208-1217.

2) 松尾仁司：侵襲的虚血評価の扱い．冠疾患誌 2018；24：89-93.

3) 日本循環器学会：安定冠動脈疾患の血行再建ガイドライン（2018年改訂版）．http://www.j-circ.or.jp/guideline/pdf/JCS2018_nakamura_yaku.pdf（2019年5月30日閲覧）.

B. 慢性虚血性心疾患

3 外科治療

● 沼田　智，夜久　均

慢性虚血性心疾患に対する外科治療について述べる．

冠動脈バイパス術（coronary artery bypass grafting：CABG）

冠動脈狭窄，閉塞病変の末梢に新たな血管を吻合して血流を改善し，心筋虚血の解除を行う手術である．

1. 適　応

冠動脈血行再建の方法はCABGのほか，経皮的冠動脈インターベンション（percutaneous coronary intervention：PCI）が知ら

れている．現在まで複数のCABGとPCIの比較試験が行われており，ガイドライン収載もなされている．

2019年発表の日本循環器学会による『安定冠動脈疾患の血行再建ガイドライン』[1]は，これまでのガイドラインとは一線を画するものとなった（表1）．まず，ガイドラインでの推奨クラスがⅡb/Ⅲの症例に関しては，ハートチーム・カンファレンスを行うことがクラスⅠとして掲げられている．よりガイドラインに則した治療方針の決定を強く推奨する内容となっている．また，これまでのガイドラインでは冠動脈病変の重症度は病変枝数

表1 安定冠動脈疾患の血行再建に関する推奨とエビデンスレベル

			PCI		CABG	
			推奨クラス	エビデンスレベル	推奨クラス	エビデンスレベル
本表で推奨クラスⅡb/Ⅲの症例についてのハートチーム・カンファレンス			Ⅰ	C	Ⅰ	C
リスク評価（SYNTAXスコア，STSリスクモデル，JapanSCORE）			Ⅰ	B	Ⅰ	B
ad hoc PCI			Ⅱb	C	—	—
1枝病変	左前下行枝（LAD）近位部病変なし		Ⅰ	C	Ⅱb	B
	LAD近位部病変あり		Ⅱa	C	Ⅰ	C
糖尿病を合併しない 2枝病変/3枝病変	SYNTAXスコア≦22		Ⅰ	B	Ⅰ	A
	SYNTAXスコア23～32		Ⅱa	B	Ⅰ	A
	SYNTAXスコア≧33		Ⅲ	B	Ⅰ	A
糖尿病を合併する 2枝病変/3枝病変	SYNTAXスコア≦22		Ⅱa	B	Ⅰ	A
	SYNTAXスコア23～32		Ⅱb	B	Ⅰ	A
	SYNTAXスコア≧33		Ⅲ	B	Ⅰ	A
非保護の左主幹部（LMT）病変	SYNTAXスコア≦22	2ステントを要しない分岐部病変	Ⅰ	B	Ⅰ	A
		2ステントを要する分岐部病変	Ⅱb	B		
	SYNTAXスコア23～32	2ステントを要しない分岐部病変	Ⅱa	B	Ⅰ	A
		2ステントを要する分岐部病変	Ⅱb	B		
	SYNTAXスコア≧33		Ⅲ	B	Ⅰ	A
低心機能（LVEF＜35%）			Ⅱb	C	Ⅰ	B

［日本循環器学会／日本心臓血管外科学会：安定冠動脈疾患の血行再建ガイドライン（2018年改訂版），p. 27. http://www.j-circ.or.jp/guideline/pdf/JCS2018_nakamura_yaku.pdf（2019年5月30日閲覧）］

で表現されてきたが，本ガイドラインでは重症度評価はSYNTAXスコア（≦22は低リスク，23〜32は中等度リスク，≧33は高リスクの3段階に分類される）で統一されている．加えて，治療方針決定におけるもう1つの重要な因子である糖尿病を用いて層別化し，推奨クラスを決定している．CABGは左前下行枝近位部病変以外の一枝病変を除けば，糖尿病の有無，SYNTAXスコアの値にかかわらず，推奨レベルがクラスIとなっている．一方PCIではSYNTAXスコアが高度な場合ほど，推奨クラスが下がり，その傾向は糖尿病合併病変で特に顕著になっている．また低左心機能症例（LVEF＜35％）に対してはCABGが推奨されている．

2. 術前検査

手術方法の決定に際しては冠動脈造影検査が必須であり，基本的には75％以上の狭窄が存在する枝はすべてバイパスのターゲットとして考慮する．狭窄の存在が明らかでない場合には冠血流予備量比（FFR）の測定が心筋虚血の診断に有用である．そのほかにも薬剤負荷，運動負荷心筋シンチグラムや遅延造影心臓MRIによる心筋バイアビリティの評価を参考にする．

3. 手術法

グラフト選択

使用するバイパスグラフトは内胸動脈，大伏在静脈，橈骨動脈，右胃大網動脈などがある．このうち最も質の高いグラフトは内胸動脈である．中枢側の鎖骨下動脈との連続性を維持したまま使用することができ，動脈壁は筋肉成分が少なく（弾性動脈），重症の糖尿病，動脈硬化，末期腎不全を有する患者でも良好な性状が維持できていることが多い．内胸動脈はその内皮細胞から一酸化窒素（NO）が分泌されることが報告されており，内胸動脈を吻合された冠動脈には新規病変の発生が抑制される．内胸動脈は長期の開存性においてもほかのグラフトに比べて優れている．採取

に際してはスケルトナイズド法が推奨され，周囲組織を一緒にせず，動脈のみを採取する．それによりグラフトの太さ，長さ，血流量を増加させることができる．両側採取すると胸骨周囲の血流が低下し，術後創部感染の頻度が上がると報告されることもあるが，スケルトナイズド法を用いれば大差ないとの報告もある．

以上のような理由から内胸動脈は主として冠動脈分枝のうち，最も生命予後にかかわるとされる前下行枝に吻合される．両側の内胸動脈を使用する場合は左冠動脈の血行再建に使用されることが多い．内胸動脈ですべての枝が再建されるわけではないため，そのほかのグラフトを使用して残った枝の血行再建がなされる．

右胃大網動脈は内胸動脈と同様，中枢側は離断せずに使用できる．径，長さは個人差があるが，右冠動脈や左前下行枝の末梢などには使用可能な場合が多い．ただ，胃大網動脈は筋性動脈であり，動脈硬化性変化が及ぶこともある．術前のCTなどで腹腔動脈の石灰化が見られるような症例では良好なグラフト採取が困難な場合があり注意が必要である．

橈骨動脈は動脈グラフトであるが，内胸動脈や右胃大網動脈とは異なり遊離グラフトとして使用される．したがって中枢側は上行大動脈や内胸動脈に吻合する必要がある．動脈壁は内胸動脈に比して平滑筋細胞が多く（筋性動脈）．容易に攣縮を来す性質があり，採取中からその予防に中止しなければならない．術後はカルシウム拮抗薬を内服して攣縮予防をすることが重要である．また，採取後に親指付近の知覚障害を訴える場合がある．

大伏在静脈は採取が容易であり，長さも十分あり，扱いが容易であるため，広く用いられる．遊離グラフトであるため，中枢側は大動脈や内胸動脈などに吻合する必要がある．もともとが静脈であるため，遠隔期には径の拡張や狭窄などのいわゆる「静脈グラフト病」

を発生しやすい．そのため使用頻度が減少する傾向があったが，最近，静脈グラフト採取を周囲脂肪組織と一塊に採取し，採取後に高圧で静脈グラフトを拡張する処置を行わないで採取する「ノータッチ法」で採取が行われるようになった．この方法であれば長期成績も良好であるとの報告もあり，リバイバルが起こっている．内視鏡採取を行い，創部の合併症を軽減する試みもなされている．

4. 補助手段

冠動脈バイパスは人工心肺を使用して行う手術が一般的であるが，人工心肺を使用しないオフポンプ冠動脈バイパス（OPCAB）も，特にわが国では広く行われている．人工心肺を使用しないため，関連する合併症を減らすことができると思われるが，技術的にはOPCABのほうが難しい面もあり，外科医の方針に依っている．どちらの方法でも予定手術死亡率はわが国では1%前後である．また，いずれの方法でも完全血行再建が達成されるかどうかが最も重要な予後因子であり，OPCABに拘るあまり，バイパス本数が減ったりしてはならない．

虚血性僧帽弁閉鎖不全症に対する手術

虚血性僧帽弁閉鎖不全症とは，陳旧性心筋梗塞により弁輪部，乳頭筋，左心室の異常が生じることにより発生する僧帽弁逆流である．僧帽弁前後方向の弁輪拡大，左心室の拡大による乳頭筋の変位，乳頭筋そのものの梗塞による機能不全など，多くの要因が関与している．

従来，虚血性僧帽弁閉鎖不全症に対しては通常より小さいサイズのリングを使用して弁輪形成を行うundersized ring annuloplastyが行われてきた．しかし，この方法のみでは遠隔期に僧帽弁閉鎖不全を再発する症例が多いことが問題視されるようになった．僧帽弁尖は心尖部方向に引っ張られており（tether-ing），弁輪縫縮を行うと後尖のtetheringはむしろ悪化してしまい，逆流の原因となる．なおかつ，弁輪が狭小になることで機能的僧帽弁狭窄を来すことも知られるようになった．そもそも虚血性僧帽弁閉鎖不全症は弁だけではなく，左心室の異常が関与しているわけであり，弁輪形成のみでは不十分である症例群が存在するのは想像に難くない．

重度虚血性僧帽弁閉鎖不全症に対する弁形成術と弁下組織温存弁置換術を比較した前向き試験では，術後2年間で両群間に予後の差は見られなかったが，僧帽弁閉鎖不全の再発や心不全入院の頻度は僧帽弁形成術群で有意差をもって不良であった[2]．この試験を受けてガイドラインでは僧帽弁形成術より，僧帽弁置換術を推奨することとなっている．しかし，自己弁を温存できたほうが左心機能に有利な証拠は多くあり，低左心機能症例に僧帽弁形成より弁置換が優れているというのは外科医の臨床感覚に合わない．虚血性僧帽弁閉鎖不全症に対する僧帽弁形成術の問題点は，僧帽弁閉鎖不全の機序が種々あるにもかかわらず，弁輪にしか治療を行わないことにあるかもしれない．すなわち弁下組織に対しての治療が行われないために逆流の制御が不完全になってしまうものと思われる．弁下組織に対しては乳頭筋間縫縮術，乳頭筋吊り上げ術，二次腱索切離術などが行われている．各施設からの報告では良好な成績が得られ，僧帽弁閉鎖不全の制御も良好である．

左心室形成術

心筋梗塞によりdyskinesis，akinesisとなった心筋壁を除外（exclusion）し左心室の形態，機能を正常に近い形に修復する手術である．この手術を適応する場合，心筋バイアビリティを最大限生かす手技が施行されることが望ましい．また，重度の僧帽弁閉鎖不全，三尖弁閉鎖不全に対しても弁形成術，弁置換術を併施する．

適応決定には心筋のバイアビリティ，左心室容積の正確な評価が重要であり，遅延造影心臓MRIが有用である．心筋の切開再建方法によりDor手術，SAVE手術，Overlapping手術，ELIET手術などがある．ELIET法では梗塞部心筋を直線的に切開し，梗塞部心筋と健常心筋の境界部内膜を直線的に縫合する．この際，左心室容積が90 mLを下回らないように，容量90 mLのバルーンを左心室内に挿入し，過縫縮になることを防いでいる．その後切開した心筋壁を閉鎖する．この方法であれば前壁，側壁，後下壁，どの部位であっても適応が可能である[3]．

いずれの方法であっても左室拡張末期容積が縮小し，壁運動異常部位が減少すれば，理論上左室駆出率は改善し，左室拡張末期圧は低下するはずである．したがって明確に心筋のバイアビリティ低下部位が局所的に存在し

ている場合は，治療効果が得られやすい．一方，びまん性の左心室機能の低下を来している場合は適応決定には慎重になる必要がある．

[COI開示] 夜久：日本メドトロニック（株），アボットジャパン（株），第一三共（株），エドワーズライフサイエンス（株）

●文献

1) 日本循環器学会：安定冠動脈疾患の血行再建ガイドライン（2018年改訂版）．http://www.j-circ.or.jp/guideline/pdf/JCS2018_nakamura_yaku.pdf（2019年5月30日閲覧）．
2) Goldstein D, Moskowitz AJ, Gelijns AC, *et al*: Two-year outcomes of surgical treatment of severe ischemic mitral regurgitation. *N Engl J Med* 2016; 374: 344-353.
3) Ohira S, Yamazaki S, Numata S, *et al*: Ten-year experience of endocardial linear infarct exclusion technique for ischaemic cardiomyopathy. *Eur J Cardiothorac Surg* 2018; 53: 440-447.

C. 脳梗塞

1 血栓溶解療法

● 岡田敬史，古賀政利

血栓溶解療法は，発症から4.5時間以内に治療可能な虚血性脳血管障害で慎重に適応が判断された患者に対して強く勧められており[1]（グレードA），アルテプラーゼ0.6 mg/kgの静脈内投与を用いる．

わが国では2002～2003年に行われた，発症3時間以内の虚血性脳血管障害に対する独自用量（0.6 mg/kg）による臨床試験（Japan Alteplase Clinical Trial：J-ACT）の結果に基づいて2005年10月に保険承認された．その後2012年に発症3時間以内から4.5時間以内に適応時間が拡大された．発症4.5時間以内であっても，治療開始が早いほど良好な転帰が期待できるため，患者が来院した後，少しでも早く（遅くとも1時間以内に）アルテプラーゼ静注療法を始めることが強く勧められている[1]（グレードA）．

また，2019年3月に改訂された「適正治療指針第3版」において，発症時刻が不明な場合でも，画像所見上発症4.5時間以内の可能性が高い場合は，アルテプラーゼ静注療法を考慮しても良いという指針が追加された（グレードC1）．

■アルテプラーゼ投与時の適応判断

治療決定のための適応外項目，慎重投与項目が「適正治療指針第3版」に定められており（**表1**），適応外項目は1つでも該当するものがあれば血栓溶解療法を実施してはならない．実臨床で多く経験する適応外項目は，CT/MRI所見上の広範な早期虚血性変化，発症4.5時間超の来院および血圧高値である．血圧高値は降圧療法により収縮期血圧185 mmHg未満，拡張期血圧110 mmHg未満を達成できれば治療適応となりうる．急性大動脈解離に伴う脳梗塞では，血栓溶解療法により致命的な経過になることが報告されている．このような症例の約半数で胸痛や背部痛の訴えがなく注意が必要であり，頸部血管エコーなどを活用して見逃しを防がなければならない．

また，慎重投与項目に該当する場合は治療を考慮しても良いが，治療効果より症候性頭蓋内出血などの危険性が増大する可能性があり，慎重に適応を判断する．以下，血栓溶解療法を施行するうえでの主要な注意点を列挙する．

1. 病歴の聴取

血栓溶解療法を行ううえでまず重要となるのが，発症時刻，ないしは最終未発症確認時刻の確認と，既往歴や抗血栓薬内服の有無などの病歴の聴取である．非外傷性頭蓋内出血，1か月以内の脳梗塞の既往は適応外となる．また，そのほか手術や外傷歴によっても適応外や慎重投与に該当することがあるため，迅速に必要な情報を本人や家族から聴取する．

2. 重症度の判断

脳卒中の神経学的重症度についてはNational Institutes of Health stroke scale（NIHSS）によって評価を行う．転帰を規定する明確なNIHSS閾値は不明だが，「適正治療指針第3版」では26点以上が慎重投与項目である．また，軽症例，ないしは急速に症状が軽症化した症例では治療効果が危険性を上回ると判断するときに血栓溶解療法を行う．

3. 画像診断

画像診断で治療適応を検討することも重要である．単純CT，ないしはMRIで出血を完

V章　動脈硬化と心血管疾患の治療

全に否定したうえで早期虚血性変化の有無や範囲を的確に判断する必要がある．発症4.5時間以内であっても早期虚血性変化が広範囲に及んでいる場合は血栓溶解療法を施行してはならない．中大脳動脈領域の早期虚血性変化はAlberta Stroke Program Early CT Score（ASPECTS）を用いた評価が有用である．一般にASPECTS 7が中大脳動脈領域の1/3に相当するとされる．ECASS IIでは，CT-ASPECTS 7以下で症候性頭蓋内出血が

表1　静注血栓溶解療法のチェックリスト

適応外　（禁忌）	あり	なし
発症ないし発見から治療開始までの時間経過		
発症（時刻確定）または発見から4.5時間超	☐	☐
発見から4.5時間以内でDWI/FLAIRミスマッチなし，または未評価	☐	☐
既往歴		
非外傷性頭蓋内出血	☐	☐
1か月以内の脳梗塞（一過性脳虚血発作を含まない）	☐	☐
3か月以内の重篤な頭部脊髄の外傷あるいは手術	☐	☐
21日以内の消化管あるいは尿路出血	☐	☐
14日以内の大手術あるいは頭部以外の重篤な外傷	☐	☐
治療薬の過敏症	☐	☐
臨床所見		
くも膜下出血（疑）	☐	☐
急性大動脈解離の合併	☐	☐
出血の合併（頭蓋内，消化管，尿路，後腹膜，喀血）	☐	☐
収縮期血圧（降圧療法後も185 mmHg以上）	☐	☐
拡張期血圧（降圧療法後も110 mmHg以上）	☐	☐
重篤な肝障害	☐	☐
急性膵炎	☐	☐
感染性心内膜炎（診断が確定した患者）	☐	
血液所見（治療開始前に必ず血糖，血小板数を測定する）		
血糖異常（血糖補正後も50 mg/dL，または＞400 mg/dL）	☐	☐
血小板数100,000/mm³以下（肝硬変，血液疾患の病歴がある場合）	☐	☐
※肝硬変，血液疾患の病歴がない患者では，血液検査結果の確認前に治療開始可能だが，100,000/mm³以下が判明した場合にすみやかに中止する		
血液所見：抗凝固療法中ないし凝固異常症において		
PT-INR＞1.7	☐	☐
APTTの延長（前値の1.5倍［目安として約40秒］を超える）	☐	☐
直接作用型経口抗凝固薬の最終服用後4時間以内	☐	☐
※ダビガトランの服用患者にイダルシズマブを用いて後に本療法を検討する場合は，上記所見は適応外項目とならない		
CT/MR所見		
広汎な早期虚血性変化	☐	☐
圧排所見（正中構造偏位）	☐	☐

慎重投与（適応の可否を慎重に検討する）	あり	なし
年齢　　81歳以上	☐	☐
最終健常確認から4.5時間超かつ発見から4.5時間以内に治療開始可能でDWI/FLAIRミスマッチあり	☐	☐
既往歴		
10日以内の生検・外傷	☐	☐
10日以内の分娩・流早産	☐	☐
1か月以上経過した脳梗塞（特に糖尿病合併例）	☐	☐
タンパク製剤アレルギー	☐	☐
神経症候		
NIHSS値26以上	☐	☐
軽症	☐	☐
症候の急速な軽症化	☐	☐
痙攣（既往歴などからてんかんの可能性が高ければ適応外）	☐	☐
臨床所見		
脳動脈瘤・頭蓋内腫瘍・脳動静脈奇形・もやもや病	☐	☐
胸部大動脈瘤	☐	☐
消化管潰瘍・憩室炎，大腸炎	☐	☐
活動性結核	☐	☐
糖尿病性出血性網膜症・出血性眼症	☐	☐
血栓溶解薬，抗血栓薬投与中（特に経口抗凝固薬投与中）	☐	☐
月経期間中	☐	☐
重篤な腎障害	☐	☐
コントロール不良の糖尿病	☐	☐

＜注意事項＞一項目でも「適応外」に該当すれば実施しない．
（日本脳卒中学会 脳卒中医療向上・社会保険委員会 静脈血栓溶解療法指針改訂部会：静注血栓溶解（rt-PA）療法適正使用指針第三版．脳卒中 2019；41：205-246）

増加したが，ASPECTSと3か月後の機能転帰には関連がなかった．MRI拡散強調画像（DWI）でのASPECTS（DWI-ASPECTS）4ないし5以下の場合は治療効果が期待しにくく，症候性頭蓋内出血が増加したと報告されている．海外では単純CTで血栓溶解療法の適応を判断することが一般的である．一方，わが国ではMRIが普及しており，MRIを用いて治療適応を判断する施設が多い．筆者らが2018年に行った急性期脳卒中診療を行っている施設への全国アンケート調査では，血栓溶解療法の適応を判断する際の画像診断について，急性期脳卒中診療を行っている全国499施設のうち，MRIで評価をしている施設が330施設，そのうち208施設はCTとMRIを両方撮影したうえで治療適応を決定していた．少しでも早く血栓溶解療法を開始するという観点ではCTとMRIを両方撮影することでタイムロスが生じるため，急性期脳梗塞診療における画像診断の手順については改善の余地がある．

4. 抗凝固療法中の患者における血液凝固検査

抗血栓治療中に脳梗塞を発症する症例についても血栓溶解療法の適応を慎重に検討する．ワルファリン内服中であればプロトロンビン時間-国際標準比（PT-INR）1.7を超えている場合，ヘパリン点滴中であれば活性化部分トロンボプラスチン時間（APTT）が前値の1.5倍を超えている場合（目安として40秒），血栓溶解療法は適応外である．しかし，近年登場した直接作用型経口抗凝固薬（direct oral anticoagulants：DOAC）については半減期が約12時間前後と短く，内服直後はPTやAPTTが正常値であることが多いため，これらの指標を用いて出血性リスクを評価することは適切とは言えない．DOAC内服症例における血栓溶解療法施行の可否を判断するための基準については，今後さらなる検討を要する．

■アルテプラーゼ投与の実際

アルテプラーゼの投与法は，総投与量0.6 mg/kgのうち10％を急速静注し，残りを1時間かけてシリンジポンプで持続投与する．投与後は血圧と神経学的所見のモニタリングが必要となる．投与開始より1時間後までは15分ごと，その後7時間後までは30分ごと，24時間後までは1時間ごとにNIHSSを用いて神経徴候の観察を行うため，Stroke Care Unit（SCU）ないしそれに準じた病棟での管理が望ましい．また，投与24時間以内の血圧高値は転帰不良と関連するため，必要時は降圧薬を使用して180/105 mmHg以下を保ち管理を行う．抗血栓治療についても，原則アルテプラーゼ投与開始から24時間経過するまでは行わない．頭痛や，嘔気・嘔吐，急激な血圧上昇や意識障害の悪化などを認めた場合は症候性頭蓋内出血を疑いCTで評価する．頭蓋内出血を認めた場合は，降圧治療を徹底し，必要があれば可及的すみやかに脳神経外科的処置を検討する．

内頸動脈閉塞や中大脳動脈起始部閉塞例では血栓溶解療法による再開通率が低く，転帰は不良ではあったが，近年これらの症例に対して脳血管内治療の有効性が示され普及してきた．血栓溶解療法を開始すると共に迅速にMRAやCTAで頭頸部血管を評価し，内頸動脈閉塞や中大脳動脈起始部閉塞と診断した際は，急性期血管内治療まで行うことを念頭に診断・治療を進める．自施設もしくは転送施設で急性期血管内治療まで対応する診療体制を日常的に整え，院内の診断・治療プロトコールを作成しておくことが望ましい．

■血栓溶解療法の今後の展望

これまで血栓溶解療法は発症4.5時間以内の症例にのみ適応があった．時間制限により睡眠中発症など発症時刻が不明な脳梗塞の多くでは，血栓溶解療法を施行できなかった．

このような発症時刻が特定できない症例に対して，頭部CTやMRIでペナンブラ（救済可能な脳虚血組織）を評価したうえで血栓溶解療法の適応を決定する試験が進められている．EXTEND試験では，MRI灌流画像とDWIのミスマッチ領域によるペナンブラを有する，発症4.5時間以降の症例に対するアルテプラーゼの有効性が示された．また，WAKE-UP試験では睡眠中発症や最終未発症確認時刻から4.5時間以上経過した症例のうち，MRIのFLAIR画像で脳梗塞が明らかでない場合にアルテプラーゼ0.9 mg/kgを投与した．アルテプラーゼ群とプラセボ群を比較するとアルテプラーゼ群で90日後の完全自立（modified Rankin Scale 0〜1）が有意に多かった（実薬群53.3%，プラセボ群41.8%；補正オッズ比1.61；95％信頼区間1.09-2.36；$p=0.02$）[2]．このWAKE-UP試験の結果より，「適正治療指針第3版」では，従来投与禁忌であった虚血性変化がFLAIR画像で明瞭でない発症時刻不明脳梗塞が慎重投与項目となった．わが国においてもアルテプラーゼ0.6 mg/kgを用いて同様のプロトコールでTHAWS試験を行い，最終結果を報告する予定である．

また，アルテプラーゼ以外の薬剤ではテネクテプラーゼによる静注血栓溶解療法の臨床研究が行われている．テネクテプラーゼは半減期が20〜24分と長く，フィブリン特異性も高く，プラスミノーゲンアクチベーターインヒビター（PAI-1）による不活化に抵抗性が高い．また全量をボーラス投与でき，点滴投与が不要である．EXTEND-IA TNK試験では血管内治療前のアルテプラーゼ投与とテネクテプラーゼ投与が比較された．テネクテプラーゼ投与群で早期の閉塞血管再開通率が高く，結果的に血管内治療を回避できた症例が多くなり，転帰も良好であった．単回投与の簡便さや血管内治療回避率の高さ，転帰の改善効果から，今後テネクテプラーゼがアル

テプラーゼの代わりに使用される可能性がある．

地域施設間での連携，遠隔医療システムの必要性

現在わが国で血栓溶解療法を行えるのはSCUなどの専門病棟を有する施設や脳卒中専門医が多くいる施設が中心であり，専門医が少ない施設ではほとんど行われていない．血栓溶解療法を行っていない施設では血栓溶解療法の適応がある症例は転院搬送が必要となり，症例によっては搬送中に発症から適応時間を過ぎて投与できなくなることもありうる．また，血栓溶解療法を常時実施できない二次医療圏が13%あるとの報告もあり[3]，地域内の施設間だけでなく，地域間格差が大きいのが現状である．欧米では，双方向性の脳卒中遠隔医療システム（TeleStroke）を導入することで，地域間格差を克服しようとする試みが開始されている．地方病院において，脳卒中センターの専門医の指示下でアルテプラーゼの投与を開始したうえで脳卒中センターへ搬送するDrip and Shipや，主幹動脈閉塞例で血管内治療まで必要となる場合のDrip, Ship and Retrieveにより，血栓溶解療法や血管内治療を遅滞なく，かつ安全に行える可能性がある．今後わが国でも遠隔医療システムや病院間，地域間の患者搬送システムを構築し，国内すべての地域で血栓溶解療法の恩恵を受けることができる体制を作る必要がある．

[COI開示] 本論文に関して筆者らに開示すべきCOI状態はない

●文献

1) 日本脳卒中学会 脳卒中ガイドライン委員会編：脳卒中治療ガイドライン2015［追補2017］．協和企画，東京，2017.
2) Thomalla G, *et al*; WAKE-UP Investigators: MRI-Guided Thrombolysis for Stroke with Unknown Time of Onset. *N Engl J Med* 2018; 379: 611-622.
3) 岡田　靖，峰松一夫，小川　彰他：rt-PA（アルテプラー

C. 脳梗塞

ゼ）静注療法の承認後4年間の全国における実施状況
調査〜地域格差の克服に向けて〜. 脳卒中 2010；32：
365-372.
4）日本脳卒中学会 脳卒中医療向上・社会保険委員会 静

脈血栓溶解療法指針改訂部会：静注血栓溶解（rt-PA）
療法適正使用指針第三版. 脳卒中 2019；41：205-
246.

V章　動脈硬化と心血管疾患の治療

C. 脳梗塞

2 ｜ 血管内治療

● 根本　繁

日本人の死亡原因疾患の第1位は1950年代は脳血管疾患（脳卒中）であったが，現在では第4位となっている．要介護の患者数は2015年には600万人に増加しており，要介護の中でも最も重症な要介護5の1/3は脳卒中の患者であり，脳卒中による死亡数は相対的に減少傾向にあっても寝たきりになる人の数は増えている．

脳卒中には，脳出血，くも膜下出血，脳梗塞の疾患が含まれ，脳梗塞は脳卒中の中で死亡数は最も多く，患者数は脳卒中の約80％を占めている．脳卒中の中で脳梗塞が非常に重要な疾患である．

脳梗塞

脳梗塞はラクナ梗塞，アテローム血栓性脳梗塞，心原性脳塞栓，そのほかの脳梗塞に分かれる．ラクナ梗塞は深部の非常に細い血管（穿通枝）が動脈硬化により閉塞して起こる脳梗塞で，比較的症状が軽い．アテローム血栓性脳梗塞は大きな血管が閉塞して起こり，重症化することが多い．冠動脈狭窄を合併することが多いので，心筋梗塞の既往には注意を要する．心原性脳塞栓症は，以前は心臓弁膜症の心房内にできた血栓が脳に飛んで発症する非常にまれな疾患であった．高齢化社会になり，心房細動が頻繁に認められるようになった．心房細動では心房内に赤色血栓という硬い血栓ができやすく，それが脳に飛んで脳梗塞を起こす心原性脳塞栓症が増えている．しかも重症化しやすく，死亡例も多い疾患である．

脳血管内治療

開頭手術では治療困難な脳血管疾患のために血管内治療が開発された．カテーテルを挿入して病変部位に到達し血管の中から治療することが可能になり，動静脈瘻や動動脈瘤を離脱型バルーンやコイルで閉塞する手技が開発され，その後冠動脈狭窄のカテーテル治療が脳血管にも応用され，虚血性疾患の血行再建術が導入されるようになった．

急性期脳梗塞治療の変革

急性期脳梗塞の治療で，組織プラスミノーゲンアクチベーター（tPA）を静脈内投与する急性期血栓溶解療法が開発され，ランダム化比較試験で発症してから3時間以内に投与すると3か月後の障害の程度が明らかに改善することが証明された．早期に血行再建を図るため，血栓溶解剤を閉塞部位に直接注入する局所線溶療法が試みられ，わが国のランダム化比較試験MELT Japanで発症6時間以内の中大脳動脈閉塞症でウロキナーゼの局所動注の有効性が証明された．

血栓回収術

血管を広げるためのステントという機材を用いて血栓回収ができることが分かり，ステントによる血栓回収術が開発されたが，ランダム化比較試験RESCUE試験で，有効性は証明されなかった．脳梗塞が完成してしまった患者には意味のない治療であるが，発症直後でまだ脳の回復が期待できる状態の患者を対象にしたランダム化比較試験MR CLEAN試験で血栓回収術の有効性が証明され，血栓

S282

C. 脳梗塞

回収術は標準的な治療となった[1]．

【症例】69歳女性．失語と右片麻痺で発症し，MRI検査で左中大脳動脈閉塞による脳梗塞と判明．発症後3時間であり，血栓回収術を実施し，閉塞血管の再開通が得られ，術後症状の改善を認めた（図1）．

90歳でも先ほどまで元気に生活していた患者が，急に片麻痺になり，動けなくなっても，発症後6時間以内でまだ脳が回復できる状態であれば，血栓回収術で劇的に改善して，自宅退院ができるようになった．急性期脳梗塞治療は大きな進歩を遂げた．心原性脳塞栓症の症例の多くは心房細動が認められ，予防的抗凝固薬内服が推奨されているが実際には内服治療を行っていない症例も多い．

慢性期脳梗塞の血管内治療

1. 頸部内頸動脈狭窄症

頸部内頸動脈狭窄症の治療では，頸動脈血栓剥離術（carotid endarterectomy：CEA）がエビデンスのある治療として行われてきたが，CEA困難例に対して頸動脈ステント留置術（carotid artery stenting：CAS）が導入された．CASでは塞栓性合併症が問題となっていたが，バルーン，フィルターなどのdistal protectionデバイスやproximal protectionデバイスが考案され，治療のリスクが軽減した．SAPPHIRE studyでCEA高危険群ではCEAに対してdistalバルーンprotectionを用いたCASの非劣位性が証明され，EVA3やSPACE trialでCEAの優位性が示唆されていたが，Carotid Revascularization Endarterectomy vs. Stenting Trial

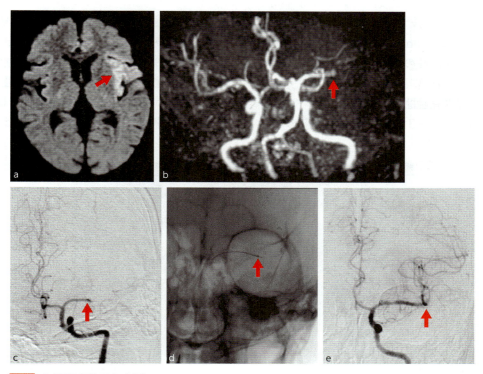

図1 急性期血栓回収症例
a：MRI拡散強調画像で左前頭葉に高信号を認め（→），脳梗塞と診断．b：MRAで左中大脳動脈（M1）の閉塞を認めた（→）．c：脳血管撮影で左中大脳動脈M1遠位部閉塞を認め（→），d：血栓回収ステントリトリーバーを挿入して血栓回収（→）．e：閉塞血管の再開通が得られた（→）．

V 動脈硬化と心血管疾患の治療

(CREST) では症候性狭窄も無症候性狭窄も治療成績は変わらないことが示され，脳卒中のガイドライン2015ではCEA高危険群がステントの適応とされているが，実際には高危険群以外でも実施されている[2]．粥腫内の血腫を伴ういわゆるソフトプラークではCASのリスクは高いが，通常の線維性病変では治療成績は良好である．

【症例】70歳男性．一過性左片麻痺で発症．左内頸動脈起始部高度狭窄を認め，頸動脈ステント留置術を実施し，狭窄部の十分な拡張が得られた（図2）．

2. 特殊な頸動脈狭窄

内頸動脈偽閉塞

内頸動脈が閉塞に近い高度狭窄状態で，遠位側は虚脱して造影上は非常に細く，順行性の血流はかろうじて認められるが外頸動脈に比べて非常に遷延しており，側副血行に依存している．CEAの適応とはならないが，CASと同様の手技で治療可能である．血行動態としては，hemodynamic compromiseの状態で，症候性の場合には血行再建のよい適応と考えられる．

内頸動脈慢性完全閉塞

完全閉塞後1～3か月の比較的早期の場合には，偽閉塞と同様の手技で血行再建が可能である．CEAの適応ではなくバイパス手術の適応とされているが，外科治療と内科治療のランダム化比較試験では外科治療の優位性は認められなかった．

血管内治療のよる血行再建が可能となり，順行性の血流が得られ，生理的な循環動態に復帰できることから，血管内治療への期待が高まっている[3]．適応条件，治療成績などエビデンスがなく，今後の臨床研究が期待される．

3. 頭蓋内動脈狭窄

【症例】65歳男性．一過性右片麻痺を繰り返し，左中大脳動脈狭窄と診断された．血管形成術が実施され，血管壁の解離が生じたため，頭蓋内ステントを留置し，術直後は残存狭窄を認めたが，その後症状再発なく経過し，1年後の血管撮影で十分な拡張を認めた（図3）．

GESICA studyで頭蓋内脳動脈50％以上の症候性狭窄では，内科治療では2年間の再発率は38.2％であり，血流低下を伴う症例では60.7％に再発が認められ，自然経過での予後不良が示された．WASID trialでは50％以上の症候性頭蓋内動脈狭窄でアスピリンと

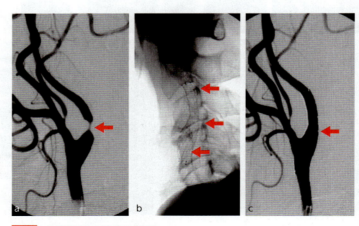

図2 内頸動脈ステント症例
a：脳血管撮影（側面像）で左内頸動脈起始部に高度狭窄を認めた（➡）．b：狭窄部に頸動脈ステントを留置（➡）．c：治療後の血管撮影で十分な拡張が得られた（➡）．

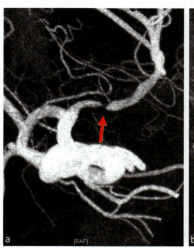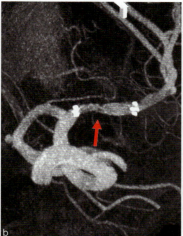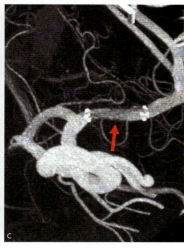

図3 頭蓋内動脈ステント留置症例
a：左内頸動脈撮影（cone beam CT画像）で左中大脳動脈近位部に高度狭窄を認めた（➡）．b：頭蓋内ステント留置直後の撮影で残存狭窄を認めた（➡）．c：1年後の撮影で十分な拡張が得られた（➡）．

ワルファリンのランダム化比較試験で，脳梗塞，脳出血，そのほかの血管死が22.1％対21.5％であり，有意差はなかったが，重篤な出血はワルファリン群で多かった．両群とも血管性イベント発生率が高く，頭蓋内狭窄に対して血管形成術やステント留置術が試みられ，血管内治療への期待が高まっていた．こうした背景から頭蓋内ステントを用いた血管内治療のランダム化比較試験が行われた．SAMMPRIS試験では症候性70％以上の狭窄におけるランダム化比較試験で，wingspanステント併用血管形成術よりも積極的内科治療のほうが優れていることが証明された[4]．wingspanは2013年にわが国で薬事承認されたが，脳卒中のガイドライン2015では，エビデンスレベルはC1（治療してもよいが科学的根拠はない）である．ステント留置術で良好な経過をたどる症例もあるが，リスクの高い治療法である．

脳梗塞の治療では内科治療が中心的役割を果たし，外科治療の適応症例は限られていたが，血管内治療の導入により，大きな変革期を迎えることになった．より安全なデバイスと手技の開発により今後さらに治療法の進歩が期待される．

［COI開示］本論文に関して筆者に開示すべきCOI状態はない

文献

1) Berkhemer OA, Fransen PSS, Beumer D, et al: A Randomized Trial of Intraarterial Treatment for Acute Ischemic Stroke. *N Engl J Med* 2015; 372: 11-20.
2) Brott TG, et al, CREST Investigators: Stenting versus endarterectomy for treatment of carotid-artery stenosis. *N Engl J Med* 2010; 363: 11-23.
3) Shojima M, Nemoto S, Morita A, et al: Protected endovascular revascularization of subacute and chronic total occlusion of the internal carotid artery. *Am J Neuroradiol* 2010; 31: 481-486.
4) Chimowitz MI, et al, SAMMPRIS Trial Investigators: Stenting versus aggressive medical therapy for intracranial arterial stenosis. *N Engl J Med* 2011; 365: 993-1003.

V章　動脈硬化と心血管疾患の治療

C. 脳梗塞

3 薬物療法

● 南　和志，鈴木則宏

脳梗塞の治療は血栓溶解療法や血管内治療といった超急性期治療，それに引き続いて行われる急性期治療，再発予防を主とした慢性期治療に分けられるが，本項では特に脳梗塞に対する急性期および慢性期の薬物療法について述べる.

■急性期の薬物療法

脳梗塞の急性期治療は脳梗塞の病型によって大きく異なる. 抗血栓療法としてはラクナ梗塞やbranch atheromatous disease（BAD），アテローム血栓性脳梗塞といった非心原性脳梗塞の場合には抗血小板薬を，心原性脳塞栓症の場合には抗凝固薬を使用する. 抗血小板薬では発症から48時間以内にアスピリン160〜300 mgを投与すると転帰改善に有効であるとされている[1]. 初期投与量に関しては，わが国では2018年2月から抗血小板薬クロピドグレルについてもローディングが可能となっており，従来の冠動脈疾患と同様300 mgを初回投与可能となった. 初回以後は通常，アスピリン100 mg/日やクロピドグレル75 mg/日で急性期治療を継続する. 抗血小板薬としてはシロスタゾール200 mg/日も使用可能である. 抗血小板薬の2剤併用に関しても亜急性期までの治療としては勧められているが，長期内服で出血性合併症が増えることが知られており注意が必要である. 抗血小板薬の点滴製剤としてオザグレルナトリウムを使用することも可能であり，オザグレル160 mg/日の点滴投与は発症5日以内の急性期非心原性脳梗塞に有効であるとされている. BADやアテローム血栓性脳梗塞は発症48時間以内であれば選択的

トロンビン阻害薬のアルガトロバンの併用を考慮する.

心原性脳塞栓症の場合は広範囲な梗塞を認めることが多く，抗凝固療法により出血性合併症をきたし致命的な経過をたどることが多い. 梗塞巣が大きく，脳浮腫により頭蓋内圧亢進のリスクが高いときには抗凝固療法は待機的に発症から10日〜2週間前後を目安に開始を検討する. 抗凝固薬として，長らくヘパリンの点滴，ワルファリン内服が使用されてきた. 近年は直接作用型経口抗凝固薬（direct oral anticoagulants：DOAC）が非弁膜症性心房細動による脳梗塞予防に使用できるようになった. DOACには直接トロンビン阻害薬のダビガトランと，第Ⅹa因子の阻害薬であるリバーロキサバン，アピキサバン，エドキサバンがあり，頭蓋内出血が少ないことから積極的に選択することが勧められる. 一方で器質的心疾患や機械弁を持つ患者ではDOACの効果は証明されておらず，従来通りヘパリン点滴やワルファリン内服が選択される.

ほかに，アテローム血栓性脳梗塞や心原性脳塞栓症などの頭蓋内圧亢進を伴う広範囲な脳梗塞の場合には脳浮腫対策のためにグリセロールの使用を検討する. グリセロールは一般的に600 mL/日程度投与することが多いが，高張液であり高齢者などでは心不全を発症するリスクがあるため，投与量には注意が必要である. ほかに，脳保護療法として発症24時間以内の脳梗塞に対してフリーラジカルスカベンジャーのエダラボンを投与することも勧められる. エダラボンは心原性・非心原性どちらの脳梗塞に対しても使用可能であ

S286

C. 脳梗塞

るが，腎機能障害を来すことが報告されており，高齢者や腎機能障害がある場合には注意が必要である．脳梗塞急性期には胃潰瘍が好発することが知られており，H_2遮断薬やプロトンポンプ阻害薬などの併用が望ましい．

慢性期の薬物治療

脳梗塞の慢性期治療は再発予防が主体となる．脳梗塞の病型に応じて急性期治療から継続して抗血小板薬や抗凝固薬を使用する．繰り返しになるが，ラクナ梗塞やBAD，アテローム血栓性脳梗塞の場合には抗血小板薬を，心原性脳塞栓症の場合には抗凝固薬を使用する．抗血小板薬としては慢性期もアスピリン，クロピドグレル，シロスタゾールの3種類の薬剤がおもに使用されている．アスピリンは安価であり，歴史が長く長期的な安全性が確立している薬である．一方で消化管出血や頭蓋内出血が他の2剤よりも多く，高齢者やステロイド併用の場合などは注意が必要である．クロピドグレルはアスピリンと同等以上の脳梗塞予防効果を示し，消化管出血や頭蓋内出血といった出血リスクはアスピリンよりも少ない．シロスタゾールは抗血小板作用に加え，血管内皮への作用により血管拡張

効果があるとされている．脳血流改善効果があり，アテローム血栓性脳梗塞などで使用されることが多い．一方で頻脈や頭痛といった副作用を起こすことがあり，導入時に注意が必要である．先述した通り，抗血栓薬の2剤併用は1年間を越えると出血合併症が増加することが知られており，長期の2剤併用は基本的には行わない．

また，DOACを含めた抗凝固薬は選択肢が多く，使い分けが重要である．非弁膜症性心房細動を認める場合にはDOACが第一選択となる．それぞれのDOACの特徴について簡単に表1に示した．DOACは4剤共にワルファリンと同等以上の脳梗塞再発予防効果を持ち，頭蓋内出血に関してはワルファリンより有意に少なくなる[2]．4種類のDOACの中で，脳梗塞再発予防効果がワルファリンよりも有意に優れているものはダビガトラン300 mg/日のみである．ダビガトランは1日2回内服を要する薬であり，胃腸障害や消化管出血の頻度が高く，クレアチニンクリアランス30 mL/分以下の腎機能障害がある場合には使用できないことに注意が必要である（他の3種類のDOACはいずれもクレアチニンクリアランス15 mL/分以下が禁忌であ

表1 各種直接作用型経口抗凝固薬（DOAC）の特徴

製品名	プラザキサ	イグザレルト	エリキュース	リクシアナ
一般名	ダビガトラン	リバーロキサバン	アピキサバン	エドキサバン
標的因子	トロンビン	Ⅹa因子	Ⅹa因子	Ⅹa因子
適応疾患				
非弁膜症性心房細動	○	○	○	○
深部静脈血栓症	×	○	○	○
用法	1日2回	1日1回	1日2回	1日1回
用量（常用量）	150 mg/日	15 mg/日	10 mg/日	60 mg/日
用量（減量後）	220 mg/日	10 mg/日	5 mg/日	30 mg/日
減量基準	①CCr＜50 mL/分 ②P-糖タンパク阻害薬併用例 ③70歳以上の高齢者 ④消化管出血の既往	①CCr＜50 mL/分	①以下3つの2つを満たす ・80歳以上 ・血清Cr 1.5以上 ・体重60 kg以下 ②イトラコナゾール，ボリコナゾール，リトナビル併用例	①体重60 kg以下 ①CCr＜50mL/分 ②P-糖タンパク阻害薬併用例
禁忌となる腎機能	CCr＜30 mL/分	CCr＜15 mL/分	CCr＜15 mL/分	CCr＜15 mL/分
錠剤以外の剤型	なし	細粒型あり	なし	OD錠あり
中和薬	あり	なし	なし	なし

V 動脈硬化と心血管疾患の治療

る），また，クレアチニンクリアランス30～50 mL/分の場合には220 mg/日への減量が推奨されているが，ダビガトラン220 mg/日の場合には脳梗塞再発予防効果はワルファリンや他のDOACと同等となる．若年者で消化管出血などの出血リスクが少ない場合にはダビガトラン300 mg/日の良い適応である．ダビガトランで他に特筆するべきはイダルシズマブという中和剤があることである．緊急時に抗凝固作用を拮抗することができるため，易転倒性など外傷リスクが高い場合にはダビガトランが選択されることも多い．アピキサバンは同じ1日2回内服の薬であり，クレアチニンクリアランス50 mL/分以下や65歳以上の高齢者でも出血リスクが少ないとされており，使い勝手の良い薬である．リバーロキサバンおよびエドキサバンは1日1回内服の薬であることが特徴であり，内服回数が少ないことから内服コンプライアンスの向上を期待できる．リバーロキサバンは細粒製剤，エドキサバンにはOD錠があるため，脳梗塞後で嚥下機能が低下している際などに使用しやすいという特徴がある．まれではあるが，深部静脈血栓症由来の奇異性脳塞栓症が疑われる場合にはプラザキサ以外のDOACも選択肢となる．機械人工弁を持つ患者，リウマチ性心臓病や拡張型心筋症などの器質的心疾患を有する患者は従来どおりワルファリン内服が第一選択となる．ワルファリンの指標となるプロトロンビン時間国際標準比（PT-INR）は2.0～3.0に維持することが望ましい．ただし，PT-INRが2.6を超えると出血性合併症が急増するため，70歳以上の場合には1.6～2.6でのコントロールが推奨されている．

　慢性期治療としては血管リスクとなる病態，習慣の管理が重要となる．特に高血圧の管理が重要であり，少なくとも140/90 mmHg以下，可能であれば130/80 mmHg以下での管理が望ましいとされている．一般的な血圧管理と同様，カルシウム拮抗薬やアンジオテンシン受容体拮抗薬を用いて血圧管理を行う．一方で，内頸動脈狭窄症例やアテローム血栓性脳梗塞の既往がある場合には，過度の降圧により血行力学性の脳梗塞を起こすことがあり注意が必要である．同様の理由で熱中症などにより脱水状態となると脳血流低下から脳梗塞を発症することがある．心不全や腎不全のない患者では多めに飲水を摂ることも脳梗塞予防となると考えられる．脂質異常症の管理も重要である．脳梗塞後の場合，LDLコレステロールは120 mg/dL未満，アテローム血栓性脳梗塞など動脈硬化が原因と推定される場合には100 mg/dL未満でのコントロールが推奨されている．おもにスタチンが使用されるが，エイコサペンタエン酸（EPA）を併用するとさらに脳卒中予防効果があるとされている．ほかには糖尿病や喫煙，肥満などが脳梗塞の発症リスクとなるとしている報告も複数あり，これらのコントロールも重要である．

［COI開示］鈴木：武田薬品工業（株），バイエル薬品（株），ファイザー（株），エーザイ（株），大塚製薬（株），第一三共（株），協和発酵キリン（株），大日本住友（株），サノフィ（株），日本ベーリンガーインゲルハイム（株）

● 文献

1) Chen ZM, Sandercock P, Pan HC, et al: Indication of early aspirin use in acute ischemic stroke: a combined analysis of 40000 randomized patients from the Chinese acute stroke trial and the international stroke trial. On behalf of the CAST and IST collaborative groups. *Stroke* 2000; 31: 1240-1249.

2) Ntaios G, Papavasileiou V, Makaritsis K, et al: Real-world setting comparison of nonvitamin-K antagonists for stroke prevention in atrial fibrillation. A systematic review and meta-analysis. *Stroke* 20017; 48: 2494-2503.

D 血管性認知症

● 櫻井　孝

血管性認知症の診断基準

米国精神医学会による認知症の診断基準（DSM-5）では，1つ以上の認知領域，つまり複雑性注意，実行機能，学習および記憶，言語，知覚-運動，社会的認知が障害され，それらの障害によって日常の社会生活や対人関係に支障を来し，せん妄やその他の精神疾患（うつ病や統合失調症など）が除外されることを要件とする．"dementia"ではなく，"major neurocognitive disorder"という用語が新たに提唱された．

血管性認知症（vascular dementia：VaD）の診断基準（DSM-5）は，major neurocognitive disorderの基準を満たしたうえで以下のように定義される（表1）[1]．脳血管障害が存在（病歴，身体所見，画像所見）し，認知機能障害の発症が1回以上の脳血管障害の

イベントと時間的に関連しているか，VaDで認められることが多い複雑性注意と実行機能の障害が明らかであることである．記憶・学習の障害の存在を必要としない点が重要である．これまでの診断基準では特異度は高い反面，感度が低く，血管性危険因子の管理が必要な認知症を見逃す危険性が指摘されていた[2]．新たな診断基準によってこのような課題の改善が期待される．

血管性認知症の病型とサブタイプの診断

米国国立神経疾患・脳卒中研究所とAssociation Internationale pour la Recherché et l'Enseignement en Neurosciences（NINDS-AIREN）によるVaDの診断基準では，多発梗塞性認知症，戦略的重要部位脳梗塞（strategic infarction）による認知症，小血管病性認知

表1 DSM-5（米国精神医学会診断統計便覧第5版）による血管性認知症の診断基準

A　major neurocognitive disorder の基準を満たす

B　臨床的特徴が以下のどちらかによって示唆されるような血管性の病因に合致している
  1. 認知機能障害の発症が1回以上の脳血管障害のイベントと時間的に関連している
  2. 複雑性注意（処理速度を含む）と前頭葉性実行機能の障害が明らかである

C　病歴，身体診察，および/または神経画像検査から神経認知障害を十分に説明できる脳血管障害が存在する証拠がある

D　その症状は他の神経疾患や全身疾患でよりよく説明されない

以下のうち1つはあてはまる．
1　臨床症状が神経画像検査での脳血管疾患による脳組織の障害の所見によって支持される
2　神経認知障害が1回以上の脳血管障害のイベントと時間的に関連している
3　臨床的および遺伝的に脳血管疾患である証拠がある

[国立長寿医療研究センター（編）：認知症サポート医養成研修テキスト第7版（平成30年度版），2018]

症，低灌流性血管性認知症，出血性血管性認知症，そのほかの臨床病型が示されている．VaDで最も多いのは小血管病性認知症であり，脳血管障害と認知症発症との間に時間的関連が不明な場合が多い．小血管病性認知症は細動脈硬化が原因となる皮質下病変主体のものと皮質病変主体のものがあり，前者はラクナ梗塞主体のものと白質病変主体のもの（ビンスワンガー病）に分類される（図1）[2]．

血管性認知症とアルツハイマー型認知症

アルツハイマー型認知症（AD）とVaDは本来対立する概念であるが，近年，両疾患の連続性が議論されている．ADと脳血管障害の危険因子の多くは共通している．また，長い経過を呈するADで，脳血管障害を合併し認知機能に影響を及ぼしていると考えられる症例も多い[3]．

脳アミロイド血管症（CAA）は皮質髄膜血管や皮質内髄質血管にアミロイドβが沈着する脳小血管病であり，ADの8割以上に合併する．CAA病変には，皮質下出血や脳葉型の微小出血，大脳白質病変などがあり認知症の原因となる[2]．また，皮質下性血管性認知症はAD類似の臨床経過を呈することが多い．CAAは，AD病理，高血圧性脳小血管病との共存の下に様々なスペクトラムで認知症を来す可能性が考えられる．

血管性認知症の危険因子と治療

VaDの治療では，脳血管障害の再発予防および危険因子の適切な管理が重要である．VaDの危険因子として，加齢，運動不足，脳卒中の既往，高血圧，糖尿病，脂質異常症，肥満，心房細動，喫煙が挙げられる[4]．中年期高血圧は認知症のリスクであり積極的に治療を行う．高齢期の降圧療法と認知症との関連についてのエビデンスは一定していない．SPRINT-MIND（平均観察期間3.34年）では，収縮期血圧＜120 mmHgを目標とした治療群において，軽度認知障害の発症，白質病変の進行が抑制されたことが報告された[5]．一方，動脈硬化病変の進行した高齢者や後期高齢者では，過度な降圧に陥ることがないよう注意が必要である．糖尿病はVaDのリスクであるが，血糖管理のみならず複合的な動脈硬化リスク管理が必要であろう．喫煙はADと共にVaDの危険因子であり禁煙が望ましい．身体活動量と認知症の関係では，運動・散歩によりADとVaDの発症リスクが減少したことが示されている．中年期の肥満はVaDのリスクであるが，やせも認知症のリスクであることに注意する．心房細動は様々

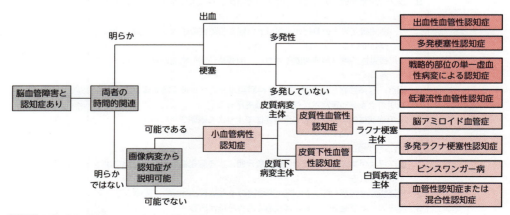

図1 血管性認知症のサブタイプ診断

[石川英洋，冨本秀和：日医師会誌 2018；147（Suppl 2）：S92-S96）]

な機序を介して認知症のリスクを高めることが指摘されている.

抗血小板療法の認知症の一次予防についてのエビデンスは一定しないが,虚血性脳卒中後の認知症予防には考慮しても良いと考えられる[4].皮質下性血管性認知症では,アスピリンを対照薬としてシロスタゾールのラクナ梗塞を含む脳梗塞予防の有用性が示されている[2].一方,アスピリンはラクナ梗塞に対する有用性を示した報告はなく,出血リスクが高いことから,微小出血が多発する出血リスクの高い例での使用は適切ではない.

また,VaDでは自発性が低下しやすいため,デイケアなどを利用して廃用症候群を防止する必要がある.嚥下障害や歩行障害などを伴うことが多いため誤嚥や転倒に注意する.

［COI開示］日本イーライリリー（株），第一三共（株），クラシエ製薬（株）

●文献

1) 国立長寿医療研究センター編：認知症サポート医養成研修テキスト第7版（平成30年度版），2018.
2) 石川英洋，冨本秀和：血管性認知症．認知症トータルケア．日医師会誌 2018；147（Suppl 2）：S92-S96.
3) 高野大樹，長田　乾：血管性認知症の診断基準と基本的なタイプ．老精医誌 2013；24：357-365.
4) 日本神経学会編，「認知症疾患診療ガイドライン」作成委員会編：認知症疾患診療ガイドライン2017．医学書院，東京，2017.
5) SPRINT MIND Investigators for the SPRINT Research Group: Effect of Intensive vs Standard Blood Pressure Control on Probable Dementia: A Randomized Clinical Trial. *JAMA* 2019; 321: 553-561.

V章　動脈硬化と心血管疾患の治療

E 血管性うつ病

● 下田健吾，木村真人

血管性うつ病と脳卒中後うつ病

広義の血管性うつ病（clinically defined vascular depression：VaDep）は脳血管障害およびその危険因子を病態基盤とするうつ病全体を指す[1]．以前から認知されている明らかな梗塞後に出現する脳卒中後うつ病（post-stroke depression：PSD）や1990年代以降にMRIが普及したことによって生み出された微小脳血管障害を伴ううつ病（MRI-defined vascular depression）を含む幅広い考え方である．

しかしながら，脳梗塞後に出現するPSDは無症候性脳梗塞を背景とするVaDepとは病態や予後もが異なるとして，PSD研究者から区別して考える見解が強まった．そのため，VaDepはPSDを切り離し微小脳血管障害および白質病変の蓄積を重視した狭義のVaDepとして研究が進んでいる[2]．本項ではPSDおよび狭義のVaDepに分け概説する．

脳卒中後うつ病（PSD）

脳梗塞後に様々な精神症状が出現するが，うつは30～40％の高頻度でみられる．発現は脳卒中後3～6か月以内と，2～3年後の卒中後慢性期に有病率が高くなる．その理由として，早期に出現するPSDは脳損傷による前頭-基底核-視床の情動系神経回路の直接的障害が主たる要因であるが，慢性期は社会心理学的要因や脳の萎縮といった因子も加わり，より複合的な要因により発症する[3]．PSDの危険因子としてはセロトニントランスポーター遺伝子や脳由来神経栄養因子

（brain derived neurotrophic factor：BDNF）遺伝子のメチル化などの遺伝的要因，うつ病や糖尿病の既往歴，身体的自立度や心理社会学的要因などがある[3]．

血管性うつ病（VaDep）

VaDepは血管障害の危険因子ならびに放射線学的所見がうつ病と関連するという知見に基づいている．進行性の白質病変はうつ病も進行しやすい．高齢者うつ病の50％はVaDepである．VaDepの病態仮説として，うつ病による遺伝的血管リスクや炎症，低灌流，心理的ストレスなどの複合的な要因により特異的な脳機能変化が生じる．あるいは血管障害の蓄積が閾値を超えると前頭葉-皮質下-辺縁系ネットワークが切断され発症する考えが有力である[2]．近年，脳小血管病による認知障害は脳血管性認知症の早期発見や予防上重要であるとの見解から，VaDepから認知症への移行の問題で注目されている．

臨床診断および評価尺度

PSD・VaDep共に非血管性のうつ病と比較して精神運動抑制やアパシーが目立ち，易刺激性や罪業感は乏しく，遂行機能障害に限局しない認知機能障害が特徴である．診断はDSM-Ⅳ-TRにおける一般身体疾患による気分障害の診断基準（表1）を用いることが多い．評価尺度としてはZungのうつ病自己評価尺度（Self-rating Depression Scale：SDS），日本脳卒中学会の脳卒中うつスケール［Japan Stroke Scale（Depression Scale）：JSS-D］，DSM診断に準拠し，身体疾患に伴ううつ病に対しても感度の高い

S292

E. 血管性うつ病

表1 PSDおよびVaDepのDSM-IV-TRによる診断

一般身体疾患によるうつ病性障害	
A	顕著かつ持続性の気分の障害が臨床像において優性であり，抑うつ気分，または，すべてまたはほとんどすべての活動における興味や喜びの著明な減退
B	既往歴，身体診察所見，または検査所見から，その障害が一般身体疾患の直接的な生理学的結果であるという証拠がある
C	その障害は他の精神疾患（例：一般身体疾患にかかっているというストレスに反応した「適応障害，抑うつ気分を伴うもの」）ではうまく説明されない
D	その障害はせん妄の経過中にのみ起こるものではない
E	症状が，臨床的に著しい苦痛，または社会的，職業的，または他の重要な領域における機能の障害を引き起こしている

うつ病性の特徴を伴うもの→研究用カテゴリーの小うつ病の診断を用いることが多い※
優勢な気分は抑うつであるが大うつ病の診断基準を完全には満たさない

大うつ病様エピソードを持つもの
下記の症状のうち1）または2）の症状のいずれかを含んで，少なくとも5つが2週間の間に存在する 1）ほとんど1日中毎日の抑うつ気分 2）興味，喜びの著しい減退 3）著しい体重減少あるいは増加 4）不眠または睡眠過多 5）精神運動性の焦燥または制止 6）易疲労感または気力の減退 7）無価値感，または過剰であるか不適切な罪責感 8）思考力や集中力の減退，または決断困難 9）死についての反復思考，自殺念慮，自殺企図

※小うつ病は上記の症状のうち1）または2）の症状のいずれかを含んで，少なくとも2つ以上5つ未満が2週間の間に存在する

[American Psychiatric Association: Diagnostic and statistical manual of mental disorders 4th edition, Text Revision, 2000.（高橋三郎他訳：DSM-IV-TR 精神疾患の分類と診断の手引，2002より作成）]

V
動脈硬化と心血管疾患の治療

PHQ-9などが挙げられる．うつ病であるかの診断に迷う場合は，得点にかかわらず精神科（専門医）の受診を勧めている．

治　療

PSD・VaDepともに脳血管障害の治療（予防治療を含む）と併行してうつ病に対して薬物療法と心理療法が行われることが好ましい．薬物療法の第一選択薬は抗うつ薬であり，選択的セロトニン再取込み阻害薬（SSRI）や選択的セロトニン・ノルアドレナリン再取込み阻害薬（SNRI），あるいはノルアドレナリン作動性/特異的セロトニン作動性抗うつ薬（NaSSA）などの忍容性に優れた薬剤が選択される[3]．投与前に相互作用について注意すると共にSSRIであれば出血傾向のリスク増大，SNRIであれば血圧上昇などの副作用を念頭に置く必要がある．脳の脆弱性があるため，どの薬剤も低用量から開始し，副作

用の出現に注意しながら緩除に増量する．

早期治療の重要性

PSDに罹患すると日常生活動作（ADL）の回復遅延，認知機能の悪化，さらに死亡率も高まる．一方，適切な抗うつ薬治療を行うとADLや認知機能のみならず，再梗塞を低下し予後を改善することが示されている[3]．VaDepについても適切な治療は脳小血管病の再発や病変の拡大を抑制すると考えられ，認知障害ひいては認知症の予防が期待されている．

脳血管障害とうつ病の関係

VaDepに関する議論でよく取り上げられるものは，どちらが先行し病態を形成したかという問題である．近年，うつ病と脳血管障害は相互に関連した病態であり，うつ病自体が血管障害を促進して再梗塞や心循環器系疾

S293

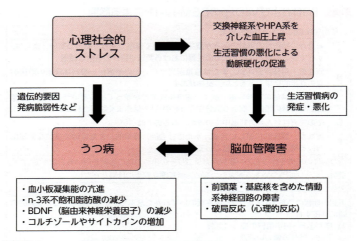

図1 うつ病と脳血管障害の双方向性関連

[Camus V, et al: J Affect Disord, 2004；81: 1-16 の図を翻訳引用した木村真人：脳血管障害と「うつ」．老年精医誌 2014；25: 25 -33]

患が起こると考えられている（図1）．したがって，脳血管障害に対する治療と共にPSDやVaDepを見逃さず適切な治療とケアが重要である．

連携の重要性

急性期医療機関での一方向性の連携パスによるPSD評価および治療だけにとどまらず，回復期担当医療機関等，維持期担当医療機関等のいずれの時点でも，必要な場合には随時PSDを評価し，精神科との連携を図るなどしてシームレスに治療が受けられる体制作りが必要である．地域包括医療モデルの中で連携のあり方をより深化させていく課題が残されている．

[COI開示] 木村：大塚製薬（株），持田製薬（株）

●文献

1) Alexopoulos GS, Meyers BS, Young RC, *et al*: Clinically defined vascular depression. *Am J Psychiatry* 1997; 154: 562-565.
2) Taylor WD, Aizenstein HJ, Alexopoulos GS: The vascular depression hypothesis: mechanisms linking vascular disease with depression. *Mol Psychiatry* 2013; 18: 963-974.
3) Robinson RG, Jorge E: Post-Stroke Depression: A Review. *Am J Psychiatry* 2016; 173: 221-231.

F | 頸動脈狭窄症

● 佐藤　徹

頸動脈狭窄症は近年では生活習慣病罹患患者の増加に加え，頸動脈エコーやCT血管撮影（CTA）などの比較的低侵襲な検査で発見される機会も増えたため，今後その患者数は増加の一途をたどると思われる．

本項では，頸動脈狭窄症の診断，治療について概説する．

頸動脈狭窄症の診断・評価

頸動脈狭窄症の診断については上述のとおり，従来の脳血管撮影だけではなく，頸動脈エコーやCTAなどが用いられる．治療方針の決定に重要な狭窄度の評価としては，血管撮影に基づくNASCET法とECST法が一般的である．一方，頸動脈エコーにおいては断面積を用いたarea stenosisがよく用いられる（図1）．頸動脈狭窄症のエビデンスの多くはNASCET法での狭窄率を基準にしていることが多いが，頸動脈エコーにおいては，内頸動脈起始部における狭窄部の収縮期最大血流速度（PSV）が150 cm/秒を超える場合はNASCET狭窄率50％以上に，PSVが200 cm/秒以上はNASCET狭窄率70％以上の有意狭窄に相当する，との基準が使用されることが多い[1]．

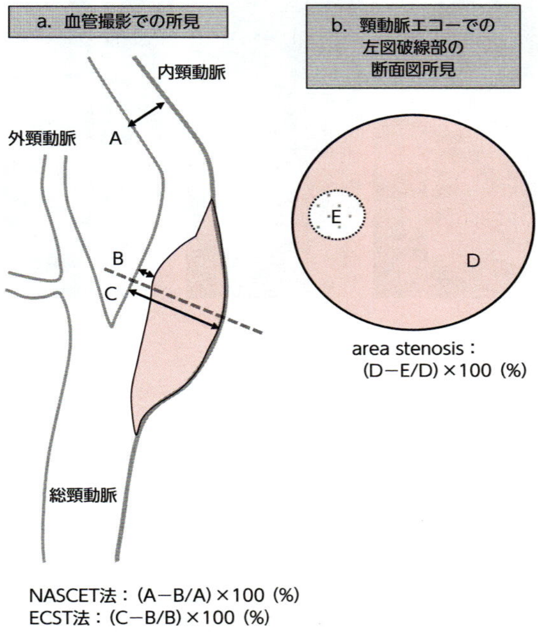

頸動脈狭窄症の治療法

頸動脈狭窄症の治療には以下の3つの方法がある．

①内科的治療（抗血小板療法，降圧，脂質代謝管理など）

②外科的治療（頸動脈内膜剥離術 carotid endarterectomy：CEA）

③血管内治療（頸動脈ステント留置術 carotid artery stenting：CAS）

通常②③は①と組み合わせて行われる．

②CEAは頸部皮膚切開を行い，総頸動脈，内頸動脈および外頸動脈を露出した後に動脈壁を切開し，内膜，中膜および粥腫（プラーク）を摘出除去するものである．狭窄の解除のみならず，血栓塞栓症の原因となるプラークそのものを除去するため，再発予防効果が高い（図2，3）．

③CASは一般的に血管内からバルーンカテーテルを狭窄部に誘導し，経皮的血管形成術（PTA）を行った後にステントという網目状の金属の筒を狭窄部に留置する治療である．通常全身麻酔下に施行されるCEAと比較して，局所麻酔で行え，短時間で終了することなどからわが国でも広く行われている．

NASCET法：(A−B/A)×100 (%)
ECST法：(C−B/B)×100 (%)

図1　頸動脈狭窄の診断・測定法

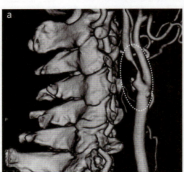
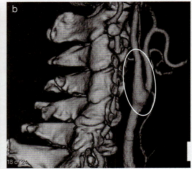
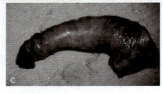

図2 頸動脈内膜剥離術（CEA）
a：治療前頸部CTA．内頸動脈の狭窄部位を白破線円で示す．
b：治療後頸部CTA．内頸動脈の狭窄は解除されている（○）．
c：摘出されたプラーク

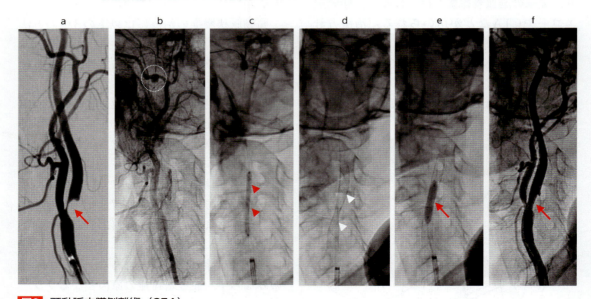

図3 頸動脈内膜剥離術（CEA）
a：治療前血管撮影（内頸動脈の狭窄部位を矢印で示す）．
b：遠位塞栓防止用のバルーンを狭窄部位の遠位で拡張させる（白破線円）．
c：バルーンによる遠位塞栓予防を行いながら狭窄部位をPTAバルーンカテーテルで拡張（前拡張，▶）．
d：遠位塞栓予防を継続しながら狭窄部位に自己拡張型ステントを留置（▶）．
e：遠位塞栓予防を継続しながら残存狭窄部位をPTAバルーンカテーテルで拡張（後拡張，→）．
f：治療終了時血管撮影．狭窄はわずかに残存するも良好な拡張を得ている（→）．

頸動脈狭窄症の治療方針

頸動脈狭窄症の治療方針は狭窄率だけではなく，症候性か無症候性か，そして急性期か慢性期か，により大きく異なる．『脳卒中ガイドライン2015』によると

慢性期においては

(A) 症候性（直近の半年以内に頸動脈狭窄に起因すると思われる症状を呈したもの）の場合

i) 高度狭窄（NASCET法で70％を超えるもの）では，抗血小板療法を含む最良の内科的治療に加えて手術および周術期管理に熟達した術者と施設においてCEAを行うことが強く勧められる（グレードA）.

ii) 中等度狭窄（NASCET法で50～70％）では，抗血小板療法を含む最良の内科的治療に加えて手術および周術期管理に熟達した術者と施設においてCEAを行うことが勧められる（グレードB）.

とされており[2]，

(B) 無症候性の場合

i) 高度狭窄（NASCET法で70％を超えるもの）では，抗血小板療法，降圧療法，脂質低下療法を含む最良の内科的治療を十分考慮したうえで，これに加えて，手術および周術期管理に熟達した術者と施設においてCEAを行うことが勧められる（グレードB）.

とされている[2]．

これらに該当しない症候性頸動脈軽度狭窄，あるいは無症候性中等度ないし軽度狭窄においては，頸動脈プラークの不安定化や潰瘍形成が認められる場合にはCEAを考慮しても良い（グレードC1）となっている．

また，CEAとCASを比較した研究の大半においてはCEAの優位性が示され，CASはいくつかの研究でCEAに対する非劣性を示すにとどまったことから，『脳卒中ガイドライン2015』においては「内頸動脈狭窄症において，頸動脈内膜剥離術の危険因子を持つ症例，もしくは高位頸動脈分岐部など頸部の状態が血管手術に好ましくない症例，に対し

て，経皮的血管形成術と頸動脈ステント留置術を行うことが勧められる（グレードB）」となっており[2]，CEAが可能な症例におけるCASについては「考慮しても良いが十分な科学的根拠がない」としている（グレードC1）．さらには「高齢者，特に著しい屈曲や石灰化を伴うなど動脈の状態が血管内手術に好ましくない症例」においてはCASよりもCEAが勧められる（グレードB）．となっている[2]．

特記すべきは2つであり，症候性の中等度以上の狭窄，無症候性高度狭窄でない限りは内科的療法（抗血小板療法，降圧療法，脂質低下療法）が第一選択であることと，外科的治療法としてはCEAが第一選択でCASはCEAの困難症例における代替療法である，ということである．

一方，急性期においては一般の急性期脳梗塞治療（内科的療法）に加え，CEAもしくはCASを考慮しても良い（グレードC1）[3]，となっており，外科的治療介入を積極的にサポートするエビデンスはない．

頸動脈狭窄症は生活の質を下げる脳梗塞の原因の1つであり，正確な診断と治療方針の決定がきわめて重要であるため，発見された時点で脳卒中専門医にコンサルトすることが肝要である．

［COI開示］本論文に関して筆者に開示すべきCOI状態はない

◉文献
1) Koga M, Kimura K, Minematsu K, *et al*: Diagnosis of internal carotid artery stenosis greater than 70% with power Doppler duplex sonography. *AJNR Am J Neuroradiol* 2001; 22: 413-417.
2) 日本脳卒中学会 脳卒中ガイドライン委員会編：脳卒中治療ガイドライン2015（追補2017対応）．第2版，協和企画，東京，2017；129-134.
3) 日本脳卒中学会 脳卒中ガイドライン委員会編：脳卒中治療ガイドライン2015（追補2017対応）．第2版，協和企画，東京，2017；68-69.

V章　動脈硬化と心血管疾患の治療

G 大動脈弁狭窄症（AVRとTAVI）

●宮入　剛

大動脈弁狭窄（aortic stenosis：AS）は最も多い心臓弁膜症疾患である．その病因はリウマチ性，加齢変性，先天性に大きく分けられるが，リウマチ性は激減し，人口の高齢化に伴い加齢変性に伴うASが増えている．ASでは臨床症状（狭心症，失神，心不全）が出現した時点では手術の絶対適応であるが，いったん症状が出現すれば予後は急速に悪化する．狭心症状が出現してからの平均生存期間は5年，失神発作からは3年，心不全症状からは2年である．手術の至適時期は症状が出てから早期の左心機能が正常な時期であり，左心機能が低下してからの予後は不良である．

ASは進行性の疾患であり，弁口面積は平均で年間約0.1 cm²ずつ小さくなっていくとする報告もある．進行のリスクとしては，年齢，男性，喫煙，高血圧症，LDL上昇などが挙げられており，弁尖の石灰化が強く，大動脈弁通過血流速度が高い症例ほど進行が速いと言われている．

診　断

ASの診断，重症度評価は，心エコー検査で大動脈弁の形態，圧較差，弁口面積などを評価することによって行われる．左心機能が低下したASでは，狭窄が高度であるにもかかわらず圧較差が高くない場合があり，鑑別のためにドブタミン負荷心エコー検査が有用であるとする報告もある．

経カテーテル的大動脈弁置換術（TAVI）では，大動脈弁と周囲の解剖のより詳細な把握が必要となる．当初は2Dエコーによる評価がメインであったが，大動脈弁複合体（aortic valve complex）のより正確な形態把握と計測のため，現在ではCTを用いた評価がゴールドスタンダードとなっている．

治　療

1. 大動脈弁置換術

高度の大動脈弁狭窄症で狭心症，失神，呼吸困難などの症状が出現すれば，大動脈弁置換術（AVR）の適応である．弁の選択については一般的に機械弁では血栓形成の予防に生涯にわたるワルファリンの使用が必要な代わりに高い耐久性が認められている．なお直接作用型経口抗凝固薬（DOAC）の機械弁に対する有効性は，これまでのところ証明されていない．一方，生体弁では抗凝固薬の内服が不要な代わりに耐用年数の短いことが問題となる．大動脈弁位の生体弁機能不全発生は一般的に5年で5％，10年で10％とされるが15年後では30％に跳ね上がる．従来より高齢者では弁の劣化と生存予想期間を考慮して生体弁が選択されており，日本循環器学会のガイドラインでも65歳以上の大動脈弁狭窄症患者には生体弁が推奨されているが，近年，その人工弁の選択に異変が生じている．すなわち，生体弁による弁置換手術を受けた症例が弁機能不全を来した場合にTAVIによるvalve-in-valveという手法が出現した結果，耐用年数の短さという生体弁の最大の弱点が克服され，より若年層の患者が生体弁を選択するようになりつつある．日本胸部外科学会のアニュアルレポートでも単独大動脈弁置換術における生体弁の比率は年々増加しており，2015年には80％に達している（図1）．さらに最近，将来的なvalve-in-valve手技を

S298

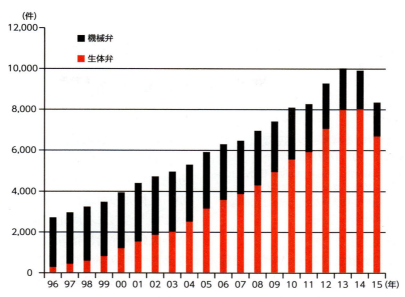

図1 わが国の単独大動脈弁置換術における生体弁と機械弁の使用比率の推移

見越して，人工弁輪が広がるように工夫された新たな生体弁も開発されている．

AVRの手術成績は手技の改良，人工心肺装置の進歩などにより向上しており，2018年の日本胸部外科学会のアニュアルレポートでは，単独AVRにおける30日以内手術死亡は2.0％と良好な成績であった[1]．しかし80歳以上のAVR手術死亡は14％とする報告もあり，術前の全身状態不良，左室機能の低下，大動脈の高度石灰化，大動脈バイパス同時施行（またはほかの心臓手術）などが影響のある因子とされている．

これら高齢化，ハイリスク化する患者に対して，近年，低侵襲心臓手術が心臓外科のキーワードとなっている．おもに右側胸部小切開で行う僧帽弁手術を指すが，大動脈弁に対しても行われるようになった．胸骨正中切開を行わないために術後の早い回復が期待でき，体力の劣る高齢者に有用な方法であると思われる．sutureless valveと呼ばれる縫合糸が要らないか，きわめて少ない人工弁の臨床使用も始まっており，外科手術の低侵襲化に向けた努力は今後も続けられると考えられる．

2. TAVI

従来，ASに対する治療のゴールドスタンダードは大動脈弁置換術であり，その治療成績も安定していた．しかし，高齢者においては他疾患の合併例（腎機能障害，閉塞性肺疾患，脳梗塞の既往，末梢動脈病変，陶器様大動脈や開存している内胸動脈バイパスの既往など）も多く，手術リスクの高さから手術療法を選択することなく経過する症例が全体の約1/3を占めるといわれている．

経カテーテル大動脈弁留置術（transcatheter aortic valve implantation：TAVI）は，カテーテルを用いて大動脈弁を置換する治療で，従来の外科手術のような開胸を要さないことから，低侵襲な治療として注目され，良好な成績を収めている．2002年にフランスから始まり，全世界に普及し，2016年には年間10万件以上が施行された．わが国でも2013年に保険収載され，急速に治療件数が増えてきている．これまでの累計症例数は8,000を超えており，導入初期1,004例の成績は30日以内死亡率が1.4％と非常に良好であった[2]．

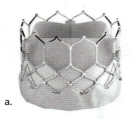 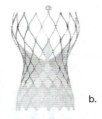

図2 現在使用されているバルーン拡張型（a）および自己拡張型（b）TAVI弁

a：SAPIEN 3® Transcatheter Heart Valve（Edwards社）[画像提供・エドワーズライフサイエンス(株)]
b：CoreValve™ Evolut™ PRO（Medtronic社）[画像提供・日本メドトロニック(株)]

現在，わが国で使用できるTAVI弁は2種類で，バルーン拡張型弁と自己拡張型弁がある．前者はEdwards社のSAPIEN 3，後者はMedtronic社のCoreValve Evolut R/PROである（図2）．

TAVI弁のアプローチは，大きく経大腿アプローチとそのほかの2種類に分かれる．経大腿アプローチは，その侵襲の低さから最も高頻度で行われている．そのほかのアプローチには経心尖アプローチ，直接大動脈アプローチ，経鎖骨下動脈アプローチがあり，経大腿アプローチのTAVIが施行困難な患者に行われる．現在，超高齢者や肺疾患を有する患者など，筋弛緩薬の使用，挿管人工呼吸器による全身管理が負担になる可能性が高い患者に対して，局所麻酔下によるより低侵襲なTAVIも試みられている．

TAVIの合併症としては，①弁周囲逆流（PVL），②弁輪破裂，心室穿孔，③冠動脈閉塞，④新規ペースメーカー植込み，⑤アクセス合併症，⑥TAVI後血栓弁などが挙げられる．個々の合併症についての詳述は割愛するが，たとえばPVLについては，SAPIEN 3は前世代のSAPIEN XTと比べてスカートが付いたことによりPVLが起こりにくい構造になっている．PARTNER 2 trialでも中等度リスク患者に対してSAPIEN 3を留置した群の1年後の中～重度大動脈弁逆流発生率は1.2％と低く，デバイスの改良や手技の洗練により，徐々にこれらの合併症が克服されつつある[3]．

今後の課題

1. 長期遠隔成績

TAVIの遠隔成績は未だに不明である．TAVIではクリンプと呼ばれる圧縮作業により生体弁をカテーテルにローディングさせるが，生体弁の組織に負担がかかることは間違いない．さらに石灰化が完全に除去されていない大動脈弁輪に留置するため，生体弁に少なからず歪みが生じる懸念がある．これらが生体弁の遠隔期の耐久性を損なう可能性は否めない．

前述のように大動脈弁位の生体弁機能不全発生は5年で5％，10年で10％とされる．一方，TAVIについては，第1世代バルーン拡張型TAVI弁であるSAPIENの留置5年後の成績が報告され，登録された全410症例の重症AS患者の術後経過において留置直後と留置5年有効弁口面積と平均圧較差のいずれも有意差を認めず，良好な成績であった．TAVIデバイスは急速に進歩しており，さらに遠隔成績は改善するものと考えられるが，AVRとの長期予後の比較では，10年以上のTAVIの長期データが必要である．

2. 適応拡大

当初，TAVIの適応は，手術不能例またはハイリスク症例に限られていたが，近年，中等度リスク症例に対する成績が米国より報告されている．PARTNER 2 trialでは，中等度リスクの大動脈弁狭窄症患者を，SAPIEN XTまたはSAPIEN 3によるTAVI群とAVR群にランダムに割り付けた試験である[3]．結果として，SAPIEN XTによるTAVI群とAVR群では，術後2年における全死亡または重症脳卒中発症率は同等の成績であった（図3）．さらに，経大腿アプローチに限定すると，死亡率または後遺症を残すような脳梗

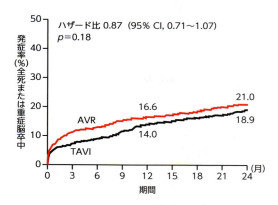

図3 中等度リスクの重症AS患者における開胸手術とTAVIの比較(Partner 2 trial)
SAPIEN XT®によるTAVI群とSurgery(AVR)群では,術後2年における全死亡または重症脳卒中発症率は同等の成績であった.
TAVI:経カテーテル大動脈弁留置術
(Leon MB, et al; PARTNER 2 Investigators: N Engl J Med 2016; 374: 1609-1620より作成)

塞の発症頻度に関しては,統計学的有意差をもってTAVIのほうが良好であった.この結果を受けて米国および欧州のガイドラインでは,TAVIの適応を,外科手術が中等度リスクの症例にまで拡大している.

さらに現在,外科手術低リスク症例に対するTAVIとAVRの比較試験であるPARTNER 3が進行中であり,2020年にもその結果が判明する予定である.今後,デバイスの改良に伴い,TAVIの低侵襲化と適応拡大はますます進むものと予想される.

ではAVRは全くTAVIにとって代わられるのであろうか? そこで問題になるのは,やはりTAVI人工弁の耐久性である.すなわち,TAVIが適応拡大するにつれ,より低年齢の,より長い余命の患者が含まれるようになる.現在,65歳以上の患者が生体弁によるAVRを受けた場合に,人工弁劣化のための再手術回避率は15年で94%と報告されており,TAVIがこれに匹敵する長期成績を示せるかどうかが鍵になる.もちろんTAVIを何回か繰り返すという意見もあるが,その度に患者を心不全の脅威にさらし,また治療手技に伴う合併症の危険にさらすことを考えると,やはりTAVI人工弁自体の安定した長期成績は不可欠であると考えられる.

3. 費 用

TAVIの普及は医療費増大の問題を孕んでいる.TAVIの医療費は平均約620万円であるのに対し,AVRのそれは平均約480万円という試算があり,現在の保険診療ではTAVIは,高いMedical Suppliesにより医療費の軽減にはつながっておらず,病院へのGross profitも少ないと言われている.一方,現在厚生労働省が新規デバイスの保険適応評価を決める指標であるQALYs(quality-adjusted life years)を含めた評価では,TAVIは手術不能の患者に対して内科的治療よりも費用対効果に優れていることが示されている.今後,TAVIの低侵襲化と適応拡大により治療件数がさらに増え,また現在は保険適用となっていない慢性腎不全による血液透析中のAS患者に適応が広がると,膨張するわが国の国民医療費のさらなる負担となることが予想される.医療の進化と医療費の増大というジレンマがここでも大きな問題であるが,TAVIのもたらす恩恵は大きく,QALYsを含めた慎重な議論が必要である.

[COI開示] Edwards Science

●文献

1) Masuda M, Endo S, Natsugoe S, *et al*: Thoracic and cardiovascular surgery in Japan during 2015: Annual report by The Japanese Association for Thoracic Surgery. *Gen Thorac Cardiovasc Surg* 2018; 66: 581-615.
2) 沢 芳樹:経カテーテル的大動脈弁置換術,特集 医療の質向上のための取り組み―心臓血管外科.日外会誌 2018;119:33-40.
3) Leon MB, *et al*; PARTNER 2 Investigators: Transcatheter or Surgical Aortic-Valve Replacement in Intermediate-Risk Patients. N Engl J Med 2016; 374: 1609-1620.

V章　動脈硬化と心血管疾患の治療

H｜大動脈瘤

● 藤井毅郎

大動脈瘤は，瘤壁の病理学的構造から，真性，仮性，解離に分類される．真性瘤は動脈壁に三層構造が保たれたまま拡張しているが，長期間経過しているものでは三層構造が保たれていることは少ない．仮性瘤は，大動脈壁の内膜・中膜・外膜の三層構造が認められず，瘤壁は肉芽組織や線維性結合組織のみからなっている．解離は大動脈中膜に解離が生じ，形成された偽腔が拡大するものである．脆弱化し拡大した大動脈瘤は動脈壁の強度を維持する弾性繊維や膠原線維の構造が乱れ，血圧，shear stressなどの力学的ストレスが加わり，さらなる拡大と血管壁非薄化により致命的な破裂を招く恐れがある．

病因としては動脈硬化によるものが大部分を占めており，マルファン（Marfan）症候群に代表される結合織疾患がこれに続き，高安動脈炎やベーチェット病などの動脈炎や梅毒に起因するものは減少し，近年は，感染性大動脈瘤が散見される．

組織学的特徴としては，血管壁中膜ならびに外膜への炎症細胞の浸潤が挙げられる．よって血管壁の脆弱化をもたらす機序としては，血管壁に単球，マクロファージを中心とする炎症細胞が浸潤し，細胞外基質を分解するタンパク分解酵素であるマトリックスメタロプロテアーゼ（matrix metalloproteinase：MMP）やカテプシンが活性化される．その結果，大動脈中膜，外膜のエラスチン線維ならびにコラーゲン線維の変性，断裂を認め，血管径の拡大，動脈瘤形成に至ると考えられている．

動脈硬化性

発生機序の大半は動脈硬化性である．

IgG4関連血管病変

胸部大動脈瘤は，中膜粘液変性によることが多く動脈硬化による変性はごく軽度である．

腹部大動脈瘤は，10〜20％に腹痛，腰痛，体重減少，尿管や腸管の通過障害，白血球増加，血沈の亢進などの炎症反応による臨床症状を示し，大動脈周囲の著明な線維化を伴うために手術困難な一群が存在し，腹部大動脈の特殊な亜型として炎症性大動脈瘤という疾患概念がある．この病因については，粥腫性動脈硬化症の末期像あるいは自己免疫疾患などが候補として議論されてきたが，その病因の1つとしてIgG4関連血管病変がある[1]．IgG4関連血管病変は，ステロイド治療によく反応するため，周囲との癒着軽減や症状緩和のためにステロイド治療が推奨されているが，破裂の危険を回避するために外科的治療が施行される．

先天性結合組織異常症・遺伝性大動脈疾患

大動脈瘤・解離の多くは動脈硬化性であり，高血圧や脂質異常症などの生活習慣病に続発する多因子疾患であると考えられているが，これらの危険因子を伴わず50歳以前の若年期に高率に大動脈瘤や解離を発症する一群の遺伝子疾患が知られている．マルファン症候群やエーラス・ダンロス（Ehlers-Danlos）症候群などの全身性結合組織異常に合併する症候群性のものと血管平滑筋などの大動脈構

成成分の異常によって発症し，血管外症状を伴わない非症候群性のものに大別される．

1. マルファン症候群

*FBN1*遺伝子の病的変異によって発症する全身性結合組織異常で常染色体優性遺伝形式をとる遺伝病で，血管病変としては大動脈基部拡張と広範囲にわたる急性大動脈解離である．大動脈病変は早期に診断されれば降圧薬内服治療や予防的人工血管置換術などにより解離をある程度予防できるため，できるだけ早期の診断と治療介入が望ましい．

2. ロイス・ディーツ（Loeys-Dietz）症候群

TGFBR1・*TGFBR2*をはじめとするTGF-βシグナル系伝達系の遺伝子の突然変異によって発症する常染色体優性遺伝性の全身性結合組織異常で，大動脈基部拡張を認め，マルファン症候群に比べ，血管壁が脆弱化し広範囲に認められるため，マルファン症候群以上に積極的な治療介入が推奨されている．

3. 血管型エーラス・ダンロス症候群

Ⅲ型コラーゲンをコードする*COL3A1*遺伝子変異により発症する先天性の結合組織異常である．大血管のみならず，中小血管，消化管，子宮，肺などすべての内臓臓器の脆弱性を認める．高度の血管脆弱性のため，外科的手術やカテーテル検査などの侵襲的処置は禁忌とされている．

4. 家族性大動脈瘤

血管外症状を伴わず，家系内に高率に大動脈解離の患者を認める非症候群性大動脈瘤家系の遺伝子連鎖解析から*ACTA2*遺伝子変異を認めており，非症候群性大動脈瘤・解離の主要遺伝子と考えられている．

炎症性動脈疾患

1. 高安動脈炎

思春期以降の女性に多く，脈なし病として知られているが，大型の血管に後発する非特異性炎症である．炎症後慢性期では弾性線維破壊に伴う瘢痕形成により中膜外膜の線維性肥厚が起こり，内腔が狭小化することが多くなるが，約20％の症例で血管壁が瘤化する場合がある．

2. 梅毒動脈中膜炎

梅毒の第Ⅲ期では，上行大動脈に梅毒性中膜炎からの動脈瘤，および大動脈弁輪部拡張を合併することがある．

3. 強直性脊椎炎またはリウマチ様関節炎

大動脈弁輪拡張症を来すことがある．

4. 血管ベーチェット病

血管ベーチェット病は大動脈がターゲットになるわけではなく，全身の動脈，静脈に炎症が起こることから多彩な病態をとり，瘤形成を起こす．

感染性大動脈瘤

感染により血管壁が破壊され，大動脈が限局的に拡大した状態であり，感染によって新たに大動脈瘤が形成される場合と既存大動脈瘤に二次感染する場合がある．

薬剤による副作用

近年では，フルオロキノロンの副作用として大動脈解離や大動脈瘤の発生に何らかの影響を及ぼしていることがいくつかの論文で報告されている．フルオロキノロンがMMPの発現を増加させることでⅠ型コラーゲンの生成が抑制され，コラーゲンを含む細胞外マトリックスの異常を引き起こし，大動脈解離や大動脈瘤の発生に関与している．

診　断

胸部大動脈瘤は，空間分解能に優れたCT，3D-CTが，診断や手術の適応決定，治療方法の選択には重要である．腹部大動脈瘤は，拍動性腫瘤として触知されることがあり，外来診療ではエコー検査が有用である．

治療

大動脈瘤は自覚症状に乏しい疾患であり，治療は破裂による突然死と解離の発生に伴う様々な合併症を予防するために施行される．

1. 薬物治療

降圧療法，脂質管理，禁煙などの動脈硬化を進展させる要因を削除する内科的治療が行われるべきである．降圧薬としてはβ遮断薬が第一選択とされている．また，TGF-βシグナル系の亢進が動脈瘤の進展に関与しているとされるマルファン症候群やロイス・ディーツ症候群においては，その阻害作用を持つロサルタンなどのアンジオテンシンⅡ受容体拮抗薬（ARB）の有効性が報告されている．また，抗炎症作用を有する脂質して知られるエイコサペンタエン酸を経口投与することによって，瘤の形成は抑制されたとする報告もある．しかし，形成された動脈瘤を縮小させる薬物療法などはなく，基礎実験で大動脈瘤を退縮させる薬剤は臨床実験においてはその有用性を得ることはできていない．

2. 外科的治療

手術適応

日本循環器学会の『大動脈瘤・大動脈解離診療ガイドライン』[2]による手術適応は，最大短径が胸部大動脈瘤60 mm以上，腹部大動脈瘤50 mm以上のものをclassⅠとしている．これは，これらの最大短径を超えると破裂や解離，死亡のリスクが指数関数的な増大を示すためで，胸部大動脈瘤に関しては60 mmを超える場合，年間15.6％に破裂，解離を発生，もしくは死亡するとされる．また，嚢状瘤やマルファン症候群などの結合織疾患においてはより小さい径での手術を推奨している．

方法

①人工血管を使用した人工血管置換術（図1a），②血管内治療でステントグラフト内挿術（図1b），さらにそれらを組み合わせた③ハイブリッド治療（図1c）がある．胸部大動脈領域における人工血管置換術では，人工心肺使用による生体侵襲，胸腹部大動脈治療における対麻痺の発生が課題であり，成績に若干の改善が見られるが未だ解決されたとは言い難い．下行大動脈瘤や胸腹部大動脈瘤では解剖学的条件が見合った場合，侵襲の低さや対麻痺発生率の低さから，ステントグラフト治療を考慮すべきと考える．腹部大動脈瘤治療においては開腹による人工血管置換術に比べ，ステントグラフト治療の増加を認める．しかし，遠隔期に大動脈瘤への血流を遮断できないエンドリークや位置移動などの合併症が見られ，追加治療や破裂を含めて再手術になる場合もあるので長期の観察が必要である．実際に腹部ステントグラフトの術後遠隔

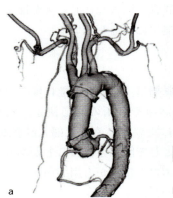
a

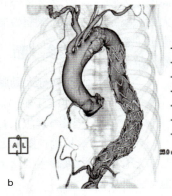
b

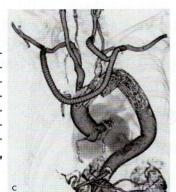
c

図1 大動脈瘤に対する外科治療

期において，人工血管置換術に比較してがんの発生が多い可能性があることが報告されており，長期にわたる放射線治療，放射線による評価による放射線被曝を減らすことを改めて考える必要がある．

手術成績

動脈硬化人口の増加により動脈瘤自体が増加していることもあるが，診断技術の進歩や診断機会の増加，2007年より保険償還されたステントグラフトの導入やopen surgeryの技術向上により成績は良好である．

①胸部大動脈瘤

日本胸部外科学会アニュアルレポート2014[3]によると，国内における総症例数9,765例，人工血管置換術に準じる手術5,843例，ハイブリッド（オープンステントと人工血管置換術あるいは分枝再建術）390例，ステントグラフト単独手術3,521例であった．治療成績は，非破裂症例は手術死亡2.1%，在院死亡3.3%，破裂症例は，手術死亡14.6%，在院死亡21.2%であった．特に下行大動脈瘤や破裂症例に関しては，腹部大動脈瘤と同様に，ステントグラフトの登場により治療成績は向上した．

②腹部大動脈瘤

日本血管外科学会アニュアルレポート2014[4]によると，国内における総症例数19,216例，人工血管置換術に準じる手術8,199例，ハイブリッド（ステントグラフトと分枝再建術）239例，ステントグラフト単独手術10,718例であった．治療成績は，破裂症例では在院死亡を含めて死亡率35%，非破裂症例は1.6%であった．ステントグラフトの登場により，破裂症例の救命率向上を認め，非破裂症例に関しては安定した成績が維持されている．

［COI開示］本論文に関して筆者に開示すべきCOI状態はない

◉文献

1）Kasashima S, Zen Y, Kawashima A, *et al*: A new clinicopathological entity of IgG4-related inflammatory abdominal aortic aneurysm. *J Vasc Surg* 2009; 49: 1264-1271.

2）日本循環器学会：循環器病の診断と治療に関するガイドライン（2010年度合同研究班報告）大動脈瘤・大動脈解離診療ガイドライン（2011年改訂版）. http://www.j-circ.or.jp/guideline/pdf/JCS2011_takamoto_h.pdf（2019年5月31日閲覧）.

3）Commmittee for Scientific Affairs, The Japanese Association for Thoracic Surgery: Thoracic and cardiovascular surgery in Japan during 2014. *Gen Thorac Cardiovasc Surg* 2016; 64: 665-697.

4）日本血管外科学会：血管外科手術例数アニュアルレポート2014. http://www.jsvs.org/ja/enquete/aggregate_2014re2.pdf（2019年5月31日閲覧）.

大動脈解離

●伊藤　努，志水秀行

大動脈解離とは

大動脈解離とは大動脈壁が中膜のレベルで二層に剥離し，動脈の走行に沿ってある長さを持ち二腔になった状態で，大動脈壁内に血流もしくは血腫が存在する動的な病態と定義される．解離を起こすことで大動脈は本来の動脈内腔（真腔）と新たに生じた壁内腔（偽腔）の二腔構造になり，両者の間は内膜を中心としたフラップにより隔てられる．フラップは通常1〜数個の内膜裂孔（エントリー）を持ち，真腔と偽腔の交通が確認されるもの（偽腔開存型）と，裂孔が不明で真腔と偽腔に交通が見られないもの（偽腔閉塞型）がある．発症時は瘤形成を認めないことも多く，通常「大動脈解離」と称し，「解離性大動脈瘤」という名称は主に慢性期に径が拡大して瘤形成を認めた場合に使用されるので区別したい．

『大動脈解離診療ガイドライン』は2000年に初版が出版され，CTの多列化と経食道心エコー法の普及により診断，病態生理の解釈に大きな変化がみられ2006年に全面改訂された．その後の外科治療の進歩は著しく，2011年改訂版において一部血管内治療も推奨されるようになり，診断から治療方法，治療成績も大きく変化している領域である．

発症頻度と病態

大動脈解離は突然に発症することが多く，循環器疾患による急死例では心筋梗塞についで2番目に多い．ガイドラインによると年間発症人数は10万人あたり3人前後とされてきたが，東京都CCU連絡協議会における「大動脈スーパーネットワーク」の検討によると10万人当たり10人程度の緊急対応をしていることが明らかになった．病院着前死亡を考慮すると一般に考えられている以上に発症頻度は高いと思われる．

解離発症後2週間以内は種々の合併症が起こりやすく急性期と呼び，それ以降を慢性期としている．発症後48時間以内を特に超急性期と呼び，1時間当たり1〜2％の致死率とされている．原因として破裂，心タンポナーデのほか，大動脈内真腔狭窄または分枝閉塞に伴う臓器循環障害（malperfusion）が挙げられる．近年発症時に合併する冠動脈，弓部分枝動脈，肋間動脈・腰動脈，腹部分枝動脈，下肢動脈の循環障害による臓器虚血（心筋虚血，脳虚血，脊髄虚血，腸管虚血，腎不全，下肢虚血）に対する対策が救命率向上に寄与している．

病型分類

臨床で用いられる病型分類にはスタンフォード分類とドゥベキー（DeBakey）分類がある．スタンフォード分類は上行大動脈に解離のあるものをA型，ないものをB型と分類している．A型解離は破裂，突然死を来しやすく救命のために緊急手術を要することが多く，B型解離は保存的に加療することが多い．スタンフォード分類は治療方針の選択と直結し臨床的に有用である．

ドゥベキー分類はエントリーの位置を重要視し，それに解離の進展範囲を組み合わせた分類である．エントリーが上行大動脈にあり，解離が弓部から下行大動脈末梢まで及ぶものをⅠ型，上行大動脈に解離が限局するものを

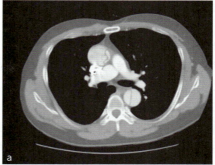

図1 スタンフォード分類とドゥベキー分類

スタンフォード分類は上行大動脈に解離のあるものをA型、ないものをB型としている。ドゥベキー分類はエントリーの位置と解離の進展範囲を組み合わせた分類である。

Ⅱ型、エントリーが下行大動脈にあるものをⅢ型とし、腹部大動脈に解離が及ばないものをⅢa型、及ぶものをⅢb型としている。急性大動脈解離の外科治療の基本原則はエントリー切除と偽腔閉鎖であることより、エントリーの位置と解離の進展範囲を意識した分類は重要である（図1）。

偽腔内に血流があるかどうかは予後を左右する因子であり、先述の真腔と偽腔の交通孔の有無のほか、偽腔に血流のあるものを偽腔開存型、血流がなく血栓化したものを偽腔閉塞型と呼ぶ。

診断

迅速な診断と同時に適切な初期治療の開始が予後を左右する。突然の胸痛、胸背部痛にて発症することが多いが、胸部X線、心電図から急性冠症候群、急性肺塞栓症などと鑑別しながら、疑わしい場合は心エコー、CTを行う。心エコーでは上行大動脈、腹部大動脈の解離の有無と共に心嚢液、大動脈弁の評価が可能である。CTは確定診断、治療方針の決定に必要不可欠な検査であり、腎機能低下があっても必要性を患者、家族に説明し造影CTを行うべきである（図2）。解離の進展により失神、ショック、腹部臓器虚血、下肢虚

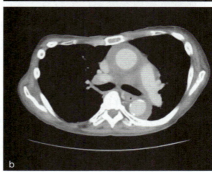
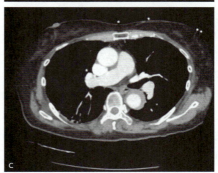

図2 大動脈解離のCT画像
a：A型偽腔開存型．上行大動脈に内膜フラップを認める．
b：A型偽腔閉塞型．上行大動脈の偽腔は血栓閉塞している．
c：B型偽腔閉塞型．上行大動脈に解離を認めない．

血など多彩な症状が見られることもあり、初期診断を誤る可能性があるので注意が必要である。四肢および頸動脈の脈拍の減弱、左右差は50％程度の例で見られ、ときに有用な所見である。

治療

まずは降圧管理が基本であり、その後は病型分類により治療方針は異なる。急性A型

解離の保存的治療は不良であり，心タンポナーデ，大動脈弁閉鎖不全，急性心筋虚血により75～80％が死亡する．合併症のない偽腔閉塞型はA型であっても保存的治療可能との報告もあるが，大動脈径が50 mm以上，あるいは偽腔血腫の径が11 mm以上では高危険群として早期手術を検討する．原則は救命治療としてエントリー切除を含む上行大動脈人工血管置換術を緊急にて行う．大動脈弓部にエントリーが存在する場合は積極的に上行弓部置換術が選択され，下行大動脈以下の真腔の拡大，偽腔の再閉鎖を期待しオープンステントグラフトを用いたハイブリッド手術を行うこともある（図3）．A型解離の術後は遺残解離に対する経過観察が重要であり，下行大動脈以下の遺残解離に対してはB型解離と同様の考え方で基本的には対応していくことになる．

急性B型解離は降圧治療を中心とした保存的加療が標準的であった．破裂や重篤な臓器循環障害を合併している場合においてのみ緊急手術が行われてきたが，その治療成績は不良であった．近年，合併症を伴う急性B型解離に対し血管内治療（TEVAR）が行われるようになり，良好な短期成績が報告されるようになった（図4）．現在のわが国の『大動脈瘤・大動脈解離診療ガイドライン』でも合併症を有する急性B型解離に対するTEVARはclass Ⅰとされ推奨されている．一方，急性期に保存的治療を受けた後，慢性期に大動脈径拡大による解離性大動脈瘤として外科治療を要する症例が存在することも明らかになっている．そこで慢性期に径拡大する予測因子を検討し，適応症例には亜急性期（発症後3か月，あるいは6か月までの期間）の時点で先制的にステント治療を行い将来の瘤化，破裂予防を図る方法がとられるようになった．ガイドラインでもclass Ⅱbとして扱われているが，ステント治療の遠隔期合併症も散見され今後のエビデンスの蓄積が待た

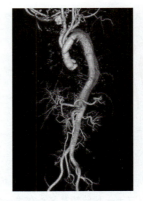

図3 A型大動脈解離術後のCT画像
エントリーが弓部にあったため上行弓部置換術を施行，下行大動脈以下の真腔の拡大，偽腔の再閉鎖を期待しオープンステントグラフトを挿入している．

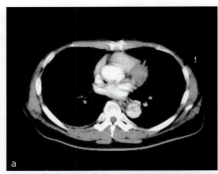
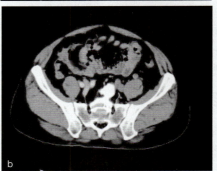

図4 合併症を伴う急性B型解離のCT画像
a：下行大動脈において真腔が狭小化．
b：左総腸骨動脈末梢で造影されず急性左下肢虚血をきたしている．緊急手術適応である．

れるところである．

急性A型は緊急手術，B型は保存的という治療戦略は，ステント治療の確立と共に最近10年の間に大きく変化している．急性期の段階より遠隔期予後を見据えた早期治療介入

が積極的に行われる時代となり，専門施設との連携がより重要と考えられる．

［COI開示］本論文に関して筆者らに開示すべきCOI状態はない

●文献

1) 日本循環器学会ほか：大動脈瘤・大動脈解離診療ガイドライン（2011年改訂版）. http://www.j-circ.or.jp/guideline/pdf/JCS2011_takamoto_h.pdf（2019年5月31日閲覧）.

2) Nienaber CA, Clough RE: Management of acute aortic dissection. *Lancet* 2015; 385: 800-811.

3) Nienaber CA, Kische S, Rousseau H, *et al*: Endovascular repair of type B aortic dissection: long-term results of the randomized investigation of stent grafts in aortic dissection trial. *Circ Cardiovasc Interv* 2013; 6: 407-416.

J. 閉塞性動脈硬化症

1 薬物治療

●冨山博史, 小林史幸

末梢動脈疾患（peripheral artery disease：PAD）は, 下肢動脈, 大動脈を含め全身の動脈疾患の呼称として用いられることが多く, その一部として閉塞性動脈硬化症（arteriosclerosis obliterans：ASO）が取り扱われる. 本項では, わが国の日本循環器病学会の末梢閉塞性動脈疾患の治療ガイドライン2015年改訂版（JSC2015ガイドライン）, 米国の2016 AHA/ACC Guideline on the Management of Patients With Lower Extremity Peripheral Artery Disease（AHA/ACC 2016ガイドライン）および, 欧州のESC Guidelines on the Diagnosis and Treatment of Peripheral Arterial Diseases, in collaboration with the European Society for Vascular Surgery（ESC/ESVS 2017ガイドライン）を参考に下肢ASOの薬物治療について述べる. 同薬物治療に関しては, 全身疾患としての薬物治療（脳心血管疾患発症・憎悪予防）と, ASOに伴う症状に対する薬物治療に分けて検討する必要がある（図1）. いずれにしてもASOにおける薬物治療の主目的は脳心血管疾患発症予防である.

脳心血管疾患発症予防のための薬物治療

1. 危険因子の治療

脳心血管疾患発症予防には高血圧, 糖・脂質代謝異常症の厳格なコントロール, 禁煙などが重要である.

高血圧

JSC2015ガイドラインは2014年発刊の日本高血圧学会『高血圧治療ガイドライン2014』に準拠し, 降圧目標値を140/90 mmHg未満とした. そして, 拡張期血圧低下に伴う冠動脈灌流障害に注意しながら, さらに低いレベル（130/80 mmHg未満）を目指すとしている. 症例数の少ない研究だが, ABCD（Appropriate Blood pressure Control in Diabetes study）研究は, ASO症例において積極的降圧治療（血圧平均128/75 mmHg）と従来治療（血圧平均137/81 mmHg）の脳心血管疾患発症予防効果を比較検討した. 同研究で, 積極的降圧治療により脳心血管疾患発症は有意に少なく, 下肢虚血症状増悪がないことが確認された.

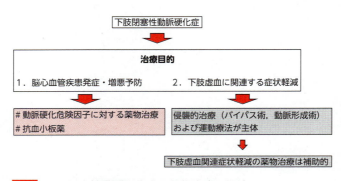

図1 下肢閉塞性動脈硬化症の薬物治療の概略

ESC/ESVS 2017ガイドラインも降圧目標値を140/90 mmHgとし，糖尿病例では拡張期血圧を85 mmHg以下にすることを推奨している．さらにINternational VErapamil-SR/Trandolapril（INVEST）研究では，血圧レベルと心血管疾患発症の関係にJ-curve現象を認めたことから，同ガイドラインは収縮期血圧120 mmHg未満の過度降圧への注意を述べている．

AHA/ACC 2016ガイドラインおよび2017 ESC/ESVSガイドラインは，アンジオテンシン転換酵素阻害薬またはアンジオテンシンII受容体拮抗薬を第一選択薬として推奨している．いずれにしても，服薬アドヒアランスを含め確実な血圧コントロール維持が重要である．また，β遮断薬による下肢虚血症状増悪の危険性は低く，難治性高血圧や冠動脈疾患を合併したASO症例ではβ遮断薬の併用も可能である．

ASOは全身の動脈硬化進行の一表現型であり，他臓器灌流動脈の狭窄を合併する頻度も高い．ゆえに，難治性高血圧（特に，心不全発症の既往や腎機能障害進行を有する症例）では腎動脈狭窄合併も念頭に置く必要がある．

糖代謝異常

ASO症例では，血糖コントロール強化療法が推奨されている．こうした積極的治療は脳心血管疾患発症予防に加え，下肢虚血に関連した病態増悪予防にも好ましい効果をもたらすとされる．大血管に関連するイベント発症や死亡の予防には，インスリン分泌促進剤より，メトホルミンなどインスリン抵抗性改善薬が有効とする報告がある．しかし，ASO症例にいずれの糖尿病治療薬がより有効であるかの結論はない．

脂質代謝異常

LDLコレステロール120 mg/dL以上の症例では，生活習慣改善指導と同時に，スタチンを第一選択薬とした薬物治療をclass I（有用・有効である見解が広く一致している）として推奨している．治療目標としてJSC 2015ガイドラインではLDLコレステロール120 mg/dL未満とした．その後The Improved Reduction of Outcomes: Vytorin Efficacy International Trial（IMPROVE-IT）研究で積極的LDLコレステロール低下治療の有用性が確認され，ESC/ESVS 2017ガイドラインでは70 mg/dL未満を治療目標とした．さらに同ガイドラインでは，診療開始時LDLコレステロールが70〜135 mg/dLの症例もそのレベルを半減させることを推奨している．

トリグリセリド（TG）に関しては，JSC 2015ガイドラインでは，生活習慣改善指導で150 mg/dL未満に改善しない症例にはフィブラートやイコサペント酸製剤使用をclass IIa（有用・有効である可能性が高い）で推奨している．この推奨は，わが国で実施された介入研究Japan EPA Lipid Intervention study（JELIS）研究のサブ解析の結果（ASO症例でイコサペント酸製剤が心血管疾患イベントを有意に軽減した）を根拠とした．一方，AHA/ACC 2016ガイドライン，ESC/ESVS 2017ガイドラインはTGの診療方針を記載していない．

禁 煙

主治医としての直接禁煙指導に加え，禁煙補助薬や禁煙外来，禁煙をサポートするWebサイトの活用も推奨される．患者独力での禁煙成功率は1割未満であり，日常診療における担当医の簡単な禁煙指導だけでも禁煙率は向上する．また，禁煙補助薬バレニクリンはプラセボと比較して禁煙率を2.3倍高めるとされる．

2. 抗血小板薬

German Epidemiological Trial on Ankle Brachial Index Study Groupの報告では，脳心血管疾患発症頻度は，症状の有無にかかわらずASO症例で高いことが報告されてい

る．しかし，無症候の足関節上腕血圧比（ABI）
＜0.95の一般住人を対象とした介入研究，
また，無症候のABI＜1.0の糖尿病症例を対
象とした介入研究では，いずれもアスピリン
の脳心血管疾患発症予防効果を確認できな
かった．ESC/ESVS 2017ガイドラインでは，
これら2つの介入研究の結果を根拠として無
症候性ASOにおける抗血小板薬使用はclass
Ⅲとし，有用性は否定的としている．ただし，
無症状ASOでも冠動脈疾患など他の動脈硬
化性疾患を合併する場合は抗血小板薬使用を
推奨している．一方，AHA/ACC 2016ガ
イドラインでは上記疫学的所見（German
Epidemiological Trial on Ankle Brachial
Index Study Group研究）などを背景に，
無症候ASO症例（ABI≦0.90）への抗血小
板薬使用をclass Ⅱaとして推奨している．

　JSC 2015ガイドラインでは，症状を有す
るASO症例に限って，脳心血管疾患発症予
防を目的としたアスピリン，クロピドグレル，
またはシロスタゾールの使用をclass Ⅱaと
して推奨している．一方，ESC/ESVS 2017
ガイドラインでは，症候性ASO症例へのア
スピリン・クロビトグレルの使用をclass Ⅰ
として推奨している．いずれの抗血小板薬に
おいても症候性ASO症例を対象に，脳心血
管疾患発症予防を主要評価項目とした介入研
究は実施されていない．このため，JSC
2015ガイドラインおよびESC/ESVS 2017
ガイドラインとも研究目的が関連する2つの
同じ研究報告を推奨の根拠とした．しかし，
両研究結果の評価の差異により，両ガイドラ
インでは抗血小板薬使用の推奨度に差異が生
じた．

　根拠として引用された論文は以下である．
①Bergerらは，ASO症例を対象にアスピリ
ンの脳心血管疾患発症予防効果をメタアナリ
シスで検証した．同メタアナリシスでは，ア
スピリンの脳卒中発症予防の有効性を確認で
きたが，脳心血管疾患発症全体の予防効果に

関しては，有効性を確認できなかった：②ク
ロピドグレルの脳心血管疾患発症予防の有効
性はClopidogrel versus aspirin in patients
at risk of ischemic events（CAPRIE研究）
で示された．しかし，CAPRIE研究はASO
症例だけでなく，冠動脈疾患など他の心血管
疾患も対象とした介入研究であった．また，
両研究とも対象は欧米人が主体であり，日本
人を対象とした研究ではなかった．

　JSC 2015ガイドラインおよびAHA/ACC
2016ガイドラインでは，シロスタゾールの
脳心血管疾患発症予防効果について記載され
ている．その有効性は脳卒中既往症例の再発
予防効果を根拠として引用しており，ASO
症例に関しての有用性は検証されていない．
ゆえに，JSH 2015ガイドラインではシロス
タゾールの脳心血管疾患発症予防効果を
class Ⅱaとしている．現在，ASO合併脳卒
中症例でのシロスタゾールの効果を検証する
The efficacy and safety of cilostazol in
ischemic stroke patients with peripheral
arterial disease（SPAD）研究が進行中であ
り，その結果が待たれる．イコサペント酸エ
チル製剤も，前述のJELIS研究において冠動
脈疾患症例では脳心血管疾患発症予防効果が
示された．しかし，ASO症例に限っては，
メタアナリシスではその有効性は確認できな
かった．

　いずれの抗血小板薬を使用する場合も，慢
性胃炎や胃潰瘍の既往を有する，また，抗凝
固薬を服用している症候性ASO症例では，
抗血小板薬の使用は慎重に行うべきである．

　高齢化に伴い，心房細動合併ASO症例も
増えている．こうした症例では，まず抗凝固
薬の適応を検討し，抗凝固薬処方の可否を優
先する．また，薬剤ステント留置冠動脈疾患
症例と異なり，ASO症例における抗血小板
薬の複数併用の有用性は明らかでない．

下肢虚血に関連した症状・病態の改善

安静時疼痛や歩行困難などが下肢虚血に関連した症状である．しかし，安静時疼痛を軽減する薬剤はない（プロスタグランジン製剤も潰瘍改善作用は確認されているが，そのほかの下肢虚血に関連した症状への有効性は不明である）．JSC 2015ガイドラインでは，歩行障害改善目的のシロスタゾール使用がclass Iとして推奨されている．ただし，心不全合併例では禁忌とされ，注意が必要である．歩行困難以外の症状に対してもシロスタゾールの有効性が報告されているが，2014年に実施されたメタアナリシスでは，シロスタゾールの歩行困難改善以外の生活の質への有効性は確認されていない[3]．

症状を有する下肢虚血症例の多くが，動脈硬化危険因子・そのほかの脳心血管疾患を合併し，多種類の薬剤を長期間服用している．服薬数の増加に伴い，服薬アドヒアランス低下，薬剤による有害事象発症のリスクも高まる．こうした症例では，薬物療法による下肢虚血症状改善効果の限界を念頭に置き（図1），処方内容を確認・整理することも重要である．

そのほか

ASO症例では潜在性脳心血管疾患合併頻度が高く，重症感染症で心不全などを併発するリスクも高い．ゆえに，AHA/ACC 2016ガイドラインではインフルエンザワクチンの年次接種を推奨している．

ASO症例では冠動脈疾患症例に比べ，至適薬物療法（optimal medical therapy）および禁煙，運動，体重コントロールなど生活習慣改善を含んだ最適医療の達成率が低いとされる．ASO診療チームに予防担当者を加えることや，予防担当医師との密接な連携を維持することなどにより，最適医療の達成率向上の方策を構築することも重要である．

［COI開示］冨山：帝人ファーマ（株），オムロンヘルスケア（株），アサヒカルピスウェルネス（株）

●文献

1) 日本循環器病学会：末梢閉塞性動脈疾患の治療ガイドライン（2015年改訂版）．http://www.j-circ.or.jp/guideline/pdf/JCS2015_miyata_h.pdf（2019年5月31日閲覧）．

2) Gerhard-Herman, Gornik HL, Barrett C, et al: 2016 AHA/ACC Guideline on the Management of Patients With Lower Extremity Peripheral Artery Disease: A Report of the American College of Cardiology/American Heart Association Task Force on Clinical Practice Guidelines. Circlulation 2017; 135: e726-779.

3) Aboyans V, et al; ESC Scientific Document Group: 2017 ESC Guidelines on the Diagnosis and Treatment of Peripheral Arterial Diseases,in collaboration with the European Society for Vascular Surgery（ESVS）. Eur Heart J 2018; 39: 763-816.

V章　動脈硬化と心血管疾患の治療

J. 閉塞性動脈硬化症

2 血行再建（血管内治療，外科的治療）

● 田村太志，種本和雄

動脈硬化性疾患は，大動脈疾患，冠動脈疾患，末梢動脈疾患の3つに分類される．そのうち，末梢動脈疾患（peripheral artery disease：PAD）領域に下肢動脈疾患があり，その中に下肢閉塞性動脈硬化症（arteriosclerosis obliterans：ASO）がある．ASOの中には安静時疼痛または潰瘍・壊死を伴い，血行再建なしでは下肢の組織の維持や疼痛の解除が行えない病態を指す重症虚血肢（critical limb ischemia：CLI）がある．CLIは高度虚血の観点のみで定義されているが，肢切断のリスクには実際は下肢虚血，組織欠損，神経損傷，感染なども関与する．近年，これら全リスクの観点から治療介入が必要な下肢の総称として包括的高度慢性下肢虚血（chronic limb-threatening ischemia：CLTI）という新たな概念が導入された．

ASOに対する血行再建術には血管内治療（endovascular treatment：EVT）と外科的治療がある．血管内治療ではバルーン血管形成術，ステント留置術，ステントグラフト内挿術などが行われ，外科的治療では内膜摘除術やバイパス術があり，バイパス術には自家静脈あるいは人工血管が用いられる．また，これらを組み合わせたハイブリッド手術も行われている．

国際的な治療のガイドラインとしては2007年に発表されたTASC Ⅱ（Inter-Society Consensus for the Management of Peripheral Arterial Disease）[1]があり，PADの病変形態と病変長ごとに治療法の推奨がなされている．推奨事項は，大動脈-腸骨動脈領域と大腿-膝窩動脈病変に大別して示されている（図1）.

本項においては，ASOの血行再建術での血管内治療と外科的治療の選択および治療方法について述べる．

■病変形態に基づく治療法の選択

1. 大動脈-腸骨動脈領域

2011年のESCガイドラインが提唱する推奨項目として，TASC A～C型病変はEVTを第一選択とする．CLTI患者における広範囲な大動脈-腸骨動脈病変には，外科的血行再建術（バイパス術）を行う.

2. 総大腿動脈領域

腸骨動脈領域や大腿動脈領域へのEVTを併用する場合であっても，この領域には内膜摘除術などの外科的血行再建術を第一選択とする.

3. 大腿-膝窩動脈領域

わが国における『末梢閉塞性動脈疾患の治療ガイドライン』（2015年改訂版）[2]では，症候性ASOにおける浅大腿動脈のTASC AまたはB型病変はEVTを考慮し，TASC CまたはD型病変にはバイパス術を考慮することを推奨している．海外の最新のガイドラインで，2017 ESC Guidelines of the Diagnosis and Treatment of Peripheral Arterial Diseases in collaboration with the European Society for Vascular Surgery（ESVS）では，閉塞性病変長を25 cm未満と定義し，EVTの適応の拡大を認めている.

■血管内治療（EVT）の現状

EVTのデバイスは近年，めざましい発展を遂げている．従来のベアメタルステントに加え，薬剤溶出性ステントも出現してきた.

S314

また，厳密な適応基準はあるものの，浅大腿動脈の狭窄・閉塞病変に対し，バイアバーン®ステントグラフトも使用可能になっている．これらは，多くの症例では局所麻酔で治療可能であり，患者にとっても侵襲性が低いというメリットがある．また，形態学的にはバイパス手術が望ましくても，全身麻酔のリスクが高い場合にはEVTを検討する余地がある．

鼠径靱帯以下の動脈病変によるCLTIに対する血管内治療と外科的治療（バイパス術）を比較した唯一の前向きランダム化比較試験であるBASIL（Bypass vs. Angioplasty in Severe Ischemia of the Leg）trial[3]で示されたエビデンス，すなわち術後2年までは全体の生存率と大切断を回避した生存率において両者に差がなかったという結果から，TASCⅡでは血管内治療の適応が大幅に拡大され，鼠径靱帯以下の病変に対しても積極的に血管内治療が施行されるようになってきた．

一方で，膝下膝窩動脈以下の下腿3分枝の動脈に使用可能なステントは現時点では開発されておらず，下腿病変はバイパス術が第一選択である．EVTは全身状態が不良など，バイパス術のリスクが高い症例に限定されるべきである．しかし現状では，バイパス術が可能であるにもかかわらず，バルーン血管形成術が選択されていることが多い．バルーンによる狭窄部の拡張は，一過性には血流改善

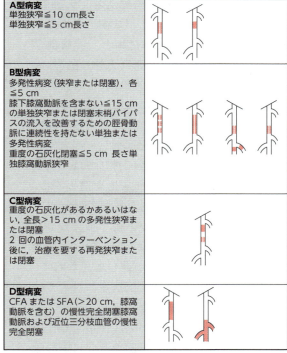

CIA：総腸骨動脈．EIA：外腸骨動脈．CFA：総大腿動脈．
AAA：腹部大動脈瘤

図1 末梢閉塞性動脈疾患のTASCⅡ分類

（Norgren L, et al : J Vasc Surg 2007；45：S5-S67 より作成）

V章　動脈硬化と心血管疾患の治療

が望めるが，血管壁が高度に損傷され，低血流量の場合は血栓形成による急性血栓閉塞症を引き起こす．また修復の過程で内膜肥厚が生じ，内腔が再狭窄を起こすことで虚血範囲の拡大にもつながる側面がある．本来であればバイパス手術の末梢側吻合部となる部位がバルーン拡張により損傷され，バイパス術が困難（不可能）になるケースもあるため，下腿病変のバルーン血管形成術については血管外科医と相談のうえ，慎重な判断が必要である．

外科的治療の現状

外科的治療には，内膜摘除術とバイパス術とがある．大動脈-腸骨動脈領域でのバイパス術は，閉塞病変や石灰化病変によって異なるが，解剖学的バイパス術である①大動脈-両側大腿（腸骨）動脈バイパス術，②大動脈-大腿（腸骨）動脈バイパス術と，非解剖学的バイパス術である③大腿（腸骨）動脈-大腿動脈交叉バイパス術，④腋窩-（両側）大腿動脈バイパス術の4つに大別され，いずれも人工血管を用いて行われる．総大腿動脈病変に対しては内膜剥離術を選択し，浅大腿動脈から膝上膝窩動脈の病変に対しては，病変長が15 cm以上ではバイパス術を選択する．前述のESC 2017では，病変長が25 cm以上の長区域病変に対しバイパス術を推奨しており，バイパスと血管内治療を使い分ける病変長について，今後も議論が進むと思われる．膝下膝窩動脈以下の下腿足部病変に対してはバイパス術が第一選択となる．

浅大腿動脈以下のバイパスに使用する代用血管は，開存率を考慮し可能な限り自家静脈を用いるべきである．使用する自家静脈は大伏在静脈を第一選択とする．一般的に静脈径が2.5 mm以上あれば良好な代用血管として使用できる．そのためにも，術前の評価で下肢脈管超音波検査が重要である．たとえ下肢脈管超音波検査で径が2.5 mm以下であって

も，手術で実際に術者が肉眼的に観察し，使用可能かを判断することも重要である．そのほかの静脈として小伏在静脈，上肢の橈側皮静脈や尺側皮静脈も使用可能である．必要に応じて浅大腿静脈の選択肢もあるが，口径が太いため膝下膝窩動脈以下のバイパスで単独での使用は難しい．

大腿-膝上膝窩動脈バイパスおよび大腿-膝下膝窩動脈バイパスの代用血管は，自家静脈の使用が推奨されるが，自家静脈が使用不能な場合は人工血管も使用可能である．しかしながら，自家静脈と人工血管との開存率は，大腿-膝下膝窩動脈バイパスでは有意に自家静脈が良好である．大腿-膝上膝窩動脈バイパスにおいて，海外では開存率は有意に自家静脈が良好であるが，わが国のデータでは人工血管が自家静脈の成績を上回る開存率を得たとする報告がある．しかし，人工血管は感染のリスクもあることから，可能な限り自家静脈の使用が奨められる．

膝下膝窩動脈以下のバイパス（distal bypass）において推奨される代用血管は自家静脈のみである．第一選択肢は大伏在静脈であるが，長さが不足している場合は複数の静脈を連結したspliced veinグラフトを使用する．また，膝下膝窩動脈以下のバイパスで重要なのが，中枢吻合部と末梢吻合部の選択であり，術前に下肢血管造影検査が必須である．必要に応じて術中造影にて末梢吻合部を決定することもある．

血管内治療かバイパスか

前述のBASIL trialでは，自家静脈を使用したバイパス術に関し，2年以後の成績において血管内治療よりも全体の生存率と大切断を回避した生存率の改善が認められたとしており，2年以上の生命予後が望まれる症例においてバイパス術を第一選択とするとされている．

近年の血管内治療の発展に伴いASOの治

療は大きく様変わりした．以前は心臓血管外科医がASOの治療の主たる担い手であったが，現在では循環器内科医，放射線科医によって治療される症例も増えている．そのような状況下で安易な血管内治療が行われ，不幸な転機をたどった症例があるのも現実である．

したがって，症状と血流評価に基づきその治療体系を組む必要があり，血管内治療（EVT）と外科的治療（バイパス術）の両者の治療法に精通した心臓血管外科医が参加したチームによる治療方針の決定が，患者の予後改善のために重要である．

[COI開示] 種本：日本ライフライン（株）

●文献

1) Norgren L, Hiatt WR, Dormandy JA, *et al*: Intersociety consensus for the management of peripheral arterial disease（TASC II）. *J Vasc Surg* 2007; 45: S5-S67.

2) 日本循環器学会：末梢閉塞性動脈疾患の治療ガイドライン（2015年改訂版）. http://www.j-circ.or.jp/guideline/pdf/JCS2015_miyata_h.pdf（2019年5月31日閲覧）.

3) Adam DJ, Beard JD, Cleveland T, et al: Bypass versus angioplasty in severe ischaemia of the leg（BASIL）: multicenter, randomised controlled trial. *Lancet* 2005; 366: 1925-1934.

Ⅴ章　動脈硬化と心血管疾患の治療

J. 閉塞性動脈硬化症

3 | フットケア

● 駒井宏好

　フットケアとは「足の手入れ」を言うが，医療におけるフットケアは足病変の予防，診断，治療に関するすべての処置といっても過言ではない．閉塞性動脈硬化症におけるフットケアには「予防，早期発見を目的とするフットケア」と「治療におけるフットケア」に大別される．糖尿病，慢性維持透析患者の増加に伴いますますフットケアの意義は高まりつつある．また多職種連携，チーム医療もフットケアでは重要なポイントとなっている．

予防，早期発見を目的としたフットケア

　閉塞性動脈硬化症は軽症のうちは合併症の多さや再狭窄，閉塞のリスクから可能な限り保存的治療を行っていくべきであるが，ひとたび潰瘍，壊死などが発症すると即座の血行再建が必要となることが多い．また，近年では包括的高度慢性下肢虚血（chronic limb threatening ischemia：CLTI）という概念[1]も登場したように，虚血が軽度であっても創の大きさや部位，感染の有無などを考慮して早期の観血的治療が必要な症例も増えつつある．そのため予防的に下肢を観察し異常を早期に見つけるための定期的足観察がフットケアとして重要視されている．

　糖尿病患者では通常の閉塞性動脈硬化症の進行とは異なり，間欠性跛行の時期を経ずして重症化する例が多い．重症下肢虚血の約6割の患者が間欠性跛行の既往なくいきなり発症したとの報告がある．また糖尿病患者では下肢切断に至った患者の約半数はその半年前には無症状であったとも言われている．重症下肢虚血患者の6～8割に糖尿病を合併して

おり，そのフットケアは救肢救命にとって大切な領域である．2008年よりわが国では糖尿病患者の定期的足観察を主体としたフットケアに対し，糖尿病合併症管理料が算定できるようになった．これはフットケアが下肢病変予防および早期発見の切り札としての役割を担っていることが認められたためと考えられる．『糖尿病診療ガイドライン』では定期的な足観察により虚血，創傷，炎症，骨の変形，爪の異常，神経障害などを早期に発見することが重要とされており，これによって糖尿病患者の下肢切断が大幅に減少したとの報告がある．また，慢性維持透析患者に対しても2016年より下肢末梢動脈疾患指導管理加算が付与され，同様の定期的な検診が勧められている．

　ひとたび足病変が疑われた場合にはすぐに提携する専門医にコンサルトすることも重要視されている．これらの観察は医師のみならず看護師，技師を主体としたメディカルスタッフによるところが大きいことが特徴である．メディカルスタッフは専門性が医師に比べ低いかわりに身体全般にわたって観察できることからバイアスなく患者観察を行うことができ，かつ常に患者に近い立場で考えられるので，足病変の予防，早期発見には不可欠な存在である．

　当院ではこれに加え，糖尿病，透析患者以外でも足病変の早期発見，早期治療介入を目的とした院内スクリーニングシステム，「滝井フットスキャン」を構築している[2]．病院すべての診療科の入院患者全員に対し，入院時に受け持ち看護師が訪問時足を観察する．もし「足病変」があると判断した場合はすぐ

S318

にフットケアチームのゲートキーパー看護師に連絡を入れる．このゲートキーパー看護師は比較的自由に院内を動けるようになっており，かつ足に関するより多くの知識を持っている．報告を受けたゲートキーパー看護師はすぐに当該患者を診察し，脈拍の触知，創の状態，既往歴，生活習慣などを調べて血管外科医に報告してくれる．この情報を基にして血管外科医は治療の必要性，適切な診療科，必要な検査などを検討し看護師を通じて主科主治医に連絡する．同時に看護師はゲートキーパー看護師の指導の下フットケア計画を立てて実践していく（図1）．このシステムでは，専門性の高い各科主治医では見落としがちな足病変をバイアスなく拾い上げられる看護師の能力を利用して発見するもので，疾患の早期発見，早期治療介入が期待されるばかりではなく皮膚科，形成外科，血管外科などの外来コンサルト枠，検査枠の有効利用が図られ，かつ看護師も患者からの信頼を得られる，フットケアの知識を深められるなどのインセンティブも発生する．このシステムにおける「足病変」とは創傷のみならず跛行，冷感，色調不良なども含まれるため，今まで診断されていなかった閉塞性動脈硬化症も新たに発見することができる．また陥入爪，白癬，下肢腫脹なども報告されるため，閉塞性動脈硬化症のみならず足全体の疾患管理に一役かっている．現在このシステムを地域にも拡大して施行していこうと検討中である．地域でのメディカルスタッフ同士のスピーディな対応が足病変のフットケアのパラダイムシフトとなることを期待している．

治療におけるフットケア

軽症の閉塞性動脈硬化症では日々のフットケアが重要である．虚血がある足では乾燥，靴ずれ，陥入爪，白癬などによる創傷が生じないように観察，保湿，靴の調整などが必要である．医療従事者と共に患者本人でのケアも重要であるため，特に糖尿病や透析患者では積極的にフットケア教育を施し，日々の生活の中で足を守っていく意識を高めることが肝心である．また軽症例であっても閉塞性動脈硬化症は生命予後が非常に悪く，跛行患者の5年生存率は70％程度であるとされている．当科ではこのことを重視し，保存的治療で経過観察可能な軽症例であっても，各種検査を行い動脈硬化進展に寄与する因子の発見，心臓，脳血管の無症候性病変の診断を積極的に施行するようにしている．脈拍触知，頸動脈雑音聴取，各種動脈硬化症に関するバイオマーカーの測定，心電図などのスクリーニング検査を行い，必要に応じて心エコー，

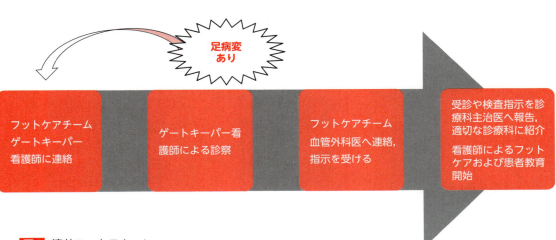

図1 滝井フットスキャン

脳MRA，全身CTなどを勧めるようにしている．このようなスクリーニング検査により新たに発見された疾患や是正が必要な因子を持った患者は10～20％にのぼる．足のみならず全身のケアを行う方針を足病変患者の「トータルフットケア」と称し，当科では推奨している．閉塞性動脈硬化症患者ではこのような患者本位の治療を行うことが重要である．バイパスや血管内治療後のフットケアも継続が必要と考えられる．特に創傷のある患者，不完全血行再建の患者，潜在的重症下肢虚血患者などは同様のフットケアにより患者の下肢の予後が左右されるといっても過言ではない．新たな創，既存の創の悪化，感染は常に意識して観察し，追加処置が必要かどうかの判断を行う．創についてはより早期に治癒するよう被覆材の選択，除圧，装具，義足の調整などを行っていく．血管外科医のみならず皮膚科医，形成外科医，リハビリテーション医の専門知識が必要であり，かつ日常診療を行う家庭医，透析医，そしてWOCナースや透析技師に到るまで医療従事者全員がチームとして連携し機能して初めてなしうることであろう．チーム医療，集学的治療がフットケアに必須と言われる所以である[3]．また，患者自身または家族での創の観察，日々の処置，併存疾患の管理，脈拍の触知などが重要

で，そのための患者教育も体系的に行われていかなければならない．これは日常の食事の内容，運動などにも及ぶものであり，介入する人，介入が必要な領域もやはり「トータル」に考えていかねばならない．閉塞性動脈硬化症はそれだけ重症な疾患である，との認識を持って当たるべきであろう．

［COI開示］第一三共（株），バイエル薬品（株），ファイザー（株）

● 文献

1) Aboyans V, Ricco JB, Bartelink MEL, *et al*: 2017 ESC Guidelines on the Diagnosis and Treatment of Peripheral Arterial Diseases, in collaboration with the European Society for Vascular Surgery（ESVS）: Document covering atherosclerotic disease of extracranial carotid and vertebral, mesenteric, renal, upper and lower extremity arteriesEndorsed by: the European Stroke Organization（ESO）The Task Force for the Diagnosis and Treatment of Peripheral Arterial Diseases of the European Society of Cardiology（ESC）and of the European Society for Vascular Surgery（ESVS）. *Eur Heart J* 2018;39:763-816.
2) 坂下英樹，大久保縁，谷村裕嗣他：コメディカルによる足病変早期発見への取り組み：「滝井フットスキャン」の評価．日フットケア会誌 2017；15：65-68.
3) 駒井宏好：重症虚血肢における集学的治療．日血外会誌 2018；27：507-512.

K 再生治療・細胞治療

● 井上晃男

近年，わが国においても食生活の欧米化・人口の高齢化に伴い，虚血性心疾患や閉塞性動脈硬化症などの動脈硬化性疾患が増加している．血管形成術やバイパス手術・人工血管移植術などの血行再建術は，これらの疾患患者の救命・症状緩和に貢献してきたが，血行再建術によってもなお，胸痛・心不全症状を繰り返す難治性虚血性心疾患例や下肢切断を余儀なくされる重症閉塞性動脈硬化症例もあり，さらには血行再建術の不可能な症例も多い．このような症例に対し，局所に幹細胞移植を行い，虚血部周辺の組織からの血管新生や側副血行の発達を促すことにより組織の障害や壊死の進行を防ぎ，組織・臓器の機能を保護しようとする治療法が，再生医療の一環として発案された．

骨髄細胞移植による血管新生療法

骨髄幹細胞には血管内皮細胞へ分化しうる血管内皮前駆細胞（EPC）が約0.01％存在し，それ自体が血管新生を誘導する血管内皮成長因子（VEGF）をはじめとする種々の成長因子やサイトカインを放出し，既存の内皮細胞の増殖・遊走を促進する．またEPC以外の造血系幹細胞も血管新生因子を合成・放出することが分かっている．このことから骨髄単核細胞を採取して，虚血部位に移植することで血管新生を促し，虚血を改善させる試みが下肢虚血や虚血心筋モデル動物で成功した．これらの実験的根拠に基づき，閉塞性動脈硬化症やバージャー病などの末梢動脈疾患患者への自己骨髄細胞の虚血骨格筋内移植による血管新生療法の臨床応用がわが国でも行われ

てきた．外科的・内科的治療によっても下肢虚血改善の認めない患者虚血下肢（フォンタン分類3〜4度）に対する自己骨髄細胞移植の二重盲検試験（J-TACT）において足関節上腕血圧比（ABI）が有意に上昇し，下肢安静時疼痛が有意に改善するという良好な結果が得られた[1]．骨髄細胞移植による血管再生の機序としては，EPCおよび他の幹細胞から放出された血管新生促進性サイトカインの刺激によるパラクライン効果と考えられている．そこで，より簡便な方法として末梢血より単核細胞を分離して移植する方法も試みられたが，その効果は骨髄細胞移植に比べやや劣っていた．一方，骨髄細胞の中でCD34陽性EPCを多く含む分画のみを分離し，閉塞性動脈硬化症などの虚血肢へ移植する試みも行われ，より優れた効果が期待されている．

脂肪由来再生細胞

間葉系幹細胞（MSC）は骨芽細胞，脂肪細胞，骨格筋細胞，軟骨細胞など間葉系に属する細胞への分化能を持つとされる細胞であり，骨髄幹細胞と並び再生医療への応用が期待されている．最近になりMSCは種々の組織（臍帯血，胎盤，脂肪組織など）から樹立できることが分かってきた．なかでも皮下脂肪組織は，大量のMSCを含むと共に，そこより樹立したMSCは増殖能が高いため注目を集めている．脂肪組織は以前は単なるエネルギー貯蔵庫と考えられていたが，近年様々な生理活性物質を産生，放出する内分泌器官であることや，多能性幹細胞が存在することが明らかとなってきた．脂肪組織は，その体積のほとんどが脂肪細胞で占められている

が，その間隙にはMSCをはじめEPC，血管内皮細胞，血管周皮細胞（pericyte），マクロファージなどが含まれている[2]．これらの細胞群は，採取した脂肪組織をコラゲナーゼ処理し遠心することにより分離できる．腹部などから皮下脂肪を吸引し，特殊な遠心分離装置により精製・採取された細胞群は優れた組織再生能を有することから，脂肪由来再生細胞（adipose-derived regeneration cell：ADRC）と呼ばれ，様々な領域での再生医療に応用されている．

自己ADRCを用いた血管新生療法

再生医療に用いる細胞の細胞源としてのADRCを骨髄幹細胞と比較した場合，前者のメリットとしては簡便に多量の細胞が採取される点が挙げられる．ADRCは脂肪細胞をはじめ神経系細胞，骨格筋細胞，心筋細胞，血管細胞，骨・軟骨細胞など様々な細胞への分化能を有すると言われている．

ADRCを用いた再生医療は乳がん術後の乳房再建，変形性膝関節症，尿失禁，褥瘡，消化管手術後の瘻孔などの治療に応用されている．循環器領域では急性心筋梗塞と慢性冠動脈疾患において治療効果が報告されている．末梢動脈疾患においても，血行再建術の適応のない重症下肢虚血患者において本法の優れた効果が確認されており[3]，わが国でも医師主導型臨床研究として本法の安全性・有効性をみるTACT-ADRC研究が始まった．名古屋大学を拠点とした全国8施設での共同研究であり，筆者の施設も参加している．本研究では閉塞性動脈硬化症，バージャー病における重症下肢虚血のほか，強皮症における手指のレイノー症状をも含む重症虚血肢を適応としている．本治療法の効果も骨髄細胞移植と同様パラクライン効果と考えられている．

筆者の施設で本治療を行った45歳のバージャー病男性例では，腹部吸引皮下脂肪からADRCを採取，右腓腹筋，足底，足趾の多数箇所に細胞注入した（図1）ところ，術後6か月で右第3趾のびらんが改善，右下肢の疼痛が激減，6分間歩行距離も延長した．また，血管造影においても新生血管の増生が認められた（図2）．

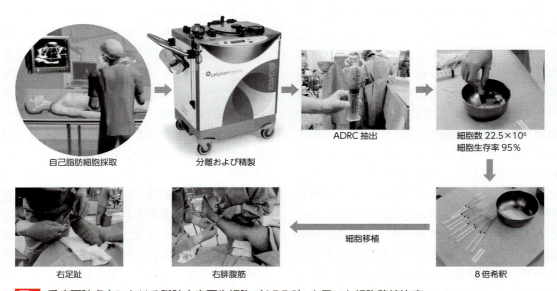

図1 重症下肢虚血における脂肪由来再生細胞（ADRC）を用いた細胞移植治療

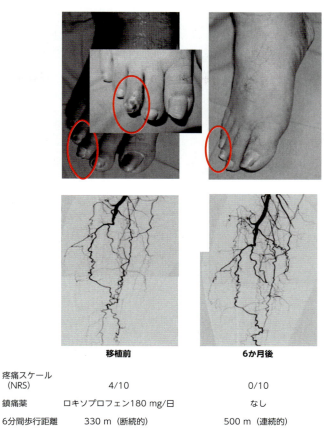

	移植前	6か月後
疼痛スケール (NRS)	4/10	0/10
鎮痛薬	ロキソプロフェン180 mg/日	なし
6分間歩行距離	330 m（断続的）	500 m（連続的）

図2 45歳のバージャー病男性例
術前右第3趾の爪がめくれ，やがてびらんが形成されるにいたったが，ADRCによる細胞移植治療6か月後には，爪所見が改善し，びらんも消失した．血管造影においても新生血管の増生が認められた．また右下肢の疼痛は消失し，鎮痛薬の内服の必要がなくなり，6分間歩行距離も延長した．

心血管疾患における再生治療

幹細胞移植による再生治療は，従来の方法では治療不可能な難治性の心血管疾患に対する福音となりうる優れた治療法と思われるが，問題点も多々残されている．本項で述べた以外にもより優れた新たな細胞源が次々に登場しつつある．より効果的で安全な，そしてより簡便な再生治療が日常診療の場に広く普及していくことに期待したい．

[COI開示] 本論文に関して筆者に開示すべきCOI状態はない

●文　献

1) Gimble JM, Katz AJ, Bunnell BA: Adipose-derived stem cells for regenerative medicine *Circ Res* 2007; 100: 1249-1260.
2) Tateishi-Yuyama E, Matsubara H, Murohara T, *et al*: Therapeutic angiogenesis for patients with limb ischaemia by autologous transplantation of bone-marrow cells: a pilot study and a randomised controlled trial. *Lancet* 2002; 360: 427-435.
3) Lee HC, An SG, Lee HW, *et al*: Safety and effect of adipose tissue-derived stem cell implantation in patients with critical limb ischemia. *Circ J* 2012; 76: 1750-1760.

VI章

動脈硬化研究のトピックス

A. 基礎研究

1 腸内細菌

● 山下智也, 平田健一

動脈硬化と腸内細菌

　腸内細菌は, 宿主の生体機能に影響を与え, 様々な疾患発症に関与することが分かってきた. 動脈硬化に関しても, 腸内細菌との関連調査研究が行われ, おもに代謝と免疫機能修飾によって病態に関与することが示されている. 動脈硬化は, 糖尿病・高血圧・脂質異常症などの生活習慣病が基盤となり慢性炎症が発症・増悪に関与するので, それらに大きな影響を及ぼす腸内細菌叢は, 新たな治療標的としても注目されている.

腸内細菌代謝物が動脈硬化を悪化させる

　循環器領域での腸内細菌関連研究の中では, コリンやL-カルニチンの腸内細菌関連代謝物であるトリメチルアミンNオキシド (trimethylamine N-oxide: TMAO) に関するものがよく知られている (図1)[1]. 卵, 乳製品, 肉などに含まれるコリンやL-カルニチンは腸内細菌の酵素によってトリメチルアミン (TMA) に代謝され, 腸管から吸収される. その後, 門脈を介して肝臓に到達し, 宿主の肝臓の酵素によって代謝されて

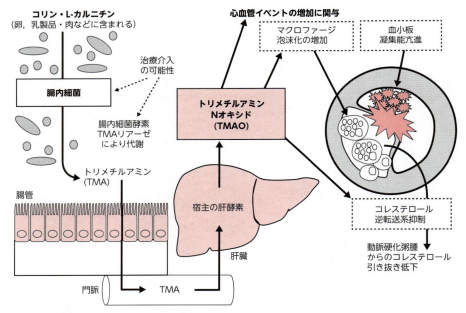

図1 腸内細菌は代謝物を介して動脈硬化の悪化に関与する
コリンまたはL-カルニチンの腸内細菌代謝物トリメチルアミン (TMA) が, さらに宿主 (ヒト) の肝酵素を介してトリメチルアミンNオキシド (TMAO) に代謝される. TMAOは, 動脈硬化性疾患の増悪, 心血管イベントの増加に関与していることが示されている. 腸内細菌酵素を抑制して, TMA産生を低下させる治療が想定されている.

TMAOとなる．臨床研究で，TMAOの血中濃度が高いほど，心血管イベントの発症が多いことが示されている．TMAOは，動脈硬化巣における脂質成分蓄積に重要な"マクロファージの泡沫化を増加させる"ことと"末梢から肝臓へのコレステロール逆転送系を抑制する"ことにより，動脈硬化の形成を促進し，さらに"血小板凝集能を亢進させる"ことにより動脈硬化粥腫破綻の際の血栓性閉塞の可能性を上昇させることで，心血管イベント増加に関与している（図1）．すなわち，腸内細菌が代謝物の産生を介して，動脈硬化を悪化させることが示され，逆に腸内細菌叢への介入が，動脈硬化性疾患の予防戦略になりうることを示唆している．すでに，腸内細菌の持つTMAの産生酵素TMAリアーゼを抑制する薬剤を開発し，臨床応用も進められているようである[2]．

動脈硬化に関連する腸内細菌

筆者らは，虚血性心疾患患者にご協力いただき，糞便中腸内細菌の16SrRNA遺伝子を解析し，腸内細菌叢の調査を実施した．健常人や生活習慣病を持つコントロール患者に比較して，冠動脈疾患患者ではラクトバシラレス目の増加と，バクテロイデテス（Bacteroidetes）門の減少という特徴的を見出した．その後，中国からの冠動脈疾患患者の腸内細菌メタゲノム解析の結果でも，ほぼ同様の結果であるストレプトコッカス属菌の増加とバクテロイデス（Bacteroides）属菌の減少が報告された．そこで，正常人に多く冠動脈疾患患者で減少しているバクテロイデス属菌が動脈硬化に対して保護的・予防的に作用しているのではないかという仮説を立て，さらに詳細な菌種を同定する調査を追加して実施した．そして，冠動脈疾患患者で有意に減少する Bacteroides vulgatus と dorei という2菌種を同定した（図2a）[3]．この2菌培養株を動脈硬化モデルマウスに経口投与すると，抗炎

症作用を発揮して，動脈硬化が抑制できることが分かった（図2b）．バクテロイデス2菌種投与マウスにおいて，腸内細菌叢全体の機能遺伝子を解析すると，グラム陰性菌の菌体毒素リポポリサッカライド（LPS）の合成酵素の遺伝子が減少していることが分かった．それを裏付けるように，2菌種を経口投与したマウスにおいて，糞便中ならびに血液中のLPSの濃度が低下していることが分かった（図2c）．炎症を増強するLPSを低下させることが，抗炎症作用の1つの機序であると考えている．再び，冠動脈疾患患者の糞便中のLPS濃度を測定し，バクテロイデス2菌種の存在比率との関係を調査すると，逆相関が認められ，マウスと同じ現象がヒトでも存在している可能性がある[3]．

動脈硬化予防のための腸内細菌叢への介入

腸内細菌が動脈硬化に関連するなら，それを変化させて治療ができるのではないかという仮説が成り立ち，腸内細菌自体もしくは代謝物や機能への介入治療が想定される．前半で示した腸内細菌代謝物への介入法の開発が米国で進められている[1, 2]．筆者らは，バクテロイデス2菌種を微生物製剤として投与する動脈硬化予防法を開発する研究を進めている[3]．さらに，投与しなくてもその2菌種を増加させるような食事成分や薬剤をスクリーニングする研究も進めており，全く新規の動脈硬化予防法として臨床応用を目指している．

[COI開示] 山下：日東薬品工業（株），（株）ダイセル

◉文献

1) Wang Z, Klipfell E, Bennett BJ, *et al*: Gut flora metabolism of phosphatidylcholine promotes cardiovascular disease. *Nature* 2011; 472: 57-63.

2) Wang Z, Roberts AB, Buffa JA, *et al*: Non-lethal inhibition of gut microbial trimethylamine

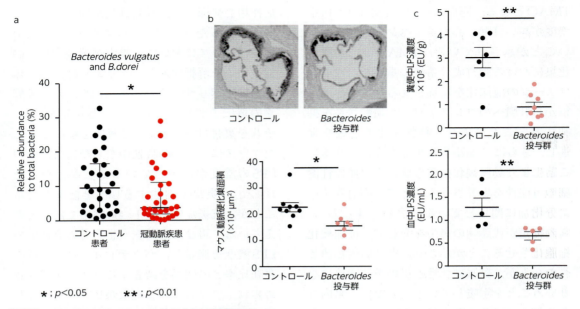

図2 動脈硬化予防のための微生物製剤の可能性

冠動脈疾患患者では，Bacteroides vulgatusとdoreiの2菌が，生活習慣病を持ったコントロール患者に比較して有意に減少していることが分かった(a). この2菌種を動脈硬化モデルマウスに経口投与すると，動脈硬化が抑制できる(b)ことを示した．さらに，糞便中・血中のLPSを低下させる(c)ことで抗炎症的に作用することが動脈硬化抑制機序として想定できた．

(Yoshida N, Emoto T, Yamashita T, et al: Circulation 2018; 138: 2486-2498)

production for the treatment of atherosclerosis. Cell 2015; 163: 1585-1595.

3) Yoshida N, Emoto T, Yamashita T, et al: Bacteroides vulgatus and Bacteroides dorei reduce gut microbial lipopolysaccharide production and inhibit atherosclerosis. Circulation 2018; 138: 2486-2498.

A. 基礎研究

2 iPS細胞, 血管再生

● 山下　潤

PSCと内皮細胞

　胎生初期の胚から樹立された胚性多能性幹細胞（ES細胞）は体中すべての種類の細胞に分化しうる能力を持っている幹細胞と考えられている．ヒトのES細胞と呼ばれている細胞は1998年にヒト初期胚を用いて樹立された．ヒトES細胞の，ヒト初期胚を用いるという倫理側面の問題は，2006年，2007年の京都大学山中伸弥教授によるマウスおよびヒトiPS細胞の樹立により大きく改善された．現在日本発の優れた技術を活かすべくヒトiPS細胞の治療および創薬への応用は産官学を巻き込んで強力に推進されている．

　血管内皮細胞（EC）の多能性幹細胞（PSC）からの誘導は，PSC分化研究の初期から認められるが，最近分化や再生の研究が細胞レベルから次第に組織臓器レベルを目指すようになるにつれて，組織臓器の多くを支えている血管の重要性が改めて注目され始めている．

PSCからのECの誘導

　ECはおもに中胚葉由来であり，中胚葉に広く存在する血管内皮増殖因子（VEGF）受容体発現細胞に対してVEGFが働くことにより中胚葉からECへの分化が誘導される．PSCからのECの誘導はこの過程を模倣し，中胚葉誘導因子であるBMP（bone morphogenic protein）やbFGF（塩基性線維芽細胞増殖因子），Wntシグナルなどによって未分化PSCから中胚葉を誘導し，その後VEGFシグナルの活性化によりECを誘導する．誘導されたECは，CD31やVE（血管内皮）-カドヘリンなどの特異的マーカーによって純化できる（図1）．分化したECの増殖能に関しては限界があり，あまり増殖しないとする報告が多い．

　筆者らは，ヒトiPS細胞において高効率高収量でECを誘導すると共に，誘導ECの増殖を促進する培養条件の開拓を行っている．細胞株にもよるが6か月以上にわたり10^{25}個以上に増殖しうる条件を見出している．これらの技術を用いてすでにヒトiPS細胞由来ECおよび分化誘導キットが製品化されている（MiraCell®）．

PSC由来ECの応用

　PSC由来細胞の応用としては大きく，①細胞治療などの治療応用と②疾患モデルなど

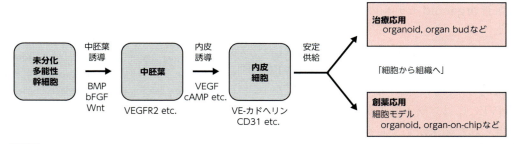

図1　多能性幹細胞からの内皮細胞分化誘導とその応用

の創薬応用の2つがある．血管再生は動脈硬化性病変による虚血などに対する治療として期待されるが，血管は既存血管からの新生が可能であることから，血管再生を目指した細胞治療応用に関してはあまり進んでいない．しかし最近，組織臓器を模した細胞集合体であるorganoid研究の進展およびその治療応用に向けた動きの中で，血管の重要性が再認識されてきている．Takebeらは肝細胞と間葉系幹細胞（MSC）およびECの3種類の細胞からなる細胞塊を作製し，これらが肝臓組織としての高次構造をとり，マウスへの移植後に臓器の芽（organ bud）として肝臓の機能を果たしうることを示した[1]．生体への移植後にorgan bud内のECがマウス血管と交通して，organ bud内に血流をもたらすことも示されている．臓器の実質たる肝細胞と間質（MSC）そして血管（EC）という3要素（実質・間質・血管）が高次の組織臓器を構築するための基本要素であり，今後の高次な組織臓器構築とその治療応用において，ECは不可欠な役割を果たすことが示された．

　創薬研究においても同様に，「細胞から組織へ」が1つの大きなトレンドである．EC自体も，種々の薬物や免疫細胞などとの反応を解析するうえでの重要なモデル細胞となりうる．それに加えて最近では，種々の臓器および臓器間連関をチップの上で再現しようとするorgan-on-chipの研究が盛んになってきた．こうしたモデル作りにおいてもECおよび血管は必須の構成要素である．血管自身の*in vitro*モデルの開発も進んでおり，三次元的血管organoidモデルの報告もなされている[2]．

　これまで*in vitro*モデルを用いた実験においては，ヒト臍帯静脈内皮細胞（HUVEC）が最も一般的に用いられてきた．しかしHUVECにはロット間差があり，あるロットで得られた結果が必ずしも他のロットで再現されない，という欠点があった．また増殖能にも限界があった．これらの欠点を克服することによりヒトPSC由来ECがHUVECに代わり*in vitro*におけるEC実験のスタンダードとなりうるかも知れない．

■ 今後の課題：血管多様性

　EC（および血管）は，組織臓器によって大きな多様性を有している．しかし現状ではPSC由来ECはこうした多様性を再現するには全く至っていない．組織臓器特異的なECのマーカーや機能が明らかでないこと，特異的分化誘導法が開発されていないことなどが主因であるが，今後さらに精緻な多様化ECが必要とされるのは必定であり，血管多様性への対応はPSCを用いたEC研究における最重要研究課題と考えられる．

　PSCからのEC分化誘導は古くから実現されているが，その意義は今後より一層大きくなるものと思われる．血管が生体の生理・病態生理に果たす役割が再認識され，それが進化する組織臓器研究とリンクすることにより，PSCを用いた血管・EC研究は想像を超えた拡がりを見せる可能性がある．生物学・医学に加え，工学・薬学や製品化・産業化など，生体における血管自身のように様々な領域に横断的に関与し，医療から社会全体にわたる大きな役割を果たすことを期待したい．

[COI開示] iHeart Japan（株），タカラバイオ（株），日本ベーリンガーインゲルハイム（株），日本毛織（株）

◉文献

1) Takebe T, Sekine K, Enomura M, *et al*: Vascularized and functional human liver from an iPSC-derived organ bud transplant. *Nature* 2013; 499: 481-484.
2) Wimmer RA, Leopoldi A, Aichinger M, *et al*: Human blood vessel organoids as a model of diabetic vasculopathy. *Nature* 2019; 565: 505-510.

A. 基礎研究

3 カナキヌマブ

● 今泉　聡

炎症と心血管イベント

動脈硬化の形成に炎症が関与しているという炎症仮説は，動脈硬化巣の病理学的検討や動物モデルなどにより支持されてきた．また，スタチンがLDLコレステロール（LDL-C）値を低下させると共に炎症を抑制し，心血管イベントを減少させるという事実は，炎症を抑えること自体がイベント抑制につながる可能性があるということを示唆している．しかし，これまで直接的な証明は得られていなかった．その中で，2017年秋に報告されたCANTOS試験において，心筋梗塞の既往を有する高感度CRP 2.0 mg/L以上の患者へ，IL-1βを阻害し炎症を抑制するカナキヌマブ（イラリス®）を投与することにより，心血管イベントが減少することが明らかとなった．

IL-1

動脈硬化の進展には様々なサイトカインが深くかかわっている．その中でも重要な役割を果たしているのが，インターロイキン-1（IL-1）である．IL-1はIL-1αとIL-1βが同定されており，同一のIL-1受容体に結合し，生理活性を発現する．また，内因性のIL-1阻害作用を有するIL-1受容体アンタゴニスト（IL-1 Ra）も存在し，IL-1受容体と結合し，IL-1と競合することにより，その作用を阻害する．

IL-1と動脈硬化

動脈硬化のモデルとなるアポE欠損マウスに，IL-1βを欠損させたマウス（アポE$^{-/-}$/IL-1β$^{-/-}$マウス）では，動脈硬化の形成が抑制される．IL-1の阻害作用を有するIL-1Raを投与，もしくは過剰発現させたアポE欠損マウスでも，動脈硬化の形成が抑制される．一方で，ブタの冠動脈の外側にIL-1βを作用させると内膜が肥厚し，これは，IL-1の阻害により抑制される．

ではそのメカニズムは何だろうか．単球や樹状細胞が感染やストレス，炎症性サイトカインなどの刺激にさらされると，IL-1α'とIL-1βが産生される．IL-1は，動脈硬化巣に存在する血管内皮細胞や血管平滑筋細胞，マクロファージからも分泌されることが分かっている．動脈硬化巣でのIL-1βの分泌と活性化には，コレステロール結晶などによるNLRP3インフラマソームの形成とカスパーゼ1の活性化を介したメカニズムが関与している（**図1**）（詳細は別項を参照）．IL-1の働きとして，自身やIL-6，プラスミノーゲンアクチベーターインヒビター（PAI-1）を含む様々なサイトカインの産生を誘導，シクロオキシゲナーゼ-2（COX-2）の誘導とそれによるプロスタグランジンの産生増加，iNOSを介したNOの産生，マトリックスメタロプロテアーゼ（MMP）の産生誘導，免疫細胞の活性化などが報告されている．また，動脈硬化の進展にかかわるものとして，内皮細胞の透過性を亢進させ，白血球の接着・遊走に関与するICAM-1，VCAM-1の発現を亢進し，単球走化性因子（MCP-1）の産生を増加させる（**図1**）．さらに，IL-1には血管平滑筋細胞を増殖させる作用があることも報告されている．IL-1により発現誘導されたIL-6は肝細胞にも作用し，CRP，フィブリノーゲン，PAI-1などの急性反応物質の産生を増加させ

VI 動脈硬化研究のトピックス

S331

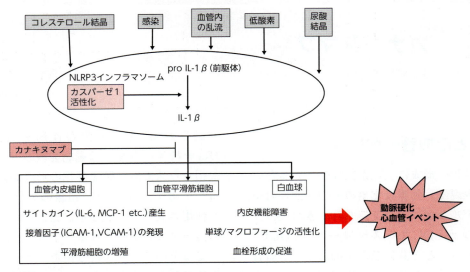

図1 IL-1βの生理活性とカナキヌマブの作用

動脈硬化巣に存在するコレステロール結晶や低酸素により，NLRP3インフラマソームの形成とカスパーゼ1の活性化が起こり，IL-1βが産生される．IL-1βは血管内皮細胞，血管平滑筋細胞，白血球に作用することにより，IL-6をはじめとするサイトカインの産生，内皮機能障害，白血球の接着・遊走，平滑筋細胞の増殖，血栓形成の促進が起こり，動脈硬化の進展や心血管イベントへとつながる．カナキヌマブはIL-1βを阻害することにより，心血管イベントを抑制することが示されている．

る．フィブリノーゲンは血栓形成方向へ作用し，PAI-1は線溶系を阻害することにより血栓形成へとつながる．このようなメカニズムにより，IL-1は動脈硬化の促進と心血管イベントの発症に関与していることが考えられている．

IL-1阻害薬（カナキヌマブ）による治療

カナキヌマブはヒトIL-1βを標的としたIgG1モノクローナル抗体である（図1）．すでに，NLRP3遺伝子変異によりIL-1βの過剰を来す自己炎症性疾患，クリオピリン関連周期性症候群などに適応を有している．また，心血管リスクを有する糖尿病患者において，脂質を変化させずに，高感度CRP，IL-6，フィブリノーゲンを下げる効果が報告されている．

CANTOS試験は，心筋梗塞の既往を有する患者に対するカナキヌマブの効果を見た，ランダム化二重盲検試験である[1]．心筋梗塞後少なくとも1か月以上経過し，高感度CRPが2.0 mg/L以上の10,061人の患者が登録された．試験薬として，3用量のカナキヌマブ（50 mg，150 mg，300 mg）もしくはプラセボが，3か月おきに皮下投与された．主要評価項目は，主要心血管イベント（MACE：非致死性心筋梗塞，非致死性脳梗塞，心血管死からなる複合エンドポイント）である．48か月の時点で，高感度CRPの低下率は50 mg群，150 mg群，300 mg群でそれぞれ，プラセボと比較し26％，37％，41％大きかった．一方で脂質は減少しなかった．追跡期間中央値3.7年間の時点で，プラセボと比較した主要心血管イベントのハザード比（HR）は，50 mg群で0.93［95％信頼区間（CI）0.80〜1.07；$p = 0.30$］，150 mg群で0.85（95％CI 0.74〜0.98；$p = 0.021$），300 mg群で0.86（95％CI 0.75〜0.99；$p = 0.031$）であった．緊急の血行再建術が必要であった不安定狭心

症による入院を加えた副次評価項目では，150 mg群で17％の有意なリスク低下が認められた．

また，サブ解析の結果では，カナキヌマブ群で初回投与から3か月後の高感度CRPが2 mg/L未満のものは，MACEが25％低下（HR 0.75，$p < 0.0001$）し，総死亡が31％低下（HR 0.69，$p < 0.0001$）したのに対し，治療にもかかわらず高感度CRPが2 mg/L以上だった患者には，有意な効果は認められなかった[2]．つまり，投与3か月後の高感度CRPの値により，治療効果が得られる患者を見分けることが可能かもしれない．このように，単回投与の結果から継続投与の効果が予測できるなら，不必要な投与を減らし患者負担や医療費の削減にもつながるため，有益であろう．

動脈硬化におけるプレシジョンメディシン

最近，個別化医療やゲノム医療の延長線上の概念として，プレシジョンメディシンが注目を集めている．心筋梗塞の二次予防においても，患者の状態に合わせた治療（プレシジョンメディシン）が可能となってきた．標準治療後にLDL-Cが高値，または家族性高コレステロール血症の遺伝子異常を有する場合などは，PCSK-9阻害薬などでLDL-C値をさらに下げることがリスク低下につながる．一方で，LDL-C値が十分に低下している患者においても，高感度CRPが2 mg/L以上あるような場合は，炎症をターゲットとした治療を行うことにより，さらなるリスク低下を目指すことができる．今後，動脈硬化治療においても，リスクに応じたプレシジョンメディシンが進んでいくものと考えられる．

［COI開示］本論文に関して筆者に開示すべきCOI状態はない

◉文献

1）Ridker PM, Everett BM, Thuren T, *et al*: Antiinflammatory therapy with canakinumab for atherosclerotic disease. *N Engl J Med* 2017; 377: 1119-1131.

2）Ridker PM, MacFadyen JG, Everett BM, *et al*: Relationship of C-reactive protein reduction to cardiovascular event reduction following treatment with canakinumab: a secondary analysis from the CANTOS randomised controlled trial. *Lancet* 2018; 391: 319-328.

VI章　動脈硬化研究のトピックス

B　ゲノム疫学

●鎌谷洋一郎

ヒトゲノムとは，約30億塩基のDNA配列により表されるヒトの遺伝情報の総体である．これはヒトの設計図であり，ヒト個人間では約99.5％は全く同じであるが，残り約0.5％は個人間で異なる．ヒトゲノムの個人間の違いにより疾患の発症のしやすさに違いが現れることが知られており，タンパク質のアミノ酸配列を変更し機能欠失などを起こすような重要な遺伝的バリアントは，家系をみるとメンデルの法則に従う疾患発症様式を示すことがある．たとえばLDL受容体遺伝子のバリアントにより，常染色体優性遺伝を示す家族性高コレステロール血症がそうである．家族性高コレステロール血症のように，1つの遺伝子の決定的な遺伝的バリアントにより発症する疾患を単一遺伝子疾患だとかメンデル遺伝病などと呼ぶ．

日常診療で良く見られる疾患の遺伝性差位の解消

実際には，このような希少疾患にとどまらず，一般的な肥満症，脂質異常症，2型糖尿病，心血管疾患などの動脈硬化症を含むほぼありとあらゆるありふれた疾患について，双生児研究により遺伝性が証明されている．こういった疾患の場合，メンデルの法則に従うというわけではなく，「心臓病家系」「がん家系」などと観察されるだろう．つまり，あったりなかったりであるが，普通よりはあることが多い，というくらいの起こり方である．単一遺伝子疾患ではないが遺伝性を示すような疾患を本項では複雑性疾患（complex disease）と呼ぶことにする．DNA配列のどのような特徴が複雑性疾患の遺伝性の原因であ

るかは20世紀には分かっていなかった．しかしゲノムワイド関連解析（GWAS）という遺伝統計学手法により近年急速にその全貌が解明されてきた．現在までに，ありふれた疾患の原因座位（ゲノム上の場所）はGWASによって1疾患あたり数十〜100か所以上も報告されている．しかも興味深いのは，そのほとんどは遺伝子コード配列上にはないということである．タンパク質の設計図である遺伝子はヒトゲノムのうち高々1.5％前後で，そのほか98％以上の領域は機能が良く分からない非コード領域で，以前は「ジャンクDNA」などと呼ばれることもあった．GWASは，ありふれた疾患の原因座位をその非コード領域に認めたのである．そしてそのリスク効果は，ほとんどの場合，1つのバリアント配列を保有していると，疾患発症リスクをたったの1.2倍とか1.1倍高める，という程度の弱いものだった．メンデル遺伝病が，持っていると100％近い発症率（浸透率）を示すこともあるのとは対照的である．

エピゲノムデータによる非コード領域の解消

このように多数発見されてきた，複雑性疾患に関連する非コード領域の遺伝的バリアントにはどのような生物学的意味があるだろうか．前世紀より，ジャンクDNAの一部がプロモーター，エンハンサーなどの遺伝子制御領域であることは知られていたが，近年のエピゲノムシークエンス手法の発展により，その全貌が明らかになってきた．ENCODEプロジェクトは，実際にはヒトゲノム上の非コード領域の80％以上には何らかの機能的意義があると報告した．「ジャンクDNA」

S334

と呼ぶべき領域は，実際にはほとんどなかったのである．そしてGWASが検出したバリアントの多くは，その疾患が主座とする臓器（たとえば2型糖尿病なら膵臓や肝臓）で活性型である遺伝子調節領域にあって遺伝子制御配列を変更し，遺伝子発現量に個人ごとの違いが出ることにより，疾患発症リスクにかかわるのだろうと考えられるようになってきた．タンパク質そのものを大きく変えないので，疾患発症リスクへの影響は小さい．しかしこれが集積していくと，全体として細胞内ネットワークに影響を与え，徐々に大きなリスクになっていくのだろう．

　これを考えると，複雑性疾患の各々の感受性バリアントは全体としての遺伝的構造のごく一部であるが，全体を合わせて考えれば大きな意味を持つということになる．そこで，GWASの成果を利用し，多数のバリアントの組み合わせ（ポリジェニック・リスク・スコア：PRS）を用いた疾患発症リスクの推定精度を調べた研究では，冠動脈疾患や2型糖尿病の疾患発症リスクが4倍であるというゲノム配列を持つ集団を同定でき，そのリスクの程度は単一遺伝子病と同等な程度であると分かってきた．また，PRSによりリスクを推定できる集団の大きさは，単一遺伝子バリアントによってリスクを定めることができる集団と比べ20倍以上の大人数であり，公衆衛生上重要な介入対象となっていく可能性がある[1]．

人種差における今後の課題

　ただし，複雑性疾患の遺伝的構造は，民族間でとても似ている（図1a）が少しずつ異なっている（図1b）．その結果，GWAS結果も民族間で少しずつ違う．それらが蓄積したPRSではさらに差が大きくなる．筆者らのグループは日本人と英国人の間では，GWASに用いる背景集団の違いによってPRSの予測精度の見積もりにバイアスが生じることを報告した[2]（図1c）．これまで複雑性形質のGWASの対象サンプルの実に80％が，世界人口のわずか16％を占めるに過ぎない欧米系集団を対象として行われていることを考えると，非常に酷な現実が見えてくる．これまでのGWAS結果はこれら16％の欧米系集団の疾患発症予測を行うことができることが分かってきたが，われわれ日本人を含む残り84％の非欧米系集団の予測精度はそれよりもずっと低いということである．バイオマーカーや薬剤にも人種ごとに有効性に差が見られることはあるが，常に白人に有効であるという形で現れるわけではない．しかしGWASを用いた発症リスク推定だけは，白人のみにおいて常に正確率がかなり高い．日本人の疾患発症リスクをPRSにより見積もるためには，日本人あるいは東アジア人集団で行ったGWAS結果を用いる必要がある．筆者らはそのために日本人のGWASを行なってきており[3〜5]，将来的に日本人におけるPRS算出に役立つだろうと期待している．

　SNPアレイ技術を用いたGWASにより，ありふれた疾患の原因バリアントとして，遺伝子制御領域に存在するありふれたバリアントが多数認められている．これら多数の遺伝的バリアントによって計算されるPRSによって生まれながらのありふれた疾患の発症リスクをある程度見積もることができると期待されるが，現状では欧米系集団において十分な予測精度が得られているものの，日本人を含む非欧米系集団の予測精度が高いとは考えにくく，さらなるゲノム解析の進展が必要である．また，そのほかに次世代シーケンサー技術により解明される遺伝子配列上のレアバリアントの役割がまだ解明されておらず，わが国での予防医学や現場医療においてゲノム疫学の成果が活用されるまでにはもう少し時間が必要だろう．

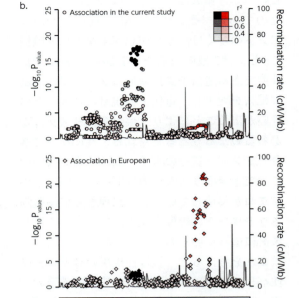
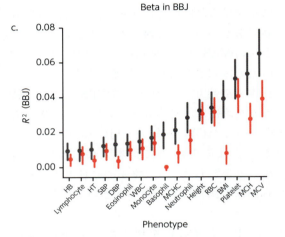

図1 遺伝的感受性の集団間差の例

BMIのGWAS結果を用いて、リスク推定における集団間差を示す。**a**：ゲノムワイド有意なSNPの効果量は、一見すると日本人（BBJ、横軸）と欧米系集団（GIANT、縦軸）とでほぼ同様である。**b**：しかし詳しくみてみると、実は似ているが大きな違いがある座位がいくつかある。**c**：このようなものが集積し、最終的には、日本人GWASで日本人BMIを予測した時と比べると、欧米系集団GWASで日本人BMIを予測した場合のパフォーマンスは大幅に下回る。

(a, b は Akiyama M, et al: Nat Genet 2017; 49: 1458-1467. c は Martin AR, et al: Nat Genet 2019; 51: 584-591)

[COI開示] 日本学術振興会科研究費基盤（B）

●文献

1) Khera AV, Chaffin M, Aragam KG, et al: Genome-wide polygenic scores for common diseases identify individuals with risk equivalent to monogenic mutations. Nat Genet 2018; 50: 1219-1224.
2) Martin AR, Kanai M, Kamatani Y, et al: Clinical use of current polygenic risk scores may exacerbate health disparities. Nat Genet 2019; 51: 584-591.
3) Low SK, Takahashi A, Ebana Y, et al: Identification of six new genetic loci associated with atrial fibrillation in the Japanese population. Nat Genet 2017; 49: 953-958.
4) Akiyama M, Okada Y, Kanai M, et al: Genome-wide association study identifies 112 new loci for body mass index in the Japanese population. Nat Genet 2017; 49: 1458-1467.
5) Suzuki K, Akiyama M, Ishigaki K, et al: Identification of 28 new susceptibility loci for type 2 diabetes in the Japanese population. Nat Genet 2019; 51: 379-386.

C. 塞栓源不明の脳梗塞（ESUS）

● 北川一夫

脳梗塞には大きな3つの病型が存在する．心房細動など明らかな心塞栓源が存在する心原性脳塞栓症（cardiogenic embolism），脳へ灌流する主幹動脈に存在する50％以上のアテローム硬化による狭窄性病変が原因となるアテローム血栓性脳梗塞（atherothrombotic brain Infarction：ATBI）（または大血管アテローム硬化 large artery atherosclerosis），脳細動脈の血栓性閉塞に伴うラクナ梗塞（または小血管病 small vessel disease）の主要3病型で脳梗塞全体の約70～80％程度を占めている．そのほかには動脈解離，血管炎，抗リン脂質抗体症候群，もやもや病，片頭痛，薬剤・ホルモン剤使用などが原因として挙げられる．しかし，これらの原因疾患の明らかでない脳梗塞が全体の20％程度を占めるとされ，cryptogenic stroke（潜因性脳卒中）と従来呼ばれてきた（図1）．しかしcryptogenic strokeの大部分は塞栓症であり，そのため塞栓源不明の脳梗塞（embolic stroke of undetermined source：ESUS）と呼ぶことが2014年Hartらにより提唱され，次第に定着しつつある[1]．

ESUSの塞栓源

ESUSの塞栓源として想定されているものは，塞栓源として確立されていない心疾患，潜在的な発作性心房細動，悪性腫瘍，動脈原性塞栓，奇異性脳塞栓である（表1）[1]．

1. 塞栓源として確立されていない心疾患

心房細動，人工弁，僧房弁疾患，心筋症など明らかな塞栓源となる器質的な心疾患を有する場合には，心原性脳塞栓症と診断されるが，塞栓源となる可能性はあっても確立されていない多くの心疾患あるいは検査所見が存在する．

僧帽弁逸脱症，弁輪石灰化（図2a），大動脈弁狭窄，石灰化，心房細動以外の心房性不整脈（洞不全症候群，頻拍性不整脈など），心房内の血流うっ滞，もやもやエコー，心房中隔瘤，キアリネットワーク，左心室中等度収縮または拡張不全，心室緻密化障害，心内膜線維弾性症，陳旧性心筋梗塞などが潜在的な塞栓源になる可能性が考えられている．

2. 潜在性発作性心房細動

ESUSの原因として最も頻度が高く重要と考えられるのが，発作性心房細動が検出され

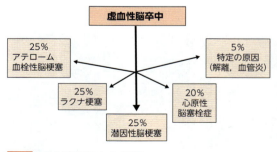

図1 虚血性脳卒中の分類

虚血性脳卒中は大まかに，25％アテローム血栓性脳梗塞，25％ラクナ梗塞，20％心原性脳塞栓症，5％特定の原因と，25％が原因不明のcryptogenic stroke（潜因性脳卒中）に分類される．

（Hart RG, et al: Lancet Neurol 2014; 13: 429-438より改変）

表1 ESUSの主要な塞栓源

1. 塞栓源としての関与が明らかでない心疾患（大動脈弁狭窄，僧帽弁逸脱症など）
2. 潜在性の発作性心房細動
3. 悪性腫瘍に伴う塞栓症（非細菌性血栓性心内膜炎など）
4. 動脈原性塞栓症（大動脈プラーク，頸動脈プラーク潰瘍など）
5. 奇異性脳塞栓症（卵円孔開存など）

ていないものの，実際には存在し脳塞栓症の原因となっている場合である．通常の心電図で不整脈を認めなくても24時間ホルター心電図で発作性心房細動の有無を評価することは必須となる．しかし，近年長時間心電図モニターが発作性心房細動の検出に有用であることが示され，植込み型あるいは長時間監視可能な心電図モニターを装着すると発作性心房細動の検出率が格段に向上し，原因不明脳梗塞患者で半年間モニターすると約10％の患者に発作性心房細動が検出されている[2]．

3. 悪性腫瘍関連

悪性腫瘍に伴い過凝固状態となり血栓症を起こすことはトルソー症候群としてよく知られている．しかし，実際に担がん患者で脳塞栓の原因となる心臓弁膜への疣贅付着（図2b）を生前に診断することは，経食道心エコー検査で検出率が高まったものの必ずしも容易ではない．悪性腫瘍患者では潜在的な非細菌性血栓性心内膜炎が存在し脳塞栓を発症している場合が想定される．

4. 動脈原性塞栓

脳へ灌流する主幹動脈に存在する狭窄に至らないプラーク，大動脈弓部のアテロームプラークからの塞栓症である．経食道心エコー検査は大動脈弓部の病変の観察に優れており，原因不明の脳梗塞での経食道心エコー検査を実施する大きな目的の1つが大動脈弓部のアテロームプラークの評価である．

5. 奇異性脳塞栓

正常人でも約20〜30％は卵円孔開存を有しており，右左シャントは頻繁に見られる状態である．右左シャントだけでは脳卒中発症リスクは一般には高まらないが，下肢静脈エコーにより下肢静脈血栓が検出された場合は塞栓源の可能性が高くなる．近年，原因不明の脳梗塞で卵円孔開存症例に対する卵円孔閉鎖術がアスピリンを主とする抗血栓療法より脳梗塞再発予防効果が優れていることが報告され注目されている．

ESUSの診断

ESUSの診断は，ラクナ梗塞ではない塞栓性脳梗塞が画像上確認され，明らかな心塞栓源を認めず，灌流主幹脳動脈に50％以上の狭窄を認めず，さらに特定の脳梗塞の原因が認められない場合に可能と提唱されている[1]．

ESUSの診断には，頭部CTまたはMRI，12誘導心電図，経胸壁心エコー，24時間以上の心電図モニター，虚血領域の頭蓋内外動脈の画像検査，血液検査［抗リン脂質抗体症候群，Dダイマー，脳性ナトリウム利尿ペプチド（BNP）など］などの検査が必要である．経食道心エコー検査やより長期間の心電図モニター，下肢静脈エコー検査は必須とされて

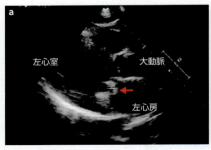 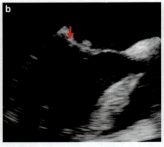 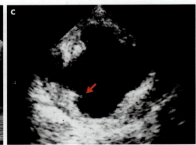

図2 経食道心エコー検査による塞栓源検索
a：乾酪性僧帽弁輪石灰化（➡）による脳塞栓症例の経胸壁心エコー検査所見
b：悪性腫瘍に伴う非細菌性血栓性心内膜炎．僧房弁の➡部に疣贅を認める．
c：大動脈弓部の複合粥腫病変（➡）

いない.

ESUSに対する抗血栓療法

ESUSに対してリバーロキサバンとアスピリンを比較するNAVIGATE-ESUS試験, ダビガトランとアスピリンを比較するRESPECT ESUS試験が実施された. NAVIGATE ESUS試験ではすでに報告され, リバーロキサバンのアスピリンに対する脳梗塞再発抑制に関する有用性は示されず, むしろ出血合併症が増大し早期に中止された[3]. またNAVIGATE ESUS試験での試験期間中の新たな心房細動の検出は3%にすぎなかった. しかし, 卵円孔開存を合併する例ではリバーロキサバンが優れている傾向が示された. 臨床的にESUSと判断される症例では, 抗血栓薬は原則的に抗血小板薬を第一選択薬として使用することになるが, 発作性心房細動, 卵円孔開存に伴う奇異性脳塞栓の関与が強いと判断される場合には抗凝固薬の使用を考慮して良いと考えられる.

ESUSは従来原因不明として分類されていたcryptogenic strokeの中の大部分を占める塞栓性脳梗塞をすべて包含した概念として提唱された. 薬剤治療を考えるうえでは, 病因をできるだけ探索することが重要であり, 心塞栓源, 奇異性塞栓症の可能性が高い場合には抗凝固薬を, 動脈原性塞栓の可能性の高い場合には抗血小板薬を選択するのが現時点では妥当であると判断する.

［COI開示］バイエル薬品（株）, 第一三共（株）, サノフィ（株）, 協和キリン（株）, 日本ベーリンガーインゲルハイム（株）, 大日本住友製薬（株）

●文献

1) Hart RG, Diener HC, Coutts SB, *et al*: Embolic strokes of undetermined source: the case for a new clinical construct. *Lancet Neurol* 2014; 13: 429-438.
2) Sanna T, Diener HC, Passman RS, *et al*: Cryptogenic stroke and underlying atrial fibrillation. *N Engl J Med* 2014; 370: 2478-2486.
3) Hart RG, Sharma M, Mundl H, *et al*: Rivaroxaban for stroke prevention after embolic stroke of undetermined source. *N Engl J Med* 2018; 378: 2191-2201.

VI章　動脈硬化研究のトピックス

D 血栓形成と動脈硬化

● 浅田祐士郎

　血栓の形成は，①血管壁の性状変化，②血流の変化，③血液成分の変化の3つが要因とされ，心血管イベントの発症では，これらの要因が相互に作用しあって血栓の形成と増大を促進する．アテローム血栓症では，血管壁の変化，特にプラークの存在とその破綻が最も重要とされる．一般に動脈血栓は血小板が主体の血栓，静脈血栓はフィブリンと赤血球が主成分とされ，前者には抗血小板療法が，後者には抗凝固療法が行われている．しかしイベントを発症する血栓は，動脈であれ静脈であれ，血小板とフィブリンが種々の程度で混在するもので，その割合は血管の種類や壁の性状，血流環境などにより異なってくる．またプラーク破綻は臨床的に無症候性のものが多く，心血管イベントの発症には破綻部の血栓が内腔を閉塞する大きさにまで増大することが必要である．

動脈硬化巣は向血栓性[1]

　動脈硬化巣は健常な動脈壁とは異なり，プラーク被膜には血小板活性化能の強いⅠ型コラーゲンが増生している．活性化血小板から放出されるアデノシン2リン酸（ADP）は周囲の血小板活性化に作用する．過剰な血小板の活性化を抑制するため内皮細胞や平滑筋細胞にはADPの分解酵素であるEcto-NTP-Dase（CD39）が発現しているが，進行した動脈硬化巣では低下している．また，新たな血小板受容体CLEC-2（C-type lectin-like receptor 2）の生体内リガンドとしてポドプラニンと平滑筋S100A13が同定されており，進行病変では両リガンドの発現亢進が見られる．このように動脈硬化巣は血小板の活性化

が亢進される環境となっている（図1）．

　凝固系では，外因系凝固反応のトリガーである組織因子は，健常動脈では外膜に存在し止血機能を担っているが，動脈硬化巣では炎症サイトカイン，酸化ストレス，低酸素環境などの刺激より平滑筋細胞やマクロファージで産生が誘導される．加えてトロンボモジュリンやプラスミノーゲンアクチベーターの発現は減少し，そのインヒビター（PAI-1）は増加しており，凝固系も亢進した状態となっている．

プラーク破綻と血栓形成

　プラークの破綻は「破裂」と「びらん」に大別される．破裂は，脂質コアを覆う線維性被膜の断裂によるもので，大きい脂質コア，薄い線維性被膜，マクロファージやTリンパ球などの炎症細胞の強い浸潤などの特徴を有するプラークに起こりやすい．一方，びらんは，被膜の破綻が脂質コアに達しない浅い傷害で，脂質沈着や炎症細胞浸潤に乏しく，平滑筋細胞とプロテオグリカンなどの細胞外基質に富んだプラークに多く認められ，冠疾患死の剖検症例において15〜30％を占めている．

　動脈の血栓は，血小板が主体の血栓と理解されてきた．しかし動脈硬化巣では凝固活性も亢進しているため，プラーク破綻部の血栓は，血小板と多量のフィブリンからなり，好中球や赤血球も観察される．破裂部の血栓は，血小板よりもフィブリンの占める割合が高く，概して血栓のサイズは大きい．一方，びらん部では血小板の占める割合がやや高く，血栓サイズは小さい傾向にある．これは，プ

S340

D. 血栓形成と動脈硬化

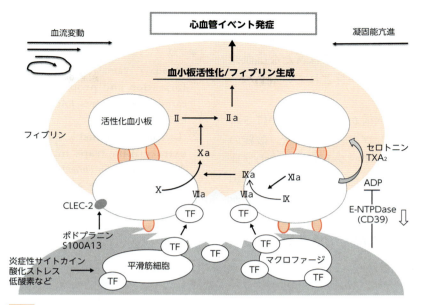

図1 プラーク破綻部での血栓形成

ADP：アデノシン2リン酸，CLEC-2：c-type lectin-like receptor 2，E-NTPDase：ecto-nucleoside triphosphate diphosphohydrolase，TF：組織因子，TXA$_2$：トロンボキサンA$_2$，VWF：フォンウィレブランド因子．

(Asada Y, et al: J Atheroscler Thromb 2018; 25: 653-664 より改変)

ラーク破裂は脂質コアや炎症細胞に富み，大量の組織因子を含んだプラークに発生しやすいことに対して，プラークびらんはプラーク表層の傷害で，脂質コアや炎症細胞に乏しく，組織因子の曝露が少ないためと推察される．破綻プラークの性状による血栓形成の差異は，抗血小板療法の効果にも影響すると考えられる．

血栓の成長・増大

プラーク破綻部に生じた血栓がすべて閉塞性血栓に進展するものではない．剖検症例において，壁在血栓を伴ったプラーク破綻を認めることはまれではない．非冠疾患剖検症例の冠動脈において，無症候性のプラーク破綻やその修復像が4～30％に観察され，急性心筋梗塞症例では責任病変以外に，より高い頻度で認められている．このようなプラーク破綻の多くは小規模なもので，血栓性閉塞に至らないが，破綻部の修復（血栓の器質化）を繰り返すことにより動脈硬化の進展につながっている．一方で，表在性のプラーク破綻であっても閉塞性血栓をきたす症例が見られることから，血栓の成長・増大がイベント発症への重要なステップの1つであると考えられる．

血栓の成長には，破綻したプラークの性状に加えて，血流，血小板機能や凝固・線溶能，マイクロパーテイクルなど，数多くの因子が関与している．血流の作用は大きく，狭窄末梢側では乱流や渦流が生じ，血小板・凝固系が活性化されやすい環境となる．破綻部から剝がれた血栓やプラーク内容物は末梢血管の塞栓や攣縮を誘発し，血流うっ滞を助長することも指摘されている．血栓中の好中球から放出されるNETs（neutrophils extracellular traps）はDNA，ヒストン，エラスターゼなどを含み，細胞外で病原体を捕捉する作用を持つが，血栓形成の足場を提供し，赤血球の拿捕や血小板凝集の促進作用が報告され

ている[2].また内因系凝固反応は生理的な止血反応への関与は小さいが,血栓の増大・安定化に寄与しており,XI因子は新たな抗血栓薬のターゲットとして注目されている[3].

血栓形成の分子機構が次々に明らかにされてきている.しかしプラークの性状,破綻の様式,血栓形成からイベント発症までのプロセスは多様で,高脂血症,糖尿病など危険因子の関与期間や度合いも一様ではない.心血管イベント発症の病態解明には,これらの要因を含めた総合的な解析が重要と考えられる.

[COI開示] 第一三共(株),小野薬品(株)

●文献

1) Asada Y, Yamashita A, Sato Y, *et al*: Thrombus formation and propagation in the onset of cardiovascular events. *J Atheroscler Thromb* 2018; 25: 653-664.
2) Laridan E, Martinod K, De Meyer SF: Neutrophil extracellular traps in arterial and venous thrombosis. *Semin Thromb Hemost* 2019; 45: 86-93.
3) Gailani D, Gruber A: Factor XI as a therapeutic target. *Arterioscler Thromb Vasc Biol* 2016; 36: 1316-1322.

E 血管内イメージングデバイス

● 中尾仁彦，米津太志

心臓カテーテル検査・治療における血管内イメージングデバイスは，冠動脈の動脈硬化病変の性状など血管造影のみでは得られない情報をもたらす．わが国では欧米と比較してPCI施行時に血管内イメージングを使用する頻度が非常に高く約8割の症例で使用されていると言われているが，動脈硬化病変の観察・評価にも優れており，研究対象としても病態の解明に大きく寄与してきた．ここではそれぞれの画像診断による冠動脈の観察についてその特徴を述べる．

血管内エコー（intravascular ultrasound：IVUS）

IVUSは1990年代に臨床的に使用されるようになり，現行のシステムはカテーテル先端に備わったトランスデューサーから40〜60 MHzの超音波を発生し対象物の反射波を解析することで画像を構成する．IVUSカテーテルは2.4〜3.2 Fr（0.7〜1.0 mm）径で冠動脈に挿入されたガイドワイヤーを通して冠動脈内に挿入される．秒間0.5〜10.0 mmの速度で遠位部から近位部に向かって血管内をスキャンし血管の連続断面像を描出する．

IVUS画像の特徴は組織深達度に優れる点である．正常血管を観察すると，比較的高輝度な内膜が血管内腔に接するように観察され，その外層に低輝度な中膜が観察される．外膜はその外層に存在するが観察困難なことも多い．動脈硬化の進行した血管では内膜の肥厚（プラーク）が観察でき，中膜と内膜の境界は不明瞭になる．一般的に線維性プラークは比較的高輝度で，脂質性プラークは比較的低輝度であることが多いとされているが，エコー輝度のみでプラークの性状を分類することは困難である[1]．石灰化は高輝度で後方に音響陰影（acoustic shadow）を伴うような像で描出される（図1）．また，近年超音

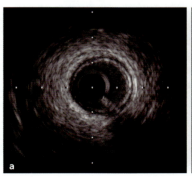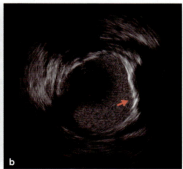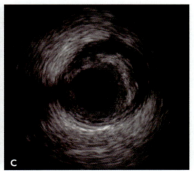

図1 IVUS
a：正常血管．内膜と中膜の2層は区別されるが，外膜の境界は不明瞭である．
b：11時および2〜4時方向に，後方に音響陰影を伴う高エコー輝度の石灰化病変（➡）を認める．
c：12〜3時方向にプラークを認める．外膜と同程度のエコー輝度（中輝度）なプラークを認める．プラークの部分では中膜と内膜の境界が不明瞭となる．

波信号に周波数解析を加えることで従来のグレースケールに定性的な組織性状の情報をグレースケールIVUS像に追加することも可能となっている[2].

前述のようにIVUSは良好な組織深達度を有するため冠動脈プラーク体積の評価に優れている. 冠動脈プラーク体積の変化は脂質効果療法の効果を観察するためのサロゲートマーカーとして用いられており, 冠動脈疾患の病態生理の理解や予防・治療の発展に寄与してきた.

光干渉断層法（optical coherence tomography：OCT）

OCTは近赤外線を対象組織に照射し, 組織からの反射光線と同距離の鏡からの反射線を干渉させた干渉波を解析することで画像を描出する. 近赤外線は血液（特に赤血球）により妨げられるため, 血管壁の情報を収集し

ている間は血液を除去する必要がある. 現行のOCTは秒間約20 mmの高速なスキャンが可能であり, 造影剤を冠動脈内に注入している2～3秒の間に50～100 mm程度の関心領域を観察できる.

OCTの画像の特徴は高い解像度（10～20 μm）と組織性状（脂質性プラーク, 線維性プラーク, 石灰化プラーク）の判別に優れる点である（表1）[3]. 冠動脈疾患の進行や急性冠症候群の発症に重要とされる脂質性プラークはOCTで境界の不明瞭な, 後方の信号減衰を伴う低信号領域と, それを覆うように存在する均一な高信号帯として描出される（図2）. 低信号領域は脂質性プラークの壊死性コアの部分に当たり, 血管内腔側の高信号帯は線維性被膜（fibrous cap）を表す. OCTでは線維性被膜の厚みを計測することが可能で, 病理学的な計測との良好な相関が報告されている[4]. 急性心筋梗塞を含む急性冠症候群（ACS）の原因は冠動脈内の血栓

表1 各血管内イメージングデバイスの特徴

	IVUS	OCT	血管内視鏡	NIRS
解像度	100～150 μm	19 μm*	10～50 μm（カテーテルからの距離による）	スペクトル測定密度：32/mm²*
原理	超音波	近赤外線	内視鏡	近赤外線
特徴	リモデリングした血管も含め血管径評価に優れる, 石灰化病変, 観察の際に血球除去の必要がないため高度腎機能低下例や血行動態不安定な場合でも検査を行いやすい	高解像度, 内腔表面付近の観察に優れる, 脂質性プラーク・マクロファージ・血栓の判別に有用, fibrous cap thiness（FCT）の測定可能	肉眼的色調で観察, 静脈グラフト病変評価・ステント血栓症の予測に有用	近赤外線, 脂質成分が存在する確率が60%以上の部分を描出する
短所	プラークの定量的評価や fibrous cap thiness（FCT）の測定困難なことがある	主観的評価が必要, 大口径の冠動脈は評価困難な場合あり, 血球除去のためフラッシュ必要	血管内腔表面以外の血管外径やプラーク面積・容積の評価は困難, 視野の問題でステント全体の評価が困難	ステント再狭窄病変の場合, ステントの裏にある脂質成分と新生内膜の区別がつかない
深達度	4～10 mm	1.0～2.0 mm	0 mm	4～5 mm
脂質性プラークの評価	可能	優れる	困難	優れる
石灰化プラークの評価	可能	優れる	可能	不可能
石灰化によるアーチファクト	あり	なし	なし	なし
血栓評価	可能	優れる	優れる	困難
TCFAの評価	困難	優れる	可能	困難
造影剤使用	不要	必要**	不要	不要

* 3 mm径の血管内の中心にカテーテルが位置していると仮定したときの値
** 低分子デキストランで代用可能

症が原因とされており，血栓形成が起こる背景となるプラーク形態として病理学的検討からプラーク破綻（plaque rupture），プラークびらん（plaque erosion），石灰化結節（calcified nodule）が考えられている[5]．その中でもプラーク破綻は全体の約70％程度を占めると言われており，プラーク破綻を起こしそうなプラークは不安定プラーク（vulnerable plaque）と言われ，大きな壊死性コア，薄い線維性被膜，血管の拡張性リモデリング，プラーク・線維性被膜の炎症などが特徴として挙げられるが，特に薄い線維性被膜を持った脂質性プラークはthin-capped fibroatheroma（TCFA）と呼ばれる（図2）．OCTは現行の侵襲的・非侵襲的なものを含めた画像診断の中で，唯一線維性被膜の計測が可能なモダリティであり，TCFAの診断に優れているとされている．

また，OCTでは血管内の様々な所見を観察することが可能である．赤色血栓，白色血栓，プラーク内の新生血管，マクロファージの集簇，コレステロール結晶などが評価可能であり，さらにステント留置直後の内膜解離の所見や留置後慢性期の新生内膜の性状なども評価が可能である．

血管内視鏡（coronary angioscopy）

血管内視鏡は消化管などに用いられる内視鏡の技術を血管内に応用したものであり，ガイディングカテーテルから径0.5～0.8 mmの内視鏡カテーテルを血管内に挿入し，その先端で得られた映像を接続したコンソールに送ることで画像を得られる．血流の存在下では血管壁の観察が困難であり，血管壁の観察のためには視野範囲の血液を除去する必要がある．以前は初期のOCTと同様にバルーン閉塞型の血管内視鏡システムが存在したが，現在は内視鏡カテーテルが細くなりカテーテル近位部からのリンゲル液（低分子デキストランなど）の注入により撮像する血流維持型の血管内視鏡のみ使用可能である．

血管内視鏡は生体の血管内腔表面を直視下で観察できる唯一のモダリティである．解像度は対象物との距離によっても異なるが10～50μm程度とされており，直視により様々な所見が描出可能であるが，大きさの測定など定量的評価は困難である．欧米では認可されておらず，日本独自の画像診断技術である．血管内視鏡画像では血栓の評価，プラークの評価，ステント留置後慢性期の内膜被覆度の

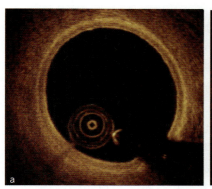 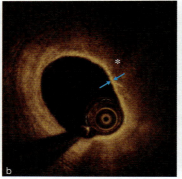 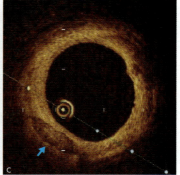

図2　OCT
a：正常血管．内膜・中膜・外膜の3層構造を認める．
b：TCFA．薄い線維性被膜（➡ ⬅）の深層側に，後方の信号減衰を伴う低信号域（＊）を認める．
c：石灰化は境界明瞭な低信号領域として描出される（➡）．

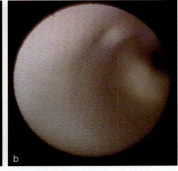

図3 血管内視鏡
a：黄色プラーク (yellow, grade 3) の表面にプラークの破綻像と赤色血栓の付着 (←) を認める．
b：白色プラーク (yellow, grade 1)

評価が可能である．動脈内の血栓の検出力に関しては血管内視鏡はIVUSよりは優れており，OCTと同等とされている[6]．血栓の色調も評価可能であり，通常赤色血栓と白色血栓，または混合血栓に分類されるが，その臨床的な意義は確立されていない．血管内視鏡によるプラークの評価はおもに色調によってされる（図3）．一般的に内膜の色調を4段階に分類（grade 0 = white, grade 1 = slight yellow, grade 2 = yellow, grade 3 = intensive yellow）しプラークの性状を評価する．一般的に黄色調の強いものほど不安定な要素を持ったプラークと考えられる．

近赤外線分光法（NIRS）

NIRSはもともと医療分野に限らず，工業・農業・宇宙産業などで応用されている原理で，近赤外線の吸収度の変化によって非破壊・非接触で成分を算出する技術である．冠動脈内で使用されるNIRSはカテーテル先端より近赤外線が照射され，組織で反射した散乱線を解析することで，散乱線のパターンから，その周囲に脂質性プラークが存在する確率を0～1.0の数字（probability）として算出する．NIRSは単体で形態的な特徴を描出する能力はなく，各座標での脂質性プラークの存在確率を示すものである．カテーテルの位置を基準に放射状に1度ごと，長軸方向に0.1 mmのピクセル単位で構成されており，それぞれのピクセルに対してprobability（0～1.0の数字）が算出されており，0.6以上のピクセルを黄色に表示して平面上に示したものがchemogramと呼ばれる画像である．また，画像の中心にはblock chemogramという情報も表示されており，これは2 mmごとのセグメント内でのすべてのピクセルのうちprobabilityの数字の上位10％が0.98以上のものが黄色に表示される．現行のデバイス（NIRS-IVUS）はNIRSとIVUSを同時撮像していくため，解剖学的な脂質性プラークの位置を把握することが容易となっている（図4）．

脂質成分の検出能においては感度・特異度ともに高いと言われているが，脂質が存在する深さや厚みなど形態的な評価はできない．脂質の拡がりの程度を評価する指標としてlipid core burden index（LCBI）が用いられる．これは関心領域内のchemogramで全ピクセル中の黄色のピクセル（probability＞0.6）の数の割合を‰（パーミル）で表したものである．したがってLCBIの最大値は1,000である．また，一般的に病変内の脂質成分の量を示す値として，4 mm長のセグメントでの最大のLCBIをmax LCBIとして用

E. 血管内イメージングデバイス

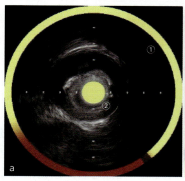
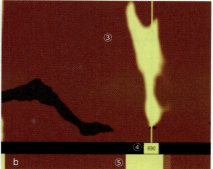

図4 NIRS

NIRSの情報はIVUS画像に重ねて表示される．(a) IVUS画像のrimの部分(①)にはchemogramの情報が，中心部分(②)にはblock chemogramの情報が表示される．右のパネル(b)の上部(③)はchemogramを示しており，max LCBI 4 mmが最大となる点とその値が表示されている(④)．右下にはblock chemogramが表示されている(⑤)．

いることがある．

血管内イメージングは冠動脈造影だけでは得られない血管壁の情報を得られるため動脈硬化についてより深い観察が可能となる．侵襲的な手技を伴うため対象は限られるが，動脈硬化性病変の病態生理を理解するために重要な役割を果たす．

[COI開示] 米津：アボットバスキュラージャパン（株），ボストンサイエンティフィックジャパン（株），ウインターナショナル（株），日本ライフライン（株），グッドマン（株），（株）竹山

●文献

1) Mintz GS, Nissen SE, Anderson WD, et al: American College of Cardiology Clinical Expert Consensus Document on Standards for Acquisition, Measurement and Reporting of Intravascular Ultrasound Studies (IVUS). A report of the American College of Cardiology Task Force on Clinical Expert Consensus Documents. J Am Coll Cardiol 2001; 37: 1478-1492.
2) Sathyanarayana S, Carlier S, Li W, et al: Characterisation of atherosclerotic plaque by spectral similarity of radiofrequency intravascular ultrasound signals. EuroIntervention 2009; 5: 133-139.
3) Tearney GJ, Regar E, Akasaka T, et al: Consensus standards for acquisition, measurement, and reporting of intravascular optical coherence tomography studies: a report from the International Working Group for Intravascular Optical Coherence Tomography Standardization and Validation. J Am Coll Cardiol 2012; 59: 1058-1072.
4) Kume T, Akasaka T, Kawamoto T, et al: Measurement of the thickness of the fibrous cap by optical coherence tomography. Am Heart J 2006; 152: e1-4.
5) Virmani R, Kolodgie FD, Burke AP, et al: Lessons from sudden coronary death: a comprehensive morphological classification scheme for atherosclerotic lesions. Arterioscler Thromb Vasc Biol 2000; 20: 1262-1275.
6) Kubo T, Imanishi T, Takarada S, et al: Assessment of culprit lesion morphology in acute myocardial infarction: ability of optical coherence tomography compared with intravascular ultrasound and coronary angioscopy. J Am Coll Cardiol 2007; 50: 933-939.

Ⅵ章　動脈硬化研究のトピックス

F. 血液検査

1 EPA/AA比

● 杜　隆嗣，平田健一

食生活とEPA/AA比

エイコサペンタエン酸（EPA）はドコサヘキサエン酸（DHA）と共にn-3系多価不飽和脂肪酸に属し，脂質代謝改善作用のほか，細胞膜の流動性を高めたり，アラキドン酸（AA）カスケードにおいて，AAと拮抗することで抗血小板凝集作用や抗炎症作用を発揮する．また近年，レゾルビンをはじめとした脂質メディエーターに代謝され，能動的に炎症収束プロセスにかかわっていることが明らかになってきた．EPAはイワシなどの魚油より効率的に摂取できる．また，体内でも必須脂肪酸であり亜麻仁油などに含まれる α-リノレン酸から変換されるものの，その割合は10〜15％である．一方，n-6脂肪酸であるAAは動物性油脂に多く含まれるとともに，やはり必須脂肪酸であるリノール酸を原料として体内で合成される．EPAとAAのバランスが注目されたのは，AAカスケードの発見と共に，1970年代後半のDyerbergらによるグリーンランドでの観察研究の報告を端緒とし，冠動脈疾患による死亡率がデンマークの白人に比して先住民イヌイットで低い理由の1つとして，血小板膜のEPAとAAの組成比が凝集能に影響を及ぼし，血栓症が少ないことが挙げられている．冠動脈疾患の多い欧米では血中のEPA/AA比が0.1〜0.2と低値であるのに対し，魚類を摂取する機会が多いわが国では1960年代は1.0程度であった．しかしながら近年，特に若年者においては欧米と同程度まで低下しているのではと懸念されている．その原因として魚の摂取量が低下していることのみならず，動物性油脂やリノール酸を多く含む植物油の摂取が増加していることが挙げられる．AAは高次脳機能や発熱応答，創傷治癒などにかかわり，乳児用調整乳にも添加されるなど生体にとってきわめて重要な脂肪酸であるが，現代の日本人のリノール酸平均摂取量は13〜15 g/日とむしろ過剰である．つまり，EPA/AA比はEPA摂取量のみで規定されているわけではなく，n-6脂肪酸の摂取量にも影響されることにも留意する．

心血管病のリスク指標として

わが国においては40〜59歳の41,578名を対象とした大規模なコホート研究であるJPHC研究において，魚を平均週8回（180 g）摂取すると週1回（23 g）しか食べない人と比べ，冠動脈疾患の発症率が30％に減少することが明らかにされている．一方，EPA/AA比の低下が心血管病のリスクであることも明らかにされている．千葉県で昭和55（1980）年から3年間にわたり実施された疫学調査では，魚肉の1日平均摂取量が農村では90 g/日（EPA換算0.9 g）に対して漁村では256 g/日（同2.6 g）と多く，EPA/AA比も農村の0.41と比して漁村では0.58と有意に高値であった．さらに，漁村では血小板凝集能の低下と共に，虚血性心疾患および脳血管障害による訂正死亡率も低値の傾向を認めた．京丹後市において4年にわたり行われた久美浜研究でも，漁業地域では農業地域・商業地域と比べ虚血性心疾患の発症が少なく，EPA/AA比は0.6以上が望ましいことが示唆されている．

久山町研究では，2002年の時点で40歳以

S348

上の地域住民3,103名を対象に平均5.1年の追跡調査で、高感度CRPが高値例（≧1.0 mg/dL）ではEPA/AA比が低下すると、心血管イベントリスクが上昇することが報告されている。一方、DHA/AA比においては有意なリスク上昇は認められなかった。また、EPA/AA比が0.29未満では肝臓がんによる死亡リスクが高かったことが報告されている。

二次予防については、冠動脈インターベンション施行患者を対象とした追跡調査の結果、EPA/AA比が0.404よりも高値である患者は主要心血管イベントの発症率が低いことが示されている[1]。こちらの調査でもDHA/AA比においては相関を認めていない。そのほかにもEPA/AA比と急性冠症候群の原因となるハイリスク・プラークの有無や、末梢動脈疾患、インスリン抵抗性、微量アルブミン尿との関連を示す報告がなされている。

治療ターゲットとしては？

わが国での脂質異常症患者を対象にしたJELIS研究では、スタチンに高純度EPA製剤を併用することで冠動脈イベントの累積発症率を19％低下させた。特に心筋梗塞の既往があり、かつインターベンションを実施したハイリスクな二次予防群においては41％も低下した。一方、一次予防については、TG 150 mg/dL以上かつHDL-C 40 mg/dL未満の患者で有意に冠動脈イベントが抑制された。以上をふまえ、『動脈硬化性疾患予防ガイドライン2017年版』ではEPA製剤のスタチンへの併用療法は、動脈硬化性疾患発症抑制に有用であると推奨されている。

しかし最近の報告では、過去10報（総症例数77,917症例）のメタアナリシスからn-3脂肪酸製剤による心血管病イベント発症の抑制効果は否定的とのことであった[2]。欧米での試験とJELISの結果が一致しない原因の1

つとして、n-3脂肪酸製剤の投与量が有効血中濃度まで到達、もしくはn-6脂肪酸とのバランスを是正させるには不十分であった可能性がある。JELISでは血中EPA濃度$>150\mu g/mL$またはEPA/AA>0.75で冠動脈イベント低減と有意に関連したと報告されている。一方、欧米ではn-3脂肪酸を4〜6g/日と高用量を用いてもEPA/AA比が0.75にかろうじて届くかどうかという結果になっている（図1）[3]。その理由としてベースライン値自体がわが国に比べかなり低いことが挙げられ、人種や居住地域、食生活習慣などが大きく影響していると想定される。このような背景の違いにもかかわらず、JELIS以降に行われた大規模臨床試験のほとんどにおいてn-3脂肪酸製剤の投与量はわが国での常用量の半分に相当する1 g/日であった。2018年に報告されたASCEND試験では、15,480人の心血管疾患の既往がない糖尿病患者を対象に同用量のn-3脂肪酸製剤を投与されていたが、やはり心血管イベントの抑制効果は証明されなかった。

ところが、その後に8,179人の高TG血症患者を対象に4gという高用量の高純度EPA製剤（Vascepa®）を用いたREDUCE-IT試験の結果が報告された。スタチンを内服かつ心血管病の既往もしくは糖尿病に1つ以上の冠危険因子を有する患者を対象とし、とうとう平均4.9年の追跡で心血管イベントを25％抑制した[4]。こちらの試験ではEPA/AA比は評価されていないが、同用量を12週間投与した際のEPA濃度は183 $\mu g/mL$であり、JELISでの到達血中濃度である170 $\mu g/mL$に近かったとのことである。ただし、Vascepa®は日本未承認薬であり、またわが国では承認されていない用量のため、この試験結果を日常診療に直ちに外挿することはできない。

一方、わが国では現在、2,600人の慢性冠動脈疾患患者を対象にストロングスタチン時

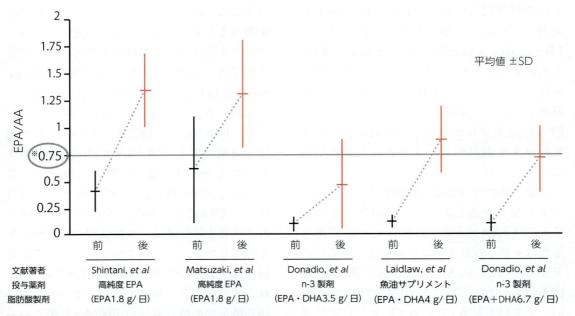

図1 n-3脂肪酸製剤の投与量とEPA/AA比到達度の比較

(Superko HR, et al: Circulation. 2013; 128: 2154-2161)

代における高純度EPA製剤の二次予防効果についてあらためて検証すべく、RESPECT-EPAという大規模臨床試験が進行中である．この試験では，二次予防においてEPA/AA比が0.4というカットオフ値が本当に妥当であるのかについて観察研究も並行して行われている．EPA/AA比はどこまで低下すると心血管病リスクとなるのか，また介入に際してどの程度まで上昇させるべきなのか，さらなる知見の蓄積が待たれる．

［COI開示］杜：シスメックス（株）

● 文献

1) Domei T, Yokoi H, Kuramitsu S, *et al*: Ratio of serum n-3 to n-6 polyunsaturated fatty acids and the incidence of major adverse cardiac events in patients undergoing percutaneous coronary intervention. *Circ J* 2012; 76: 423-429.
2) Aung T, Halsey J, Kromhout D, *et al*: Associations of omega-3 fatty acid supplement use with cardiovascular disease risks: Meta-analysis of 10 trials involving 77 917 individuals. *JAMA Cardiol* 2018; 3: 225-234.
3) Superko HR, Superko SM, Nasir K, *et al*: Omega-3 fatty acid blood levels: clinical significance and controversy. *Circulation* 2013; 128: 2154-2161.
4) Bhatt DL, Steg PG, Miller M, *et al*: Cardiovascular risk reduction with icosapent ethyl for hypertriglyceridemia. *N Engl J Med* 2019; 380: 11-22.

F. 血液検査

2 変性LDL, sLOX-1

● 垣野明美, 沢村達也

変性LDLと受容体LOX-1

LDLは, 血液中でコレステロールなどの脂質の運搬を担っており, 通常, LDL受容体を介して末梢組織にコレステロールを供給する生理的役割を持つ. LDLはタンパク質成分であるアポBと, コレステロール, トリグリセリド, リン脂質などの脂質成分から構成され, これらの物質が, 酸化的修飾を含む様々な化学的修飾を受けたものが（酸化）変性LDLである. 変性LDLはLDL受容体への結合能を失い, LOX-1やSR-A, CD36などの変性LDL受容体に結合して作用するため, LDLとは異なる病的生理活性を示すようになる.

変性LDLが血管内皮細胞のLOX-1に作用すると, 活性酸素種の産生, 白血球接着分子やケモカイン, エンドセリンなどの向動脈硬化性分子の発現誘導, NO産生・放出の抑制が起こり, 血管内皮機能障害を来す. そして, モデル動物での研究によれば, LOX-1は, 動脈硬化や心筋梗塞, 再狭窄の病態を増悪させる.

変性LDL活性（LAB）評価法と心血管疾患

変性LDLの酸化的修飾は, その様式や程度が様々で, 受容体への結合能や生理活性も異なる. そのためバイオマーカーとして利用するには, 従来のような特定の修飾官能基に対するモノクローナル抗体を用いた方法で測定するだけでは, 病態の把握には不十分な可能性がある. そこで筆者らは, LOX-1の受容体機能を利用し, 特定の変性脂質分子ではなく, 多様な変性LDLのLOX-1への受容体結合活性をLAB（LOX-1 ligand containing apoB）として定量し, 変性LDLの指標とする系を確立した.

この測定法をマウスモデルで検証すると, 高脂肪食負荷により, 血中のLABおよび通常測定法による酸化LDL濃度は通常食時と比べ高値となる. 一方, 変性LDLに結合し, その向動脈硬化活性に対して抑制作用を持つ血中タンパク質Del-1を過剰発現させたマウスでは, 通常法で測定した酸化LDL濃度は高値のままだが, Del-1の抑制作用により, 変性LDLの生理活性であるLABは低値となる. このときDel-1過剰発現マウスでは野生型に比べ動脈硬化進展が顕著に抑えられる. このことから, 酸化LDLそのものの濃度よりも, やはり生理活性であるLABを測定したほうが動脈硬化の進展をより正しく評価できる可能性が示された.

実際に, 健常日本人約2,500名を対象として平均11年間追跡した吹田コホート研究では, LABの血中濃度が最も高い第4四分位における疾患発症率は, 第1四分位と比べ, 既知の交絡因子で調整しても, 脳卒中2.09倍, 脳梗塞3.11倍, 冠動脈疾患1.82倍といずれも高く, 脳卒中, 脳梗塞では有意な上昇が見られている. 一方, 同コホート研究で, 高血圧が脳卒中発症リスクを2〜4倍高めるという結果が得られており, このことから, LAB高値は高血圧に匹敵する脳梗塞の危険因子であるといえる.

また, 心血管病, 糖尿病, がんなどの既往歴のない米国人40歳代健常男性約300名を対象とした断面研究では, 各種交絡因子で調

整しても，頸動脈内膜中膜厚（IMT）とLABの間に強い相関が認められた．同条件の日本人ではLABとIMTの関連を認めなかったが，より高齢層を含む検討では（平均62歳），高脂血症で未治療者に限定した場合，LABが高い人でIMTが有意に大きかった．また健常神戸市民約500名の検討では，LDLコレステロールを調整しても，LABが高い人でCAVI（心臓足首血管指数）の値が大きいことが示され，大動脈の伸展性との関連も示唆された．

このように，動脈硬化，心血管イベントのいずれのアウトカムでも，コレステロール値などの交絡要因を調整してもLABは危険因子として認められ，残余リスクを評価できるバイオマーカーとなる可能性がある．

一方，LABの治療指標としての有用性も検討されており，高コレステロール血症患者へのピタバスタチン投与では，LABの有意な低下が認められている．このとき，LDLコレステロール低下量とLAB低下量に有意な相関はないため，スタチンによるLAB減少は，LDL低下による二次的な現象ではないと考えられた．治療によるLAB低下の予後への影響については，今後の検討が待たれる．

soluble LOX-1（sLOX-1）と心血管疾患

LOX-1の発現は，健常な細胞や組織ではきわめて低いが，動脈硬化性疾患の危険因子となる高血圧，高脂血症，糖尿病や，炎症の状態下では，その発現が急速に，顕著に増加する．LOX-1は1回膜貫通型の受容体で，細胞に発現したLOX-1の一部は細胞膜直上でプロテアーゼにより切断され可溶型LOX-1（soluble LOX-1：sLOX-1）として血液中に遊離することから，血中のsLOX-1量はLOX-1の発現量を反映し，動脈硬化や炎症状態のバイオマーカーとなる可能性がある．

急性冠症候群（ACS）における検討では，非冠動脈疾患群に比べてACS発症群でsLOX-1高値を示し，ACSで上昇が見られる高感度CRPよりも感度・特異度が高いと報告されている．また，ACSのマーカーであるトロポニンTに比べ，sLOX-1は発症後，より早期の段階から上昇が認められ，sLOX-1はACS発症の早期バイオマーカーとしての有用性が高いと考えられる．

ST上昇型急性心筋梗塞患者で，3年間の総死亡率や心血管有害事象とsLOX-1との関連について検討された結果では，sLOX-1高値群では低値群に比べて総死亡率のハザード比5.9，心血管有害事象のハザード比3.5と高い値が示されており，sLOX-1がACSの長期予後予測に有用である可能性が示唆される．

また，冠動脈造影によりプラークの性状を評価し，安定冠動脈疾患（単純病変，複雑病変），ACSに分類して検討された結果では，sLOX-1濃度は安定冠動脈疾患よりACSで高値を示し，冠動脈疾患では複雑病変＞単純病変となり，プラークの性状とsLOX-1との有意な相関が報告されている．

脳卒中発症後3日以内に入院した患者を対象とし，脳卒中のタイプ別でsLOX-1濃度を検証した結果では，虚血性脳卒中群，脳内出血群，アテローム血栓性脳梗塞群は，いずれも，健常群に比べsLOX-1高値が示されている．

LOX-index

以上のように，LAB，sLOX-1は心血管疾患の進展や発症に関連している．そこで，生体内で起こるLABとLOX-1の相互作用を反映する指標として，同一検体のLAB値とsLOX-1値の積を「LOX-index」と定義し，心血管疾患発症のリスク評価に対する有用性を，吹田コホートを利用し検討した．交絡要因を調整してもLOX-indexの第4四分位における疾患発症率は，第1四分位と比べ，冠

動脈疾患2.09倍と有意に高く，脳梗塞の発症率はLOX-indexの第2〜4四分位のすべてで3倍以上であり，強い関連を示した．すなわち，LOX-indexは，将来的な冠動脈疾患や脳梗塞の発症リスクの指標として有益である可能性が示唆される．

LAB，sLOX-1，そしてLOX-indexは動脈硬化性疾患の予測・診断に有用となる可能性が高い．今後さらにエビデンスが重ねられ，バイオマーカーとして広く用いられることが期待される．

[COI開示] 沢村：NKメディコ（株）

◉文献

1) Sawamura T, Kume N, Aoyama T, et al: An endothelial receptor for oxidized low-density lipoprotein. *Nature* 1997; 386: 73-77.

2) Inoue N, Okamura T, Kokubo Y, et al: LOX Index, a novel predictive biochemical marker for coronary heart disease and stroke. *Clin Chem* 2010; 56: 550-558.

3) Sawamura T, Kakino A, Fujita Y: LOX-1: a multiligand receptor at the crossroads of response to danger signals. *Curr Opin Lipidol* 2012; 23: 439-445.

4) Sawamura T, Wakabayashi I, Okamura T: LOX-1 in atherosclerotic disease. *Clin Chim Acta* 2015; 440: 157-163.

F. 血液検査

3 Lp(a)

多田隼人，山上 幹

lipoprotein(a)：Lp(a)とは？

Lp(a)［リポタンパク(a)］は，LDLと同様に動脈硬化巣への沈着が確認されており，動脈硬化症の新規危険因子として注目されているリポタンパクである．その構造はLDLと類似しているが，LDLのコアアポタンパクであるアポタンパクB100に，アポタンパク(a)［apo(a)］がジスルフィド結合している（図1）．Lp(a)は，アポ(a)とLDLがクリングルという環状構造を形成し，このクリングルの繰り返し回数により多くのフェノタイプ（20種類以上）が存在する．そのため，分子量は100～800 kDaと幅が広い．

Lp(a) と動脈硬化性疾患：causal factorとしてのバイオマーカー

Lp(a)は上述のようにLDL類似のリポタンパクではあるものの，LDLとは独立し冠動脈疾患を含む動脈硬化性疾患と強く関連することが疫学研究により示されてきた．とこ

ろでいかなる疾患・現象においても，あるバイオマーカーが単なる関連か・真のcausal factorか？ これはきわめて重要な問いである．あるバイオマーカーが疾患に対する真のcausal factorであることを示す最も確実な手法は，ランダム化比較試験である．一方でメンデルランダム化解析とは，自然界で行われている無作為化（対立形質が無作為に遺伝する：対立形質の無作為化割付が「神様」によりなされる）を利用した解析法であり，観察試験においても交絡因子を除外し，因果関係を明らかにすることができるようになった．Lp(a)値を規定する高頻度遺伝子多型（いわゆるSNP）を用いた解析では一貫してLp(a)と動脈硬化性疾患との関連が示され，LDLと同様に動脈硬化性疾患との因果関係が強く示唆されている．今後Lp(a)を有効に低下させることができうる薬剤を用いた適切なランダム化比較試験により，動脈硬化性疾患との因果関係が明確となればいわゆるスタチン残余リスク低減が期待される．

Lp(a)代謝とLDL受容体

Lp(a)については不明な点が多く，その代謝メカニズムについても必ずしも明確ではない．しかしLDL受容体の機能異常を伴う家族性高コレステロール血症患者においては血清Lp(a)値が高値であることが示されておりLDL受容体を介した代謝が想定される[1]．しかしHMG-CoA還元酵素阻害薬（スタチン）投与によりLp(a)低下が得られない一方で，スタチン同様にLDL受容体を介して作用するPCSK9阻害薬によりLp(a)値低下が得られることも知られており大変興味深い．

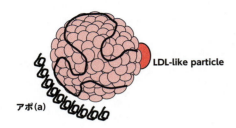

図1 Lp(a)［リポタンパク(a)］の構造
LDL様のコレステロールに富むリポタンパクであるが，LDLのコアアポタンパクであるアポタンパクB100に，アポタンパク(a)［アポ(a)］がジスルフィド結合している．

Lp(a)と大動脈弁狭窄症

大動脈弁狭窄症は，大動脈弁の硬化による可動性低下に伴い心拍出量の低下を来し，失神や心不全症候を来した場合には生命予後は数年とされる重篤な疾患である．しかし，スタチンなどの抗動脈硬化作用が明らかとされている薬剤を含め，その進展抑制に有効な薬物治療は皆無である．近年人口の高齢化に伴いその有病率は増加の一途を辿っており，病状進展抑制に有効な薬物治療の開発が望まれる．Lp(a)はLDL類似のリポタンパクであるが，LDLとは独立し，冠動脈硬化症，大動脈弁狭窄症などの動脈硬化性疾患と関連することが知られる．HMG-CoA還元酵素阻害薬（スタチン）によりLDL低下を介して冠動脈硬化症のリスク低減は得られるが，大動脈弁狭窄症の進展抑制効果は認められない．一方，疫学研究のみならず，遺伝学に基づいたメンデルランダム化研究から，LDLとは独立した大動脈弁狭窄症とLp(a)の強い関連が示され，Lp(a)の制御による大動脈弁狭窄症の進展抑制への可能性が期待されている[2]．

Lp(a)測定に関する問題点

上述のようにLp(a)はクリングルの繰り返し回数により多くのフェノタイプが存在し，その分子量には大きな幅がある．わが国で広く使用されている一般的な測定法では，そのクリングルの繰り返し回数（分子量）により過大評価ないしは過小評価する可能性が報告されている[3]．このような問題を克服したア

ポ(a)に対する抗体を用いたLp(a)測定法も既に存在し，このような測定法がわが国においても広く普及し，より正確な値によりデータが収集されることを期待したい．

まとめ：スタチン残余リスクとしてのLp(a)

LDL類似物質であるLp(a)は，LDLとは独立し冠動脈硬化症や大動脈弁狭窄症を含む動脈硬化性疾患のcausal factorであることはほぼ疑いない．現在動脈硬化性疾患の予防・治療の中心であるスタチン製剤ではLp(a)の有効な低下が得られないが，Lp(a)値低下が期待できる有効な薬剤による，これらの疾患のいわゆるスタチン残余リスク低減が大いに期待される．

［COI開示］本論文に関して筆者らに開示すべきCOI状態はない

◉文献

1) Tada H, Kawashiri MA, Yoshida T, *et al*: Lipoprotein (a) in familial hypercholesterolemia with proprotein convertase subtilisin/kexin type 9 (PCSK9) gain-of-function mutations. *Circ J* 2016; 80: 512-518.

2) Emdin CA, Khera AV, Natarajan P, *et al*: Phenotypic characterization of genetically lowered human lipoprotein (a) levels. *J Am Coll Cardiol* 2016; 68: 2761-2772.

3) Marcovina SM, Albers JJ, Scanu AM, *et al*: Use of a reference material proposed by the International Federation of Clinical Chemistry and Laboratory Medicine to evaluate analytical methods for the determination of plasma lipoprotein (a). *Clin Chem* 2000; 46: 1956-1967.

F. 血液検査

4 アポB-48

● 増田大作

従来多くの研究により空腹時血清トリグリセリド（TG）高値は動脈硬化性疾患のリスク上昇と関連するが，空腹時TG値は食事条件で容易に変動し，著明な高TG血症が必ずしも動脈硬化惹起的ではなく，逆に軽度のTG値の上昇であったとしても耐糖能異常患者やメタボリックシンドローム患者ではリスクが高いなど，サロゲートマーカーとしては限界がある．これに対して，食後TG値の上昇はより鋭敏に心血管イベントの発症と相関することが知られている[1]．空腹時および食後高TG血症の存在の背景にはTGリッチリポタンパクの蓄積が影響しているが，このTGリッチリポタンパクのうち動脈硬化惹起的なレムナントリポタンパクの存在が強く影響している[2]．小腸においてカイロミクロンが，肝臓においてVLDLが産生されるが，リポタンパクリパーゼにより内包するTGは加水分解され小粒子化し，カイロミクロンレムナントあるいはVLDLレムナントが形成される．近年このレムナントリポタンパクにも動脈硬化惹起性を有していることが判明しており，また耐糖能異常において増加し，LDL粒子の小粒子化（small dense LDLの形成）とHDL粒子の分解に関与し，さらに動脈硬化を促進させることが判明している[2]．

アポリポタンパクB-48（apoB-48）は小腸でのカイロミクロン形成の核であり，カイロミクロンレムナントとなり肝臓に取り込まれるまで1粒子に1個保持される．カイロミクロンレムナントの増加は食後高TG血症における心血管イベント発症の一因であると示唆されており，酸化LDLやVLDLレムナント

と同様に様々な経路を介して動脈硬化プラークの形成に関与している[2]．しかし，従来のアポタンパク測定・超遠心法・核磁気共鳴分光法・クロマトグラフィー法などでは肝臓由来のVLDLレムナントと独立して評価できなかった．このことから，筆者らはアポB-48濃度測定系を世界に先駆けて開発し，定量評価に成功した（ELISA法およびCLEIA法）[3]．筆者らは健康診断での健常症例や様々な疾患を有する症例においてアポB-48濃度を測定し，疾患との関連性を検討した[2]．

- 健常例による検討では，空腹時アポB-48値の基準値上限は$5.7\,\mu g/mL$と判明したが，アポBの濃度と比較すると1/100～200程度である．

- 健康診断受診者の他の脂質データと比較すると，空腹時アポB-48値は脂質異常症の疾患数の存在やメタボリックシンドロームにおけるリスクの重複に比例して濃度が上昇する．

- 脂肪食負荷後，TG同様にアポB-48値も増加し，高脂肪食であればなおさら上昇する．空腹時アポB-48値は食後TG値上昇の総和と正相関することから，食後高脂血症のスクリーニングマーカーとなりうる．

- また，アポE異常によりレムナントが蓄積するⅢ型高脂血症では，空腹時アポB-48/TG比が治療介入前後いずれにおいても有意に高値であり，簡便なスクリーニングマーカーとなりうる．

- 空腹時アポB-48濃度はタンパク尿の出現と相関し推算糸球体濾過量eGFR値と

逆相関し，慢性腎臓病（CKD）の病期の進行により増加することからCKDにおける動脈硬化リスクの増加にカイロミクロンレムナントの関与が示唆される．

- 空腹時アポB-48値と頸動脈内膜中膜複合体の肥厚度はTG値が基準値以下（100＜TG≦150 mg/dL）であっても有意な正相関を示すことから，TG値正常集団の潜在的な動脈硬化リスクを示唆する結果であった（図1）．
- 空腹時アポB-48値は75％以上の有意な冠動脈狭窄を有する群において年齢性別BMIを一致させた有しない群より有意に高かった（図2）．空腹時アポB-48高値は他の冠危険因子と比較して最も強力な独立した冠危険因子であり，これらの危険因子との並存により有意狭窄の罹患率が上昇した．
- フィブラートやエゼチミブ，DPP4阻害薬の投薬により空腹時アポB-48濃度は有意に低下しており，これらの治療薬はカイロミクロンレムナントを抑制し動脈硬化性疾患発症リスクを低下させていることが判明した．

これらのことから，空腹時アポB-48濃度測定はレムナントによる動脈硬化惹起性の定量的評価にきわめて有用であると考えられる．新規高TG血症治療薬として開発された選択的PPAR α 刺激薬（SPPARM α）においても空腹時アポB-48濃度は低下することが判明しており[4]，今後開発される治療薬の心血管イベントリスクに対する治療介入効果の推測にも有用であると思われる．今後，アポB-48濃度測定を用いた動脈硬化惹起性の背景となるリポタンパク代謝異常の評価が日常臨床においても普及することが期待される．

[COI開示] 持田製薬（株），大塚製薬（株），MSD（株），興和創薬（株），日本ベーリンガーインゲルハイム（株），冨士レビオ（株），協和メディックス（株），武田薬品（株），小野薬品（株），アストラゼネカ（株）

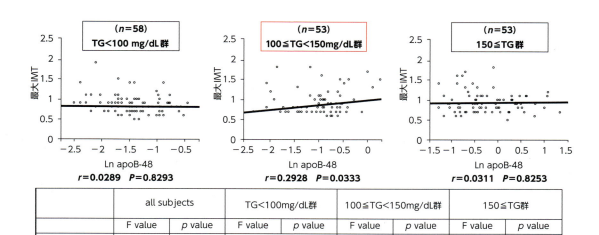

図1 空腹時アポB-48濃度と頸動脈内膜中膜複合体肥厚（IMT）
TG正常群（100〜150 mg/dL）において空腹時アポB-48は頸動脈IMTと相関する．
（Masuda D, et al : J Atheroscler Thromb 2017; 24: 95-109）

VI章 動脈硬化研究のトピックス

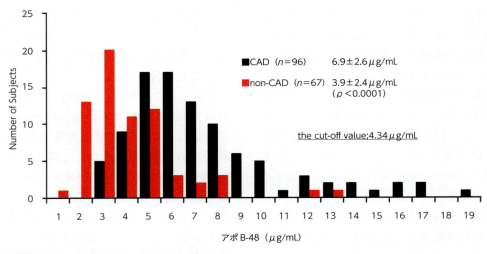

図2 冠動脈狭窄と空腹時アポB-48値の分布
CAG実施/脂質異常治療未実施症例を2群に分けアポB-48濃度分布を比較した．
冠動脈に75％以上の狭窄を有する患者（CAD，n＝96），年齢・性別・BMIを一致させた正常冠動脈者（non-CAD，n＝67）を比較．
（Masuda D, et al : J Atheroscler Thromb 2017; 24: 95-109）

●文献

1) Iso H, Naito Y, Sato S, *et al*: Serum triglycerides and risk of coronary heart disease among Japanese men and women. *Am J Epidemiol* 2001; 153: 490-499.
2) Masuda D, Yamashita S: Postprandial hyperlipidemia and remnant lipoproteins. *J Atheroscler Thromb* 2017; 24: 95-109.
3) Hanada H, Mugii S, Masuda D, *et al*: Establishment of chemiluminescence enzyme immunoassay for apolipoprotein B-48 and its clinical applications for evaluation of impaired chylomicron remnant metabolism. *Clin Chim Acta* 2012; 413: 160-165.
4) Ishibashi S, *et al*; for the K-877-04 Study Group. Effects of K-877, a novel selective PPAR α modulator (SPPARM α), in dyslipidaemic patients: A randomized, double blind, active- and placebo-controlled, phase 2 trial. *Atherosclerosis* 2016; 249: 36-43.

F. 血液検査

5 | sdLDL

● 平野　勉

small dense LDL（sdLDL）とは

　LDLコレステロール（C）は動脈硬化性心臓血管病（ASCVD，以下CVD）発症に関する最強の原因物質である．しかし，一般臨床の場においてLDL-Cが高くなくてもCVDを生じる例も珍しくない．たとえばCVDを頻発するメタボリックシンドロームや2型糖尿病ではLDL-Cは著明な増加をしない．LDL-Cは危険因子としては鈍感なのである．LDLは粒子サイズの異なる亜分画より構成される．小型で密度の重いLDLをsmall dense LDL（sdLDL）と称し，その代謝過程において粥状動脈硬化の主因である酸化LDLの良き原料になると考えられている．LDLは比重1.019〜1.063 g/mLの幅広いリポタンパクの集合であり，粒子サイズの異なるいくつかの亜分画より構成される．Austin，Kraussらは電気泳動法を用いてLDL粒子直径を測定し，直径の小さい25.5 nm以下のものをsdLDLと規定し，これをおもに有するヒトをパターンB，25.5 nm以上の大型のLDLを有するヒトをパターンAとした．その結果パターンAに比しパターンBでCVDの発症が3倍も高率であることを見出した[1]．電気泳動法で測定した粒子サイズと超遠沈法による粒子密度との間には強い相関があり，粒子が小型であるということはそのまま比重が重いことを意味する．超遠心法でのsdLDLは比重1.044〜1.063 g/mLに相当する．LDL粒子サイズと直結した組成上の変化はLDL中のコレステロール含有量の減少であり，タンパク成分であるアポBに対し脂質成分のコレステロールが減少しているのがsdLDLの特徴である．

　sdLDLは正常サイズのLDLに比べてLDL受容体に対する結合親和性が悪い．LDLレセプターはおもに肝に存在するが，受容体への低親和性のためsdLDLは肝よりむしろ末梢で代謝されやすくなる．血中の滞在時間は正常サイズのLDLが2日なのに対して，sdLDLは5日と大幅に延長している．そのため血管内皮と接触する機会が増加し，病的な内皮から発生する活性酸素によってLDLが酸化されやすい．そのうえsdLDLは酸化を防止する脂溶性ビタミンのビタミンEに乏しい．以上よりsdLDLは血管壁において作られる酸化LDLの良き原料と考えられる．

生成機序

　血清トリグリセリド（TG）の上昇がLDLの小粒子化に最も密接に関連している．高TG血症ではカイロミクロンやVLDLのTGとLDLのコレステロールが脂質転送を行いLDLにはTGが増えコレステロールが減少する．肝性リパーゼ（HL）はTGリッチなLDLを水解してコレステロールに乏しいLDLが生成される．これがsdLDLである．インスリン抵抗性はLDLを小型化する．TGに富む大型のVLDL1はインスリン抵抗性があるとその分泌が増加するが，小型のVLDL2はインスリンの影響を受けない．血中でVLDL1はリポタンパクリパーゼ（LPL）の作用でTGが分解されて小型のVLDL2になるが，インスリン抵抗性があるとLPLの作用が低下してVLDL1がVLDL2に変換されにくくなる．VLDL2からは正常サイズの

VI

動脈硬化研究のトピックス

S359

LDLが生成されるが，VLDL1からはコレステロールに乏しいsdLDLが生成される．TGに富むVLDL1はVLDL2よりLDLとの脂質転送を活発に行うこともsdLDL生成を促す（図1）．メタボリックシンドロームではLDLは増加しないが，sdLDLは増加する．内臓脂肪面積が増加するほど大型のLDL-Cが低下し，sdLDL-Cが増加する．そこで筆者らはsdLDLを"メタボリックLDL"と命名した．インスリン抵抗性を示す代表的疾患である2型糖尿病でもsdLDLが特異的に増加する．

sdLDLの測定

標準的なLDLサイズの測定は電気泳動法である．この方法は煩雑で長時間の泳動と，染色脱色に時間を必要とする．LDLの動脈硬化惹起性はLDLサイズと共にその量も重要である．そこで筆者らはsdLDLのコレステロールを定量できる測定法を開発した（sdLDL-EX，デンカ生研）[2]．本法と超遠心で分離したsdLDL分画である比重1.044〜1.063 g/dLの相関はr = 0.94ときわめて良好である．なお本法は2017年8月に米国のFDAで体外診断検査法として承認された．一般的な臨床検査でLDLの粒子サイズを測定する方法はないが，臨床検査値からLDLの小型化をある程度推定することは可能である．sdLDLは組成上コレステロールに乏しくアポBに富んでいる．したがってLDL-Cの値が高値ではないにもかかわらず血清アポBが高値を示す場合には，LDLが小型化していると判断して良い．nonHDL-CはLDLの粒子数を反映するアポBと強く相関する．LDLはおおよそTGと反比例して小型化する．したがってnon-HDL-Cが高値（170 mg/dL以上）でかつTGが高値（150 mg/dL以上）の場合は小型のLDLの粒子数が多いと

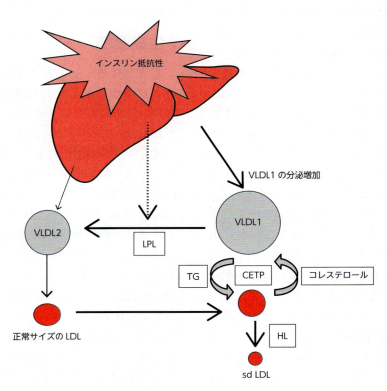

図1 sd LDLとインスリン抵抗性

F. 血液検査

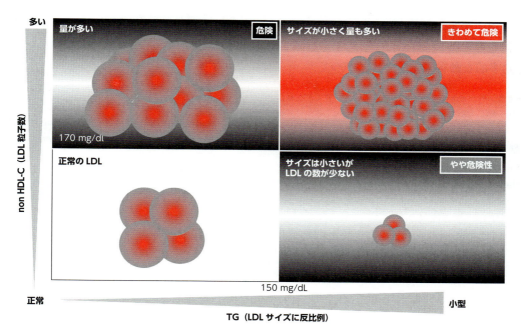

図2 non HDL-コレステロールとTGを用いたsdLDLの推定法（LDL window）

判断できる．筆者らはLDL windowと名付けsdLDL-Cが高い症例を推測する方法にしている（図2)[3]．

鋭敏なリスクマーカーとしてのsdLDL-C

筆者らの開発したsdLDL-Cの直接定量法は多くのコホート研究に使用されている．吹田研究においてsdLDL-Cの増加はCVDの有意な危険因子と同定された．米国では2つの大規模研究に使用された．特に，大規模なAtherosclerosis Risk in Communities (ARIC) 試験 (11,419名) において，ベースラインのsdLDL-C濃度はその後11年間のCVDイベント発生と強く関連性を示し，LDL-C値100 mg/dL以下で層別してもsdLDL-Cは依然CVDの強い予知因子であった．最近では久山町研究でも使用され，その結果が注目される．

sdLDLの治療

LDLサイズを大型化させるためにはTGを低下させることが重要である．食事，運動療法により体重，内臓脂肪量を減少させる努力が必要である．ライフスタイルの改善でも十分な効果が得られない場合は薬物治療を併用する．LDL-Cを強力に低下させるスタチンは一般的にLDLサイズを変化させないが，LDL-Cの低下と同程度にsdLDL-C濃度を低下させる．したがって強力なスタチンほどsdLDLコレステロールの低下作用も強い．コレステロール吸収阻害薬であるエゼチミブには中等度のLDL-Cの低下と軽度のTGの低下作用があるが，sdLDL-Cも単独で減少させるが，スタチンと併用することにより著明に低下する．フィブラートは代表的なTG低下薬であり，LDLサイズが大型化し，sdLDL-Cも低下する．同様にn-3脂肪酸であるEPA，DHA製剤でもLDLサイズが大型化することが確認されている．動脈硬化最大

の危険因子であるLDL-Cの中でも，特に動脈硬化惹性の強いsdLDL-Cを低下させることは効率的な動脈硬化予防に結びつく．

[COI開示] デンカ生研（株），武田薬品（株），アストラゼネカ（株），興和（株）

●文献

1）Austin MA, King MC, Vranizan KM, *et al*: Atherogenic lipoprotein phenotype. A proposed genetic marker for coronary heart disease risk. *Circulation* 1990; 82: 495-506.

2）Ito Y, Fujimura M, Ohta M, *et al*: Development of a homogeneous assay for measurement of small dense LDL cholesterol. *Clin Chem* 2011; 57: 57-65.

3）Hayashi T, Koba S, Ito Y, *et al*: Method for estimating high sdLDL-C by measuring triglyceride and apolipoprotein B levels. *Lipids Health Dis* 2017; 26; 16-21.

F. 血液検査

6 RLPC

● 中村貴光，久木山清貴

レムナントリポタンパク

　血液中のトリグリセリド（TG）はリポタンパクの一部として存在する．TGを多く含むリポタンパクはTGリッチリポタンパクと呼ばれ，その組成や粒子径は変化に富み，その中間産物はレムナントリポタンパクとよばれている．高レムナントリポタンパク血症は，肝臓における超低比重リポタンパク（very low density lipoprotein：VLDL）や，食事由来の腸管で産生されたカイロミクロンの過剰産生が原因となる．これら血液中のVLDLおよびカイロミクロンは血中のリポタンパクリパーゼ（LPL）により分解され，それぞれVLDLレムナントおよびカイロミクロンレムナントとなり，肝臓により受容体を介して取り込まれ，通常であれば血中より速やかに消失する．しかしながら，2型糖尿病，メタボリックシンドロームなどのインスリン抵抗性を有する症例では，LPLの機能が抑制されており肝臓での取り込みも遅延する結果，食後にカイロミクロン，VLDL，およびこれらのレムナントが血中に増加しやすくなる（図1）．

高レムナントリポタンパク血症の診断

　VLDLレムナントとカイロミクロンレムナントの測定は，現在免疫吸着カラムを用いた方法が用いられている．この方法は，幅広い性質を有するレムナントリポタンパクをすべて網羅する方法とは言えず，分離されたリポタンパクはレムナント様リポタンパク［remnant-like particles（レムナント粒子）：RLP-C］として，血中レムナント量を反映する方法として日常臨床においても広く用いら

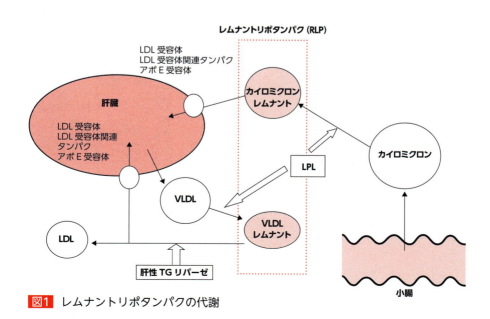

図1　レムナントリポタンパクの代謝

れている．また，近年では，自動分析装置を使用する直接測定試薬も開発されている．この方法では，レムナントリポタンパクに対しての特異性の高い界面活性剤や酵素を使用し，血中レムナントリポタンパクをより選択的に測定するが可能となり，RemL-Cとして表記される．いずれの方法も，血中レムナントリポタンパクを反映する指標とされており，両試薬での測定値は強い相関を示している．現在のところ臨床レベルで用いるレムナントリポタンパク測定としては，これら2つの測定方法が，簡便で信頼性のある方法として用いられている．RLP-Cの基準値は空腹時7.5 mg/dL未満とLDL-Cと比較すると少ないものの，LDL-Cは正常なリポタンパクを含むのに対して，RLP-Cは正常に代謝されない動脈硬化惹起性の強いリポタンパクの集合体を表している．現在ではRLP-Cもしくは RemL-C の測定は保険収載されており，3か月に1度算定が可能となっている．

心血管病リスクとしての高RLP-C血症

　RLP-C測定は簡便で信頼性が高く，多くの臨床データが報告されている．高RLP-C血症は虚血性心疾患において高頻度の脂質異常症で，虚血性心疾患リスクは約3倍となる．また，当施設でのメタボリックシンドローム患者を対象にした研究では，RLP-C値は冠動脈疾患で有意に高く，血管内皮機能の指標としての前腕動脈駆血解除後の血流依存性血管拡張反応（flow-mediated dilation：FMD）と負の相関が認められた[1]．また，急性心筋梗塞後やLDL-C＜100 mg/dLを満たす冠動脈疾患を対象とした観察研究では，RLP-C値は他の危険因子とは独立した危険因子であり（図2），心血管イベント予測能を有意に上昇させることも明らかになった[2,3]．このように，RLP-C測定は，心血管病リスク管理において有用な検査の1つと考えられる．

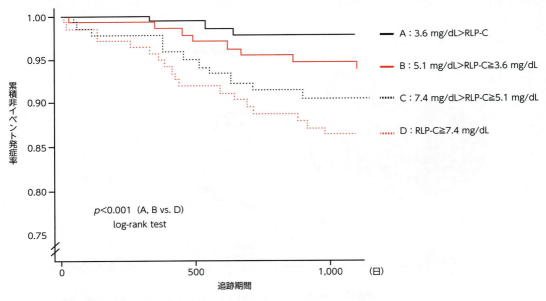

図2 RLP-コレステロール値の心血管イベントに与える影響

(Nakamura T, *et al*: *Atherosclerosis* 2011; 218: 163-167 より引用)

[COI開示] 久木山：武田薬品工業（株），第一三共（株），ア
ステラス製薬（株），日本ベーリンガーインゲルハイム（株），
ボストン・サイエンティフィックジャパン（株），アボットバ
スキュラージャパン（株），バイオトロニックジャパン（株），
セント・ジュード・メディカル（株）

◉文献

1) Nakamura T, Takano H, Umetani K, *et al*: Remnant lipoproteinemia is a risk factor for endothelial vasomotor dysfunction and coronary artery disease in metabolic syndrome. *Atherosclerosis* 2005; 181: 321-327.
2) Kugiyama, Doi H, Takazoe K, *et al*: Remnant lipoprotein levels in fasting serum predict coronary events in patients with coronary artery disease. *Circulation* 1999; 99: 2858-2860.
3) Nakamura T, Obata JE, Hirano M, *et al*: Predictive value of remnant lipoprotein for cardiovascular events in patients with coronary artery disease after achievement of LDL-cholesterol goals. *Atherosclerosis* 2011; 218: 163-167.

索　引

【和　文】

■あ

アキレス腱肥厚　153
アクティブガイド　219
アスピリン　253, 286
アディポネクチン　70, 220
アテローム血栓症　340
アポAⅠ欠損症　96
アポAⅠ変異体　96
アポB48　356
アポB100　127
アリロクマブ　238
アルテプラーゼ　277
アルブミン尿　116
アンジオテンシンⅡ受容体拮抗薬　64, 112
アンジオテンシン変換酵素阻害薬　112

■い

イダルシズマブ　288
一次止血　67
一次予防　210
一価不飽和脂肪酸　215
一酸化窒素　44, 60, 63, 81
　　——産生　82
医療被曝　196
陰イオン交換樹脂　233
インスリン　71
インスリン抵抗性　10, 110, 141
インターロイキン-1　331
インテグリン　66
インフラマソーム　76

■う

ウィンドケッセル効果　44
ウエスト周囲長　135
ウェルナー症候群　128
うつ病と脳血管障害　293
運動　110, 111, 137
運動負荷心電図　266

運動療法　111, 141

■え

エイコサペンタエン酸　348
疫学研究　211
エストロゲン　81, 124
エゼチミブ　230
エドキサバン　288
エボロクマブ　238
エラスチン　73
嚥下障害　153
炎症活動性評価　174

■お

黄色腫　153
　　腱黄色腫　11, 153
　　脳腱黄色腫症　100
　　皮膚黄色腫　11
大型血管炎　147
オザグレルナトリウム　286
オシロメトリック法　167

■か

外膜　44
解離　302
解離性大動脈瘤　38
カイロミクロン　57
カイロミクロンレムナント　356
角膜輪　11, 153
下肢虚血　313
下肢痛　152
下肢動脈閉塞症　37
仮性瘤　302
家族性Ⅲ型高脂血症　92, 100, 128
家族性LCAT欠損症　96, 100
家族性LPL欠損症　98
家族性高コレステロール血症　11, 98, 127, 226
　　——ホモ接合体　240, 257
家族性高脂血症　153

家族性低βリポタンパク血症　100
家族性複合型高脂血症　92, 100
家族歴　12, 127, 152
活性酸素　132
　　——種　62
カナキヌマブ　331
仮面高血圧　106
カルシウム拮抗薬　114, 268
加齢　120
冠危険因子　260
冠血流予備量比　266, 271
がん検診　211
冠動脈CT　15, 181
冠動脈MRA　188
冠動脈疾患　11, 33, 40
冠動脈造影　15, 199
冠動脈バイパス術　270, 273
冠動脈プラーク　230

■き

奇異性脳塞栓　338
偽腔開存型　307
偽腔閉塞型　307
キサンチン酸化酵素　132
喫煙　102, 110
気分障害　292
急性冠症候群　226, 260, 265
急性膵炎　89
凝固系　253
凝固第Ⅹ因子　68
胸痛　153
胸腹部大動脈瘤　38
胸部大動脈瘤　7, 37
魚眼病　96, 100
虚血性視神経症　161
虚血性心疾患　33
虚血性僧帽弁閉鎖不全症　275
巨細胞性動脈炎　147
禁煙治療　104
筋性血管　44
近赤外線分光法　346

S367

く

クッシング症候群　145
グラフト選択　274
グリケーション　74
グリコヘモグロビン　162
グルコーストランスポーター4　220
クレアチニンクリアランス　287
クロピドグレル　253, 286

け

経カテーテル的大動脈弁置換術　298
頸動脈エコー　13
頸動脈狭窄　14, 295
　内頸動脈狭窄　161
頸動脈ステント留置術　295
頸動脈内膜中膜複合体厚　13
頸動脈内膜剥離術　295
経皮的冠動脈インターベンション　270
血圧左右差　155
血圧測定　155
血圧変動　105
血管栄養血管　45
血管エコー　176
血管炎症　66
血管炎症候群　147
血管拡張反応　170, 176
血管新生療法　321
血管性うつ病　292
血管性認知症　289
血管造影　196
血管内エコー　15, 272, 343
血管内皮増殖因子　329
血管内視鏡　345
血管内治療　282, 314
　——後再狭窄　46
血管内皮機能障害　131
血管内皮機能測定　170
血管内皮細胞　44
血管平滑筋細胞　45, 46
血小板　67, 253
血栓回収術　282
血栓形成　67
血栓溶解療法　277

血痰　153
ゲノム疫学　334
ゲノムワイド関連解析　334
ケミカルバイオマーカー　170
ケモカイン　65
腱黄色腫　11, 153
　脳腱黄色腫症　100
健康日本21　212, 213
原発性アルドステロン症　144
原発性血管炎　147
原発性高カイロミクロン血症　90
原発性脂質異常症　98
原発性低HDL-C血症　96
原発性副甲状腺機能亢進症　145

こ

高LDL-C血症　84
降圧治療　108
降圧目標　107, 310
抗うつ薬　293
抗炎症作用　69, 82
高感度C反応性タンパク　50
高血圧　105, 110, 154, 204, 310
抗血小板薬　286, 311, 339
高脂血症（脂質異常症）の表現型　5
公衆衛生　210
甲状腺機能低下症　144
高トリグリセリド（TG）血症　89, 141, 243
高尿酸血症　131
　無症候性高尿酸血症　132
更年期症状　126
高レムナント血症　92
骨格筋細胞内脂質　220
骨髄細胞移植　321
コラーゲン　73
コレスチミド　233
コレスチラミン　233
コレステリルエステル転送タンパク欠損症　100
コレステロール　216
　——吸収　3, 230
　——合成経路　3

　——塞栓　6

さ

サイアザイド系利尿薬　114
再狭窄　46
細動脈硬化　34
再入口部　38
細胞外マトリックス　73
細胞治療　321, 329
左心室形成術　275
嗄声　153

し

シェイエ分類　161
自覚的運動強度　220
シクロオキシゲナーゼ　253
脂質異常症　110, 163, 204, 246
脂質エネルギー比　214
脂質過酸化　75
脂質管理目標値　87
脂質代謝　3
　——異常　311
脂質低下療法　117
疾患モデル　329
至適薬物療法　43, 267, 272, 313
シトステロール血症　99
脂肪組織　70
脂肪由来再生細胞　322
集学的治療　320
重症虚血肢　314
粥腫塞栓　6
粥状硬化症　6
傷害反応仮説　49, 52
小血管病性認知症　290
常染色体劣性高コレステロール血症　127
静注血栓溶解療法　278
食塩　111
食後高脂血症　245
食事　110, 141, 214
　——指導　137
食物繊維　111
シロスタゾール　286
心筋トロポニン　261

S368

索引

心血管イベント　231, 250
人種差　335
新生内膜　46
真性瘤　302
心臓足首血管指数　168
身体活動　218
腎動脈狭窄　179

■す
吹田スコア　86, 164, 206
睡眠時低酸素/再酸素化　139
睡眠時無呼吸　139
スーパーオキシド　62
スクリーニング　211
スタチン　59, 88, 222, 226
スタチン残余リスク　224, 244
スタチン不耐　88, 227
スタンフォード分類　306
ステロイド　148
ステント　270
ストレインゲージ式プレチスモグ
　ラフィー　170
ストロングスタチン　223
ずり応力　45

■せ
生活習慣　35, 214
生活習慣病　142
生活歴　152
性差　124
絶対リスク　84
セレクチンファミリー　65
線維性被膜　344
選択的PPARαモジュレーター
　246
選択的老化細胞除去薬　120
先端巨大症　145

■そ
造影CT　16
総エネルギー摂取量　214
早期虚血性変化　184
早朝高血圧　106
早老症　128
足関節上腕血圧比　40, 155,
　167

塞栓源不明の脳梗塞　337
続発性低HDL-C血症　96
足病変　318
組織因子　340

■た
大規模介入試験　250
大動脈解離　7, 38, 306
大動脈疾患　37
大動脈弁狭窄症　13, 298
大動脈弁石灰化　7, 8
大動脈弁置換術　298
大動脈瘤　37, 302
大脳白質病変　290
高安動脈炎　147
多嚢胞性卵巣症候群　145
タバコ　102
ダビガトラン　288
タンジール病　96, 100
弾性血管　44
タンパク尿　116

■ち
チーム医療　320
チカグレロール　253
チクロピジン　253
中膜　44
腸内細菌　326
直接作用型経口抗凝固薬　68,
　286

■つ
痛風　131

■て
低HDL-C血症　94
　原発性低HDL-C血症　96
　続発性低HDL-C血症　96
低血圧　154
デジタルサブトラクション血管造
　影　196
電子加熱式タバコ　104
動静脈交叉部　161

■と
透析　318

糖代謝異常　311
糖尿病　110, 204, 318
　──大血管（合併）症　110
頭部CT　184
頭部MRA　14
ドゥベキー分類　306
動脈原性塞栓　338
動脈硬化　60, 70, 89
動脈硬化症の進展メカニズム　2
動脈硬化性疾患　357
動脈硬化性疾患予防ガイドライン
　2017年版　163
動脈硬化巣　2
トータルフットケア　320
特定健診・特定保健指導　212
トシリズマブ　149
トランス脂肪酸　216
トリグリセリド　165, 248
トリメチルアミンNオキシド
　326
トルソー症候群　338
トロンビン　253

■な
内頸動脈狭窄　161
内臓脂肪　135
内臓肥満　139
内皮細胞　329
内皮細胞再生　46
内皮由来弛緩因子　60
内膜　44
内膜中膜複合体厚　177

■に
ニーマンピックC1-like 1　56,
　230
ニコチン酸誘導体　248
二酸化炭素DSA　197
二次止血　67
二重膜濾過法　256
二次予防　210
尿酸降下療法　132
妊娠　257

■の
脳アミロイド血管症　290

S369

索引

脳血管障害　30, 40, 289
脳血管造影　201
脳血管内治療　282
脳腱黄色腫症　100
脳梗塞　14, 282
脳小血管病　293
脳卒中後うつ病　292
脳卒中データバンク　31
ノセボ効果　227

■は
バイパス術　314
ハイブリッド手術　314
パイロトーシス　77
バクテロイデス属菌　327

■ひ
非ST上昇型急性冠症候群　261
光干渉断層計　159
光干渉断層法　15, 272, 344
ビグアナイド薬　112
非空腹時トリグリセリド（TG）
　値　245
久山スコア　164
微小出血　290
微小脳血管障害　292
微生物製剤　327
ヒトゲノム　334
皮膚黄色腫　11
肥満　134, 162

■ふ
不安定プラーク　190
フィブラート系薬剤　243
フェノフィブラート　245
フォンウィレブランド因子　253
腹痛　153
腹部大動脈瘤　7, 16, 179
フットケア　318
　トータルフットケア　320
プラーク　13, 177
　──破綻　340
　──破裂　2
プラスグレル　253
プレシジョンメディシン　333
プロテアーゼ活性型受容体　68

プロテオグリカン　74
プロトロンビナーゼ複合体　253
プロトロンビン時間国際標準比
　288
プロブコール　235

■へ
米国国民健康栄養調査　43
閉塞性血栓血管炎　40
閉塞性動脈硬化症　37, 40, 179,
　310, 314
ベザフィブラート　245
ペマフィブラート　245, 246
変性LDL　351

■ほ
包括的高度慢性下肢虚血　314,
　318
包括的治療　166
　──介入　110
包括的リスク管理　203
泡沫化マクロファージ　47
飽和脂肪酸　215
補償光学　159
発作性心房細動　337
ホルモン補充療法　126

■ま
マクロファージ　52, 66, 70
末梢動脈疾患　16, 40
マトリックスメタロプロテアーゼ
　73
マルチプルリスクファクター
　134
慢性炎症　76
慢性腎臓病　110, 116, 204

■み
ミクロソームトリグリセリドタン
　パク　56
ミネラロコルチコイド受容体
　79
脈波伝播速度　167, 176

■む
無βリポタンパク血症　100

無症候性高尿酸血症　132

■め
メタボリックシンドローム　9,
　134, 162
　──の診断基準　136
メタボリックドミノ　9
メディカルスタッフ　318
メトホルミン　112
免疫グロブリンスーパーファミ
　リー　66
メンケベルク型動脈硬化症　8
メンデルランダム化研究　90

■も
網膜細動脈瘤　161
網膜静脈閉塞症　161
モーニングサージ　106

■や
夜間高血圧　106
薬剤溶出性ステント　46, 270
野菜・果物　111

■よ
容積脈波記録　157
ヨード造影剤　197

■ら
卵円孔開存　339

■り
リスク管理区分　87
リバーロキサバン　69, 288
リポタンパク（a）　354
リポタンパク異常　110
リポタンパク代謝　4, 57
リポタンパクリパーゼ　57, 98
リポポリサッカライド　327

■れ
レイノー現象　154
レーザースペックル　159
レジン　233
レニン・アンジオテンシン・アル
　ドステロン系　79

レムナント　91, 356
レムナントリポタンパク　363
レムナント粒子　363

■ろ
老化細胞　120
労作性狭心症　265
老人保健法　211

■わ
ワルファリン　253

【欧　文】

■数字
2型糖尿病　141
3％ODI　140
Ｘa阻害薬デコイ　254

■A
ABCDEアプローチ　267
ACCORD　111
adipose-derived regeneration cell（ADRC）　322
ADVANCE　111
ankle brachial index（ABI）　40, 155, 167
aortic stenosis（AS）　298
APOA5　90
apoB-48　356
ARB　64, 112
arteriosclerosis obliterans（ASO）　37, 40, 310, 314
ASPECTS　185
autosomal recessive hypercholesterolemia（ARH）　127
AVR　298

■B
β酸化　59
β遮断薬　268
basi-parallel anatomical scanning（BPAS）　192

■C
Ca拮抗薬　114, 268
CANTOS試験　50, 78, 331
chronic limb-threatening ischemia（CLTI）　314
CKD　110, 116, 204
CKD-MBD　117
coronary angiography（CAG）　15
coronary angioscopy　345
coronary artery bypass grafting（CABG）　270, 273
COURAGE試験　267

■
critical limb ischemia（CLI）　314
cryptogenic stroke　337
CT　181, 184
CT灌流画像（CTP）　185
CTT試験　85

■D
DCCT　111
Diagnosis Procedure Combination（DPC）　31
digital subtraction angiography（DSA）　196
direct oral anticoagulants（DOAC）　68, 286
drug-eluting stent（DES）　270

■E
embolic stroke of undetermined source（ESUS）　337
EMPA-REG OUTCOME試験　269
enclosed zone flow-mediated dilation（ezFMD）　170
endothelium-derived relaxing factor（EDRF）　60
eNOSアンカップリング　63
entry　38
EPA　348
EPA/AA比　348
ES細胞　329

■F
FAME2試験　267
familial hypercholesterolemia（FH）　127
FDG-PET　173
FHホモ接合体　240, 257
fibrous cap　344
fire-and-forget　86
flow mediated dilation（FMD）　170, 176
fractional flow reserve（FFR）　266, 271

S371

G

giant cell arteritis (GCA)　147
GLP-1受容体作動薬　112
GLUT4　220
GPⅠb　253
GPHBP1　91

H

HbA1c　162
HDLコレステロール（HDL-C）
　165, 248
　原発性低HDL-C血症　96
　続発性低HDL-C血症　96
　低HDL-C血症　94
HMG-CoAレダクターゼ　58
HMG-CoA還元酵素　3
hormone replacement therapy
　126
hsCRP　50
Hutchinson Gilford Progeria
　syndrome（HGPS）　128

I

IL-1β　77
intima media（complex）
　thickness（IMT）　13, 177
intraarterial sign　192
intravascular ultrasound
　（IVUS）　15, 272, 343
iPS細胞　329

J

J-ASPECT　31
J-DOIT3　110, 114
JDCS　110
JELIS　349

L

LAB（LOX-1 ligand containing
　apoB）　351
LDL　222, 354
LDL/HDL比　166
LDLアフェレシス　242
　──の適応　256
LDL吸着法　256
LDLコレステロール（LDL-C）

　165, 226, 248
　高LDL-C血症　84
LDL受容体　127
　──経路　4
LPL　57
LOX-1　351
LOX-index　352
Lp（a）　248, 354

M

magnetic resonance angiogra-
　phy（MRA）　14
matrix metalloproteinase
　（MMP）　73
maximum intensity projection
　（MIP）　181
mean arterial pressure（%
　MAP）　40
metabolic syndrome　9
METs　218
microsomal triglyceride trans-
　fer protein（MTP）　56
MRI　188, 192
MTP阻害薬　240
multiplanar reconstruction
　（MPR）　181

N

n-3系多価不飽和脂肪酸　215,
　250, 348
n-6系多価不飽和脂肪酸　215
NAFLD　141
NASCET法　201, 295
NASH　141
National Health and Nutrition
　Examination Survey
　（NHANES）　43
NEAT　219
NETs　341
NIRS　346
nitric oxide（NO）　44, 60, 63,
　81
　──産生　82
NLRP3　77
NLRP3インフラマソーム　331
non-HDLコレステロール（non-

　HDL-C）　84, 166
NPC1L1　56, 230

O

O_2^-　62
ODYSSEY OUTCOMES試験
　269
optical coherence tomography
　（OCT）　15, 159, 272, 344
optimal medical therapy
　（OMT）　43, 267, 272, 313
organ bud　330
organoid　330

P

P2Y$_{12}$ADP受容体　253
PAR（protease-activated
　receptor）　68
PAR-1　253
PCSK9　58, 127
PCSK9阻害薬　237, 257
penetrating atherosclerotic
　ulcer（PAU）　7
percutaneous coronary inter-
　vention（PCI）　270
peripheral artery disease
　（PAD）　40
PET　173
pleiotropic effects　223
POBA　270
polyvascular disease（PVD）
　40
PPARα　244
primary PCI　263
PROLIPID研究　93
PT-INR　288
pulse volume recording（PVR）
　157
pulse wave velocity（PWV）
　167, 176
pyroptosis　77

R

rating of perceived exertion
　（PRE）　220
re-entry　38

REACHレジストリー　41
reactive hyperemia index
　(RHI)　170
reactive oxygen species
　(ROS)　62
REAL-CAD試験　267
REDUCE-IT試験　269, 349
re-entry　38
remnant-like particles (RLP-C)
　363
response to injury hypothesis
　of atherosclerosis　49, 52

■S
sdLDL　91, 223, 359
senolysis　120
SGLT2阻害薬　112
sleep apnea　139
sLOX-1　352

SREBP-1c　93
Steno-2　114
sterol regulatory element
　binding protein (SREBP)
　58
ST上昇型心筋梗塞　261
SYNTAXスコア　274

■T
Takayasu arteritis　147
The lower, the better仮説　85
thin-capped fibroatheroma
　(TCFA)　345
thromboangitis obliterans
　(TAO)　40
time of flight (TOF) -MRA
　192
transcatheter aortic valve
　implantation (TAVI)　298

treat-to-target　86
trimethylamine N-oxide
　(TMAO)　326
tunica adventitia　44
tunica intima　44
tunica media　44

■U
UKPDS　111
universal definition　260

■V
VADT　111
volume rendering (VR)　181

■W
Windkessel effect　44

日本医師会生涯教育シリーズ

動脈硬化診療のすべて

本書は日本医師会生涯教育シリーズ―97［日本医師会雑誌　第 148 巻・特別号（2）／2019年10月15日刊］をそのまま単行本化したものです.

2019年11月1日　　第1版発行

■**監修・編集**　　　磯部光章・竹本　稔・前嶋康浩
　　　　　　　　　　弓倉　整・横手幸太郎・渡邉善則
■**発　行**　　　　**日本医師会**
　　　　　　　　　　〒113-8621　東京都文京区本駒込2-28-16
　　　　　　　　　　電話（03）3946-2121（代表）
　　　　　　　　　　会　　長／横倉義武

　　　　　　　　　　学術・生涯教育担当
　　　　　　　　　　常任理事／羽鳥　裕

　　　　　　　　　　事務局長／新村和哉

■**編集・制作**　　　日本医師会生涯教育課　編集企画室
■**制作協力**　　　　株式会社 南江堂
■**発　売**　　　　　株式会社 南江堂　代表取締役 小立鉦彦
　　　　　　　　　　〒113-8410　東京都文京区本郷3-42-6
　　　　　　　　　　TEL：（出版）03-3811-7236　（営業）03-3811-7239
　　　　　　　　　　ホームページ　http://www.nankodo.co.jp/
■**印刷・製本**　　　日経印刷株式会社

●日本医師会の生涯教育シリーズは，生涯教育用テキストとして各方面から高い評価を得ております.
●継続してご購読いただくためには，ぜひ日本医師会への加入をお勧めします.

ⓒ 日本医師会2019（転載・複製の際はあらかじめ許諾をお求めください）
乱丁・落丁の場合はお取り替えいたします.
ISBN　978-4-524-22755-6